国家卫生健康委员会"十三五"规划教材

全国高等学历继续教育规划教材

供临床、预防、口腔、护理、检验、影像等专业用

皮肤性病学

第4版

主　　编　邓丹琪

副 主 编　于春水

人民卫生出版社

图书在版编目（CIP）数据

皮肤性病学 / 邓丹琪主编. —4 版. —北京：人
民卫生出版社, 2018

全国高等学历继续教育"十三五"（临床专本共用）
规划教材

ISBN 978-7-117-26890-5

Ⅰ. ①皮… Ⅱ. ①邓… Ⅲ. ①皮肤病学－成人高等教
育－教材②性病学－成人高等教育－教材 Ⅳ. ①R75

中国版本图书馆 CIP 数据核字（2018）第 164523 号

人卫智网	www.ipmph.com	医学教育、学术、考试、健康，
		购书智慧智能综合服务平台
人卫官网	www.pmph.com	人卫官方资讯发布平台

皮肤性病学
第 4 版

主　　编：邓丹琪
出版发行：人民卫生出版社（中继线 010-59780011）
地　　址：北京市朝阳区潘家园南里 19 号
邮　　编：100021
E - mail：pmph @ pmph.com
购书热线：010-59787592　010-59787584　010-65264830
印　　刷：北京盛通印刷股份有限公司
经　　销：新华书店
开　　本：889×1194　1/16　印张：22
字　　数：649 千字
版　　次：2001 年 9 月第 1 版　2018 年 12 月第 4 版
　　　　　2018 年 12 月第 4 版第 1 次印刷（总第 11 次印刷）
标准书号：ISBN 978-7-117-26890-5
定　　价：78.00 元
打击盗版举报电话：010-59787491　E-mail：WQ @ pmph.com
（凡属印装质量问题请与本社市场营销中心联系退换）

纸质版编者名单

数字负责人 于春水

编　　者（以姓氏笔画为序）

于春水 / 川北医学院　　　　　肖　汀 / 中国医科大学

邓丹琪 / 昆明医科大学　　　　何　威 / 第三军医大学

冉玉平 / 四川大学　　　　　　张江安 / 郑州大学

刘栋华 / 广西医科大学　　　　张佩莲 / 昆明医科大学

刘姝萍 / 山西省长治医学院　　陈　浩 / 中国医学科学院皮肤病研究所

孙乐栋 / 南方医科大学　　　　陈爱军 / 重庆医科大学

牟宽厚 / 西安交通大学　　　　骆　丹 / 南京医科大学

李邻峰 / 北京大学　　　　　　赖　维 / 中山大学

李承新 / 第四军医大学　　　　潘　萌 / 上海交通大学

编写秘书

曹文婷 / 昆明医科大学

在线课程编者名单

在线课程负责人 于春水

编　　者（以姓氏笔画为序）

于春水 / 川北医学院　　　　　林碧雯 / 解放军总医院

邓丹琪 / 昆明医科大学　　　　周晓鸿 / 昆明医科大学

冉玉平 / 四川大学　　　　　　赵梓纲 / 解放军总医院

刘婷婷 / 川北医学院　　　　　姜福琼 / 昆明医科大学

牟宽厚 / 西安交通大学　　　　袁李梅 / 昆明医科大学

李　薇 / 四川大学　　　　　　郭　芸 / 昆明医科大学

吴　飞 / 上海市皮肤病医院　　穆　欣 / 西安交通大学

张佩莲 / 昆明医科大学

在线课程秘书

欧阳飞 / 川北医学院

第四轮修订说明

　　随着我国医疗卫生体制改革和医学教育改革的深入推进,我国高等学历继续教育迎来了前所未有的发展和机遇。为了全面贯彻党的十九大报告中提到的"健康中国战略""人才强国战略"和中共中央、国务院发布的《"健康中国2030"规划纲要》,深入实施《国家中长期教育改革和发展规划纲要(2010-2020年)》《中共中央国务院关于深化医药卫生体制改革的意见》,落实教育部等六部门联合印发《关于医教协同深化临床医学人才培养改革的意见》等相关文件精神,推进高等学历继续教育的专业课程体系及教材体系的改革和创新,探索高等学历继续教育教材建设新模式,经全国高等学历继续教育规划教材评审委员会、人民卫生出版社共同决定,于2017年3月正式启动本套教材临床医学专业第四轮修订工作,确定修订原则和要求。

　　为了深入解读《国家教育事业发展"十三五"规划》中"大力发展继续教育"的精神,创新教学课程、教材编写方法,并贯彻教育部印发《高等学历继续教育专业设置管理办法》文件,经评审委员会讨论决定,将"成人学历教育"的名称更替为"高等学历继续教育",并且就相关联盟的更新和定位、多渠道教学模式、融合教材的具体制作和实施等重要问题进行了探讨并达成共识。

　　本次修订和编写的特点如下:

　　1. 坚持国家级规划教材顶层设计、全程规划、全程质控和"三基、五性、三特定"的编写原则。

　　2. 教材体现了高等学历继续教育的专业培养目标和专业特点。坚持了高等学历继续教育的非零起点性、学历需求性、职业需求性、模式多样性的特点,教材的编写贴近了高等学历继续教育的教学实际,适应了高等学历继续教育的社会需要,满足了高等学历继续教育的岗位胜任力需求,达到了教师好教、学生好学、实践好用的"三好"教材目标。

　　3. 本轮教材从内容和形式上进行了创新。内容上增加案例及解析,突出临床思维及技能的培养。形式上采用纸数一体的融合编写模式,在传统纸质版教材的基础上配数字化内容,以一书一的形式展现,包括在线课程、PPT、同步练习、图片等。

4. 整体优化。注意不同教材内容的联系与衔接,避免遗漏、矛盾和不必要的重复。

本次修订全国高等学历继续教育"十三五"规划教材临床医学专业专科起点升本科教材29种,于2018年出版。

第四轮教材目录

序号	教材品种	主编		副主编				
1	人体解剖学（第4版）	黄文华	徐 飞	孙 俊	潘爱华	高洪泉		
2	生物化学（第4版）	孔 英		王 杰	李存保	宋高臣		
3	生理学（第4版）	管茶香	武宇明	林默君	邹 原	薛明明		
4	病原生物学（第4版）	景 涛	吴移谋	肖纯凌	张玉妥	强 华		
5	医学免疫学（第4版）	沈关心	赵富玺	钱中清	宋文刚			
6	病理学（第4版）	陶仪声		申丽娟	张 忠	柳雅玲		
7	病理生理学（第3版）	姜志胜	王万铁	王 雯	商战平			
8	药理学（第2版）	刘克辛		魏敏杰	陈 霞	王垣芳		
9	诊断学（第4版）	周汉建	谷 秀	陈明伟	李 强	粟 军		
10	医学影像学（第4版）	郑可国	王绍武	张雪君	黄建强	邱士军		
11	内科学（第4版）	杨 涛	曲 鹏	沈 洁	焦军东	杨 萍	汤建平	李 岩
12	外科学（第4版）	兰 平	吴德全	李军民	胡三元	赵国庆		
13	妇产科学（第4版）	王建六	漆洪波	刘彩霞	孙丽洲	王沂峰	薛凤霞	
14	儿科学（第4版）	薛辛东	赵晓东	周国平	黄东生	岳少杰		
15	神经病学（第4版）	肖 波		秦新月	李国忠			
16	医学心理学与精神病学（第4版）	马存根	朱金富	张丽芳	唐峥华			
17	传染病学（第3版）	李 刚		王 凯	周 智			
18*	医用化学（第3版）	陈莲惠		徐 红	尚京川			
19*	组织学与胚胎学（第3版）	郝立宏		龙双涟	王世鄂			
20*	皮肤性病学（第4版）	邓丹琪		于春水				
21*	预防医学（第4版）	肖 荣		龙鼎新	白亚娜	王建明	王学梅	
22*	医学计算机应用（第3版）	胡志敏		时松和	肖 峰			
23*	医学遗传学（第4版）	傅松滨		杨保胜	何永蜀			
24*	循证医学（第3版）	杨克虎		许能锋	李晓枫			
25*	医学文献检索（第3版）	赵玉虹		韩玲革				
26*	卫生法学概论（第4版）	杨淑娟		卫学莉				
27*	临床医学概要（第2版）	闻德亮		刘晓民	刘向玲			
28*	全科医学概论（第4版）	王家骥		初 炜	何 颖			
29*	急诊医学（第4版）	黄子通		刘 志	唐子人	李培武		
30*	医学伦理学	王丽宇		刘俊荣	曹永福	兰礼吉		

注：1. * 为临床医学专业专科、专科起点升本科共用教材

2. 本套书部分配有在线课程，激活教材增值服务，通过内附的人卫慕课平台课程链接或二维码免费观看学习

3.《医学伦理学》本轮未修订

评审委员会名单

顾　　问	郝　阳　秦怀金　闻德亮
主 任 委 员	赵　杰　胡　炜

副主任委员（按姓氏笔画排序）

龙大宏　史文海　刘文艳　刘金国　刘振华　杨　晋

佟　赤　余小惠　张雨生　段东印　黄建强

委　　员（按姓氏笔画排序）

王昆华　王爱敏　叶　政　田晓峰　刘　理　刘成玉

江　华　李　刚　李　期　李小寒　杨立勇　杨立群

杨克虎　肖　荣　肖纯凌　沈翠珍　张志远　张美芬

张彩虹　陈亚龙　金昌洙　郑翠红　郝春艳　姜志胜

贺　静　夏立平　夏会林　顾　平　钱士匀　倪少凯

高　东　陶仪声　曹德英　崔香淑　蒋振喜　韩　琳

焦东平　曾庆生　虞建荣　管茶香　漆洪波　翟晓梅

潘庆忠　魏敏杰

秘 书 长	苏　红　左　巍
秘　　书	穆建萍　刘冰冰

前　言

为适应高等学历继续教育的发展，进一步深化医学教育改革，人民卫生出版社组织开展了全国高等学历继续教育规划教材第四轮修订工作。《皮肤性病学》第 3 版教材在扼要而深入浅出地介绍新理论的同时，增加了部分新技术和临床疾病，并更多地着墨于新技术和临床疾病，更突出教材的定位和实用性，是一部高质量的皮肤性病学高等学历继续教育教材。但该教材已出版 5 年了，期间皮肤性病学在基础和临床方面均有了快速发展，新理论和新技术层出不穷，部分内容和形式已无法满足教学需求。因此，有必要对第 3 版教材进行修改和补充。

本版教材的编写中，专家继续遵循第 3 版教材的定位，结合目前国内外皮肤性病学的科研成果进行修改，适当增加皮肤性病学的新进展、新技术。采用融合教材编写模式，增加了临床典型病变的照片、动画及影像资料，以纸质教材为基本载体和服务入口，通过"一书一码"的应用连接，将传统纸媒内容与数字内容、互联网平台有机融合，从而实现"互联网＋"趋势下具有综合服务能力的新型立体化教材。具体修订内容如下：①根据学科发展调整内容。总论部分增加了近年关注较多的皮肤美容激光、光动力、果酸治疗的介绍，补充了皮肤性病的其他常用实验室技术，如皮肤镜、过敏原检测技术等内容；②各论部分增加了类银屑病、疱疹样皮炎等内容；③根据新的疾病分类及命名修改了一些疾病的表述及名称。如"花斑癣"统一称为"花斑糠疹"；"毛周角化症"改为"毛周角化病"；"马内菲青霉菌"改为"马内菲蓝状菌病"等；④为了启发学生阅读和提高思维分析能力，同时配有同步练习、PPT 以及在线课程等内容，扫描二维码即可查看。

各位编委为本次教材的修订付出了辛勤劳动，两位秘书做了大量的文字及编校工作。昆明医科大学医学继续教育学院、昆明医科大学第二附属医院的领导给予了大力支持和鼓励；昆明医科大学第二附属医院皮肤性病科硕士研究生积极参与本教材的校对工作，在此一并致以由衷的谢意。部分第 3 版编委未能参加本次修订工作，但他们为本教材奠定的基础依然留存在字里行间，部分图片依然保留，在此也表示衷心的感谢。

由于本教材编写时间紧，加之编委的水平有限，难免存在不足和疏漏之处，恳请读者批评指正。

邓丹琪

2018 年 10 月

目 录

第一篇
总　　论

第一章　皮肤的结构

1

学习目标

掌握	皮肤的分层；表皮的分层及主要的细胞类型。
熟悉	角质形成细胞、黑素细胞、朗格汉斯细胞的结构特点。桥粒、半桥粒及基底膜带的结构及功能。
了解	真皮和皮下组织的结构；皮肤中所包含的附属器、血管、肌肉和神经。

皮肤（skin）位于人体表面，是人体最大的器官，其重量约占体重的16%。皮肤的总面积在成人约为1.5～2m²，在新生儿约为0.21m²。皮肤由浅至深依次为表皮、真皮和皮下组织。皮肤中不但有毛囊及毛发、皮脂腺、顶泌汗腺（曾称大汗腺）、外泌汗腺（曾称小汗腺）和指（趾）甲等附属器，还有丰富的血管、淋巴管和神经（图1-1）。

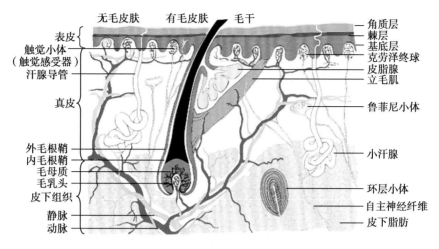

图 1-1　皮肤结构示意图

皮肤的厚度约为0.5～4mm，因部位不同而厚度不等。掌跖处皮肤最厚，眼睑、外阴、乳房皮肤较薄。皮肤表面有很多纤细的沟纹，称为皮沟（skin grooves）。这是由于皮肤的真皮组织中纤维束排列和牵引所形成的，深浅不一。在面部、掌跖、阴囊及关节部位的皮沟较深。细浅的皮沟将皮肤划分为大小不等的细长隆起称为皮嵴（skin ridges）。而较深大的皮沟将皮肤表面划分为菱形或多角形小区域，称为皮野（skin field）。在手指和足趾末端屈面皮嵴呈涡纹状，称为指（趾）纹，其形态受遗传因素决定，终生不变，在医学上对研究遗传性疾病有一定价值。除同卵双生子外，指（趾）纹均有个体差异，在法医、侦探方面常用于鉴别个体。皮肤的颜色与种族、年龄、性别、部位及外界环境等因素不同而有明显差异。

掌跖、唇红缘、龟头、乳头及阴蒂等无毛发生长区域，称为无毛皮肤。其他部位被覆有毛发生长的皮肤，称为有毛皮肤。人体的毛发具有保护和防止摩擦等功能。毛发分毳毛（vellus hair）和终毛（terminal hair）两类。毳毛是一种短而细软的毛，通常无髓且无或少黑素，几乎存在于除掌跖以外的所有平滑皮肤上。终毛又分长毛和短毛两种，头发、胡须、腋毛、阴毛和胸毛属长毛，常在10mm以上；眉毛、睫毛、鼻毛、耳毛属短毛，一般不足10mm。足月分娩的婴儿具有毳毛和终毛两种类型的毛发，终毛位于头皮及眉部，其余均为毳毛。

第一节　表皮

表皮由外胚层分化而来，属于复层扁平上皮。构成表皮的细胞主要分两类，角质形成细胞和非角质形成细胞，后者在形态学上呈树枝状细胞，包括朗格汉斯细胞（Langerhans cell）、黑素细胞和麦克尔细胞（Merkel cell）。

（一）角质形成细胞

角质形成细胞（keratinocyte）曾称角朊细胞，是表皮的主要构成细胞，约占表皮细胞80%以上。其特点是能产生角蛋白（keratin）。人表皮角质形成细胞分化过程中主要表达的角蛋白有K5、K14、K1和K10等。根据角质形成细胞的发展阶段和特点，由内向外将表皮分为以下几层（图1-2）。

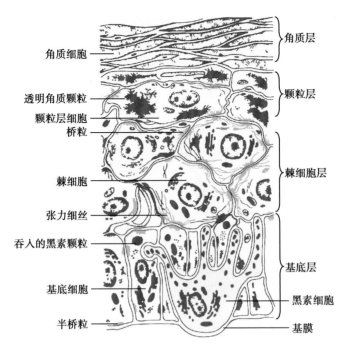

图1-2 表皮结构模式图

图中标注（自上而下、自左而右）：角质层、角质细胞、透明角质颗粒、颗粒层细胞、桥粒、棘细胞、张力细丝、吞入的黑素颗粒、基底细胞、半桥粒、颗粒层、棘细胞层、基底层、黑素细胞、基膜

1. **基底层**（stratum basale） 又称生发层，位于表皮最下层，是一层柱状上皮细胞。正常情况下，约有30%的基底细胞进行核分裂，产生新的表皮细胞。基底细胞分裂、逐渐分化成熟为角质细胞并最终由表皮脱落。基底细胞的分裂周期13~19天。正常情况下由基底细胞增殖分裂后移行至颗粒层约需14天，再移行至角质层表面并脱落又需14天，共约28天，称为表皮通过时间（epidermal transit time）或表皮更替时间（epidermal turn over time）。

2. **棘层**（stratum spinosum） 位于基底细胞层上方，一般由4~8层多角形带棘突的细胞组成。棘层下部的细胞也具有分裂能力，可参与创伤愈合等。棘层上部的细胞逐渐扁平，胞质中散在分布直径约100~300nm的包膜颗粒，称角质小体或Odland小体。棘细胞表面有较多细小突起，相邻细胞的突起互相连接，在电镜下被称为桥粒（desmosome）。皮肤组织在制片过程中细胞脱水收缩，细胞间隙明显，在光镜下则被称为细胞间桥（图1-3）。在透射电镜下见棘细胞内有较多张力细丝集合成束，并附着于桥粒上。

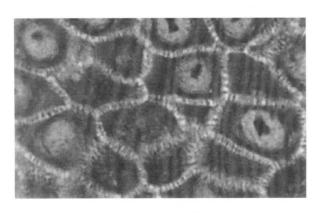

图1-3 细胞间桥

3. **颗粒层**（stratum granulosum） 位于棘层上方，由1~3层棱形细胞组成。棘层角质形成细胞向上迁移时，失去胞核、细胞器溶解，并在胞质中形成块状嗜碱性透明角质颗粒（keratohyaline granule），故称颗粒层。

4. **透明层**（stratum lucidum） 仅见于掌跖部位的表皮，呈均匀一致的半透明、嗜酸性薄层条带。

5. **角质层**（stratum corneum） 位于表皮最外层，由5~20层已经死亡的、无核、扁平细胞组成。其细胞正常结构消失,胞质中充满角蛋白。角质层细胞间桥粒消失或形成残体,故易脱落。角质细胞无脂质,但细胞周围间隙却有丰富的脂质。这样形成的角质层非常坚韧,水、微生物等有害因子都不易侵入,是机体的一道具有强效保护效应的外部屏障,也称角质屏障。

(二)非角质形成细胞——树枝状细胞

1. 黑素细胞 黑素细胞(melanocyte)来源于外胚叶的神经嵴,黑素母细胞约在胚胎期 50 天移至表皮基底层和毛囊,也可移至黏膜、眼色素层和软脑膜等处,是合成和分泌黑素的树枝状细胞。黑素细胞在 HE 切片中以透明细胞形式存在于基底层,约占基底细胞总数的 10%。银染色和多巴染色能较好显示黑素细胞。黑素细胞的密度因部位而异。在面部和男性生殖器,黑素细胞密度最高。黑素细胞的树枝状突伸向周围角质形成细胞和毛囊上皮细胞,将合成的黑素输送到这些细胞内,每个黑素细胞借助树枝状突与约 10～36 个角质形成细胞接触,形成 1 个表皮黑素单元(epidermal melanin unit)(图 1-4)。

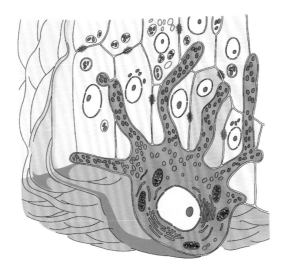

图 1-4 表皮黑素单元模式图

电镜下黑素细胞的显著特征是有黑素小体,据其成熟程度分为四期:第一期黑素小体较小,无黑素;第二期有特征性的节段性细丝,开始有黑素沉积在细丝上;第三期黑素小体结构模糊,黑素合成继续进行;第四期为均匀一致的黑素颗粒,并掩盖细胞器。暴露于紫外线后,会促进黑素体的形成和向角质形成细胞的输送,可导致皮肤色素加深。皮肤黑素对日光和紫外线起屏障作用。在角质形成细胞内,黑素体主要分布在胞核上面并呈伞状,以保护胞核免受紫外线损害。

2. 朗格汉斯细胞 朗格汉斯细胞(Langerhans cells,LCs)是一种来源于骨髓的免疫活性细胞,属于单核-吞噬细胞系统,具有吞噬、加工及递呈抗原等免疫功能,与移植排斥、原发接触致敏和免疫监视等密切相关。朗格汉斯细胞主要分布于棘细胞间,占表皮细胞的 3%～5%。HE 染色和多巴染色为阴性,ATP 酶染色可较好显示表皮内的朗格汉斯细胞。该细胞约有 12 个树枝状突伸向邻近表皮角质形成细胞间,上可达颗粒层,下可达表皮真皮交界处。朗格汉斯细胞还见于真皮、淋巴结、口腔、扁桃体、咽部、食道、阴道、直肠黏膜以及胸腺等处。其密度因部位、年龄和性别而异。老年人的朗格汉斯细胞减少,故其变应性接触性皮炎的程度减弱,而发生皮肤肿瘤的几率较高。长期外用糖皮质激素可使该细胞数目暂时减少。电镜下朗格汉斯细胞的特征是胞质内有剖面呈杆状或网球拍状的 Birbeck 颗粒,又称朗格汉斯颗粒。

朗格汉斯细胞表面有 C3b 受体和 IgG 及 IgE 的 Fc 受体,并携带 MHC-Ⅱ类抗原(HLA-DR、DP、DQ)以及 CD1a、S-100 等抗原。表皮中还可见有一种细胞,无桥粒及角蛋白细丝,也无黑素小体和 Birbeck 颗粒,有人称之为未定类树枝状细胞,现认为这些未定类树枝状细胞就是未成熟的或未找到 Birbeck 颗粒的朗格汉斯细胞。

3. **麦克尔细胞（Merkel cell）** 关于麦克尔细胞的来源尚有争议，有人认为来自外胚叶的神经嵴，有的认为来自内的原始上皮细胞。麦克尔细胞多见于指趾、掌跖、唇、齿龈及生殖器等皮肤和黏膜，也见于毛囊。麦克尔细胞是一种位于表皮基底层细胞之间的特殊神经分泌神经元，具有短指状突起，有桥粒与角质形成细胞相连。在 HE 染色切片中表现为透明细胞，难以识别，只有在电镜下才能辨认。胞质内有特殊颗粒，可能含肾上腺素类介质。多数麦克尔细胞的基底部与脱髓鞘神经的神经轴索末梢接近，后者的末端扩大成半月板状，与麦克尔细胞的基底板融合，形成麦克尔细胞-轴索复合体（Merkel cell-neurite complex），也称麦克尔盘（Merkel disc），它是接触感受器，起着缓慢适应外力影响的作用。

（三）角质形成细胞之间、角质形成细胞与真皮之间的连接

1. **桥粒（desmosome）** 是角质形成细胞间连接的主要结构。电镜下桥粒呈盘状，可见相邻细胞间有 20～30nm 宽的电子透明间隙，内有电子密度较低的丝状物质，在间隙中央有一条与细胞膜平行的致密层，称中央层（central stratum），是由细丝状物质交织而成。在间隙两侧的细胞膜内面附着有致密物质构成的盘状结构，称附着斑（attachment plaque），也称附着板（图 1-5、图 1-6），胞质内许多粗约 10nm 的张力细丝附着于此，并常折成襻状返回胞质。附着斑上固有的张力细丝从内侧钩住张力细丝襻，这些细丝还可伸入细胞间隙，与中央层的细丝相连，称为膜横连接丝。通过这些细丝的连接作用，当上皮受外力机械作用时，桥粒可防止细胞的过度变形或损伤，并对表皮细胞有支持及保持相互位置关系的作用。在角质形成细胞分化过程中，桥粒可以分离，也可以重新形成，使表皮细胞逐渐到达角质层而有规律的脱落。桥粒结构的破坏可引起角质形成细胞之间的相互分离，临床上形成棘层松解、表皮内水疱或大疱。

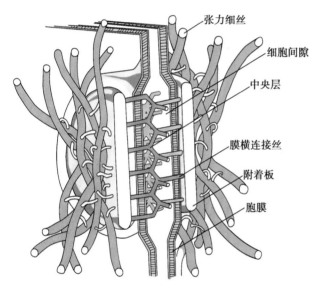

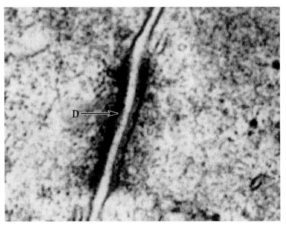

图 1-5　桥粒结构模式图　　　　　　　图 1-6　桥粒超微结构图

2. **半桥粒（hemidesmosome）** 是基底细胞与其下方的基底膜带（basement membrane zone，BMZ）之间的连接结构，由基底细胞真皮侧的不规则胞膜突起与 BMZ 相互嵌合而成。电镜下基底细胞底部的胞膜内侧有增厚的附着斑（也称附着板），胞质中的角质蛋白张力细丝与附着斑连接后再折向细胞内，构成半桥粒，将基底细胞固着在 BMZ 上（图 1-7、图 1-8）。

3. **基底膜带（BMZ）** 表皮真皮交界处呈波浪状，表皮向下突出的部分叫表皮突。它与向上的真皮乳头犬牙交错，组成一个形态和功能上的单位，在炎症时常发生联合反应。BMZ 在 HE 染色时难以辨认，而在 PAS 染色时显示为一条淡紫红色均质带。电镜下 BMZ 可分四层：①基底细胞膜层：即基底细胞真皮侧胞膜，包括半桥粒结构。通过半桥粒的附着斑与胞质内的张力细丝进行连接，另外借助多种跨膜蛋白、整合素等与透明层黏附，从而发挥在基底膜带中的连接作用。②透明板（lamina lucida），是厚约 30～40nm 电子

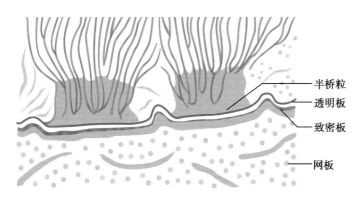

图 1-7 半桥粒、基底膜示意图

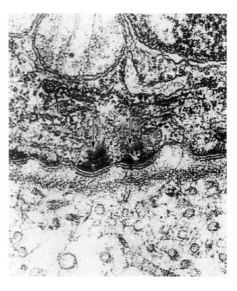

图 1-8 半桥粒、基底膜超微结构图

透明带,主要成分是板层素(laminin),含有大疱性类天疱疮抗原。③致密板(lamina densa),厚约 35～45nm,由Ⅳ型胶原和无定形基质组成。Ⅳ型胶原分子是基底膜带的重要结构。④致密板下层:也称网板(reticular lamina),与真皮组织之间无明显界限。主要由胶原纤维(collagen fibril)和锚状纤维(anchoring fibril)组成。Ⅶ型胶原是锚状纤维的主要成分,与锚斑结合,将致密板与下方真皮相连接。

BMZ 的主要化学成分是糖蛋白,如板层素、Ⅳ型胶原、乙酰肝素等,此外还有少量纤维粘连蛋白、类天疱疮抗原。BMZ 是半透膜,具有选择性通透作用,有利于上皮与深部结缔组织进行物质交换。但当其发生损伤或类天疱疮患者血清中的类天疱疮抗体与 BMZ 中的类天疱疮抗原结合后,激活补体,释放炎症介质,损害 BMZ 导致表皮与真皮分离,则形成表皮下水疱或大疱。浸润性肿瘤可溶解 BMZ 而发生转移。

问题与思考

1. 桥粒的结构与功能是什么?棘层松解的病理基础是什么?
2. 基底膜带的结构与功能是什么?为什么类天疱疮患者会形成表皮下水疱?

第二节　真皮

真皮(dermis)位于表皮和皮下脂肪组织之间,由中胚叶分化而来。主要由成纤维细胞及其所产生的胶原纤维、弹力纤维、网状纤维和无定形基质等组成。真皮中还有少数肥大细胞、朗格汉斯细胞、巨噬细胞和噬色素细胞等细胞成分。真皮上部称为乳头层(papillae layer),真皮下部称为网状层(reticular layer),两层间无明确的界限。乳头层较薄,组织疏松,胶原纤维较细,无一定走向,乳头层内有浅层血管网、淋巴管网、神经末梢和 Meissner 小体。网状层组织紧密,胶原纤维较粗而密,绕以弹力纤维,与皮肤表面平行排列。网状层内含血管、淋巴管、神经、肌肉和附属器等结构。

1. **胶原纤维**　胶原纤维(collagen fiber)是真皮结缔组织的主要成分。除表皮下、皮肤附属器和血管附近外,真皮内的胶原纤维均结合成束。在胶原束中,有少量成纤维细胞散在,在 HE 染色中胶原纤维呈淡红色,成纤维细胞的细胞质不能辨认。电镜下,胶原纤维由直径为 70～140nm 的胶原原纤维粘合而成。胶原原纤维具有特征性的周期性横纹,其周期间隔为 68nm。胶原纤维韧性大,抗拉力强,具有保护其下组织免受机械性伤害、维持内环境稳定、增强表皮屏障的作用。网状层的胶原纤维主要成分是Ⅰ型胶原，具有高度机械稳定性，Ⅲ型胶原主要分布在乳头层，薄而疏松，有助于表皮固定于真皮上。

2. 网状纤维 网状纤维（reticular fiber）较细，由Ⅲ型胶原蛋白构成。HE染色难以显示，但用银浸染呈黑色，故又称嗜银纤维。网状纤维主要分布在乳头层、附属器、血管和神经周围。在某些病变，如创伤愈合以及成纤维细胞增生活跃或有新胶原形成的病变中，网状纤维大量增生。

3. 弹力纤维 弹力纤维（elastic fiber）在HE染色时不能辨认，用醛复红或地衣红染色能将弹性纤维染成紫或棕褐色，可见弹力纤维缠绕在胶原束之间，较胶原纤维细得多。弹力纤维在真皮下部最粗，其排列方向与胶原纤维相同，与表皮平行。而在乳头层中，细小的弹力纤维几乎呈垂直方向上升至表皮下，终止于表皮真皮交界处的下方。弹力纤维使皮肤具有弹性，拉长后可以恢复原状，萎缩性的妊娠纹中可见弹力纤维减少或消失。

4. 基质和细胞 基质（matrix）是无定形均质状物质，充填于真皮的纤维、血管、神经及皮肤附属器之间，其主要成分为蛋白多糖（proteoglycan），分硫酸化和非硫酸化两种类型。前一类型有硫酸软骨素A及C（chondroitin sulfate A、C）、硫酸角质素（keratin sulfate）和硫酸皮质素（dermatan sulfate）等，后一类型为透明质酸（hyaluronic acid）。自然状态的透明质酸是曲折盘绕的长链大分子，它构成蛋白多糖复合物的主干，其他蛋白多糖通过连接蛋白结合许多蛋白质分子形成支链及侧链，使基质形成许多微孔隙的分子筛立体构型。小于孔隙的水和营养物、代谢产物、激素、气体分子等可以自由通过，大于孔隙的大分子物质、细菌和肿瘤细胞等不能透过，使基质成为限制细菌等有害物质扩散的防御屏障。溶血性链球菌和癌细胞等能产生透明质酸酶，破坏基质的防御屏障，因而可以浸润扩散。

第三节　皮下组织

皮下组织（subcutaneous tissue）又称皮下脂肪层或脂膜，来源于中胚叶。其结缔组织由真皮延伸而来，但较疏松，充满脂肪细胞，脂肪细胞被胶原束分成小叶。此层内有汗腺、毛囊、血管、淋巴管和神经等。此层厚薄因性别、营养状况及部位不同而有明显差异。

第四节　皮肤附属器

皮肤附属器（cutaneous appendages）包括毛发与毛囊、皮脂腺、外泌汗腺、顶泌汗腺及指（趾）甲，均由表皮衍生而来。

（一）毛发与毛囊

毛发（hair）由角化的表皮细胞组成。露出皮面以上的部分为毛干（hair shaft），在毛囊内的部分叫毛根（hair root）。毛根下端膨胀为毛球（hair bulb），其下端凹入部分叫毛乳头（papilla），系伸入毛球内的结缔组织，其中有血管和神经末梢，为毛球提供营养。毛球下部邻近毛乳头处叫毛母质（matrix），是毛发和毛囊的生长区，相当于表皮基底层和棘层，还有黑素细胞（图1-9）。

毛囊（hair follicle）由表皮下陷而成，根据其生长周期可分为毛囊上段（永久固定部分）和毛囊下段（暂时变动部分），前者包括毛囊漏斗（infundibulum）（从毛囊口至皮脂腺导管入口）和峡部（isthmus）（从皮脂腺导管入口至立毛肌附着处），后者为立毛肌附着处以下部分，呈周期性改变。毛囊壁内侧为上皮成分，外侧为非上皮成分，两者之间为基底膜（又称玻璃膜）。毛囊壁的上皮部分由内向外为内毛根鞘（inner root sheath）和外毛根鞘（outer root sheath）。内毛根鞘由内向外为鞘小皮（cuticle of root sheath）、赫胥黎层（Huxley layer）及亨

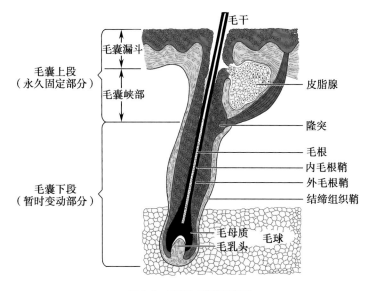

图1-9 毛发与毛囊示意图

勒层(Henle layer);外毛根鞘由一至数层细胞构成,相当于表皮的基底层和棘层。毛囊的非上皮部分包括毛乳头、毛囊周围结缔组织鞘(dermal root sheath)及其内所含的血管、淋巴管和神经等。毛囊周围结缔组织鞘的内层为玻璃膜,相当于表皮基底膜带;中层由波浪状致密的结缔组织构成;最外层为疏松结缔组织,与周围结缔组织相连。毛发从内向外为髓质(medulla)、皮质(cortex)和毛小皮(hair cuticle)。髓质是毛发的中心部分,由2~3层部分角化的多角形细胞构成,细胞质淡染,内含气泡,毛发末端通常无髓质。髓质在动物的毛中起着调节体温的作用,人类虽无此功能,但其中的空气间隙在一定程度上也可阻止热传导。皮质是毛发的主要部分,由数层梭形已角化的上皮细胞构成,细胞质内含有黑素颗粒。皮质决定毛发的弹性、强度与可屈曲性。毛小皮与鞘小皮之间借助锯齿状突起紧密相嵌,使毛发固着在毛囊内。

毛囊的形态随毛发生长周期而变化。毛发生长周期包括退行期(catagen)、休止期(telogen)和生长期(anagen)(图1-10)。在退行期,整个毛囊下段瓦解,代之以细柱状上皮细胞索,毛干下端由外毛根鞘蛋白包绕呈棒状,形成棒状毛发,此期约2~3周。随着毛囊上皮细胞索向上收缩移行,毛乳头也上移,移至立毛肌附着点毛囊隆突水平,即代表休止期,此期约3个月。干细胞被毛乳头来源的生长因子和/或细胞间的直接作用激活,导致毛母质细胞增生,毛囊得以向下生长,并推动毛乳头离开隆突部,隆突部的干细胞则又恢复到静止状态。此时,毛母质细胞又激活毛乳头和毛囊周围其他间质细胞,加速毛乳头细胞的增殖和血管形成,促进毛发快速生长。毛囊的生长期最长,约3~4年。正常人头发的85%~90%毛囊处在生长

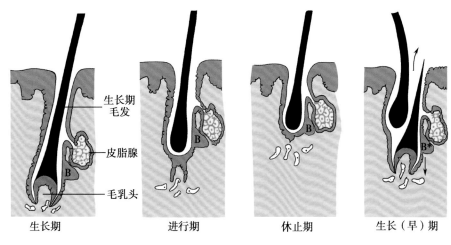

图1-10 毛发生长周期示意图

期,1% 处于退行期,10%~14% 处于休止期。人的头发平均约有 10 万根,每日脱发约 60~100 根,这是新发代替老发的正常过程。

(二)皮脂腺

皮脂腺(sebaceous gland)属于全浆分泌腺。分布在除掌跖和指(趾)屈侧以外的全身皮肤。头皮、面部及胸背上部皮脂腺较多,称为皮脂溢出部位。面部以眉间、鼻翼及颞部较多,每平方厘米约 400~900 个腺体,其余部位不足 100 个,四肢特别是小腿外侧最少。皮脂腺位于立毛肌和毛囊的夹角之间,开口于毛囊(图 1-11),乳晕、唇红、小阴唇、包皮内侧等处的皮脂腺单独开口于皮肤,称为独立皮脂腺。

一个皮脂腺有数个小叶,由富于血管的薄层间质包绕,小叶导管常开口于毛囊漏斗的下端。皮脂腺没有腺腔,呈泡状,由皮脂腺腺体和皮脂腺导管构成。腺体由多层腺体细胞组成,外围生发层细胞呈立方形,向内胞体逐渐增大,胞质内脂质小滴也逐渐增多,使细胞呈泡沫状或空泡状,终至破裂释出脂滴,脂滴随死亡细胞一起经导管排出。由于整个腺体细胞均排出,故称全分泌腺(holocrine gland)。皮脂腺导管由复层鳞状上皮细胞构成。

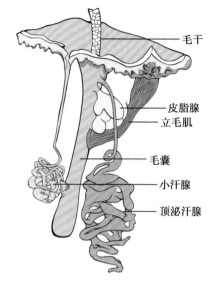

图 1-11 皮脂腺、外泌汗腺和顶泌汗腺示意图

（毛干 / 皮脂腺 / 立毛肌 / 毛囊 / 小汗腺 / 顶泌汗腺）

(三)外泌汗腺

外泌汗腺(eccrine sweat gland)又称小汗腺,直接起源于胚胎表皮基层内的外泌汗腺原基。除唇红、龟头、包皮内侧、小阴唇和阴蒂处外,外泌汗腺分布于躯干、四肢和掌跖等处。外泌汗腺由腺体(腺体分泌蟠管)和导管组成,导管又分为真皮内蟠形导管、真皮内直形导管和表皮内导管三个部分(见图 1-11)。外泌汗腺腺体位于真皮深层及皮下组织中,由单层细胞排列成为管状。有两种腺体分泌细胞:透明细胞和暗细胞。前者内含丰富的糖原颗粒,主要分泌汗液,其中有较多的钠离子、氯离子及少量糖原,后者含有充满黏蛋白的空泡,分泌涎黏蛋白(故又称黏液细胞),再吸收钠、钾、氯等电解质。透明细胞底宽而顶尖圆,暗细胞底窄而顶宽,因此胞核不在同一线上,横切面看似两层细胞。导管由两层立方形细胞组成。导管穿越真皮,自表皮突下端进入表皮,在表皮中呈螺旋状上升开口于皮肤表面。外泌汗腺主要功能是通过汗液蒸发带走热量以助体温调节,此亦称温度性排汗(thermal sweating)。另外,当突然情绪激动时可使掌、跖、躯干、面颈部等处出汗增多,称精神性排汗(emotional sweating)。在食用辛辣物品时出汗增多称味觉性排汗(gustatory sweating)。外泌汗腺分泌功能受交感神经系统支配。

(四)顶泌汗腺

顶泌汗腺(apocrine sweat gland)又称大汗腺,是较大的管状腺(图 1-11)。它与外泌汗腺不同,与毛囊、皮脂腺密切相关,都来自原始毛囊原基。顶泌汗腺主要分布在腋窝、乳晕、脐窝、肛门及外阴等处。外耳道的耵聍腺、眼睑的 Moll 腺和乳腺均属变异的顶泌汗腺。顶泌汗腺由腺体和导管组成。腺体位于真皮网状层或皮下组织内,腺腔直径约为外泌汗腺的 10 倍。腺体细胞为一层立方形或柱状分泌细胞,其分泌方式主要属顶浆分泌(apocrine secretion),分泌液中含有腺细胞胞质的帽顶部分,因而细胞高度随分泌的不同阶段而异。分泌旺盛时细胞呈柱形,反之呈多角形或低立方形。腺体细胞周围有一层肌上皮细胞以支持分泌细胞,外围则是基底膜。顶泌汗腺导管由两层立方形细胞组成,管腔衬有护膜,无肌上皮细胞,与外泌汗腺不同,顶泌汗腺导管不开口于皮面,而是开口于毛囊的皮脂腺入口上方。顶泌汗腺的分泌活动主要受性激素的影响,青春期分泌旺盛。新鲜的顶泌汗腺分泌物通常为乳状液,含有铁、脂质、荧光物质、有臭物质和有色物质等。有臭物质的产生取决于遗传因素,临床上常见于腋臭患者。有色物质的产生与临床上的色汗症有关。

（五）甲

甲（nail）由多层紧密的角化细胞构成（图 1-12）。外露部分为甲板（nail plate），含硬蛋白，由凹入的表皮形成。其前端为甲游离缘，伸入近端皮肤的部分称为甲根（nail root），覆盖甲板周围的皮肤称甲廓（nail fold），也称甲皱襞。指、趾伸侧皮肤末端向甲板上延伸的部分称为甲护膜（cuticle，CU），也称甲护皮，常仅为角质层。护膜处甲廓为近端甲廓（proximal nail fold，PNF），或称近端甲皱襞。甲板下面为甲床（nail bed，NB），甲床上皮的近端有甲母质（nail matrix，NM），甲板是由甲母质形成的。甲母质位于甲根之下，向前延伸至甲半月（lunula region，LR），甲母质中含有黑素细胞。甲半月颜色苍白，在拇指和拇趾常可见到。甲床不形成甲板，但与甲板紧贴，可能甲床的表皮与生长的甲板一齐向前移动。甲板远端下方增厚的表皮称为甲下皮（hyponychium，HYP），与甲板下的甲床上皮相延续。近端的甲护膜与远端的甲下皮均对甲有保护作用。甲的生长速度因人而异，变化很大，但同一个人则较恒定，平均每周长 0.5～1.2mm。指甲从基质长到游离缘，平均约需 5.5 个月。足趾甲比手指甲慢 1/3～1/2。某些疾病可影响甲生长速度，如银屑病、甲周炎以及有凹陷的指甲生长较快，而麻疹、重症流行性腮腺炎患者的指甲则可出现暂时性生长缓慢。

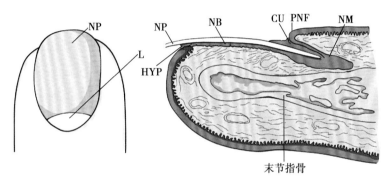

图 1-12　甲示意图

第五节　皮肤的血管、淋巴管、肌肉和神经

（一）皮肤的血管

皮肤的表皮无血管。真皮及皮下组织血管丰富。皮肤的血管网由深至浅主要有五丛：

1. **皮下组织血管丛**　多并行排列于皮下组织深部，是皮肤内最大的血管丛，供给皮下组织营养。

2. **真皮下血管丛**　位于皮下组织上部，供给汗腺及汗管、毛囊的毛乳头、真皮深部神经和肌肉等组织。

3. **真皮中静脉丛**　位于真皮深部，可调节各丛血管之间的血液循环，并供给汗管、毛囊和皮脂腺的营养。

4. **乳头下血管丛**　位于真皮乳头层下部，具有贮存血液的效应，对皮肤颜色有影响。

5. **乳头层血管丛**　位于真皮乳头层上部，形成毛细血管袢，主要供应真皮乳头和表皮。一个典型的乳头，只有一根毛细血管袢。乳头内毛细血管分为动脉端及静脉端，分别与微动脉和毛细血管后微静脉相连。

　　炎症细胞的渗出部位只限定在微血管系统中一个相对较小而高度特异的节段，即毛细血管后微静脉。在指、趾、耳廓、鼻尖等处真皮内有较多的动静脉吻合，称为血管球（glomus）。通常皮肤血管不进行营养物质、代谢产物和气体的交换，只起着分流和短路的作用，有调节体温和血压的作用。

（二）皮肤的淋巴管

　　皮肤的淋巴管在正常生理状况下不扩张，因而在 HE 染色切片中不易辨认，其结构模式也不清楚。毛细淋巴管的盲端呈窦形，起于乳头层，管壁只有一层内皮细胞及其周围稀疏的网状纤维。在乳头下层及真皮深部分别汇合成浅深两个网,经过皮下组织的淋巴管通向淋巴结。在向真皮下部延伸时,淋巴管有很多瓣膜以防倒流,使淋巴液只能单向流动。淋巴管是引流管,毛细淋巴管内压低于毛细血管和周围组织间隙,且通透性大,组织液、代谢产物、细胞等均经淋巴管回流至淋巴结,再回流入血液中。故皮肤淋巴系统有辅助血液循环及参与免疫反应的重要作用。

(三)皮肤的肌肉

皮肤的肌肉主要是平滑肌,除立毛肌外、阴囊肉膜和乳晕都有平滑肌。血管壁中也有平滑肌。立毛肌与毛囊相连,受自主神经支配,收缩时压迫皮脂腺,促使皮脂分泌。精神紧张和寒冷可引起立毛肌收缩,毛竖立而呈鸡皮状,俗称鸡皮疙瘩。此外,面部的表情肌和颈部的颈阔肌等属于横纹肌。

(四)皮肤的神经

皮肤的神经是周围神经的分支,分为感觉神经和运动神经两类。

1. 感觉神经 感觉神经末梢可分为游离神经末梢和终末小体(感觉小体)。有毛发的皮肤多见游离神经末梢,只有少量感觉小体;掌跖及黏膜除游离神经末梢外,感觉小体较多(见图1-1)。

(1)游离神经末梢:有轴索膜包围,能感知痛觉和痒觉。

(2)毛囊神经末梢:是一种机械感受器,能感受毛发的触动或轻微的移动。

(3)Merkel细胞神经复合体(Merkel细胞盘):分布在毛发的外毛根鞘及指趾皮肤,是机械感受器。

(4)触觉小体(Meissner小体):分布在指尖,外为结缔组织囊包绕,为失去鞘膜的裸露的神经轴索,有髓神经纤维从下方进入。

(5)压觉小体(环层小体或Pacinian小体):位于掌跖等受压部位,以及乳头和生殖器真皮深层或皮下组织内,为多层囊状结构,其切面则呈环层结构,中央有去髓鞘的轴索,被半环同心圆排列的扁平细胞围绕。

(6)Krause终球:能感知冷觉。

(7)Ruffini小体:可感知热觉。

皮肤的感觉一般粗分为触觉(接触感、压力、振动、麻刺等)、痛觉(感觉变异、不适、刺痛、灼痛等)、温度觉(冷、热)等。痒觉通常也列入痛觉中,轻刺为痒,重刺为痛,但痒觉与精神因素有关。在临床试验中,触觉试验较易进行。由于不存在纯粹的痛觉刺激,痛觉试验不太令人满意,温度觉试验最不令人满意。

2. 运动神经 交感神经的肾上腺素能纤维支配立毛肌、血管、血管球和顶泌汗腺、外泌汗腺的肌上皮细胞,胆碱能纤维支配外泌汗腺分泌细胞。面神经支配面部横纹肌。

(何　威)

　　皮肤是人体最大的器官。皮肤由浅至深依次为表皮、真皮和皮下脂肪组织。构成表皮的细胞分为角质形成细胞（约占表皮细胞 80% 以上）和非角质形成细胞两大类，后者包括朗格汉斯细胞、黑素细胞和麦克尔细胞等。表皮由内向外将分为基底层、棘层、颗粒层、透明层（仅限于掌跖部位）和角质层。角质形成细胞之间通过桥粒彼此连接，基底层的角质形成细胞通过半桥粒与基底膜带相连接。皮肤中含有皮脂腺、汗腺、毛囊及毛发、甲等附属器，还含有血管、淋巴管和神经。

复习参考题

一、名词解释

1. 表皮通过时间

2. 桥粒

3. 半桥粒

二、问答题

1. 表皮分为几层？各层有何特点？表皮细胞分为哪几类？

2. 角质形成细胞之间、角质形成细胞与基底膜带之间通过什么结构连接？

3. 如何理解皮肤的结构特点决定了皮肤的功能？

第二章　皮肤的功能

2

02章

学习目标

掌握　　皮肤的基本功能。

熟悉　　皮肤功能有关的生化、生理、免疫等基础。

皮肤是人体最大的器官,具有屏障保护、吸收、分泌和排泄、代谢、感觉、体温调节、免疫及美容等生理功能,各项功能均与机体的健康密切相关。

第一节　屏障保护功能

皮肤覆盖于机体表面,构成人体的第一道防线,是维持机体内、外环境平衡的天然屏障。它一方面可防止体内的水、电解质和营养物质丢失,另一方面可保护机体器官免受外界有害因素的侵害。

（一）机械及物理性刺激的防护

表皮角质层柔软而致密,可防御一般的机械性刺激。频繁摩擦和受压可使表皮角质层增厚,真皮胶原纤维增生,从而增强对机械性刺激的耐受性。皮脂和汗液乳化形成的皮脂膜对皮肤有润滑作用。真皮中的胶原纤维、弹力纤维和网状纤维交织成网,使皮肤具有伸展性及弹性。皮下脂肪作为软垫对外力有缓冲作用,从而减轻外界的冲击。毛发也具有保护和防止摩擦的作用。在一定程度上,皮肤能抵抗外来的牵拉、冲撞、挤压和摩擦等损伤,如果外界机械性刺激过强,则可通过保护性神经反射避开刺激。此外,已形成的皮肤创伤可通过再生来修复。

水是保持皮肤湿润的主要成分,角质层及其表面的脂质膜能平衡皮肤内外水分的蒸发及渗入。如果脂质膜丧失,水分丢失可增加约 75 倍。皮脂减少或缺乏的人皮肤干燥,易患干燥性湿疹,故可外用保湿的乳剂来修复或重建表皮水分的屏障。角质层含水分少,一般温暖气候时含水量约 10%～20%,电阻较大,对低压电流有一定的阻抗能力,而潮湿的皮肤电阻下降,受电击易致伤。

皮肤对光线有吸收和反射作用,以吸收作用为主。表皮中的尿刊酸(urocanic acid)、芳香性氨基酸、核酸、胡萝卜素和脂质膜具有吸光及光保护性。角质层的角化细胞有反射光线和吸收紫外线的作用。角质层主要吸收短波紫外线(波长 180～280nm),其中角蛋白、黑素颗粒和残留的细胞内碎屑都是紫外线的良好吸收剂,是吸收紫外线的天然滤器。棘层和基底层细胞能吸收长波紫外线(波长 320～400nm),黑素颗粒对紫外线的吸收作用尤强,它直接保护了细胞核内的核酸免受紫外线损伤。此外,黑素还有散射及稳定自由基等作用。黑素细胞受紫外线照射后,产生更多黑素,并将黑素输送给周围的角质形成细胞,使皮肤对紫外线的防护能力显著增强。有色人种皮肤颜色较深,对紫外线的耐受性比白色人种高,这是皮肤中色素含量不同的缘故。

（二）化学性刺激的防护

完整的皮肤角质层是防止外界物质进入人体的主要屏障。角质层的厚薄与皮肤对化学物质的屏障作用成正比,掌跖部角质层较厚,屏障作用也较强。皮肤经较长时间的浸泡后,角质层吸收大量水分,水合后的皮肤渗透作用增强,而屏障作用则减弱。皮肤糜烂或溃疡时角质层缺损,如长期大量外用药物,可致吸收过多甚至中毒。手掌皮肤几乎只允许水分子透过,这也是接触性皮炎少发于手掌的主要原因。

正常皮肤表面一般偏酸性,pH 值约为 5.0～7.0,对酸碱有一定的缓冲能力,可防止弱酸性或弱碱性化学物质对机体的损害。另外,角质层细胞本身有抵抗弱酸和弱碱的作用,而接触某些化学物质(如生漆、升汞)后发生的接触性皮炎,则表明皮肤对化学物质的屏障作用并非绝对。

（三）微生物的防御作用

皮肤对微生物的侵害有多种防御功能。皮肤所带的静电荷能降低细菌的附着力。致密的角质形成细胞间借助桥粒等结构紧密连接,可以机械性阻挡一些微生物的入侵。角质层细胞不断生理性脱落,可以清除一些寄居体表的微生物。干燥的皮肤表面和弱酸性环境均不利于微生物的生长繁殖。酸性的皮脂膜可抑制一些细菌和真菌的生长繁殖,青春期后皮脂腺分泌活跃,或与白癣自愈有关。正常皮肤表面寄生的常驻菌可产生抗生素、脂酶等,对葡萄球菌、链球菌和白念珠菌等有一定抑制作用。真皮基质的分子筛结构能将侵入真皮的细菌限制在局部，以利于白细胞的吞噬。另外，皮肤作为一个免疫器官，也是抵御微生物入侵的重要防线。

第二节　吸收功能

人体皮肤有吸收外界物质的能力，皮肤的吸收作用是外用药物治疗皮肤病的理论基础。皮肤主要通过三个途径吸收外界物质，即角质层、毛囊皮脂腺和汗管。其中，角质层是皮肤吸收最主要的途径。影响皮肤吸收的主要因素如下。

（一）皮肤的结构部位及其完整性

人体不同部位皮肤的角质层厚度不同，吸收能力也不同。一般而言，阴囊＞前额＞大腿屈侧＞上臂屈侧＞前臂＞掌跖，据此可知，阴囊皮肤不宜用刺激性强的药物。皱褶部位皮肤对糖皮质激素的吸收较强，易产生萎缩纹。角质层完整性被破坏可致吸收能力增强。伴有角质层损伤的皮肤病，其皮损部位的屏障作用减弱，外用药物在皮肤有损伤或有湿疹样改变时极易被吸收。因此，大面积皮损外用药物时，要避免药物过量吸收所导致的不良反应。

（二）角质层的水合度

角质层的水合程度越高，其吸收作用越强。局部用药后用塑料薄膜封包，可使汗液蒸发受阻，促使角质层水合，这样有利于增加药物吸收，提高疗效，但同时副作用也相应增大。

（三）被吸收物质的理化性质

完整的皮肤只能吸收少量的水分和微量气体。单纯水溶性物质，如维生素 B 族、葡萄糖和蔗糖等不易吸收。维生素 C 的亲水性软膏可经皮吸收，Na^+、K^+、Br^-、PO_4^{3-} 也可很快被皮肤吸收。苯酚在低浓度时吸收很快，皮肤擦伤时比正常皮肤吸收增加 50%，烫伤时则可增加 130%。

皮肤对油脂类物质有较好的吸收作用，吸收的主要途径是毛囊、皮脂腺，吸收强弱顺序为羊毛脂＞凡士林＞植物油＞液体石蜡。皮肤对脂溶性物质如维生素 A、D 及某些脂溶性激素吸收作用较强。对脂、水两溶的大多数物质其吸收速度与消化道黏膜的吸收和注射后吸收相当。非离子化的水杨酸为脂溶性，可被吸收，儿童大量外用易吸收中毒。其他脂溶性的酚衍生物，如间苯二酚、氢醌、焦性没食子酸，无论用何种赋形剂均可渗透皮肤。

皮肤对某些药物的吸收还受赋形剂的影响，粉剂、水溶液很难被吸收，霜剂中的药物可被少量吸收，软膏及硬膏则可促进药物的吸收；一些有机溶媒如二甲基亚砜、丙二醇、乙醚、氯仿等可增加药物的吸收。另外，皮肤也可吸收汞、铅、砷等重金属及其化合物。

第三节　分泌和排泄功能

皮肤的分泌和排泄功能主要通过汗腺、皮脂腺完成。

（一）外泌汗腺

环境温度低于 31℃，只有少数汗腺有分泌活动，少量的汗液很快蒸发，因而无出汗的感觉，称为不显性出汗。其和通过表皮角化过程产生的不显汗（非小汗腺分泌）一起可柔化角质，防止角质层干燥。当环境温度高于 31℃时，活动外泌汗腺增多，排汗明显而有出汗感觉，称为显性出汗，有散热作用。外泌汗腺的分泌受神经支配和体液因素的影响。汗腺的透明细胞在胆碱能神经纤维支配下，排出等渗性液体。在通过汗管的过程中，等渗液体中的钠离子主动重吸收、氯离子被动重吸收、水分少量重吸收，故变为低渗性的汗液而被排出体外。汗液中的尿素超过血浆中的 2 倍,氮含量也高于血浆,葡萄糖很少从汗液排出。因此人体的 200 多万个汗腺具有一定的肾脏功能替代作用。汗液无色透明,正常呈酸性,对维持皮肤表面的酸性起着主要作用,其与皮脂乳化形成脂质膜,且能分泌 IgA,可防御微生物。

另外,根据刺激的种类可分为精神性出汗、温热性出汗和味觉性出汗。掌跖汗腺主要受精神刺激,反应快;一般皮肤的汗腺主要受温热刺激,是温热性发汗;口唇周围、鼻梁和颊部汗腺受味觉刺激,产生味觉性出汗。

(二)顶泌汗腺

有些人的顶泌汗腺可分泌一些有色物质,临床上称为色汗症。顶泌汗腺在青春期时受内分泌的影响,分泌功能异常时可产生臭汗症,与细菌分解顶泌汗腺分泌物产生的饱和脂肪酸有关。

(三)皮脂腺

皮脂腺是一种全浆分泌腺,没有腺腔,整个细胞破裂即成分泌物。皮脂腺一般与毛发在一起,其排泄物除润滑皮肤外,还有润滑毛发的作用。皮脂的排泄直接受内分泌系统调控。一般而言,雄激素可加速皮脂腺细胞的分裂,使其体积增大,皮脂合成增加;雌激素可抑制内源性雄激素产生或直接作用于皮脂腺,减少皮脂分泌。新生儿由于受来自母亲的以雄性激素为主的性激素影响,皮脂腺功能活跃,皮脂排泄多,可导致新生儿脂溢性皮炎和痤疮。此后随着来自母亲雄性激素影响的减弱和消失,皮脂分泌减少,至青春期再次受雄性激素影响,皮脂腺分泌再次增多。

第四节　代谢功能

(一)糖代谢

皮肤中的糖类主要有葡萄糖、糖原和黏多糖等,其中糖原和葡萄糖可为细胞提供能量。皮肤葡萄糖含量约为血糖的 2/3 左右,表皮含量多于真皮和皮下组织。糖尿病患者的皮肤糖含量增高,使皮肤更易受到细菌和真菌感染。葡萄糖的降解分无氧酵解和有氧氧化两种,由于表皮无血管,氧含量相对较低,故皮肤的无氧酵解是全身最快的,由此产生的乳酸,对维持皮肤表面的酸性环境有一定作用。人体表皮细胞有合成糖原的功能,皮肤糖原含量在胎儿期最高,成人期含量明显降低。黏多糖在真皮的含量多于表皮,其与真皮纤维支架一起形成的网状结构对真皮和皮下组织有支持、固定和屏障作用,此外还有局部抗压力作用。表皮角质形成细胞间隙、基底膜带、毛囊玻璃膜等也含有丰富的黏多糖物质。黏多糖代谢受内分泌因素的影响,如甲状腺功能亢进使透明质酸和硫酸软骨素等黏多糖成分的含量在局部皮肤中增加,形成胫前黏液性水肿。

(二)蛋白质代谢

表皮蛋白质分为两种:纤维状结构蛋白和非纤维状蛋白。前者主要构成角蛋白,是表皮细胞、毛发和甲的结构蛋白质;后者如核蛋白、酶等参与除角化过程外的所有其他细胞功能。真皮蛋白质包括结缔组织纤维中的硬蛋白,如胶原蛋白和弹性蛋白以及基质中的黏蛋白。胶原蛋白主要有Ⅰ、Ⅲ、Ⅳ、Ⅶ型。真皮内胶原纤维主要是Ⅰ型和Ⅲ型胶原蛋白,网状纤维主要是Ⅲ型胶原蛋白,基底膜带主要是Ⅳ型和Ⅶ型胶原蛋白。弹性蛋白(elastin)主要构成弹性纤维。参与蛋白质分解的酶类主要是蛋白水解酶,其不仅参与皮肤蛋白的正常分解代谢,而且在炎症性皮肤病、Arthus 反应以及大疱性皮肤病的水疱形成中起着重要作用;在细胞调节异常时,可促使细胞分裂和增殖以及恶性细胞的转移和侵入。

(三)脂类代谢

脂类包括脂肪和类脂(磷脂、糖脂、胆固醇和胆固醇酯等)。前者主要存在于皮下组织,作为能源;后者在表皮内含量最高,用于构成生物膜。高脂血症可使脂质沉积在真皮,引起皮肤黄瘤病。存在于表皮内的 7- 脱氢胆固醇经紫外线照射后合成维生素 D。表皮中最丰富的必需脂肪酸是亚油酸和花生四烯酸，其参与形成正常皮肤的屏障功能，也可作为一些重要活性物质的前体，如花生四烯酸衍生物具有调节表皮功能的作用。

（四）水和电解质代谢

皮肤是人体的一个主要贮水库，含水量为 70%，大部分水分贮存在真皮中，儿童尤其是婴儿的皮肤含水量比例更高一些。皮肤也是人体电解质的重要贮存库之一，多贮存在皮下组织。钠、氯离子主要分布于细胞间液，钾、钙、镁离子主要分布于细胞内，它们对维持细胞间晶体渗透压及酸碱平衡起重要作用。其他元素亦参与皮肤相关功能，钙离子可维持细胞膜通透性和细胞间黏着，锌缺乏可致肠病性肢端皮炎。

第五节　感觉功能

皮肤感觉分为两大类：单一感觉和复合感觉。前者是由神经末梢或特殊的小体感受器接受外界单一刺激引起；后者如干燥、湿润、光滑、粗糙、坚硬、柔软等，是由几种不同感受器或神经末梢共同感知，并由大脑皮质分析综合而成。

瘙痒是一种引起搔抓欲望的不愉快感觉，属于皮肤黏膜的一种特有感觉。外阴、外耳道、鼻前庭的皮肤和黏膜对瘙痒比较敏感。迄今为止，组织学上未发现特殊的痒觉感受器，一般认为痒和痛由同一神经传导，痒觉是痛觉感受器受到轻微刺激时的特殊反应，即疼痛的阈下刺激产生瘙痒。因此搔抓达到疼痛时可减轻或抑制瘙痒。引起瘙痒的原因不明，机械性、化学性、炎症性等轻微刺激均可引起瘙痒。中枢神经系统的功能状态对痒感有一定影响，焦虑、烦恼或对痒感过度注意时瘙痒加重，精神舒缓或转移注意力可使瘙痒减轻，故临床上可采用镇静剂达到止痒效果。

第六节　体温调节功能

皮肤可以通过遍布周身的外周温度感受器感受环境温度变化，传至下丘脑体温调节中枢；或接受中枢调节信息，通过血管舒缩反应、寒战或出汗等反应对体温进行调节。皮肤主要有四种散热方式：辐射、对流、传导和蒸发。热刺激使皮肤血管扩张，冷刺激使皮肤血管收缩，从而改变皮肤中的血流量及热量的散发以调节体温，使体温维持在一个稳定水平。皮肤外泌汗腺丰富，汗液蒸发时可散发大量热量，对调节体温很重要。当外界温度等于或超过皮温时，辐射、对流和传导散热方式停止，蒸发则成为散热的唯一途径。此外，蒸发还受湿度影响，湿度大时蒸发减少而闷热。故高温闷热时出汗多而蒸发不畅，导致汗管堵塞破裂，易患痱等疾病。

第七节　免疫功能

皮肤既是免疫反应的效应器官，又具有主动参与启动和调节皮肤相关免疫反应的作用。随着免疫学的进展，1986 年 Bos 提出 "皮肤免疫系统"（skin immune system, SIS），1993 年 Nickoloff 提出 "真皮免疫系统"，进一步补充了 Bos 的观点。现就皮肤免疫系统概述如下。

（一）皮肤免疫系统的细胞成分

角质形成细胞主要分布于表皮，能表达 MHC-Ⅱ类抗原，在 T 细胞介导的免疫反应中起辅助效应。角质形成细胞能产生白介素、干扰素等许多细胞因子，参与局部免疫反应。皮肤内的淋巴细胞主要是 CD4⁺T 细胞和 CD8⁺T 细胞，分布于真皮乳头内的毛细血管周围，T 细胞具有亲表皮特性，且能再循环，传递不同的信息。T 细胞在皮肤中通过角质形成细胞产生的 IL-1 等细胞因子，分化成熟并介导免疫反应。朗格汉斯细胞主要分布于表皮，能摄取、处理和递呈抗原，分泌许多 T 淋巴细胞反应过程中所需的细胞因子，如 IL-1 等，并能控制 T 淋巴细胞的迁移；还参与免疫调节、免疫监视、免疫耐受、皮肤移植物排斥反应和接触性变态反应等。内皮细胞主要分布于真皮血管，其直接与血流接触，可受激素作用而改变功能，与循环抗体、抗原、免疫复合物接触，调节这些物质进入血管外组织，因此，也具有促进免疫复合物及白细胞黏附而参与免疫反应的作用。肥大细胞与 I 型变态反应的关系密切；巨噬细胞对外来微生物的非特异性和特异性免疫反应，在炎症创伤修复中具有核心作用；成纤维细胞则主要对于维持皮肤免疫系统的自稳状态非常重要。

（二）皮肤免疫系统的分子成分

皮肤免疫系统的分子主要包括细胞因子、黏附分子等。表皮内多种细胞均可在适宜条件下合成和分泌细胞因子，如白介素、干扰素等，在细胞分化、增殖、活化等方面具有重要作用，从而参与机体生理和病理过程。黏附分子的主要作用为介导细胞间和细胞与基质间的相互接触和结合，这是黏附分子完成生物学功能的先决条件。此外，其他分子如分泌型 IgA 可在局部皮肤免疫中通过阻碍黏附、溶解、调理吞噬和中和等方式参与抗感染和抗过敏；补体可通过溶解细胞、免疫黏附、杀菌和过敏毒素及促进介质释放等，参与特异性和非特异性免疫反应。此部分将在各论中详述。

综上所述，皮肤组织内含有免疫相关细胞，并分泌多种细胞因子组成一个复杂的网络系统。皮肤为免疫活性细胞的分化、成熟提供良好的微环境，并对免疫反应起调节作用，保持 Th1 与 Th2 的平衡，使机体对外界异物产生适度的免疫反应以清除之，也对内部突变细胞进行免疫监视，防止肿瘤发生，以达到免疫的自稳性。因此，皮肤应被看做免疫系统的一部分，即皮肤免疫系统。

第八节　美容功能

皮肤随着精神、内分泌因素及外界各种因素刺激，会出现暗沉、干燥、皱纹、色斑等正常老化以及病理性老化现象，一些相关的分子及结构在减慢这种过程中起到重要的作用。

角质层作为皮肤第一道屏障，承担重要的生理功能。其首要的屏障功能是通过限制作用阻止水分的丢失；另外，其产生亲水性物质，即天然保湿因子，常见的有氨基酸、黏多糖、透明质酸以及内源性甘油，这些能够通过各自独有的功能特性，协助保留水分。角质层是皮肤重要的生物感受器，使皮肤能够迅速适应外界环境。研究发现，单独、长期暴露于激惹物质下，皮肤屏障功能会受损，角质层通过释放信号分子至细胞间隙，对这些外界刺激做出反应。皮肤生理性及病理性干燥的主要原因在于皮肤保水功能受损，其与年龄、气候干燥、皮脂腺和汗液分泌减少以及炎症性皮肤病局部代谢异常相关。

皮肤具有光防护作用，特别是深色皮肤。保护皮肤免受紫外线损伤的主要分子是黑素；尿刊酸是一种天然保湿因子，也是角质层中另外一种潜在的天然紫外线过滤物质。皮肤的光老化可表现为弹性组织变性、真皮肿胀增厚、皱纹形成，以及色素沉着和光线性黑子。在美容方面，除了依靠皮肤自身的紫外线防护功能外，可人为地加入光保护性物质，如遮光剂等，以达到延缓甚至阻止这种老化过程进展的目的。

皮肤的老化程度是关乎皮肤美容调节结局的一种重要评判标准，一些已被证实的抗老化物质已被提取或人工合成，并应用于临床，以达到美容目的。透明质酸是一种皮肤组织中含量丰富的糖胺聚糖，由于具有很强的结合水的能力，在维持细胞外空间结构和水合作用中具有重要的意义。维生素 C 对胶原纤维和弹性纤维的合成至关重要，也是一种非常有效的抗氧化剂。在皮肤中，维生素 C 具有对紫外线诱导的氧化应激损伤的防护作用,对紫外线辐射产生的其他损伤效应具有逆转效应。其他抗氧化剂如硫辛酸、维生素E、半胱氨酸、谷胱甘肽、多酚及黄酮类等均可通过各自的特殊生物学功能发挥作用。

(肖　汀)

学习小结

本章简要介绍了皮肤的基本功能,以及相关功能所涉及的细胞、分子、组织等相互作用的内容,为皮肤生理功能的统领性章节,起到提纲挈领的作用。皮肤基本功能的保持与病理过程对皮肤功能的破坏,均与各章内容密切相关。在各论学习中,需要时刻回顾本章内容,以达到对知识的回顾性加强。

复习参考题

皮肤具有哪些基本生理功能?

第三章　皮肤性病的临床表现及诊断

3

学习目标	
掌握	皮肤的原发损害和继发损害的概念及特点。
熟悉	棘层松解征及皮肤划痕试验的操作方法及适用疾病。

第一节　皮肤性病的临床表现

皮肤性病的临床表现分两大类,即症状与体征,是诊断皮肤性病的主要依据。

(一)症状

即患者的主观感觉,局部症状有瘙痒、疼痛、烧灼感、麻木等,全身症状有发热畏寒、乏力、关节疼痛等。瘙痒是皮肤病最常见的症状,可轻可重,可以是间断性、持续性,亦可在特殊时间产生,发病范围可以为局限性或者全身泛发,常见于荨麻疹、湿疹、疥疮等。一些系统性疾病如糖尿病、肾功能不全等亦可引起皮肤瘙痒。疼痛最常见于带状疱疹,亦可见于一些感染性疾病及结节性红斑等,性质多样,一般局限于患处。麻木感及感觉异常见于麻风。

(二)体征

体征是指视诊或触诊可得到的患者的客观表现,也称皮肤损害(皮损),是诊断皮肤性病的重要依据,皮肤损害可分为原发损害和继发损害。

1. 原发损害(primary lesion)　即皮肤病理变化直接产生的结果。

(1)斑疹(macule):局限性皮肤颜色的改变,平于皮面。其大小、形状可不同,一般直径小于1cm,大于1cm时称斑片(patch)。根据发生机制和特征不同,可分为红斑、出血斑、色素沉着斑、色素减退(或脱失)斑等(图3-1)。红斑是局部真皮毛细血管扩张,充血所致。炎症性红斑可伴有局部皮温升高、肿胀,受压变白;非炎症性如鲜红斑痣为毛细血管扩张、数量增多引起,局部皮温不高,受压退色。直径小于2mm的出

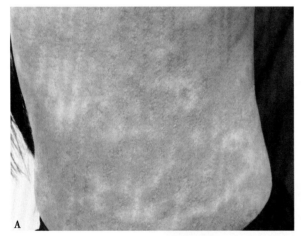
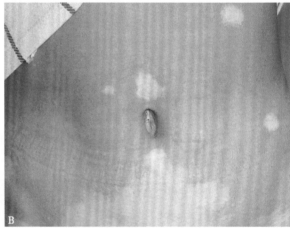
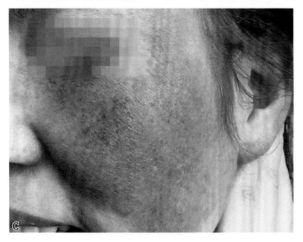

图3-1　斑疹

A. 红斑;B. 色素减退斑;C. 色素沉着斑

血斑称为瘀点,大于 2mm 称为瘀斑。色素沉着及色素减退(或脱失)斑由真皮色素异常引起,压之不退色。

(2)丘疹(papule):局限性、实性、直径小于 1cm 隆起性的皮损(图 3-2)。丘疹形成的原因可为表皮增生(如扁平疣)、炎细胞浸润(如毛囊炎)、代谢产物在真皮浅层的沉积(如淀粉样变)。丘疹的形态和颜色多种多样,不同皮肤病的丘疹具有不同的形态特征。

形态介于斑疹和丘疹之间稍隆起的皮损称为斑丘疹,丘疹顶部有水疱时称为丘疱疹,顶部有脓疱时,称丘脓疱疹。

(3)斑块(plaque):直径大于 1cm 的实性隆起性扁平皮损,可由丘疹扩大或数个丘疹融合而成,中央可有凹陷,见于银屑病等(图 3-2)。

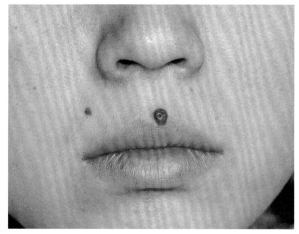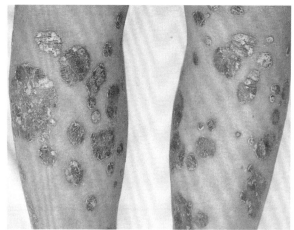

图 3-2 丘疹(左)和斑块(右)

(4)风团(wheal):真皮浅层水肿引起的暂时性、隆起性的皮损。风团的颜色可有红色(血管扩张为主)、苍白色(水肿为主)及正常皮色;其形态和大小不同,持续数小时后消退,消退后皮肤外观可恢复正常,常伴剧痒,见于荨麻疹(图 3-3)。

(5)水疱(vesicle)和大疱(bulla):局限性含有液体的隆起性皮损,一般小于 1cm 称为水疱,大于 1cm 称为大疱。疱的位置可在角层下、表皮内及表皮下,疱的位置决定疱壁薄厚、是否易破等物理性质。疱的位置及疱内所含的细胞成分的不同对诊断疾病有一定的意义(图 3-3)。

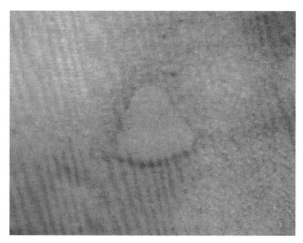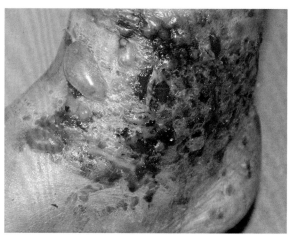

图 3-3 风团(左)和水疱(右)

（6）脓疱（pustule）：局限性含有脓液的隆起性的皮损。可分为感染性（脓疱疮等）和非感染性（掌跖脓疱病等）。水疱继发感染后形成的脓疱为继发性皮损（图3-4）。

（7）结节（nodule）：局限性、实性和深在性皮损（图3-4）。可隆起于皮面或通过触诊才可查出。结节形成的原因：①真皮及皮下炎细胞浸润（结节性红斑等）；②代谢产物在真皮及皮下组织沉积（黄色瘤等）；③皮肤肿瘤（转移性肿瘤等）。结节可消退，也可破溃形成溃疡，遗留瘢痕。

（8）囊肿（cyst）：含有液体及黏稠的半固体的囊性皮损，位于真皮及皮下，圆形或椭圆形，可隆起于皮面，触之有弹性（图3-4）。

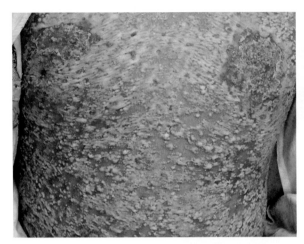
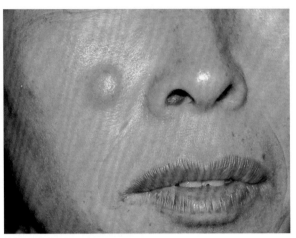
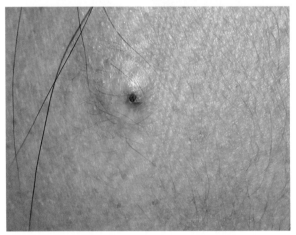

图3-4　脓疱（左上）、结节（右上）和囊肿（下）

2. 继发损害（secondary lesion） 　由原发损害自然演变，或因搔抓和治疗不当引起的。

（1）鳞屑（scale）：脱落的表皮角质层。正常的表皮角质层随代谢会自然脱落，但由于细薄而难以察觉。病变时，表皮代谢异常会产生病理性剥脱，形成大小、厚薄、形状及色泽不一的鳞屑（图3-5）。

（2）痂（crust）：由浆液、脓液、血液、脱落角质层以及某些微生物混合干涸于皮肤表面而成（见图3-5）。

（3）糜烂（erosion）：表皮或黏膜缺失后形成红色潮湿的创面。由于糜烂的基底为表皮下层或真皮乳头层，所以愈合后一般不留瘢痕。由于好发于皱褶部位或者潮湿通气不良部位，易继发感染（图3-6）。

（4）溃疡（ulcer）：深达真皮网状层或皮下组织的局限性缺损。可大小不一，愈后遗留瘢痕（见图3-6）。

（5）浸渍（maceration）：表皮角质层吸收了过多水分而变白起皱，称为浸渍。

（6）瘢痕（scar）：真皮或皮下组织缺损后，新生结缔组织修复，使缺损处愈合而成，其表面光滑无皮纹，高出正常皮肤表面的称增生性瘢痕（hypertrophic scar），低于正常皮肤表面的称萎缩性瘢痕（atrophic scar）（图3-7）。

（7）皲裂（fissure）：深达表皮或真皮的线状裂口，又称为裂隙。常因皮肤长期慢性炎症，使其增厚、干燥而失去弹性，受牵拉作用形成。好发于易活动部位，如手、足和口周等（见图3-7）。

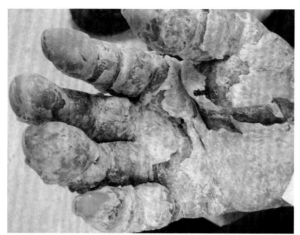
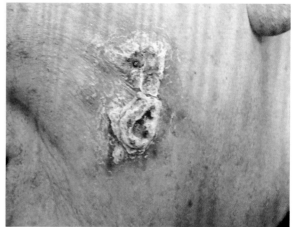

图3-5　鳞屑（左）和痂（右）

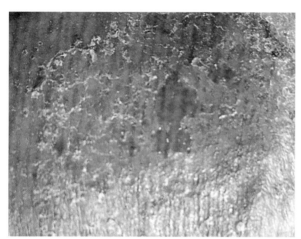
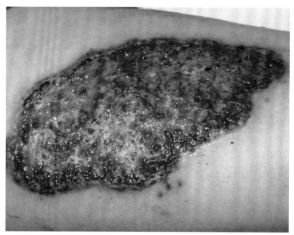

图3-6　糜烂（左）和溃疡（右）

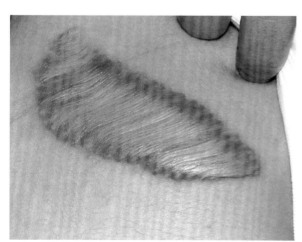
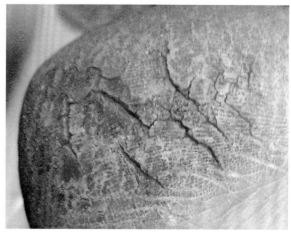

图3-7　瘢痕（左）和皲裂（右）

（8）表皮剥脱（excoriation）：也称抓痕，为表皮或真皮乳头层的点状或线状缺失。常由搔抓、划破或摩擦等机械性刺激引起，愈后一般不留瘢痕，可有色素改变（图3-8）。

（9）苔藓样变（lichenification）：皮肤局限性增厚粗糙，皮嵴隆起，皮沟加深。由于瘙痒长期搔抓或摩擦所致（见图3-8）。

（10）萎缩（atrophy）：即构成皮肤的组织减少。表皮萎缩时可见表皮变得菲薄，半透明，可见真皮的血管。真皮及皮下组织萎缩可出现皮肤表面的凹陷（见图3-8）。

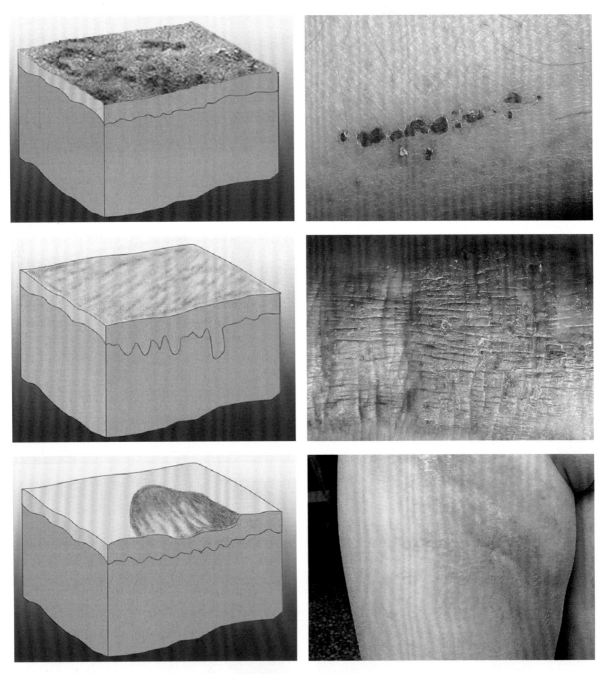

图3-8　表皮剥脱（上）；苔藓样变（中）；萎缩（下）

问题与思考

皮肤病的原发皮损和继发皮损有哪些？

第二节 皮肤性病的诊断

皮肤性病的正确诊断需根据病史、体格检查以及辅助检查的综合资料作出，由于皮肤损害大部分能看到或触到，所以对皮损的观察及描述十分重要。

（一）病史

1. **一般资料** 患者的姓名、性别、年龄、职业、民族、籍贯、出生地及婚姻状况等。有些疾病有地域性，有些疾病与年龄、职业有关，了解上述资料有助于诊断。

2. **主诉** 患者的发病部位、主要症状及持续时间。

3. **现病史** 应详细记录患者发病至就诊全过程，包括疾病发生、发展的经过（包括发病的诱因、部位，疾病演变的过程，局部和全身症状）以及治疗用药和疗效等。

4. **既往史** 患者曾患过的疾病，特别是与此次疾病有关的疾病。有无药物过敏史、其他过敏史，有无输血史。

5. **个人史** 生活习惯、个人嗜好、女性的月经生育史、性病患者的性接触史。

6. **家族史** 家族中有无类似疾病，有无遗传病史。

（二）体格检查

包括皮肤检查及必要时所行全身系统性体格检查，皮肤检查时应注意对皮肤、黏膜及其附属器进行全面检查，以获得尽量全面的疾病信息。皮肤检查主要包括视诊和触诊。

1. **视诊** 是一项非常重要的检查，应认真仔细辨认皮肤损害，以便作出正确的诊断。视诊时应选择在好的自然光线或日光灯下进行。视诊的内容：皮损性质、大小和数目、颜色、边缘及界限、形状、表面、基底、内容、部位和分布、排列以及毛发和指（趾）甲等。

2. **触诊** 有些皮肤损害除了视诊，还需触摸才能进一步确诊，通过触诊可了解皮损的质地、硬度、皮温的高低、局部有无压痛、皮损的位置以及局部淋巴结是否肿大等。

棘层松解征：又称 Nikolsky 征（尼氏征），指由于某些疾病（如寻常型天疱疮、葡萄球菌性烫伤样皮肤综合征）所致表皮棘细胞松解形成水疱而产生的一些临床特征，包括：①推压水疱一侧，水疱沿推压方向移动；②轻压疱顶，疱液可向四周移动；③正常力量推压外观正常皮肤，表皮即剥离；④牵扯已破损水疱疱壁时，可将水疱周边外观正常的皮肤一同剥离。

皮肤划痕试验（dermatographic test）：用钝器划过皮肤表面，3～15 秒后于划过部位出现红色线条，15～45 秒后于红色线条两侧出现红晕，约 1～3 分钟后沿划痕出现条状风团，此三联征即为皮肤划痕症阳性，见于荨麻疹。

问题与思考

如何全面地作出皮肤病正确的诊断？

（肖　汀）

学习小结

本章详细介绍了 8 种原发皮损以及 10 种继发皮损，并介绍了皮肤性病的诊断要点及诊治方法。在以下各论的疾病中，其皮损表现均与此章内容密切相关，如荨麻疹的主要表现为风团，慢性单纯性苔藓的主要表现为苔藓样变等；不同疾病的不同分型皮损表现亦有不同，寻常型银屑病多以斑块、鳞屑为主，脓疱型银屑病则有典型的脓疱皮损。在对疾病的描述中，完整、准确的问诊、查体并记录皮损表现，对诊断有重要意义。

复习参考题

一、名词解释

1. 风团

2. 苔藓样变

二、问答题

1. 请简述丘疹与结节的区别。

2. 何为尼氏征？如何操作？阳性最常见于何种疾病？

第四章　皮肤组织病理学

4

学习目标

掌握	表皮、真皮的基本病理变化。
了解	皮肤组织病理学的目的及意义。

第一节　皮肤组织病理学的基本方法

皮肤组织病理学的目的在于了解疾病的发生、发展、转归及治疗方法的选择，主要适用于：①有高度诊断价值的皮肤病，如皮肤肿瘤、病毒性皮肤病和角化性皮肤病；②有诊断价值的皮肤病，如疱疹类皮肤病、代谢性皮肤病、某些肉芽肿性皮肤病和结缔组织病；③无明显特征，但如找到病原体亦可明确诊断的皮肤病，如某些真菌性皮肤病；④无明显特征，但结合临床特征可排除某些皮肤病，如皮肤结核。因此几乎各种皮肤病均可行组织病理检查，但应做到有的放矢，切忌任意采取标本。

一、皮肤活体组织检查的注意事项

（一）皮损的选择

由患者活体取病变组织进行病理检查以确定诊断的方法称为活体组织检查（biopsy），简称活检，优点在于组织新鲜，能基本保持病变的本来面目。皮损的选择应注意：①一般选择成熟，原发皮损，避免早期、晚期或治疗后皮损；②水疱、脓疱应取早期皮损，取材时防治水疱破裂；③血管炎应取 12～24 小时以内皮损，时间长的皮损血管壁纤维蛋白渗出会消失，时间短的核尘不明显；④多部位、多点取材，如蕈样肉芽肿、脓疱性皮肤病等；⑤取材应包括正常皮肤，尤其是皮肤肿瘤和色素性皮肤病。

（二）皮肤组织的取材方法

采取皮肤标本的方法主要有：手术切取法、环钻法、削取法等。其中手术切取最常用，适应于各种要求及大小不同的标本。切取时应注意：①切缘锐利整齐；②切口方向尽量与皮纹一致，两端对齐；③应夹持组织两端，切忌夹持组织中间，以免夹坏组织影响观察；④切取标本应足够深、足够大。此方法特别适用于肿块等皮下病变的取材，对所有脂膜炎、血管炎及脱发的鉴别宜采用手术切取法。同时提倡采用该方法对皮肤肿瘤进行检查。环钻法简便易行，但只适用于小的损害，或病变限于浅表处，或手术切取有困难者，缺点为所取组织较小，不易取得血管及皮下脂肪，并会使组织歪斜，造成诊断困难。削取法主要适用于良性、向外生长的皮肤肿物或错构瘤，如疣、皮赘、脂溢性角化病等。削取法不能用于恶性肿瘤及向内生长的皮肤肿物，也不适于炎症性皮肤病。

（三）标本处理

切取后组织标本应立即放入固定液中。组织固定是后续检查的关键，根据不同需要采用不同方法进行固定。常用的固定液为 10% 甲醛溶液，肥大细胞增生症、痛风等疾病标本需用 95% 酒精固定。如需要进行免疫病理检查，应将组织置于 4℃冷生理盐水纱布中尽快送包埋处理。对于电镜标本，则应立即将标本以剃须刀片分割开，在滴有 4℃电镜固定液的蜡块或玻璃板上，用剃须刀片分割成约 1mm×1mm×1mm 大小，放入 4℃电镜固定液中送检。如需留取细菌或真菌培养标本，注意严格无菌操作，应优先留取培养标本后再处理其他标本。

二、皮肤组织病理学检查的常用方法

皮肤组织标本获取后，可根据不同的疾病和检查目的运用不同的检查方法。

（一）苏木精-伊红染色（简称 HE 染色）

最常用，也是最基本的方法，具有操作方便、结果稳定的特点，大多数皮肤病用 HE 染色可获得正确的诊断。皮肤组织病理切片制作过程同其他病理组织，标本经固定、脱钙、脱水、透明、石蜡包埋、切片、脱蜡后染色。切片经苏木精染色后，先经 1% 盐酸乙醇处理 2～3 秒，流水冲洗 20～30 分钟后再行伊红染色，可使组织染色对比鲜明。

（二）特殊染色

少数病例 HE 染色下所见某些可疑物或病变不能明确时，或需与其他疾病鉴别时，可做特殊染色。常用的特殊染色方法、目的和结果见表 4-1。

表 4-1　常用皮肤组织石蜡切片特殊染色法种类、目的及结果

染色方法	目的	结果
Lillie 改良 Masson 三色	胶原纤维	胶原纤维：蓝色至蓝绿色；肌肉、纤维蛋白：红色至粉红色；核：黑色
Verhoeff-Van Gieson	弹力纤维	弹力纤维：黑色；胶原：红色；核、肌肉、神经：黄色
胶原、网状、弹力	胶原、弹力	胶原纤维：红色；网状纤维：黑色；弹力纤维：绿色
Masson Fontana 银浸染法	黑素	黑素及嗜银细胞颗粒：黑色；角蛋白：橙黄色；其他呈复染色（Fontana 银液避光冷处保存，1 个月内使用）
PAS	糖原、中性黏多糖、真菌	真菌、基底膜、含中性黏多糖的黏蛋白、糖原、纤维素及胶原纤维：玫瑰红至紫红色
阿新蓝	酸性黏多糖	酸性黏多糖：蓝色
Giemsa	肥大细胞颗粒、酸性黏多糖、嗜酸粒细胞、利什曼原虫	肥大细胞颗粒、酸性黏多糖：异染性紫红、嗜酸粒细胞、利什曼原虫等寄生虫：红色；螺旋体及细菌：蓝至淡紫色
Wade Fite I 抗酸法	抗酸杆菌	抗酸杆菌和游离的颗粒：深蓝色；结缔组织：红色；其他组织浅黄色（方法复杂但显色效果好）
Warthin-Faulkner'	螺旋体	螺旋体：黑色；其他组织复染色（pH 值低时组织着色浅，pH 值高着色深）
Liltie 的 Mallory 改良银染法	钙	成块钙质呈深黑色，分散钙质呈灰色，核红
Perls（普鲁士蓝）反应	含铁血黄素	蓝色
Unna 甲基紫染色法	浆细胞	淡蓝色并可见淡灰蓝色透明区
DFS	淀粉样蛋白	红色
苏丹Ⅲ或Ⅳ	脂质	红色（冰冻切片）

（三）免疫组织化学技术

应用免疫学基本原理——抗原抗体反应，即抗原与抗体特异性结合的原理，通过化学反应使标记抗体的显色剂（荧光素、酶、金属离子、同位素）显色来确定组织细胞内抗原（多肽和蛋白质），对其进行定位、定性的研究，称为免疫组织化学技术（immunohistochemistry）或免疫细胞化学技术（immunocytochemistry）。

免疫组化在皮肤病理诊断中的作用主要是：①肿瘤诊断：50%～70% 恶性肿瘤性质的判断依赖于免疫组化。特别适用一些低分化肿瘤确定组织起源；②协助疾病判断愈后：如 PCNA 和 Ki67 有助于细胞增殖活性的判断；表达细胞毒颗粒的淋巴瘤通常愈后较差；③提示疾病的病因：在间变大细胞淋巴瘤中 ALK-1（＋）常提示具有染色体 t（2；5）异位，LMP-1（＋）提示与 EBV 感染有关。与皮肤免疫组化有关的常用抗体包括上皮来源标志（包括广谱角蛋白 AE1/AE3 和不同分子量的 CK）；间质来源标志（波形纤维蛋白，Vimentin）；血管来源标志（CD31，CD34）；肌肉分化标志（SMA，Desmin）；黑素细胞分化标志（S100，HMB45，MELAN-A）；组织细胞分化标志（CD68，S100，CD1a）；淋巴细胞分化标志（CD3，CD4，CD8，CD20，CD30，CD45，CD56）；神经内分泌类标志（NSE，Syn）；中枢神经类（NF，GFAP）；增殖相关标志 Ki67。

由于相当多肿瘤缺乏特异性抗原，而且同一种抗原可在多种肿瘤中表达，如 Vimentin 对软组织肿瘤并不具有特异性，很多癌和淋巴瘤也可以表达，还有一部分肿瘤由于分化很差造成部分抗原的丢失，因此必须强调应以光镜下的形态表现为主，辅以正确的免疫组化结果才能得出正确的诊断。

问题与思考

1. 皮肤组织病理的适应证有哪些？

2. 皮肤组织石蜡切片常用的特殊染色方法及意义。

（四）免疫荧光检查

免疫荧光是一种特殊的免疫组织化学技术，根据抗原抗体特异性结合的反应特点，将荧光色素与某些特异性抗体（抗原）以化学的方法结合起来（不影响血清抗体或抗原的免疫特性），而后将荧光标记抗体（抗原）在特定的条件下浸染标本，使与标本中的抗原（抗体）发生结合反应，反应后在荧光显微镜下观察到含有荧光标记的抗原抗体复合物的存在，根据已知抗原（或抗体）推知另一个未知的抗体（或抗原），以协助诊断。

适用于大疱性皮肤病、结缔组织病等自身免疫性皮肤病、某些病原体检测及肿瘤的鉴别诊断，主要有直接免疫荧光法、间接免疫荧光法、免疫酶标法和补体结合法。

1. **直接免疫荧光法（direct immunofluorescence，DIF）** 主要用于检测病变组织中存在的抗体或补体。将冷冻切片组织固定于玻片上，滴加荧光标记的抗人免疫球蛋白抗体或抗 C3 抗体等，经孵育、清洗等处理后，置于荧光显微镜下观察。若组织中有人免疫球蛋白或 C3 沉积，则荧光素标记抗体与之结合呈现荧光。皮肤直接免疫荧光检查的基本改变为：

（1）基底膜荧光：①系统性红斑狼疮、盘状红斑狼疮、亚急性皮肤型红斑狼疮：基底膜带呈线状、颗粒状或团块状荧光，以 IgG 及 C3 为主；②疱疹样皮炎：真皮乳头内基底膜带颗粒状 IgA 沉积；③类天疱疮、获得性大疱性表皮松解症：线状 IgG 及 C3 沉积；④线状 IgA 大疱性皮肤病：基底膜带线状 IgA 沉积。

（2）表皮细胞间荧光：寻常型、红斑型、落叶型、增殖型天疱疮及疱疹样天疱疮等，可见表皮细胞间 IgG 沉积。

（3）血管壁荧光：多种血管性皮肤病，如白细胞碎裂性血管炎、结节性多动脉炎等显示管壁及管周荧光。

2. **间接免疫荧光法（indirect immunofluorescence，IIF）** 主要用于检测血清和体液中存在的自身抗体，并可做抗体滴度分析。如结缔组织病、大疱性皮肤病和其他自身免疫病的诊断。底物取自正常人皮肤或动物组织（如鼠肝切片），将患者血清或体液滴于底物上，若其中存在抗体，则与底物中的相应抗原结合，再滴加荧光标记的抗人免疫球蛋白抗体等，置荧光显微镜下观察。荧光标记抗体与结合到底物上的抗体结合，呈现荧光。

第二节　皮肤组织病理学常用术语

皮肤组织病理学的名词和术语是学习、掌握皮肤组织病理学的基本词汇。皮肤异常组织病理变化可分为表皮病变、真皮病变和皮下组织病变等。

（一）表皮的基本组织病理变化

1. **角化过度（hyperkeratosis）** 指角质层异常过度增厚。角化过度可以是绝对的，也可以是相对的。"绝对性"角化过度或正角化过度（ortho hyperkeratosis）（图 4-1），是指颗粒层及棘层相应增厚的情况下角质层形成过多，较周围正常角质层显著增厚，此种情况常见于扁平苔藓、掌跖角化病。"相对性"角化过度则是因颗粒层及棘层变薄而显得角质层增厚，其角质层与周围正常角质层相比并不增厚，常见于鱼鳞病。正角化过度又分为网篮状（如花斑糠疹）、致密状（如慢性单纯性苔藓）和板层状（如寻常性鱼鳞病）三种。

2. **角化不全（parakeratosis）** 由于表皮生长速度过快，使细胞未能完全角化便到达角质层，并保留固缩的细胞核。角化不全通常伴有颗粒层变薄或消失，临床上表现为鳞屑，如银屑病（图 4-2）。

3. **角化不良（dyskeratosis）** 个别角质形成细胞未到达角质层即出现角化，称为角化不良。角化不良细胞表现为均质的嗜伊红小体，有时尚见残留胞核（图 4-3）。可见于毛囊角化病、病毒感染等良性疾病或鳞状细胞癌等恶性疾病中。

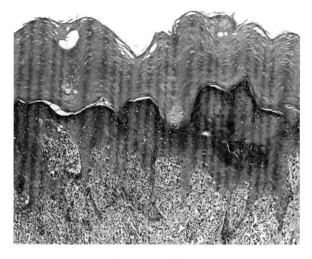

图4-1 角化过度

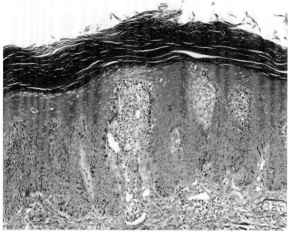

图4-2 角化不全

4. 颗粒层增厚（hypergranulosis） 正常颗粒层为2～4层，若厚于此则为颗粒层增厚（图4-4），常见于慢性单纯性苔藓、扁平苔藓等。

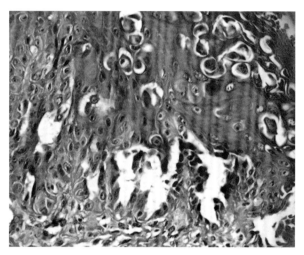

图4-3 角化不良

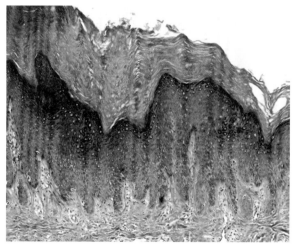

图4-4 颗粒层增厚

5. 颗粒层减少（hypogranulosis） 指颗粒层厚度减少或消失（图4-5），常见于寻常性鱼鳞病及银屑病等。

6. 棘层肥厚（acanthosis） 指表皮棘细胞层增厚，一般由棘层细胞数目增多所致，常伴有表皮突的延长或增宽，如银屑病及慢性皮炎（图4-6）。

7. 疣状增生（verrucous hyperplasia） 指表皮角化过度、颗粒层增厚、棘层肥厚和乳头瘤样增生四种病变同时存在（图4-7），表皮表面呈疣状隆起，见于寻常疣、疣状痣等。

8. 假上皮瘤样增生（pseudoepitheliomatous hyperplasia） 指棘层高度肥厚，表皮突不规则延伸，可深达汗腺水平，呈现与鳞状细胞癌相似的改变，但细胞分化好，无核的异型性。其间可有炎症细胞，常见于慢性肉芽肿性疾病或慢性溃疡的边缘（图4-8）。

9. 细胞内水肿（intracellular edema） 指棘细胞内发生水肿，细胞体积增大，细胞质苍白，又名气球变性。较陈旧者核常固缩并偏于一侧，似鹰眼状。水肿严重时细胞破裂则呈网状变性（图4-9），常见于病毒性皮肤病、接触性皮炎等。

10. 细胞间水肿（intercellular edema） 指棘细胞间水肿，细胞间隙增宽，细胞间桥清晰可见，状似海绵，故又名海绵形成（spongiosis）（图4-10）。水肿严重时可形成表皮内水疱，常见于接触性皮炎、急性湿疹等。

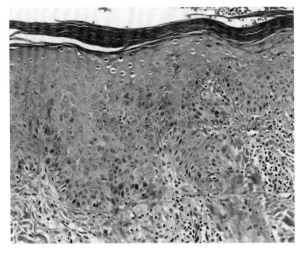

图 4-5　颗粒层减少

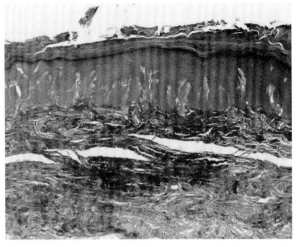

图 4-6　棘层增厚

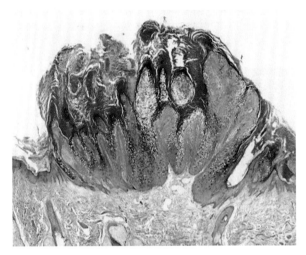

图 4-7　疣状增生

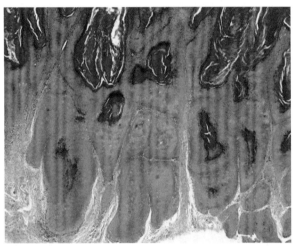

图 4-8　假上皮瘤样增生

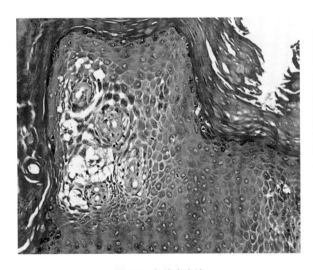

图 4-9　细胞内水肿

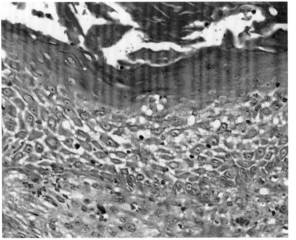

图 4-10　细胞间水肿

11. 棘层松解（acantholysis）　细胞间失去粘连后呈现松解状态，可致表皮内裂隙或水疱（图 4-11），分原发性和继发性两种。原发性是因细胞间黏合质溶解所致，如天疱疮，继发性是因细胞受损所致，如病毒性水疱、脓疱疮等。

12. 基底细胞液化变性（liquefaction degeneration of basal cells） 指基底细胞由于炎症破坏出现空泡化或破碎，甚至消失，可使棘细胞直接与真皮接触，常伴有真皮内噬色素细胞浸润（图4-12）。多见于扁平苔藓、红斑狼疮等。

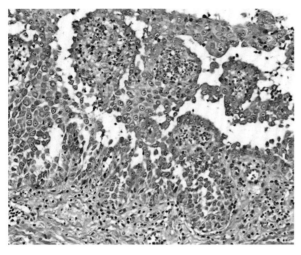

图4-11 棘层松解

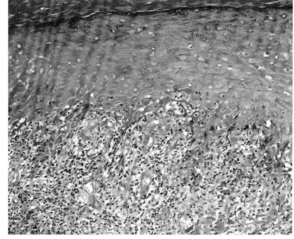

图4-12 基底细胞液化变性

13. Kogoj 微脓肿和 Münro 微脓肿 中性粒细胞聚集在颗粒层或棘层上部形成的多房性脓疱，称 Kogoj 微脓肿（图4-13）。中性粒细胞在角化不全的角质层内聚集形成的微脓肿，称 Münro 微脓肿（图4-14），这两种微脓肿主要见于脓疱型银屑病。

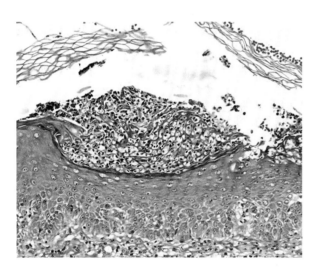

图4-13 Kogoj 微脓肿

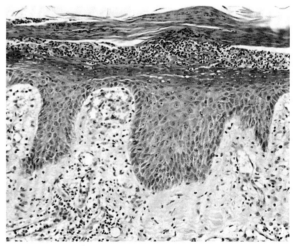

图4-14 Münro 微脓肿

14. Pautrier 微脓肿 指淋巴细胞来源的肿瘤细胞移入表皮，多个异形淋巴细胞聚集在无明显海绵水肿的棘细胞间，肿瘤细胞的周围可见晕样透亮区，多见于 MF（图4-15）。

15. 色素增多（hyperpigmentation） 表皮基底层、棘层下部和（或）真皮上部黑素增多。见于黑变病、黄褐斑等。

16. 色素减退（hypopigmentation） 表皮基底层内黑素减少和消失，见于白癜风。

17. 色素失禁（incontinence of pigment） 指基底细胞及黑素细胞损伤后，黑素脱落被吞噬细胞吞噬或游离于真皮上部（图4-16），如扁平苔藓、皮肤黑变病。

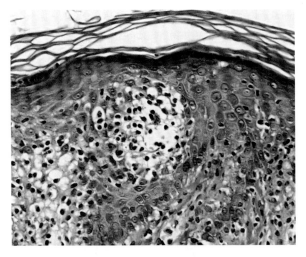

图 4-15　Pautrier 微脓肿

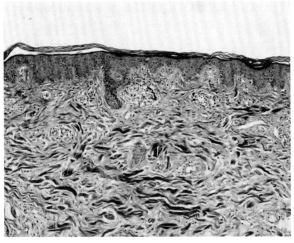

图 4-16　色素失禁

18. **毛囊角栓**（follicular plug）　毛囊漏斗部角化过度，毛囊口扩大，其中为栓状角质物所充填（图 4-17）。见于盘状红斑狼疮、硬化萎缩性苔藓等。

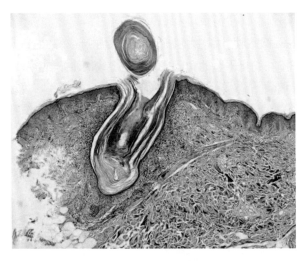

图 4-17　毛囊角栓

（二）真皮的基本组织病理变化

真皮内的病变与全身其他器官的病变基本相同，因此在真皮中可见到与普通病理中相类似的组织病理变化。

1. **纤维蛋白样变性**（fibrinoid degeneration）　结缔组织的一种病变，病变部位呈现嗜伊红的均质外观，类似于纤维蛋白的染色反应。主要见于红斑狼疮、变应性血管炎等（图 4-18）。

2. **嗜碱性变性**（basophilic degeneration）　指真皮乳头层结缔组织呈无结构性、颗粒状或小片状嗜碱性变化，失去正常的嗜伊红性特点，其实质是慢性光老化的结果（图 4-19）。见于日光性角化病、老年人曝光部位皮肤。

3. **黏液变性**（mucinous degeneration）　真皮胶原由于黏多糖增多或性质改变而引起胶原间隙增宽，胶原束间嗜碱性物质沉积（图 4-20）。阿新蓝染色呈蓝色（图 4-21），如胫前黏液性水肿。

4. **弹力纤维变性**（degeneration of elastic fibers）　指真皮内弹力纤维断裂、破碎、聚集成团或粗细不匀呈卷曲状，数量减少甚至溶解消失，需弹力纤维染色证实（图 4-22），见于弹力纤维假黄瘤及皮肤松弛等。

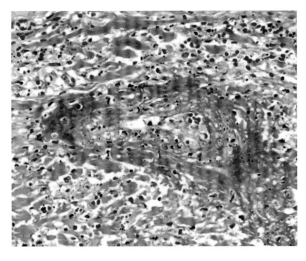

图4-18　纤维蛋白样变性

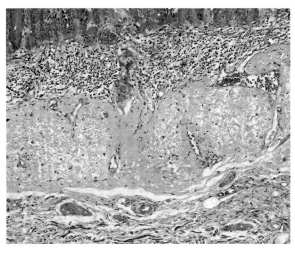

图4-19　嗜碱性变性

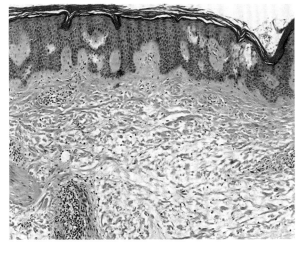

图4-20　黏液变性

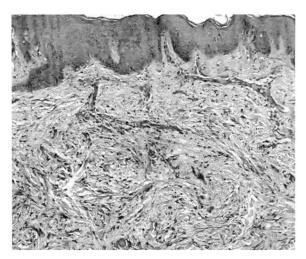

图4-21　黏液变性阿新蓝染色

　　5. 淀粉样变性（amyloid degeneration）　组织或血管壁内均匀一致的淡红色团块状物质沉积，该物质是糖蛋白，常因固定、脱水而出现裂隙，呈碎块状（图4-23）。DFS染色时淀粉样变可呈异染性，呈红色。见于原发性皮肤淀粉样变等疾病。

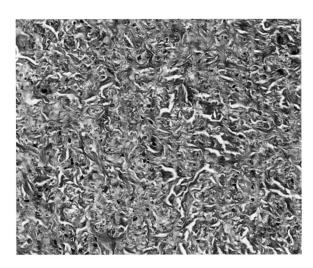

图4-22　弹力纤维变性

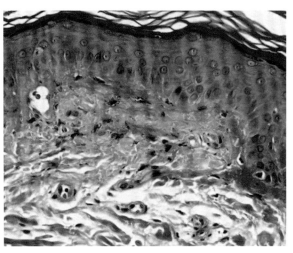

图4-23　淀粉样变性

6. **肉芽肿**（granuloma） 是一种以组织细胞浸润为特点的慢性炎症性改变（图4-24），同时伴有数量不等的淋巴细胞、浆细胞、中性粒细胞等。分特异性（如结核结节）和非特异性（如异物肉芽肿）两种。

7. **渐进性坏死**（necrobiosis） 在某些肉芽肿性皮肤病中，真皮内的结缔组织纤维及血管等均失去正常着色能力，轮廓仍可辨认，边缘常可见组织细胞或上皮样细胞排列呈栅栏状（图4-25）。常见于环状肉芽肿、类脂质渐进性坏死、类风湿结节等。

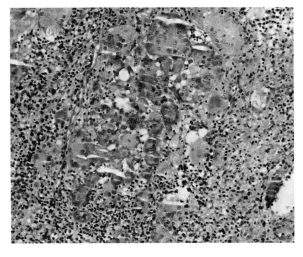

图4-24　肉芽肿

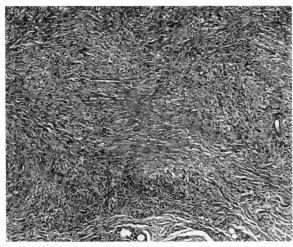

图4-25　渐进性坏死

8. **纤维化**（fibrosis）和**硬化**（sclerosis） 纤维化指胶原纤维增生且排列紊乱，伴较多的成纤维细胞（图4-26）。硬化指这些胶原纤维更致密且变粗，呈嗜酸性均一化改变。见于硬皮病、瘢痕疙瘩等。

9. **真皮萎缩**（dermal atrophy） 真皮变薄，纤维与细胞成分均减少，同时有附属器萎缩或消失。真皮萎缩常与表皮萎缩并存。可见于硬皮病晚期。

10. **囊肿**（cyst） 真皮内的囊腔样结构，囊壁由上皮细胞组成，可来源于表皮或附属器（图4-27），囊腔内含有液体或半固体物质（如黏液、皮脂、角蛋白、毛发或角质细胞），如表皮囊肿、多发性脂囊瘤、发疹性毳毛囊肿等。

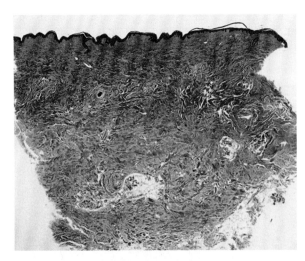

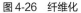

图4-26　纤维化

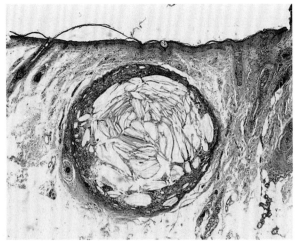

图4-27　囊肿

（李承新）

本章重点介绍了皮肤组织的常用取材方法,染色方法及基本病理变化。通过学习应熟悉表皮、真皮的基本病理变化,熟悉基本病理名词,了解皮肤组织病理学的目的及意义,了解皮肤组织的常用取材方法及染色方法及意义,为深入理解、掌握各论皮肤疾病的诊疗特点奠定基础。

复习参考题

一、名词解释

1. 疣状增生

2. Pautrier 微脓肿

3. 渐进性坏死

二、问答题

简述皮肤组织病理常用的免疫组化标记及其意义。

皮肤性病的其他常用实验室技术

5

学习目标

掌握	皮肤镜的定义。
熟悉	皮肤镜的原理和检查方法。
了解	皮肤镜在疾病诊断中的应用;皮肤病及性病的常见实验室技术。

第一节　真菌检查

1. **采集标本**　浅部真菌的标本有毛发、皮屑、甲屑、痂等，深部真菌的标本有痰、尿液、粪便、脓液、口腔或阴道分泌物、血液、脑脊液、各种穿刺液和活检组织等。采集时应注意无菌操作。正确的采集方法对检验结果至关重要，具体为：以钝刀划取皮损边缘的鳞屑；先清除病甲表面游离的污物，取甲板下方靠近甲床上部的甲屑；直接用棉拭子取脓汁、渗出物和各种分泌物；以镊子拔取无光泽或有菌鞘的病甲或断甲；对于尿液、腹水、脑脊液，应离心后取沉淀；若怀疑放线菌病，应寻找硫黄样颗粒。

2. **检查方法**　主要包括直接涂片和培养检查。

（1）直接涂片：系快速简单而重要的诊断方法。具体为：取标本置玻片上，加一滴 10% KOH 溶液，盖上盖玻片，在酒精灯火焰上稍加热溶解角质后，轻轻加压盖玻片使标本透明，即可镜检。该方法用于检查有无菌丝或孢子，但常不能确定菌种（图 5-1）。

（2）培养检查：标本接种于葡萄糖蛋白胨琼脂培养基（sabouraud agar）上，置室温或 37℃培养 1～3 周，必要时可行玻片小培养协助鉴定。菌种鉴定常根据菌落的形态及显微镜下形态判断，对某些真菌，有时尚需配合其他鉴别培养基、生化反应、分子生物学方法确定。该方法的特点是真菌检出率高，并能确定菌种，不足之处，该检查常需要较长时间（图 5-2）。

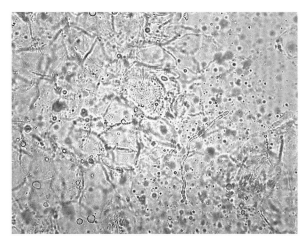

图 5-1　真菌镜检

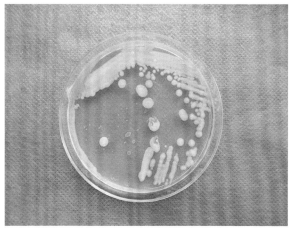

图 5-2　真菌培养

第二节　过敏原检测

过敏原检测可分为体内试验和体外试验两大类。

（一）斑贴试验（patch test）

斑贴试验是根据受试物的性质配制适当浓度的浸液、溶液、软膏或原物作为试剂，将其贴于皮肤，一定时间后观察机体是否对其产生超敏反应。斑贴试验是目前临床用于检测Ⅳ型超敏反应的主要方法。

1. **适应证**　接触性皮炎、职业性皮炎、化妆品皮炎等。

2. **方法**　将受试物置于 4 层 1cm×1cm 的纱布上，贴于背部或前臂屈侧的健康皮肤上，其上用一稍大的透明玻璃纸覆盖后再固定边缘。同时做多个不同试验物时，每两个受试点之间距离应大于 4cm。此外，检测时必须设阴性对照。目前多用市售的铝制小室斑试器进行斑贴试验。

3. **结果及意义**　24～48 小时后观察结果（图 5-3）。受试部位无反应为（-），出现痒或轻度发红为（±），出现单纯红斑、瘙痒为（+），出现水肿性红斑、丘疹为（++），出现显著红肿、伴丘疹或水疱为（+++）。阳性反应说明患者对受试物过敏，但应排除原发性刺激或其他因素所致的假阳性反应，假阳性反应者将受试物除去后，皮肤表现很快消失，而真阳性反应除去受试物后24～48小时内，皮损表现往往更明显。阴性反应则表示患者对试验物不敏感。

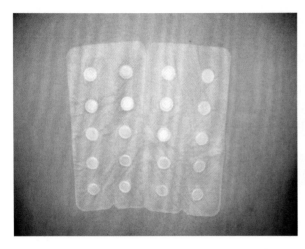

图5-3　斑贴试验

（二）点刺试验（skin puncture test）

1. **适应证**　荨麻疹、特应性皮炎、药疹等多种与速发型超敏反应相关的过敏性疾病。以往用划破试验，现渐被点刺试验取代。

2. **方法**　一般选择前臂屈侧为受试部位。局部清洁消毒，等2分钟待皮肤血流恢复正常后，按说明书局部滴试液及点刺，5～10分钟后拭去试液，20～30分钟读试验结果（图5-4）。

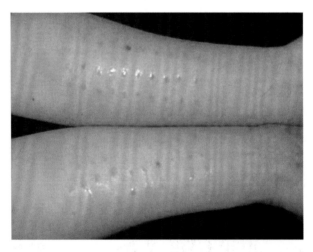

图5-4　点刺试验

3. **结果**　皮肤反应强度与组胺相似为阳性（+++），较强为（++++），较弱则相应标为（++）及（+）；与生理盐水相同为（−）。

（三）皮内试验（intracutaneous test）

主要用于测试速发型超敏反应，是目前最常用于药物速发型超敏反应的方法。原理、适应证及注意事项同点刺试验及划痕试验。

注意：有过敏性休克史、喉头水肿史、严重哮喘史者禁止进行划破试验和点刺试验。

为什么有过敏性休克史、喉头水肿史、严重哮喘史者禁止进行划破试验和点刺试验?

第三节　滤过紫外线检查

滤过紫外线(Wood 灯)灯(图 5-5)是以高压汞灯作为发射光源,通过含 9% 镍氧化物的钡硅酸滤片(Wood 滤片)发出 320~400nm 波长的光波。可用于色素异常性皮肤病、皮肤感染及卟啉病的辅助诊断,也可用于疗效判定。

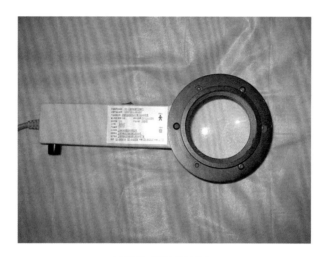

图 5-5　滤过紫外线灯

1. **适应证**　细菌性皮肤病、头癣、花斑糠疹、色素性皮肤病和卟啉病等。
2. **结果判定**　红癣呈珊瑚红色荧光,腋毛癣呈暗绿色荧光,假单胞菌属感染发出绿色荧光,痤疮粉刺内的痤疮丙酸杆菌呈橘红色荧光;铁锈色小孢子菌、羊毛状小孢子菌等感染为亮绿色荧光,黄癣菌感染为暗绿色荧光,紫色毛癣菌和断发毛癣菌感染无荧光,马拉色菌感染为棕色荧光;白癜风皮损清晰可见,皮损呈明亮的蓝白色,可与其他色素减退斑相区别;皮肤迟发性卟啉病患者尿液为明亮的粉红 - 橙黄色荧光,先天性卟啉病患者牙、尿、骨髓发出红色荧光,红细胞生成性原卟啉病患者可见强红色荧光;局部外用药(如凡士林、水杨酸、碘酊等),甚至肥皂的残留物也可有荧光,应注意鉴别。如上述疾病治愈时,治疗前有荧光者荧光消失。
3. **注意事项**　用于 Wood 灯检查的房间必须黑暗,利于检查者的暗适应,以看清荧光;避免用 Wood 灯照射患者眼部;头癣患者检查前 3 天最好停用外用药,以免误诊。

第四节　光生物学试验

皮肤是光辐射的器官,光辐射主要来源于日光中的紫外线、可见光和红外线。日光对皮肤和机体的效应包括生理、病理等多方面,前者如参与维生素 D 合成,后者如日晒伤、多形性日光疹、光老化、日光性角化病和皮肤癌。

此处的光生物试验主要介绍光敏试验。

光敏试验是采用日光模拟器（图5-6）分别检测患者的UVA和UVB的最小红斑量（minimal erythema dose，MED），以不同皮肤类型正常人群的MED为对照，判断患者皮肤是否对UVA和（或）UVB敏感。其目的有二：一用于协助诊断光敏性疾病（如多形性日光疹、慢性光化性皮炎、日光性荨麻疹、红斑狼疮、皮肌炎等）；二用于检测PUVA或UVB治疗时的MED，临床上以MED确定初始照射剂量。

日光模拟器灯管为短弧氙灯，加滤波片后产生UVA和UVB。UVA和UVB辐照计测定输出功率，MED测定器被分为剂量依次递减的8个照射孔，照射距离为10cm，照射部位在腹中部或上肢前臂屈侧，左右对称各4个。照射剂量UVA 5.00～80.00J/cm²，UVB 7.00～90.00J/cm²。终点指标为照射后24小时照射部位出现刚可察觉（无明显边界）的红斑。如MED超过预定范围，则适当延长照射时间后重复进行。

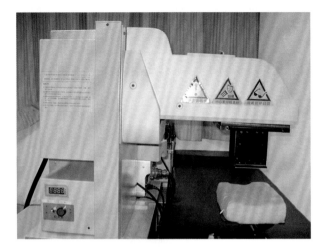

图5-6　日光模拟器

第五节　性病检查

主要包括淋球菌检查、衣原体检查、支原体检查和梅毒螺旋体检查等。

（一）淋球菌检查

1. **方法**

（1）标本采集：用含无菌生理盐水的棉拭子伸入男性尿道2～4cm，轻轻转动取出分泌物；女性先用无菌的脱脂棉擦去阴道内黏液，再用无菌的棉拭子插入宫颈内1～2cm处旋转取出分泌物；淋病相关的结膜炎取结膜分泌物；播散性淋球菌感染患者取关节穿刺液；淋病相关的前列腺炎患者取前列腺液。

（2）直接涂片：主要用于急性感染患者。自然干燥、加热固定后做革兰氏染色，油镜下检查。

（3）细菌培养：标本立即接种于血琼脂或巧克力琼脂平板上，置于含5%～10%的CO₂孵箱，37℃孵育24～48小时后观察结果。挑选可疑菌落做涂片染色镜检，也可用氧化酶试验或糖发酵试验进一步鉴定。

2. **结果**　涂片染色镜检可见大量分叶核细胞，细胞内、外可找到成双排列、呈肾形的革兰氏阴性球菌（图5-7）。培养基上可见圆形、稍凸、湿润、光滑、透明到灰白色的菌落，直径为0.5～1mm，生化反应符合淋球菌特性。

3. **临床意义**　直接涂片镜检阳性者可初步诊断，但阴性不能排除诊断；培养阳性可确诊。

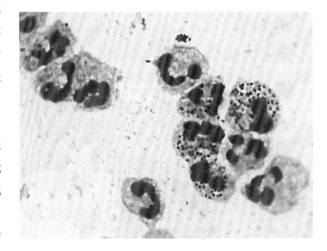

图5-7　淋球菌直接涂片镜检

（二）衣原体检查

衣原体检查的方法主要包括细胞培养法、衣原体抗原检测法和免疫荧光法。

1. **细胞培养法**　将每份标本接种于3个培养瓶（培养瓶中为McCoy单层细胞，McCoy细胞是衣原体敏感的细胞株之一）中，置 37℃ 2 小时后，用维持液洗涤 2～3 次，加生长液，37℃ 培养 3～4 天，经碘染色、或吉姆萨染色、或直接荧光染色后镜检。阳性标本碘染色包涵体呈棕黑色，吉姆萨染色呈红色。有尿道炎症状，再加上衣原体分离培养阳性者可确诊。

2. **衣原体抗原检测法（clearview chlamydia，简称 C-C 快速法）** 该方法采用商品试剂盒，优点是方便、简单和快速，不足是稳定性略差。结果判定：质控窗和结果窗均呈现一条蓝带者为阳性，阴性者结果窗无变化，仅质控窗呈现一条蓝带。阳性结果结合临床可确定沙眼衣原体感染，阴性时不能完全排除，可用细胞培养法进一步确定。

3. **免疫荧光法** 采集标本方法同淋球菌检查。将标本涂于玻片凹孔或圆圈中，干燥处理后加荧光素标记的抗沙眼衣原体单克隆抗体，反应、封固后置显微镜下检查。阳性标本在高倍镜下可见上皮细胞内的原体颗粒，为单一、针尖大小、明亮的绿色荧光，油镜下为荧光均匀、边缘光滑的圆盘样结构，也可见网状体。

（三）支原体检查

标本采集方法同淋球菌检查，也可用 10ml 中段尿离心（2000r/min，10min），取沉渣接种于液体培养基。置 5%～10% CO_2 环境中，37℃ 培养 24～72 小时，每日观察颜色变化。如由黄色变为粉红色，可能有解脲支原体生长。取 0.2ml 培养物接种到固体培养基上，培养 48 小时后观察，有典型"油煎蛋"状菌落者为阳性，结合临床症状、体征可诊断支原体感染。

（四）梅毒螺旋体检查

1. **梅毒螺旋体直接检查** 标本取自皮损组织渗出物、淋巴结穿刺液或组织研磨液。检测方法有三：①暗视野显微镜：可看到细长、两端尖直的螺旋体，折光性强（图 5-8），且沿纵轴旋转伴轻度前后运动；②特殊染色：如镀银染色（螺旋体呈棕黑色）、吉姆萨染色（呈桃红色）或墨汁负染色；③直接免疫荧光检查：螺旋体呈绿色荧光。

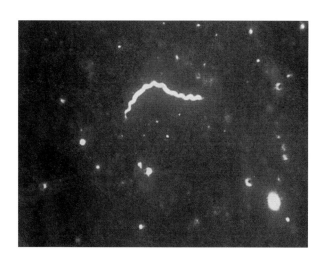

图 5-8 暗视野显微镜下梅毒螺旋体

2. **快速血浆反应素环状卡片试验（rapid plasma reagin test，RPR）**

（1）原理：因为抗原为牛的心磷脂，故该方法为非梅毒螺旋体抗原血清试验。因为该方法的敏感性高，但特异性差，故用作梅毒的诊断筛选试验。

（2）操作方法：①卡片定性试验：取 50μl 待检血清加入卡片的圆圈内并涂匀，用专用滴管加入摇匀的抗原 1 滴，将卡片旋转 8 分钟后立即观察结果，出现黑色凝聚颗粒和絮片为阳性；②卡片定量试验：用等量盐水在小试管内作 6 个稀释度，即 1:1、1:2、1:4、1:8、1:16、1:32，每个稀释度取 50μl 血清加入玻片圆圈中，按定性法测定。

类似方法还有性病研究实验室试验（venereal disease research laboratory test，VDRL）、不加热血清反应素试验（unheated serum reagin test，USR）等。

（3）临床意义：结果为阳性时，临床表现典型，可初步诊断，确诊需做梅毒螺旋体抗原血清试验。因为梅毒经正规治疗后定量试验的滴度可下降或转阴，复发或再感染后该试验可由阴转阳、滴度升高，故定量试验可作为梅毒的疗效判定、复发及再感染判断的手段。假阴性常见于一期梅毒硬下疳出现后的 2~3 周内（抗体尚未产生）、感染梅毒立即治疗、晚期梅毒或二期梅毒的"前带现象"。假阳性常见于自身免疫性疾病、麻风、海洛因成瘾者、少数孕妇及老人。

梅毒血清试验的前带现象（prozone phenomenon）是免疫学检测过程中的现象之一，是指不到 1% 的二期梅毒患者中，用其血清做 RPR 时结果呈阴性或弱阳性反应，而在血清稀释后反而为阳性。其原因是患者血清中的抗体相对于抗原而言过剩，结果导致所形成的免疫复合物反而减少，而不出现阳性结果。

3. 梅毒螺旋体颗粒凝集试验（treponema pallidum particle agglutination test，TPPA）

（1）原理：本试验抗原是梅毒螺旋体的特异性抗原，所以特异性和敏感性均强，相对于非梅毒螺旋体抗原血清试验而言，被称为梅毒螺旋体抗原血清试验。具体操作方法为：将感染家兔睾丸中提取的梅毒螺旋体纯化，并以超声粉碎后作为抗原，以明胶颗粒为载体。

类似方法有梅毒螺旋体血凝试验（treponema pallidum particle hemagglutination assay，TPHA）、荧光螺旋体抗体吸收试验（fluorescent treponema antibody-absorption test，FTA-ABS）。

（2）临床意义：阳性结果可明确诊断。感染梅毒后 TPPA 长期甚至终身阳性，故该试验不能用于梅毒的疗效判定、复发及再感染的判断。

第六节　蠕形螨、疥螨和阴虱

（一）蠕形螨检查

蠕形螨（demodicid mite）（图 5-9A）俗称毛囊虫（follicle mite），属真螨目、蠕形螨科，是一类永久性寄生螨，寄生于人和哺乳动物的毛囊和皮脂腺内，已知有 140 余种和亚种。寄生于人体的仅两种，即毛囊蠕形螨和皮脂蠕形螨。

检查蠕形螨的常用方法有 3 种：①透明胶纸粘贴法：以透明胶纸于晚上睡前，粘贴于面部的鼻、鼻沟、额、颧及颏部等处，至次晨取下，贴于载玻片上镜检。检出率与胶纸的黏性、粘贴的部位、面积和时间有关；②挤刮涂片法：通常采用痤疮压迫器刮取、用手挤压或用沾水笔尖后端等器材刮取受检部位皮肤，将刮出物置于载玻片上，加 1 滴甘油，铺开，加盖玻片镜检；③挤粘结合法：在检查部位粘贴透明胶纸后，再用拇指挤压胶纸粘贴部位，取下胶带镜检，此法检出率较高。

（二）疥螨检查

疥螨（sarcoptes mite）（图 5-9B）属真螨目、疥螨科，是一种永久性寄生螨类，寄生于人和哺乳动物的皮肤表皮层内，引起疥疮。

检测疥螨的方法有二：①消毒针尖挑破隧道的末端，取出疥螨；或用消毒的矿物油滴于皮肤患处，再用刀片轻刮局部，将刮取物镜检；②采用解剖镜直接检查皮损部位，发现有隧道和其盲端的疥螨轮廓，即用手术刀尖端挑出疥端，即可确诊，阳性率可达 97.5%。

（三）阴虱检查

阴虱（phthirus）亦称蟹爪虱（crab louse）（图 5-9C），是一种寄生于人体毛发的寄生虫。因常寄生于阴部，故称阴虱。属虱目、吸虱亚目、虱科。

检查阴虱的方法：用剪刀剪下有阴虱和虫卵的阴毛，用 70% 酒精或 5%~10% 甲醛溶液固定，将固定后的标本放在玻片上,滴一滴 10% 氢氧化钾溶液,放在酒精灯上略加热,显微镜观察。结果:阴虱呈蟹形,有 3 对足,前足较小,中、后足巨大,有粗大爪能抓住阴毛;虫卵为铁锈色或淡红色。

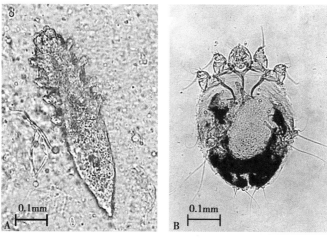

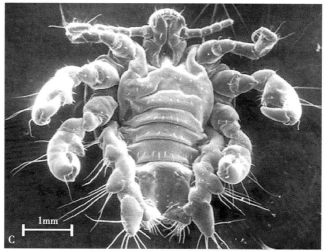

图 5-9　蠕形螨、疥螨和阴虱

A. 蠕形螨;B. 疥螨;C. 阴虱

第七节　分子生物学技术

　　近年来,分子生物学理论与技术的迅猛发展,推动了整个生物学及医学领域的巨大飞跃。迄今已逐渐渗透到皮肤性病学科的各个领域。分子生物学被广泛用于多种皮肤病、性病的发病机制研究,且取得了诸多的突破性进展。不仅如此,分子生物学技术还用于一些皮肤病(如遗传性皮肤病、皮肤肿瘤和感染性皮肤病等)的诊断、治疗和预防。

　　此处仅介绍皮肤性病专业临床上最为常用的分子生物学技术之一——聚合酶链反应。聚合酶链反应(polymerase chain reaction,PCR)是一种对特定的 DNA 片段在体外进行快速扩增的重要技术。该技术由美国 PE-Cetus 公司人类遗传研究室 Mullis 等于 1985 年发明。该技术主要由高温变性、低温退火和适温延伸三个反复的热循环步骤构成;每一次循环所产生的 DNA 均可成为下一循环的模板,每一次循环都使引物间的 DNA 特异区的拷贝数扩增 1 倍,PCR 产物以 2^n 的几何级数形式迅速扩增,经过 25～30 个循环后,理论上可使基因扩增百余倍。该技术具有特异、敏感、产率高、快速、简便、重复性好、易自动化等优点,但也有易污染而导致假阳性的缺点。

第八节　皮肤镜

（一）定义

皮肤镜是一种观察活体皮肤表面及以下微细结构和色素的无创性显微图像分析技术,能将观察部位放大 30～200 倍。皮肤镜是一项非侵袭性、简便的诊断技术。它使肉眼看不见的形态学特征得以显现,从而将宏观临床皮肤病学与微观临床皮肤病理学紧密联系起来,被称为皮肤科医生的"第三只眼"。集原位、在体、无创、实时、放大、储存和高分辨率等多种功能优势为一体,扩展了皮肤病变的视野、增加新知识,可作为皮肤病的观察、分析、治疗、沟通、教学、记录、储存平台,建立全新的皮肤病诊治模式。皮肤镜分为便携式(图 5-10)和工作站式(图 5-11):前者轻便易携带,价格较低。皮肤镜又分为皮损直接接触式或非接触式。后者功能强大,具备图像分析处理和共享能力,但价格较贵。

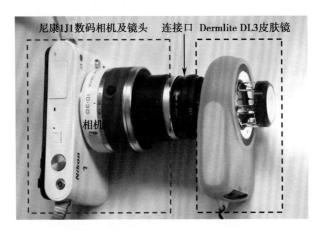

图 5-10　便携式皮肤镜及与数码相机链接拍照

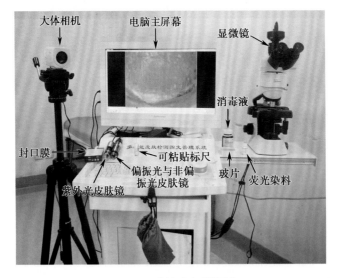

图 5-11　工作站式皮肤镜平台

（二）使用原理

皮肤镜光源分为偏振光或普通光、紫外光。偏振光可观察皮肤深层结构、如色素、血管等,普通光可观察皮肤表面的结构,而紫外光可观察荧光及色素等。对观察的颜色和结构等现象要使用皮肤镜术语体系表述,目前隐喻性术语和描述性术语两类并存,常见的结构有色素网状结构、点状结构、球状结构、分支条纹结构、辐射状结构、蓝白色幕、血管结构以及粉刺样开口等。皮肤镜下颜色取决于黑素在皮肤中的位置（图5-12）。

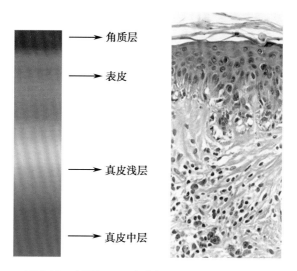

图 5-12　皮肤镜下显示颜色与黑素所在部位的相关性

（三）诊断思路和方法

首先根据皮肤镜镜下结构特征判断是色素细胞类还是非色素细胞类疾病。若为色素细胞类又要判断是恶性黑素瘤还是色素痣类疾病，常用方法有模式分析法、ABCD法则、Menzies法、七点核对法等。若为非色素细胞类疾病，则根据各疾病的标准和特点分别判断倾向于哪一种疾病。

（四）应用前景

皮肤镜对红斑鳞屑性疾病（银屑病等）、皮肤色素性疾病（白癜风、黄褐斑等）、肿瘤性疾病（脂溢性角化病、色素痣、基底细胞癌、黑素瘤、血管瘤）、毛发疾病（斑秃、雄激素性脱发、拔毛癖）、指甲疾病（甲真菌病、甲银屑病、甲扁平苔藓等）皮损的诊断和疗效判断有重要意义，对寄生虫病（头虱、阴虱、疥螨）等有诊断价值。对皮肤镜下各皮肤病的图像特点需不断总结、丰富和完善，使之客观、量化、标准化。需要应用和开发图像分析软件，确保每次复诊时的皮损部位一致。皮肤镜知识的普及和图像积累，是皮肤病远程医疗和人工智能诊断的基础。随着皮肤镜的推广应用和经验积累，将加深对皮肤病的认识，提高临床水平实现皮肤病的精准诊疗。

问题与思考

皮肤镜基本功能有哪些？临床上如何应用？

（张江安　冉玉平）

学习小结

本节重点介绍了皮肤性病的常见实验室技术,包括真菌检查(镜检和培养)、过敏原检测(体内和体外试验两大类)、滤过紫外线检查、光生物学试验、性病检查、常见皮肤寄生虫检查、分子生物学技术以及皮肤镜共八个方面。通过学习,了解各种皮肤性病的常见实验室技术的目的、适应范围、原理、所需设备、试剂、方法、优缺点、结果判定、临床意义及注意事项等内容;同时通过图片的学习,了解皮肤性病常见病原体的形态。同时介绍了皮肤镜的定义、使用原理和临床应用前景。原位、无创、实时、放大是其基本特性。可观察皮损表面和皮内的色素和血管等结构,为皮肤病的诊断提供了新的视野和思路。皮肤镜对皮损描述和分析作为独立的知识体系在不断丰富和完善中,与经典皮肤病学和皮肤病理学知识融会贯通将整体提高皮肤病的认识和诊疗水平。本章的学习为后续的皮肤性病各论学习、理解和掌握奠定基础。

复习参考题

一、问答题

1. 真菌检查直接涂片的方法是什么?

2. 皮肤镜光源分为什么?

3. 简述皮肤镜诊断思路和方法。

二、名词解释

皮肤镜

第六章　　　皮肤性病的预防及治疗

6

学习目标	
掌握	皮肤性病主要的内用药物治疗，如抗组胺类药物、糖皮质激素、抗真菌药物、抗病毒药物、维A酸类药物、免疫抑制剂等；皮肤性病外用药物的剂型、选择和使用原则、注意事项等。
熟悉	皮肤性病的物理治疗；光疗与皮肤美容。
了解	皮肤性病预防的原则；皮肤性病的外科治疗；皮肤的保健。

第一节　皮肤性病的预防

"预防为主"是我国卫生工作的基本方针之一。皮肤性病的预防与其他专科疾病的预防一样,要有整体观念,预防为主,防治结合。预防工作做得好,可以减少某些皮肤性病的发生与流行,进而为控制与消灭某些皮肤病奠定基础。例如,新中国成立后广泛开展麻风病的普查普治工作,较好地贯彻了预防为主的工作方针,取得了举世瞩目的防控成绩。以下就一些常见疾病的预防原则作简要概述。

1. **感染性疾病**　如真菌性皮肤病、脓皮病、某些病毒性皮肤病、疥疮、麻风、各种性传播疾病等,应特别强调预防为主的原则。控制传染源或病原携带者,切断传播途径,保护易感人群;对传染源要早发现、早诊断、早治疗。结合各种感染性疾病的特点做好相应消毒隔离措施,及时做好疫情报告与健康宣教工作。

2. **变态反应性疾病**　如荨麻疹、湿疹皮炎、药疹等,应深入细致地分析各种可能的诱发因素并尽可能去除,尤其应注意分析日常工作与生活中各种潜在诱发因素。

3. **瘙痒性皮肤病**　应注意寻找病因。在病因未明的情况下,勿随意外用刺激性药物,勿过度用热水烫洗,勿擅自使用糖皮质激素外用制剂。

4. **职业性皮肤病**　应与相关部门配合,做好现场调查,分析职业过程中可能有关的物理、化学或生物因素,分析生产过程、劳动条件、个体因素等与发病是否相关。指导群体或个人做好职业防护。

5. **皮肤肿瘤**　普及健康宣教,避免过度日光曝晒,避免长期接触各种理化致癌因素。对于皮肤恶性肿瘤,尽可能早发现、早治疗。

第二节　皮肤性病的内用药物治疗

内用药物治疗是指通过口服、皮下或肌肉注射、静脉注射等途径给药的治疗方法。

（一）抗组胺类药物

组胺可使毛细血管扩张、血管通透性增加、平滑肌收缩、腺体分泌增加、血压下降,临床上可产生红斑、风团、哮喘、瘙痒、腹痛甚至休克等症状。抗组胺类药物通过与组胺竞争效应细胞上的组胺受体而抑制组胺的作用。由于作用的受体不同,可将抗组胺类药物分为 H_1 受体拮抗剂和 H_2 受体拮抗剂(表6-1)。

1. **H_1 受体拮抗剂**　本组药物可以与组胺竞争 H_1 受体,达到减少渗出、减轻炎症和减轻平滑肌痉挛等作用。此外还能降低中枢神经兴奋性,有镇静、止痒作用。主要用于治疗湿疹、药疹以及扁平苔藓、神经性皮炎等引起的瘙痒。H_1 受体拮抗剂依据其对中枢神经系统镇静作用的强弱可分为第一代和第二代药物。第二代 H_1 受体拮抗剂不易通过血-脑脊液屏障,嗜睡作用较小,抗组胺作用时间长,抗胆碱作用小,在临床上广泛应用。第一代 H_1 受体拮抗剂易透过血-脑脊液屏障,常引起头晕、嗜睡、注意力不集中等,因此,驾驶员、高空作业者应慎用;有些还有抗胆碱作用,引起黏膜干燥、瞳孔散大和排尿困难,青光眼、前列腺肥大者也应慎用。

2. **H_2 受体拮抗剂**　本组药物与 H_2 受体有较强的亲和力,具有收缩血管、减少炎症及抑制胃酸分泌等作用。其与 H_1 受体拮抗剂联合,可治疗慢性荨麻疹。

（二）糖皮质激素

1. **适应证**　糖皮质激素具有抗感染、抗休克、抗细胞毒、抗增生及免疫抑制等作用,在皮肤科主要用于以下疾病(表6-2):

（1）急性过敏性疾病:药疹、急性荨麻疹、过敏性休克、接触性皮炎等,当病情发展迅速或严重时,可以使用糖皮质激素,目的是能够在短期内控制病情。

表 6-1 常用抗组胺类药物

药名	剂量	用法	副作用
1. 第一代 H_1 受体拮抗剂			
氯苯那敏（chlorpheniramine）	4~8mg 3~4次/日	口服	嗜睡
苯海拉明（benadryl）	10mg 1~2次/日	肌注	嗜睡、长期用可致贫血；青光眼慎用
	25~50mg 3次/日	口服	
赛庚啶（cyproheptadine）	20mg 1~2次/日	肌注	嗜睡、口干、头晕
	2~4mg 3~4次/日		
酮替芬（ketotifen）	1mg 2次/日	口服	嗜睡、口干
异丙嗪（promethazine）	12.5~25mg 3~4次/日	口服、肌注或静滴	嗜睡、肝肾功能减退及青光眼慎用
曲吡那敏（pyribenzamine）	25~50mg 1~2次/日	口服	嗜睡、口干、恶心
安太乐（atarax）	25~50mg 3~4次/日	口服	致畸、孕妇忌用
去氯羟嗪（decloxizine）	25mg 3~4次/日	口服	头晕、嗜睡、乏力、口干
2. 第二代 H_1 受体拮抗剂			
特非那丁（terfenadine）	60mg 2次/日	口服	忌与大环内酯类、唑类抗真菌药合用，心律失常者慎用
非索非那定（fexofenadine）	120~180mg 1次/日	口服	嗜睡轻
西替利嗪（cetirizine）	10mg 1次/日	口服	嗜睡轻
左旋西替利嗪（levocetirizine）	5mg 1次/日	口服	嗜睡轻
氯雷他定（loratadine）	10mg 1次/日	口服	嗜睡轻
地氯雷他定（desloratadine）	5mg 1次/日	口服	嗜睡轻
咪唑斯汀（mizolastine）	10mg 1次/日	口服	嗜睡轻，忌与大环内酯类及唑类抗真菌药合用
依巴斯汀（ebastine）	10~20mg 1次/日	口服	嗜睡轻
依匹斯汀（epinastine）	10~20mg 1次/日	口服	嗜睡轻
3. H_1 和 H_2 受体拮抗剂			
多塞平（doxepin）	25~50mg 2~3次/日	口服	轻度嗜睡、口干、便秘等
4. H_2 受体拮抗剂			
西咪替丁（cimetidine）	200mg 3次/日	口服	长期服用可能会引起男性乳房发育、精子减少以及血清转氨酶增高等
雷尼替丁（ranitidine）	150mg 2次/日	口服	头痛、腹泻等

表 6-2 常用糖皮质激素

药名	效价分级	抗感染效价	等效剂量	规格	用法
氢化可的松（hydrocortisone）	低效	1	20	20mg/片	口服
				25、100mg/安瓿	静滴
泼尼松（prednisone）	中效	4	5	5mg/片	口服
泼尼松龙（prednisolone）	中效	4~5	5	5mg/片	口服
				125mg/安瓿	局部注射
曲安西龙（triamcinolone）	中效	5	4	4mg/片	口服
				125mg/安瓿	注射
甲泼尼龙（methylprednisone）	中效	7	4	4mg/片	口服
				40、500mg/安瓿	静滴
地塞米松（dexamethasone）	高效	30	0.75	0.75mg/片	口服
				2mg、5mg/安瓿	静滴
倍他米松（betamethasone）	高效	40	0.5	0.5mg/片	口服
		复方倍他米松注射液，每支（1ml）含二丙酸倍他米松 5mg、倍他米松磷酸酯二钠 2mg			局部注射或肌注

（2）免疫性疾病：系统性红斑狼疮、皮肌炎、天疱疮、大疱性类天疱疮等，这类疾病要长期使用糖皮质激素，控制病情后减量要慢，维持时间长。一般来说，长期服药者，应尽可能晨起八时饭后顿服，以减少长期用药的副作用。重症患者可短期用超大剂量静脉冲击治疗。

2. 不良反应 感染、消化道溃疡出血或穿孔、骨质疏松、加重高血压、糖尿病、白内障等；或出现精神障碍、月经紊乱、低血钾症，或使原有结核病灶复发；此外，还可引起满月脸、痤疮、多毛和萎缩纹等，甚至出现股骨头坏死。

（三）抗生素

主要用于原发性或继发性皮肤、黏膜细菌感染及性传播疾病。选用抗生素最好能够根据致病菌及其对药物的敏感性而定。青霉素类主要用于革兰氏阳性球菌感染及梅毒螺旋体感染；头孢菌素类主要用于耐青霉素的金黄色葡萄球菌和一些革兰氏阴性杆菌感染，其中头孢曲松钠可用于淋球菌感染；氨基糖苷类用于杆菌感染；四环素类主要用于痤疮丙酸杆菌、支原体、衣原体感染；大环内酯类用于支原体及衣原体感染。此外还有氯霉素、克林霉素、甲砜霉素等，可依据病情选用。喹诺酮类主要用于泌尿生殖道感染。有些抗生素易引起过敏，使用前应详细询问过敏史，对需要皮试的抗生素应严格执行。

（四）抗真菌药物

常用抗真菌药有以下几种。

1. 灰黄霉素（griseofulvin） 内服用于治疗浅部真菌病。本药体内吸收后部分由表皮排出，和新生角质蛋白结合，发挥其抗菌作用。对皮肤癣菌病，尤其是对头癣有较好疗效。不良反应偶有药疹、光敏、胃肠道反应、白细胞减少及肝损害等。

2. 多烯类 主要有制霉菌素和两性霉素 B。这类药物水溶性及稳定性差，口服吸收不好且毒性大。

（1）制霉菌素（nystatin）：口服用于消化道念珠菌感染（尤其是二重感染者）。不良反应可有轻微胃肠道反应。

（2）两性霉素 B（amphotericin B）：对深部真菌，如隐球菌、念珠菌、着色真菌等有较好的抑制作用，而对皮肤癣菌作用较差。一般静脉给药。不良反应有发热、寒战、恶心、呕吐、静脉炎等。现另有两性霉素 B 脂质体，其疗效提高且副作用减轻。

3. 唑类 唑类药物可口服，抗菌谱广，副作用小，现已成为目前治疗系统性真菌感染和浅表真菌感染的主要药物。

（1）酮康唑（ketoconazole）：用于浅部和深部真菌感染。不良反应有恶心、眩晕及肝功能异常。目前临床上多使用其外用制剂。

（2）克霉唑（clotrimazole）：适用于放线菌以外的深部或浅部真菌感染。

（3）伊曲康唑（itraconazole）：是一种三唑类广谱抗真菌药，对皮肤癣菌、酵母菌、霉菌等有效。适用于浅部真菌病和多种深部真菌病。本药是脂溶性药物，宜饭后立即服用，长期服用者偶有肝损害。

（4）氟康唑（fluconazole）：为合成的三唑类抗真菌药，有广谱抗真菌作用。主要用于念珠菌病、隐球菌病。长期服用需注意肝、肾损害。

4. 丙烯胺类 新合成的抗真菌药物，常用有特比萘芬（terbinafine）和萘替芬，后者仅作为外用药。特比萘芬对皮肤癣菌具有杀菌作用，主要用于皮肤癣菌感染，也可用于孢子丝菌病等皮肤深部真菌感染；主要不良反应是胃肠道反应。

5. 碘化钾 治疗孢子丝菌病的首选药物。作用机制未明，副作用有感冒样症状。因可致结核播散，故结核病患者禁用。

6. 5- 氟胞嘧啶（5-fluorocytosine，5-FC） 人工合成药物，干扰真菌核酸合成，口服吸收好。用于隐球菌病、念珠菌病和着色真菌病。肾功能不良者慎用。

（五）抗病毒药物

抗病毒药物主要从不同环节抑制病毒的复制。

1. 核苷类抗病毒药

（1）阿昔洛韦（acyclovir，ACV）：阿昔洛韦能在病毒感染的细胞内转化为三磷酸阿昔洛韦，与病毒的DNA多聚酶结合，从而干扰病毒DNA的合成，尤对疱疹病毒有效。主要用于单纯疱疹病毒、水痘-带状疱疹病毒感染等。本药经肾排泄，可引起短暂的血清肌酐升高，有肾病者慎用。

（2）伐昔洛韦（valaciclovir，VACV）：口服吸收快，在体内转化为阿昔洛韦，血药浓度较口服阿昔洛韦约高4倍。

（3）泛昔洛韦（famciclovir，FCV）：口服吸收快，在体内可转化为喷昔洛韦，其作用机理和阿昔洛韦相似。适应证和阿昔洛韦类似。

（4）更昔洛韦（ganciclovir，GCV）：是阿昔洛韦的衍生物，对巨细胞病毒作用较强。

2. 利巴韦林（ribavirin） 也称病毒唑，通过干扰病毒DNA合成阻止病毒复制，是一种广谱抗病毒药物。

（六）维A酸类药物

维A酸类药物（retinoic acid，RA）是一组与维生素A结构相似的化合物，对上皮细胞增殖及分化有双向调节作用，具有减少皮脂腺分泌、调节免疫功能以及抗感染和抗肿瘤等作用。常用维A酸类药物依分子结构的不同分为三代（表6-3）。

表6-3 常用维A酸类药物

药物名称	用于治疗的疾病	用量范围
第一代维A酸类药物		
维胺酯（viaminate）	痤疮	$50 \sim 150mg/d$
异维A酸（isotretinoin）	痤疮、化脓性汗腺炎、毛发红糠疹等	$0.5 \sim 1mg/(kg\cdot d)$
第二代维A酸类药物		
阿维A（acitretin）	重症银屑病、各型鱼鳞病、掌跖脓疱病	$10 \sim 50mg/d$
第三代维A酸类药物		
芳香维A酸乙酯（arotinoid ethylester）	银屑病、鱼鳞病、毛囊角化病等	$0.03mg/d$
阿达帕林（adapalene）	外用治疗痤疮	
他扎罗汀（tazarotene）	外用治疗斑块型银屑病	

口服维A酸类药物的主要不良反应有致畸、脱发、皮肤黏膜干燥（尤其口唇），还可引起中枢神经系统症状、高脂血症、肝功能异常及骨骼过早闭合等。

（七）免疫抑制剂

对机体免疫有非特异性抑制作用，既可抑制免疫应答，又可抑制肿瘤细胞分裂，还有非特异性抗感染作用。主要适用于自身免疫性皮肤病、非感染性炎症性皮肤病及皮肤肿瘤等。与糖皮质激素联合应用，可提高疗效，减少糖皮质激素用量。不良反应主要有胃肠道反应、骨髓抑制、肝脏损害、致畸等。长期应用易伴发各种感染或诱发肿瘤。常用免疫抑制剂有下列几种。

1. 环磷酰胺（cyclophosphamide，cytoxan，CTX） 是一种烷化剂，对B淋巴细胞抑制较强。用于各种自身免疫性疾病、血管炎和皮肤肿瘤等。多静脉注射，剂量及用法视病情而定，常用方法为每两周连续静脉用药两天。

2. 甲氨蝶呤（methotrexate，MTX） 为叶酸拮抗剂，主要机制是抑制二氢叶酸还原酶，使二氢叶酸不能转变成四氢叶酸，导致DNA合成障碍，阻止表皮细胞分裂。其主要杀伤S期细胞，属于周期特异性药物。适用于各种自身免疫性疾病、红斑鳞屑性疾病、皮肤T细胞淋巴瘤等。治疗银屑病可每次口服$2.5 \sim 5mg$，每12小时1次，每周3次为一疗程；亦可静脉用药，每次$10 \sim 15mg$，每周1次。

3. **硫唑嘌呤**（azathioprine，AZP） 可用于各种自身免疫性疾病和皮肤 T 细胞淋巴瘤。口服每日 50～100mg。

4. **羟基脲**（hydroxycarbamide） 主要杀伤 S 期细胞，属于周期特异性药物。适用于银屑病、自身免疫性皮肤病和皮肤肿瘤。常用剂量为口服每日 1～1.5g。

5. **环孢素 A**（cyclosporin A） 主要针对辅助性 T 细胞和细胞毒性 T 细胞，适用于治疗自身免疫性疾病和一些难治性皮肤病，如银屑病、坏疽性脓皮病、自身免疫性大疱性疾病、Behcet 病、特应性皮炎等。常用剂量每日 3～5mg/kg，注意监测血药浓度。不良反应主要是高血压、肾损伤等。

6. **霉酚酸酯**（mycophenolatemofetil，MMF） 抑制淋巴细胞鸟嘌呤核苷酸合成，使 T 淋巴细胞和 B 淋巴细胞的增殖被阻断。适用于自身免疫性大疱性疾病、狼疮性肾炎、银屑病等。常用剂量每日 1.5～2g，口服。

7. **他克莫司**（tacrolimus） 属于大环内酯类抗生素的衍生物，是钙调磷酸酶抑制剂，抑制 T 细胞核转录因子（NF-AT）的激活。可用于治疗红斑狼疮、重症银屑病等，成人剂量为 0.3mg/（kg•d），分 2 次口服，2～4 周为一疗程。他克莫司软膏局部外用可治疗特应性皮炎。

8. **雷公藤制剂** 雷公藤泛指卫矛科雷公藤属植物，包括雷公藤、昆明山海棠等。有抗感染、免疫抑制及抗生育作用，对体液免疫和细胞免疫均有抑制作用。适用于自身免疫性疾病和变态反应性疾病。常用有雷公藤多苷，每日 60～80mg，分 3～4 次口服。不良反应有月经紊乱、影响精子、胃肠道反应、白细胞减少、血小板减少及肝酶异常等。

（八）免疫相关药物

1. **干扰素**（interferon，IFN） 是淋巴细胞对各种病毒和诱导剂应答产生的一类具有多种生物活性的糖蛋白，具有调节免疫、抗病毒、抗肿瘤作用。临床常用的有 IFN-α（白细胞 IFN）、IFN-β（成纤维细胞 IFN）、IFN-γ（免疫 IFN）。不良反应主要是流感样综合征、心血管反应、抑郁症和胃肠道反应等。

2. **转移因子**（transfer factor，TF） 是由抗原刺激免疫活性细胞所产生的一种多肽，可将细胞免疫活性转移给受体以提高其免疫功能。

3. **卡介菌多糖核酸** 是卡介菌经热酚法提取的多糖、核酸，可以调节机体免疫水平。

4. **胸腺激素** 又称胸腺因子，是胸腺分泌的几种多肽激素的总称，可调节 T 细胞功能。

5. **左旋咪唑**（levamisole） 是一种广谱抗蠕虫药，亦具有免疫增强作用。

6. **静脉注射免疫球蛋白**（intravenous immunoglobulin，IVIg） 大剂量 IVIg 可能通过功能性封闭 Fc 受体、抑制补体介导的损害、调节细胞因子、中和自身抗体等途径发挥作用，多用于中毒性表皮坏死松解症、药物超敏综合征、结缔组织病、自身免疫性大疱性疾病和急性移植物抗宿主病等重症皮肤病。

7. **α-肿瘤坏死因子**（TNF-α）**拮抗剂** 通过抑制活化 T 淋巴细胞，拮抗 TNF-α 活性等途径来降低和阻断炎症反应，目前主要有依那西普、英夫利昔单抗、阿达木单抗，主要用于治疗关节病型银屑病和斑块型银屑病。

（九）维生素类

维生素是参与机体代谢不可缺少的成分，它与某些皮肤病有密切关系，多用于辅助治疗。常用维生素主要如下。

1. **维生素 C** 参与糖代谢及氧化还原反应，减少毛细血管渗透性。常用于变态反应性皮肤病、出血性疾病、色素沉着性疾病等。可口服每日 0.3～0.6g，或静脉用药，每日 0.5～3g。

2. **维生素 A** 调节皮肤角化过程，常用于维生素 A 缺乏症和角化性皮肤病如鱼鳞病等。常用剂量为每次 2.5 万单位，每日 3 次。

3. **维生素 B₆** 参与氨基酸、脂肪代谢，常用于痤疮、酒渣鼻及脂溢性皮炎。口服 10～20mg，每日 3 次；肌肉注射或静脉点滴 50～100mg，每日 1 次。

4. **维生素 B$_{12}$**　是体内多种代谢过程中必需的辅酶。常用于慢性荨麻疹、急性期银屑病、扁平疣及带状疱疹等。口服每次 0.5mg，每日 3 次，或肌肉注射 0.1～0.5mg，每日或隔日 1 次。

5. **维生素 E**　有抗氧化、抗衰老功能，可以维持毛细血管正常通透性，改善微循环，抑制胶原酶活性，增强对寒冷的防御作用。常用于角化性皮肤病、紫癜性皮肤病及末梢血管功能障碍性疾病。小剂量每天口服 30～60mg；大剂量治疗每天 100～300mg，分 3～4 次口服。

6. **维生素 PP**　又称烟酸，进入体内转变为烟酰胺，后者是辅酶 I 和辅酶 II 的组成部分。适用于烟酸缺乏症，也可用于冻疮、光线性皮肤病、大疱性类天疱疮的辅助治疗。烟酰胺常用剂量口服每次 50～200mg，每日 3 次；或大剂量 1.5～3g，分 3 次口服。

（十）其他

1. **钙剂**　可降低毛细血管通透性，减少渗出，有消炎、消肿和抗过敏作用。多用于急性湿疹、荨麻疹、血管性水肿、过敏性紫癜等。可用 10% 葡萄糖酸钙或 5% 溴化钙溶液 10ml，静脉注射，每日 1 次。应缓慢注射，以防发生心律不齐和心脏骤停，老年人慎用。能增强洋地黄的毒性，故应用洋地黄期间禁用钙剂。

2. **硫代硫酸钠（sodium thiosulfate）**　有非特异性抗过敏和解毒作用，用于湿疹皮炎类疾病、荨麻疹和某些重金属中毒。常用硫代硫酸钠 0.64g，每日 1 次，缓慢静脉注射。外用制剂多与稀盐酸配合，治疗花斑糠疹。

3. **氯喹（chloroquine）和羟氯喹（hydroxychloroquine）**　能降低皮肤对紫外线的敏感性、稳定溶酶体膜、抑制中性粒细胞趋化等。适用于红斑狼疮、光线性皮肤病、扁平苔藓等。主要不良反应有胃肠道反应、粒细胞减少、肝肾功能损害、视网膜黄斑区损害等，长期服用者应定期检查眼底。羟氯喹的不良反应相对较轻。

4. **氨苯砜（diaminodiphenysulfone，dapsone，DDS）**　有抑制麻风杆菌、抑制白细胞趋化因子和稳定溶酶体膜的作用。可用于麻风、疱疹样皮炎、线状 IgA 大疱性皮病、大疱性系统性红斑狼疮。另因其具有抗中性粒细胞效应，可用于各种血管炎。口服每次 25～50mg，每日 2～3 次。不良反应有白细胞减少、溶血性贫血、胃肠道反应及肝、肾损害，偶有高铁血红蛋白血症而引起发绀；罕见者可诱发药物超敏综合征。

5. **沙利度胺（thalidomide）**　又称反应停，有镇静、抗感染、免疫调节等作用，适用于麻风性结节性红斑、移植物抗宿主病、结节性痒疹、多形性日光疹、Behcet 病、红斑狼疮、顽固性瘙痒症等。不良反应主要有致畸、神经炎、嗜睡等。

6. **达那唑（danazol）**　具有抗促性腺激素作用和轻度雄激素作用，并具有明显的纤维蛋白溶解作用以及免疫调节作用等。皮肤科适用于网状青斑样血管炎、遗传性血管性水肿、胆碱能性荨麻疹等。不良反应主要是雄激素作用所致。

7. **非那雄胺（finasteride）**　是 II 型 5-α 还原酶抑制剂，每日口服 1mg 可治疗雄激素性脱发（男性型脱发）。

8. **甲硝唑（metronidazole）**　具有杀灭滴虫作用，也有抗感染作用等。可用于滴虫病、阿米巴病、毛囊蠕形螨和厌氧菌感染等，不良反应有恶心、口干，偶致白细胞减少。

9. **硫酸锌（zinc sulfate）**　锌参与蛋白质、脂肪和糖代谢，增强酶的活性，能维持人体上皮细胞和各种屏障的正常功能。可用于肠病性肢端皮炎和痤疮等。口服每日 200～400mg。偶有恶心、食欲缺乏、腹痛、腹泻等不良反应。

问题与思考

1. 第一代与第二代 H$_1$ 受体拮抗剂有何异同？

2. 生育年龄女性为何要慎用维 A 酸类药物口服？

第三节 皮肤性病的外用药物治疗

外用药物治疗在皮肤性病的治疗中具有特别重要的意义。外用药物的性能、剂型和药物经皮吸收是外用药物治疗的理论基础。

（一）外用药物的性能（表6-4）

表6-4 外用药物性能及主要作用

类别	常用外用药物名称	浓度	主要作用
清洁剂 clearing agents	硼酸 boric acid	2%～4%	清洗皮损上的浆液、脓液、血液、污物、痂皮等
	生理盐水 normal saline	0.9%	
	高锰酸钾 pot. Permanganate	1:8000	
	肥皂 soap		
保护剂 protective agents	氧化锌 zinc oxide	10%～50%	润滑、收敛、凉爽、保护、减少摩擦
	滑石粉 talc. Powder	10%～100%	
	淀粉 amyl	10%～15%	
	植物油 vegetable oil	60%～100%	
止痒剂 antipruritics	樟脑 camphor	5%～10%	清凉止痒
	薄荷脑 menthol	0.5%～2%	
	苯酚 phenol	0.5%～1%	麻痹感觉神经末梢
	盐酸达克罗宁 dyclonine hydrochloride	1%～2%	
抗菌剂 antiseptics	氯霉素 chloramphenicol	2%	抑菌和杀菌
	新霉素 neomycin	1%	
	高锰酸钾 pot. Permanganate	1:8000	
	依沙吖啶 ethacridine	0.1%～1%	
	呋喃西林 duracillin	0.2%～1%	
	苯扎氯铵 benzalkonium bromide	1:2000	
抗真菌剂 antimycotics	水杨酸 salicylic acid	3%～20%	抑、杀真菌
	苯甲酸 benzoic acid	5%～10%	
	克霉唑 clotrimazole	3%～5%	
	咪康唑 miconazole	2%	
	酮康唑 ketoconazole	1%	
	联苯苄唑 bifonazole	1%	
	十一烯酸 undecylenic acid	1%～4%	
	特比萘芬 terbinafine	1%	
	阿莫罗芬 amorolfine	0.25%	
抗病毒剂 antiviral agents	阿昔洛韦 aciclovir	3%～5%	治疗单纯疱疹、带状疱疹等
	酞丁安 phthiobuzonum	0.1%	
	碘苷 idoxuridine	0.5%～1%	
杀虫剂 insecticides	克罗他米通 crotamiton	5%～10%	杀灭疥螨、蠕形螨等
	升华硫黄 sublimation sulfur	5%～10%	
	γ-666 hexachlorocyclohexane	1%	
角化促成剂 keratoplastics	煤焦油 coal tar	5%～10%	促进真皮血管收缩，减少炎症浸润及渗出，使表皮角质层恢复正常
	黑豆馏油 black bean tar	5%～10%	
	糠馏油 pityrol	2.5%～10%	
	氯化氨基汞 aminomercuric chloride	2.5%～10%	
	硫黄 sulfur	5%～10%	
	鱼石脂 ichthyol	10%～20%	
	蒽林 anthralin	0.1%～0.5%	
	水杨酸 salicylic acid	1%～3%	

类别	常用外用药物名称	浓度	主要作用
角化剥脱剂 keratolytics	水杨酸 salicylic acid	10%～20%	使角化过度的角质层细胞松解脱落
	乳酸 lactic acid	10%	
	间苯二酚（resorcinol）	10%～15%	
	尿素 urea	30%～40%	
	冰醋酸 acetic acid	10%～30%	
腐蚀剂 caustics	硝酸银 silver nitrate	纯	腐蚀,去除肉芽组织及赘生物,止血
	苯酚 phenol	纯	
	三氯乙酸 trichloroacetic	30%～50%	
收敛剂 astringents	醋酸铅 lead acetate	0.1%～0.5%	凝固沉淀蛋白质,使渗液减少,促进炎症消退,抑制皮脂和汗腺的分泌
	醋酸铝 aluminum acetate	2%～3%	
	硫酸铜 cupric acetate	0.5%～1%	
	硝酸银 silver nitrate	0.5%～1%	
细胞毒类药物 cytotoxic drugs	鬼臼毒素 podophyllotoxin	0.5%	治疗尖锐湿疣等
	氟尿嘧啶 flurouracil	1%～5%	治疗脂溢性角化、日光性角化、疣等
	盐酸氮芥 chlormethine hydrochloride		治疗皮肤 T 细胞淋巴瘤、白癜风等
遮光剂 sunscreen agents	二氧化钛 titanium dioxide	4%	吸收、反射和遮蔽光线作用,防止紫外线对皮肤的损伤
	对氨基苯甲酸 para-aminobenzoic acid	5%～15%	
着色剂 staining agents	二羟基丙酮 dihydroxyacetone	3%～5%	药物与角层氨基酸作用呈橙红色至棕色,不刺激色素增生
脱色剂 depigmentation agents	氢醌 hydroquinone	3%～5%	脱色,治疗黄褐斑
	壬二酸 azelaic acid	20%	
维 A 酸制剂 retinoids	全反式维 A 酸霜 all trans-retinoic acid	0.025%～0.05%	调节表皮角化和促进上皮细胞分化、抑制皮脂腺和表皮过度增殖
	阿达帕林 adapalene	0.1%	
	他扎罗汀 tazarotene	0.5%	
钙调神经磷酸酶抑制剂 inhibitors of calcineurin	他克莫司 tacrolimus	0.03%、0.1%	局部免疫调节,治疗特应性皮炎等
	吡美莫司 pimecrolimus	1%	

（二）外用药物的剂型

剂型指外用药物的配制形态,主要取决于基质的物理作用,使所含药物较好地发挥作用。不同剂型的作用和适应证各不相同。临床常用剂型如下。

1. **溶液（solution）**　是药物的水溶液,具有散热、消炎及清洁的作用,主要用于湿敷。临床上常用开放性冷湿敷,即用 4～6 层纱布充分浸湿溶液,稍拧干,以不滴水为度,紧贴皮损表面,约 20～30 分钟,每日 3～4 次。适用于急性皮炎伴大量渗液及脓性分泌物者,常用 3%～4% 硼酸溶液、1∶8000 高锰酸钾溶液和 0.1% 依沙吖啶溶液等。湿敷面积一般不超过体表 1/3,大面积湿敷要注意药物吸收中毒及预防受凉。

2. **粉剂（powder）**　大多是矿物或植物的干燥粉末,有干燥、护肤及散热等作用,适用于急性或亚急性皮炎无渗液者。常用的有滑石粉、氧化锌粉、炉甘石粉和淀粉等。

3. **洗剂（lotion）**　为不溶性粉剂（不超过 30%）与水混合而成,有散热、消炎、干燥、护肤及止痒等作用,适用于急性皮炎无渗液者。常用的有炉甘石洗剂、复方硫黄洗剂等。使用前应充分振荡,故又名振荡剂。不适用于毛发部位。

4. **油剂（oil）**　是植物油或植物油和药物混合而成。用于软化和清除痂皮及鳞屑,还可保护和润滑皮肤。适用于渗出不多的急性或亚急性皮炎。常用的有氧化锌油、樟脑油。

5. **酊剂（tincture）和醑剂（spiritus）**　为药物的酒精溶液或浸液,挥发性药物的酒精溶液称醑剂,有消炎、杀菌、止痒等作用,适用于慢性皮炎和瘙痒症等。常用的有樟脑醑、薄荷醑、碘酊及百部酊等。破损皮肤及腔口周围忌用。

6. **乳剂**（emulsion） 为油和水经乳化而成。有油包水型乳剂（脂，W/O）和水包油型乳剂（霜，O/W）。具有保护、润滑皮肤，软化痂皮和消炎等作用，适用于业急性及慢性皮炎或瘙痒症等。由于其有水相和油相，水溶性和脂溶性药物均能加入乳剂中使用，故此剂型目前较常用。常用的有糖皮质激素外用制剂（表6-5）。

表6-5 常用糖皮质激素外用制剂

类别	常用药物名称	常用浓度
弱效	醋酸氢化可的松 hydrocortisone acetate	1%
	醋酸地塞米松 dexamethasone acetate	0.05%
中效	醋酸泼尼松龙 prednisolone acetate	0.5%
	氟轻松 fluocinolone acetonide	0.01%
	曲安西龙（去炎松）triamcinolone acetonide	0.1%
	丁酸氢化可的松 hydrocortisone butyrate	0.1%
	糠酸莫米松 mometasone furoate	0.1%
	醋酸氟氢可的松 fludrocortisone acetate	0.25%
强效	氟轻松 flucinolone acetonide	0.05%
	哈西奈德（氯氟舒松）halcinonide	0.1%
	二丙酸倍他米松 betamethasone dipropionate	0.05%
超强效	丙酸氯倍他索 clobetasol 17-propionate	0.05%
	卤米他松 halometasone monohydrate	0.05%

7. **软膏**（ointment） 为药物（不超过25%）与油脂基质混匀而成，有保护、润滑皮肤和软化痂皮等作用，穿透作用较乳剂强。适用于慢性皮炎。

8. **糊剂**（paste） 为含有25%~50%粉末的软膏，有保护、软化痂皮和收敛消炎等作用，适用于有糜烂结痂的亚急性皮炎。毛发部位不宜使用。常用的有氧化锌糊和甲紫糊等。

9. **硬膏**（plaster） 药物溶于或混合于黏着性基质中并涂布在裱褙材料如纸、布或有孔塑料薄膜上而成，常用松香或橡胶为基质，有利于软化角质层使药物易穿透皮肤吸收，适用于慢性局限性浸润肥厚性皮肤病。常用的有肤疾宁硬膏、氧化锌硬膏及中药硬膏等，加热粘敷，1~2日更换一次。糜烂渗出性皮损禁用，有毛部位不宜使用。

10. **涂膜剂**（film） 是药物与高分子有机化合物及有机溶剂混合而成的剂型。涂于皮肤后形成一层附着于皮肤的薄膜。有防护、止痒和消炎等作用，适用于慢性皮炎、鸡眼、胼胝等，也用于职业性皮肤病的防护。常用如哈西奈德涂膜剂等。

11. **凝胶剂**（gel） 是含有明胶、聚乙二醇、丙二醇、纤维素衍生物等物质的半固体制剂，涂于皮肤上能形成一层均匀薄膜，清洁透明，有保护、润泽作用，根据主药的不同性质，可治疗急慢性皮炎等多种皮肤病。

12. **气雾剂**（aerosol） 在特制容器中装入药液和压缩或液化气体，掀动阀门时药液以雾状喷出，均匀分布于皮损处，简便清洁。可用于治疗急慢性皮炎。

（三）外用药物选择使用原则和注意事项

1. **选择药物** 根据病因、病理变化、皮损部位、发病季节、患者年龄及性别、用药时间的长短、有无过敏或继发感染等选择或更换不同药物，作用相似的也可替换或更换使用。如真菌性皮肤病选用抗真菌剂；角化不全性皮损选用角质促成剂；角化过度者选用角质剥脱剂，变态反应性皮肤病选用糖皮质激素或抗组胺药；瘙痒性皮损选用止痒剂；渗出性皮损选用收敛剂。

2. **选择剂型** 根据皮损性质、患病部位等特点，选择不同的剂型：

（1）急性皮炎：有渗液的用溶液，无渗液的用粉剂或洗剂。

（2）亚急性皮炎：有少量渗液的用油剂或糊剂，无渗液的用乳剂或糊剂。

（3）慢性皮炎：可选用软膏、糊剂、硬膏、乳剂或酊剂。

（4）单纯瘙痒：酊剂、醑剂、乳剂或洗剂。

3. 选择使用方法

（1）根据皮损的性质，选用不同的用药方法：如渗出性皮损选用湿敷法；肥厚浸润及苔藓样变皮损，可局部涂药加塑料薄膜封包，以促进药物吸收，提高疗效，但不宜久用，因封包易继发细菌和真菌感染。对表浅性皮损，可只用乳剂或软膏涂擦。

（2）注意外用药的用法：如洗剂用前需摇匀，每日可用多次；软膏一般每日2次；湿敷应做到保持敷料潮湿和清洁。

（3）对于皮肤敏感性强的患者，宜选用温和而刺激小的药物，或先使用较小面积，如无不良反应，再逐渐扩大面积使用。皮损面积较大者，应选用刺激性较弱、浓度较低的药物，或将皮损分片给予不同药物治疗。刺激性强或浓度高的药物不宜用于小儿、面部、腔口周围皮肤和黏膜。用药过程中如有不良反应，应立即停药观察。

（4）长期外用糖皮质激素制剂，可引起局部皮肤萎缩、毛细血管扩张、多毛、诱发和加重感染，不宜长期用于面部、会阴部等，含氟的糖皮质激素制剂尤应注意。

第四节　皮肤性病的物理治疗

物理治疗是利用各种物理因素，如光、电、热、低温等治疗皮肤性病的方法。

（一）冷冻疗法

利用低温使组织坏死或诱发生物学效应，以达到治疗目的。目前最常用的冷冻剂为液氮，温度可达-196℃。冷冻时局部发白，数分钟后解冻，可重复多次使皮损周围出现红晕，冻后1～2天内局部发生水疱或大疱，并可能有渗液，一般于1～2周内可干涸、结痂。脱痂后局部多有暂时性色素改变。

适应证包括：①各种疣类，如寻常疣、跖疣、扁平疣、尖锐湿疣等；②皮肤良性增生性损害，如软纤维瘤（皮赘）、脂溢性角化、瘢痕疙瘩、小而浅表的血管瘤等；③炎症性增生性损害，如结节性痒疹、疥疮结节、扁平苔藓、痤疮等；④色素性疾病，如雀斑等。

操作方法有：①棉签浸蘸法，适于小的浅表皮损；②金属冻头接触法，可根据皮损大小选择相应冻头，适于较大、较深的皮损；③喷管喷射法，适用于范围较大、凹凸不平的浅表皮损。

严重的寒冷性荨麻疹、冷球蛋白血症、冷纤维蛋白血症等慎用冷冻，年老体弱、精神紧张者亦应慎用。

（二）电疗法

电疗法的治疗原则是"宁浅勿深"。临床上常用的方法如下。

1. 直流电及电离子透入疗法　是应用电压平稳的直流电作用于皮肤组织。适用于严重的手足多汗症、慢性溃疡等。

2. 高频电治疗　应用高频振荡电流产生的电火花，或组织内分子快速振荡产生的高热，以破坏、去除病变组织，包括电火花和电干燥治疗、电凝固治疗、高频电脱毛等。适用于各种疣类，小而表浅的良性肿物。

（三）微波疗法

利用微波的热效应和非热效应治疗皮肤性病，适应证大致同电疗法。

（四）放射疗法

1. X线治疗　在皮肤性病领域，X线的应用范围已日趋缩小，但是对某些皮肤病，X线仍不失为一种有效的手段。皮肤科常用的浅部X线治疗机有境界线治疗机、软X线治疗机、接触治疗机和浅层X线治疗机4种。照射剂量可根据病种、病情、发病部位及皮损面积大小而定。治疗时避免过大剂量，注意副作用的发生,如已出现应停照,并给予对症处理。可选择性治疗局限性慢性湿疹和慢性单纯性苔藓、草莓状和海绵状血管瘤、瘢痕疙瘩、局限性多毛症和臭汗症、寻常疣和掌跖疣、慢性丹毒、化脓性汗腺炎、肥厚性扁平苔藓、基底细胞上皮瘤、鳞状细胞癌、原发性皮肤 T 细胞淋巴瘤、乳房外 Paget 病等。

2. 放射性核素疗法 常用磷 -32(^{32}P)和锶 -90(^{90}Sr),发射 β 射线,穿透力弱,作用表浅,不损害深部组织。适用于治疗一些浅表性皮肤病如鲜红斑痣等。

(五)水疗(浴疗)法

水疗法是皮肤病治疗的一种重要辅助疗法。用不同温度和含有不同药物的水全身或局部浸浴,亦称药浴。浸浴具有清洁作用、温度作用和药物作用。常用的有温泉浴(含有硫黄及其他物质)、淀粉浴、小苏打浴、高锰酸钾浴、中药浴和盐水浴等。适用于皮肤瘙痒症、银屑病、泛发性慢性单纯性苔藓、特应性皮炎、鱼鳞病等。

(六)光疗法

1. 红外线 其能量低,主要是热效应。适用于慢性皮肤溃疡、冻疮、带状疱疹及其后遗神经痛等。

2. 紫外线疗法 紫外线具有杀菌、促进维生素 D 合成、促进皮肤黑素形成、增强皮肤屏障作用、影响皮肤免疫功能和引起皮肤红斑反应等作用。常用有长波紫外线(UVA)(320～400nm)、中波紫外线(UVB)(280～320nm)和窄谱 UVB(310～315nm)。适用于玫瑰糠疹、银屑病、斑秃、脓皮病等。对光敏感者、活动性肺结核、甲状腺功能亢进、心肝肾功能不全者禁用。照射时应注意对眼睛的保护。窄谱 UVB 尤适合治疗白癜风与银屑病。

3. 光化学疗法(PUVA 疗法) 口服或外涂 8- 甲氧沙林(8-MOP)后加 UVA 照射引起光化学反应来治疗皮肤病的方法。8-MOP 为光敏剂,在 UVA 照射下可产生光化学反应,抑制 DNA 复制,从而抑制表皮增生和炎症,同时也使黑素细胞中酪氨酸酶活性增加,黑素合成增多,使皮肤色素加深。可治疗银屑病、白癜风、斑秃、原发性皮肤 T 细胞淋巴瘤、泛发性扁平苔藓、掌跖脓疱病等。长期使用偶可引起白内障和诱发皮肤癌。对紫外线敏感者、白内障、黑素瘤患者及有严重器质性疾病者禁用。孕妇及儿童不宜使用。

4. 光动力疗法(photodynamic therapy,PDT) 原理是光敏剂进入靶组织中,在特定波长的激光照射下被激发,产生单态氧或其他自由基,导致靶组织细胞坏死或凋亡,而邻近正常组织不受影响。常用的光敏剂是 5- 氨基酮戊酸(5-aminolevulinic acid,ALA),是一种卟啉前体;常用激光源是氦氖激光。PDT 主要用于皮肤肿瘤,如 Bowen 病、基底细胞癌、鳞状细胞癌、乳房外 Paget 病等,以及尖锐湿疣。

5. 激光

(1)激光概述:激光是激发后辐射所形成的光放大(light amplification by simulation emission of radiation,laser)的简称,是指分子、原子中处于高能级亚稳态的电子在电或者光的激发下,发生粒子数的反转,并通过谐振腔内的不断振荡放大而形成的光子。它是一种特殊光源,具有一般光线所没有的特点,即具有高相干性、高方向性、高单色性和高亮度四大特性。

皮肤中吸收激光的物质主要有黑素、血红蛋白、水分和文身的色素。一般认为激光可产生 6 种生物学效应:热效应、光压强效应、光化效应、电磁场效用、爆破效应及弱激光的刺激效用。激光的生物学效应取决于激光的性能、皮肤组织的性质及激光与生物组织作用的时间和方式等。

激光仪器有多种分类方法,常用方法如下:按工作物质分为固体、气体、液体、半导体激光器等;按激光释放能量的运转方式,可分为连续激光、半连续激光和脉冲激光等;按波长范围分为紫外、红外、可见光激光器等,具体见表 6-6。

(2)普通皮肤激光治疗:① CO_2 激光:波长 10 600nm,为远红外线,靶组织为皮肤含水组织。因其对组织的热损伤是非选择性的,治疗过深常可引起瘢痕,因此不能用于有较高美容要求的皮肤色素性和血管性疾病的治疗。主要用于治疗各种皮肤赘生物、浅表肿物、浅表毛细血管扩张等病变。②氦氖激光:波长 632.8nm,为红光,临床上用于低功率照射,适用于慢性溃疡、斑秃、带状疱疹等。

表 6-6 常用激光仪器的特点和应用

激光器种类	工作介质	波长(nm)	运转方式	主要吸收基团	主要用途
二氧化碳	CO_2 气体	10 600	连续	水	非特异性组织破坏
二氧化碳	CO_2 气体	10 600	脉冲	水	细小皱纹、细小瘢痕磨削高精度的组织切割
铜蒸汽	铜	578 或 510（黄或绿）	半连续	血红蛋白、光动力学治疗	扩张性葡萄酒色斑、葡萄酒色斑的光动力学治疗
氩离子	氩	488 或 514	连续	血红蛋白	鲜红斑痣、毛细血管扩张
红宝石	红宝石晶体	694	脉冲	毛囊黑素	毛发增多
翠绿宝石	紫翠玉晶体	755	脉冲	黑素、文身颗粒	皮肤色素增多、蓝黑绿色文身
ND：YAG	掺钕钇铝石榴石	1064	Q开关	黑素、文身颗粒	皮肤色素增多、蓝黑文身
ND：YAG	掺钕钇铝石榴石	1064	长脉冲	毛囊黑素	毛发增多
倍频 ND：YAG	掺钕钇铝石榴石	532	Q开关	黑素、文身颗粒	表皮黑色增多、红色文身
倍频 ND：YAG	掺钕钇铝石榴石	532	长脉冲	血红蛋白	浅表性血管性皮肤病
Er：YAG	掺铒钇铝石榴石	2940	脉冲	水	细小皱纹、磨皮、高精度的组织切割
染料激光	不同有机溶液	510～595	脉冲	血红蛋白	浅表血管性皮肤病

6. 强脉冲光强脉冲光（intense pulsed light，IPL） 也称光子或强光，属于普通光，而不是激光，但是其应用与激光类似，故常与激光一起阐述。IPL 的生物学效应主要有热效应和生物刺激效应，在强光美容中应用的主要是其热效应。

（1）光子嫩肤：适应证有：①皮肤粗糙，弹性减退，汗腺和皮脂腺分泌量减少，缺少正常光泽；②角质通透性增加，含水量降低，皮肤发干，真皮层变薄，皮肤松弛；③角质层增厚，额部、唇周和眼角的浅表细小皱纹；④毛孔粗大。

（2）光子脱毛：适应证有：①青春期后出现在面部、腋下、胸部、四肢、比基尼线等处的不同深度、颜色和质地的毛发；②先天性局限性多毛症。

（3）光子祛斑：适应证有：①雀斑；②炎症、外伤、日晒后的色素沉着；③老年斑。

（4）光子去除毛细血管扩张：适应证有：①毛细血管扩张症；②酒渣鼻（红斑期）；③各种换肤术后的面部潮红；④皮肤异色症等。

第五节　皮肤性病的外科治疗

皮肤外科是皮肤性病学科的一个重要亚专科，其使用外科手术方法治疗某些皮肤病，可明显提高治疗效果，达到药物治疗所达不到的目的，并有可能使病变治愈。常用的手术方法有以下几种。

1. 刮除术　用锐利刮匙刮去浅表皮损或剃出皮损的方法，多用于治疗传染性软疣等。

2. 磨削术　使用电动磨削器或微晶体磨削皮肤，消除皮肤凹凸性病变。适用于痤疮后瘢痕、小范围烧伤或外伤性瘢痕、爆炸粉粒文身、雀斑等。瘢痕体质者慎用。

3. 切割术　以特制的三峰刀或五峰刀做局部切割，破坏增生的毛细血管及结缔组织，以达到治疗和美容的目的。可治疗酒渣鼻，特别是毛细血管扩张期和鼻赘期更适宜；也可用于治疗毛细血管扩张症及轻度肥厚性瘢痕。

4. 拔甲术　嵌甲者可酌情采用拔甲术。

5. 腋臭手术　腋臭手术的目的是去除顶泌汗腺。可酌情选用腋臭剥离术、腋部皮肤全切法和部分切除加剥离术等。

6. 体表外科手术　包括切除体表皮肤小肿瘤、小囊肿、病灶切除、切开排脓、局部切除植皮术、皮肤黏膜活检术等。

7. **皮肤移植术** 包括：①游离皮片移植术：适用于烧伤后皮肤修复、浅表性皮肤溃疡或瘢痕切除后修复等；②皮瓣移植术：适用于创伤修复、较大皮肤肿物切除后修复等；③表皮移植：适用于白癜风、无色素痣等。

8. **毛发移植术** 适用于修复雄激素性脱发等。

9. **Mohs 外科切除技术** 将切除组织立即冰冻切片，行病理检查，再决定进一步切除的范围。适用于基底细胞上皮瘤、鳞状细胞癌、乳房外 Paget 病等。

第六节　皮肤的保健与美容

一、皮肤的保健

皮肤覆盖于人体表面，是人体的天然外衣。健康的皮肤不仅能完成复杂的生理功能，还能直接体现人体美感，使人容光焕发，富有健康活力。

（一）皮肤的类型

不同种族、不同个体的皮肤存在很大差异，对皮肤类型的分类方法亦有多种。目前多依据皮肤含水量、皮脂分泌状况、皮肤 pH 值以及皮肤对外界刺激的反应性，将皮肤分为五种类型。

1. **干性皮肤** 又称干燥型皮肤。角质层含水量低于 10%，pH > 6.5，皮脂分泌量少，对外界刺激（如气候、温度变化）敏感，易出现皮肤皲裂、脱屑和皱纹。

2. **中性皮肤** 也称普通型皮肤，为理想的皮肤类型。角质层含水量为 20% 左右，pH 为 4.5 ~ 6.5，皮脂分泌量适中，皮肤表面光滑细嫩，不干燥，不油腻，有弹性，对外界刺激适应性较强。

3. **油性皮肤** 也称多脂型皮肤，多见于中青年及肥胖者。角质层含水量为 20% 左右，pH < 4.5，皮脂分泌旺盛，皮肤外观油腻发亮，毛孔粗大。油性皮肤多与雄激素分泌旺盛、偏食高脂食物及香浓调味品有关，易患痤疮、脂溢性皮炎等皮肤病。

4. **混合性皮肤** 是干性、中性或油性混合存在的一种皮肤类型。多表现为面中央部位（即前额、鼻部、鼻唇沟及下颏部）呈油性，而双面颊、双颞部等表现为中性或干性皮肤。

5. **敏感性皮肤** 也称过敏性皮肤，多见于过敏体质者。皮肤对外界刺激的反应性强，易出现红斑、丘疹和瘙痒等表现。

（二）健康皮肤的性状

皮肤的健康指标主要包括色泽（肤色）、光洁度、纹理、湿润度、弹性及其功能，这些指标与遗传、性别、年龄、内分泌变化、营养及健康状况等因素都有密切联系。

1. **肤色** 肤色主要由皮肤内黑素的含量与分布、皮肤血液循环状况和皮肤表面光线反射等因素所决定。健康的皮肤应该是白里透红，但不同种族的肤色受遗传影响可表现为白色、黄色或黑色。

（1）黑素：黑素的多少取决于黑素细胞的数量、功能等因素。如白癜风患者皮损中黑素细胞消失，因此无色素产生；白化病患者表皮中黑素细胞数量虽然正常，但酪氨酸酶的功能缺陷，因此也不能合成黑素；皮肤创伤与炎症反应、紫外线照射、某些药物均可使皮肤中巯基破坏或含量减少，黑素合成增多而导致皮肤色素沉着。

（2）皮肤血液循环状况：皮肤血流携氧量的多少与皮肤血管的密度及管径、血压、血液黏稠度及红细胞中含铁血红蛋白含量等有关。携氧量充足则皮肤外观红润，反之（如贫血、营养不良、睡眠不足、长期大量吸烟者）则皮肤外观灰暗、苍白。

（3）内分泌因素：生理性及病理性内分泌改变均可影响色素合成，如妊娠时雌激素的变化；甲状腺疾病时垂体促黑素细胞激素分泌增加,可导致黑素合成增加,使皮肤颜色加深。

2. **光洁度** 健康的皮肤质地细腻、光洁度高;不健康的皮肤则质地粗糙、黯淡无光。某些职业(如从事野外作业、务农、长期户外运动)、慢性化学刺激(如经常接触洗涤剂)或皮肤疾病均可导致皮肤外观粗糙、增厚、脱屑及缺乏光泽。

3. **纹理** 皮肤纹理是由真皮中纤维束的排列和牵拉形成,健康皮肤的表面纹理细小、表浅、走向柔和,使皮肤光滑细腻。皮肤老化(自然老化或光老化)或某些皮肤病(如慢性单纯性苔藓、慢性湿疹等)可使真皮内纤维组织发生变性或增生,引起相应区域皮肤纹理增多、变粗或加深,出现皱纹、苔藓样变等表现。

4. **弹性** 皮肤的含水量和皮下脂肪厚度适中时,皮肤质地柔韧而富有弹性;皮肤老化后皮下脂肪萎缩,含水量减少,皮肤弹性减弱。

5. **湿润度** 皮肤代谢及分泌排泄功能正常时,可在表面形成适度的皮脂膜,使皮肤滋润舒展,有光泽;皮脂分泌过多时皮肤外观油腻,过少则皮肤干燥、脱屑、起皱。

6. **皮肤的功能** 正常的皮肤功能不仅使皮肤具有健康的外观,还能有效地保持皮肤内、外环境的平衡,维持皮肤的灵敏性和协调性,避免机体受到外界的各种有害刺激。

(三)皮肤的保健

1. 保持良好的心态,合理饮食,充足睡眠,加强体育锻炼,可延缓皮肤衰老,使其健康美丽。

2. 根据皮肤的不同类型选择不同的清洁剂,油性皮肤选用弱碱性清洁剂,干性皮肤选用多脂清洁剂。及时清洁皮肤上的灰尘、污垢、汗液及过多的皮脂。根据不同的肤型选择护肤品,如干性皮肤选用油包水制剂,油性皮肤选用水包油制剂。

3. 避免强烈的阳光照射,避免风沙刺激,可选用适当的防晒剂及必要的防护措施;选用适当的保湿剂,合理的皮肤按摩,促进皮肤的血液循环,均可延缓皮肤的老化。

二、光疗与皮肤美容

(一)色素性皮肤病的光疗

1. **色素增加性皮肤病的光疗** 根据黑素异常沉积的部位,可大致将色素增加性皮肤病分为表皮色素增加性皮肤病和真皮色素增加性皮肤病。对于前者一般用波长较短的激光治疗,也可用波长较长的激光治疗;对后者则必须采用波长较长的激光进行治疗。

各类 Q 开关激光、是目前治疗色素增加性皮肤病最有效、副作用最小的方法。Q 开关激光的原理:激光脉宽极短,短至几纳秒至几百纳秒,而峰值功率相当高,可使色素颗粒骤然受热而发生瞬间爆破,部分色素颗粒随表皮移行至体表被清除,大部分色素颗粒碎屑则被巨噬细胞吞噬,最终被代谢排出体外。

治疗色素增加性皮肤病的激光(或强脉冲光)仪器有:

(1)Q 开光的红宝石激光:波长 694nm,脉宽 25～40ns;常用于太田痣、文身的治疗(对黑色、蓝色及绿色文身的清除效果好,对红色和黄色文身效果较差),此外还可以治疗雀斑、小的色素痣、咖啡斑等。

(2)Q 开关的 Nd∶YAG 激光:波长 1064nm,脉宽 5～10ns;在临床主要用于较深的太田痣和黑色文身。

(3)倍频 Nd∶YAG 激光:波长 532nm,脉宽为 5～10ns;用于治疗红色文身最为有效,还可以用来治疗雀斑以及浅表性血管性皮肤病,疗效也较好。

(4)Q 开关紫翠玉宝石激光:波长 755nm,脉宽 50～100ns;对于蓝色和绿色文身最为有效,对黑色文身效果也较好。还可用于治疗先天性色素痣,贝克痣等。

(5)非相关性强脉冲光(IPL):波长 500～900nm,脉宽连续可调,为 2～7ms;对雀斑治疗效果最好,对部分毛细血管扩张也有效。

2. 色素减少性皮肤病的光疗　准分子激光：波长308nm，为中波紫外光；可促进皮肤黑素形成、诱导T细胞凋亡等，是治疗白癜风的最佳波长，也可用于银屑病、慢性湿疹、痒疹、慢性单纯性苔藓、掌跖脓疱病等皮肤病的治疗。

（二）血管性皮肤病的光疗

激光治疗血管性病变的原理：激光可被血液中的氧合血红蛋白选择性吸收，产生热量从而使血管凝固或破坏。根据选择性光热作用理论，激光治疗血管性病变的最佳波长为靠近542nm及577nm的波长，最佳脉宽为几毫秒至几十毫秒；能量也应选择恰当，过高会遗留瘢痕，过低则无效。

治疗血管性皮肤病的激光（或强脉冲光）仪器有：

（1）连续Nd∶YAG激光：波长1064nm，脉宽5~30ms；治疗小面积的毛细血管扩张症、结节状或者疣状增殖的血管瘤。

（2）可变脉宽倍频Nd∶YAG激光：波长532nm，脉宽2~50ms；治疗鲜红斑痣、大面积毛细血管扩张症。

（3）585nm脉冲染料激光：波长585nm，脉宽450ns；治疗各种血管性皮肤病尤其是管径较细的血管性疾病。

（4）595nm可调脉宽染料激光：波长595nm，脉宽1.5~40ms，治疗各种血管性皮肤病。

（5）PhotoDerm强脉冲光：波长515nm、550nm、590nm、615nm、645nm等，脉宽0.5~50ms；治疗各种血管性皮肤病尤其是深部血管性疾病。

（三）脱毛的光疗

激光脱毛的治疗原理：基于选择性光热作用理论，毛囊与毛干中存在丰富的黑素，黑素成为激光治疗的靶目标，在吸收了激光能量后，温度急剧升高，导致周围毛囊组织坏死，将毛发拔除。

脱毛的激光（或强脉冲光）仪器有：

（1）红宝石激光：波长694nm，脉宽3ms；对较深的毛囊作用有限，在临床上只能用于毛囊深度相对较浅的区域。

（2）翠绿宝石激光：波长755nm；多用于1~3型皮肤的脱毛，尤其是肤色很浅而毛干色素很深的患者。

（3）半导体激光：波长800nm，脉宽5ms、30ms、100ms；可以治疗各种部位的多毛。

（4）强脉冲光：波长590~1200nm，脉宽2.5~50ms；可根据不同的肤色、不同的部位来调节不同的参数，脱毛效果确切可靠。

（5）Q开关Nd∶YAG激光：波长1064nm，短脉宽；多用于导入外源性色素后的脱毛。

（四）皱纹的光疗

1. 剥脱性激光磨削除皱　其原理为气化去除不平整的表皮；热效应促使真皮胶原再生和重塑。

常用的剥脱性除皱激光仪器：

（1）CO_2脉冲激光（pulsed carbon dioxide laser）（高能脉冲）。

（2）Er∶YAG脉冲激光（pulsed Er∶YAG laser）（短脉冲）。

（3）点阵Er∶YAG激光换肤（fractional Er∶YAG laser resurfacing）（短和长脉冲系统）。

（4）联合应用CO_2与Er∶YAG激光。

2. 非剥脱性激光除皱　常用的非剥脱性激光仪器有：

（1）Nlite脉冲染料激光：波长585nm。

（2）固体Nd∶YAG激光：波长1320nm。

（五）瘢痕的光疗

1. 超脉冲CO_2激光、铒激光　适用于萎缩性瘢痕。

2. 脉冲染料激光、可调脉宽倍频Nd∶YAG激光　适用于含丰富血管组织的瘢痕，如增生性瘢痕和瘢痕疙瘩以及早期膨胀纹。

三、其他皮肤美容技术

1. **化学剥脱术** 利用腐蚀剂直接外用于皮损处，借助药物的原发性刺激，使皮损处的表皮和真皮乳头层出现不同程度的变性、坏死、结痂、脱落，从而达到治疗目的。常用制剂多为酸性物质（如三氯醋酸、苯酚等）。适应证有脂溢性角化病、睑黄瘤、汗管瘤、雀斑、雀斑样痣、表浅瘢痕、文身等。

2. **遮盖术** 是用特殊的霜剂化妆品外用于有颜色改变的皮损处，使局部颜色被遮盖或减轻，从而获得美容效果的方法。凡有局部颜色改变而对遮盖霜不过敏者均为适应证（如鲜红斑痣、太田痣、咖啡斑和白癜风等）。

3. **倒模面膜** 是将药物、按摩、理疗有机地结合起来，达到面部皮肤保健和治疗某些皮肤病的美容方法，包括热喷倒模面膜和冷喷倒模面膜。适应证有寻常性痤疮、黄褐斑、脂溢性皮炎、雀斑、面部皱纹、皮肤增白、皮肤保养等。

4. **防皱与除皱术** 外用遮光防晒剂、抗老化制剂如含维A酸或羟酸的护肤品等，可以预防皱纹的出现，或使受到光损伤的皮肤得以部分修复。已出现的皮肤皱纹经过一定的美容措施可以减轻或消失。比较常用的有手术除皱、皱纹局部注射肉毒杆菌毒素、光子嫩肤术和胶原填充术等。

5. **文刺术** 是利用针刺技术将外源性色素颗粒置于特定部位的表皮或真皮内，使局部出现一定形状的颜色改变，从而达到美容目的的一种方法。适应证为文眉线、眼线、唇线、唇红等。

（赖　维）

学习小结

通过本章的学习要树立预防为主的观念；结合各论中不同临床疾病的治疗，理解和记忆皮肤性病治疗的手段，包括内用药物、外用药物和物理治疗等；注意治疗的整体性与个体化把握；对日新月异的光疗与皮肤美容，尤其是激光治疗，有整体的认识；最后还需要适当了解一些皮肤保健方面的知识。

复习参考题

一、名词解释

1. 光动力疗法
2. 乳剂
3. 中性皮肤

二、问答题

1. 糖皮质激素在皮肤科内用治疗的适应证与不良反应主要有哪些？
2. 简述Q开关激光的原理。

第二篇
皮肤病性病学各论

第七章　病毒性皮肤病

7

07微课

学习目标

掌握　单纯疱疹的皮损特点；水痘、带状疱疹的病因；水痘、带状疱疹的临床表现、诊断要点；疣的病因；疣的好发部位、皮损特点；传染性软疣的好发部位、皮损特点；手足口病的好发部位、皮损特点。

熟悉　单纯疱疹病毒的分型；水痘、带状疱疹的常用治疗药物；疣的常用治疗方法；传染性软疣的常用治疗方法；手足口病的病程演变特点。

了解　单纯疱疹的发病机制和治疗。

第一节　单纯疱疹

【定义】

单纯疱疹(herpes simplex)是由单纯疱疹病毒(herpes simplex virus, HSV)(Ⅰ型或Ⅱ型)感染所致的病毒性皮肤病,病程有自限性,但易复发。

【发病机制】

HSV为DNA病毒,根据抗原性的不同,可将其分为HSV-1型和HSV-2型。人是HSV的唯一宿主,HSV存在于感染者的疱液、口鼻分泌物及粪便中。HSV-1主要通过呼吸道、消化道或皮肤黏膜直接接触分泌物而传播,主要引起面部的皮肤黏膜及中枢神经系统感染,也可以引起生殖器部位感染。HSV-2则主要通过性接触或新生儿在宫内或产道感染,主要引起生殖器疱疹或新生儿单纯疱疹。原发感染消退后,HSV可长期潜伏于支配局部区域神经的神经节内。当机体免疫功能降低如发热性疾病、胃肠功能紊乱、月经期、过度疲劳等,潜伏病毒迅速被活化而形成复发性感染。HSV感染后血中可产生特异性抗体,但该抗体不能阻止疱疹复发及重复感染,故HSV感染后不产生永久性免疫。

【临床表现】

可分为原发型和复发型两大类。

1. **原发型**　指首次感染HSV者。潜伏期一般为2~12天,平均6天。临床可分为以下几种类型:

(1)隐性或亚临床感染(incubative or subclinical infection):大多数首次感染HSV者无临床表现,仅可在血清中检出HSV特异性抗体。

(2)口腔单纯疱疹:多见于幼儿及儿童,初次感染多为疱疹性口龈炎(herpes gingivostomatitis),好发于口腔、舌、硬腭、软腭、咽、牙龈等部位。皮损表现为迅速发生的群集性小水疱或浅溃疡,周围红晕。可伴有发热、头痛、颈淋巴结肿痛。病程约2周,愈后易再发,但再发时较少累及口腔。

(3)皮肤单纯疱疹(图7-1):常见于皮肤黏膜交界处,如唇缘、口角、鼻孔周围等。初起为红斑基础上出现群集性米粒大小的水疱,疱液清,疱壁易破,约经1~2周干燥结痂痊愈,愈后不留瘢痕。可伴有发热、皮损处灼热或刺痛、局部淋巴结肿大。

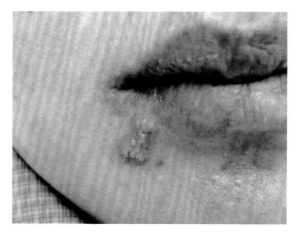

图7-1　单纯疱疹

(4)疱疹性湿疹(eczema herpeticum):即在特应性皮炎的基础上感染HSV,又称为Kaposi水痘样疹(Kaposi varicelliform eruption),常由HSV-1型病毒感染所致,婴幼儿多见。表现为原有皮损及其周围突发性红肿,出现密集的脐窝状水疱、脓疱,周围有红晕,严重者水疱可泛发全身。常有发热等全身症状。极少数患者中病毒可经血行播散,引起中枢神经系统或内脏感染。

（5）新生儿单纯疱疹（neonatal herpes simplex）：见于阴部疱疹患者所生的新生儿，为产道感染。多数患儿由 HSV-2 型所致。感染的类型包括皮肤、眼及口腔病变，脑炎，播散性感染。多在生后数日出现发热、咳嗽、口腔及皮肤出现疱疹。重者伴发高热、呼吸困难、黄疸、肝脾肿大、出血倾向、惊厥、意识障碍等。本型病情凶险，预后极差，可致患儿死亡。

（6）接种性单纯疱疹（incubation herpes simplex）：HSV 直接接种于正常或外伤皮肤，潜伏期 5～7 天，接触部位出现群集性水疱。若发生于手指部位，则表现为深在性水疱，伴有明显跳痛，称疱疹性瘭疽。

2. 复发型 指原发感染消退后，部分患者受到诱发因素刺激，HSV 经过潜伏后再次活化，在同一部位出现反复发作的皮损。复发型单纯疱疹部位多局限，好发于口周、鼻腔周围、面部或口腔黏膜等部位。初期局部常有灼热感或刺痛，继而在红斑基础上出现群集性小水疱，1～2 周后水疱干燥结痂而痊愈，愈后不留瘢痕。复发型单纯疱疹持续时间较短，临床症状相对较轻，易反复发作。每年复发在 6 次以上者为频繁复发。HSV-2 常引起生殖器疱疹，详见第二十六章"性传播疾病"。

【诊断和鉴别诊断】

根据皮疹的好发部位、皮疹的形态特征，以及刮取水疱底物涂片检出多核巨细胞和核内嗜酸性包涵体即可诊断，必要时可借助直接荧光抗体测定、HSV-DNA 的 PCR 检测等检查帮助确诊。单纯疱疹应注意与带状疱疹、脓疱疮、手足口病、虫咬皮炎等进行鉴别诊断。

【治疗和预防】

治疗原则为缩短病程、防止继发感染、减少复发。

1. 内用药物疗法

（1）抗病毒药物：核苷类药物是抗 HSV 最有效的药物。常用的有阿昔洛韦 200mg，5 次／日；伐昔洛韦 250mg，2 次／日；泛昔洛韦 250mg，3 次／日；这些药物临床疗效相似，疗程一般 5～10 天，慢性复发性感染患者可以小剂量长疗程维持。

（2）免疫治疗药物：可试用转移因子、胸腺素、干扰素等，有一定预防或减少复发的作用。

（3）新生儿 HSV 感染：阿昔洛韦 30～60mg/（kg·d），静脉滴注，疗程为 10～20 天。

（4）危重病人：阿昔洛韦 15mg/kg，每 8 小时一次，静脉滴注，疗程为 10～20 天。同时配合使用丙种球蛋白、干扰素等可提高疗效。

2. 外用药物治疗 以收敛、防治细菌感染为主。可用 3%～5% 阿昔洛韦溶液或阿昔洛韦软膏，或 1% 喷昔洛韦软膏，亦可用酞丁胺软膏、0.1% 碘苷液。外用抗病毒药物的疗效尚有待评价。对疱疹性龈口炎可用 1:1000 苯扎溴铵溶液含漱。如继发感染时可外用莫匹罗星软膏。

问题与思考

单纯疱疹为什么容易复发？

第二节 水痘-带状疱疹

【定义】

水痘（varicella）和带状疱疹（herpes zoster）是由同一病毒，即水痘-带状疱疹病毒（Varicella-zoster virus，VZV）引起的两种不同临床表现的疾病。水痘以散在分布的小水疱为特征，好发于儿童，具有很强的传染性。带状疱疹以沿单侧周围神经分布的集簇性小水疱，伴明显的神经痛为特征，一般无传染性。

【发病机制】

VZV 现已命名为人疱疹病毒 3 型（human herpes virus 3，HHV-3），为 DNA 病毒，只有一种血清型。人是 VZV 唯一自然宿主。VZV 具有嗜神经和皮肤的特性，主要通过飞沫传播，直接接触患者的皮损亦可发生感染。经呼吸道感染后可发生水痘或呈隐性感染，愈后可获得持久的免疫力。但部分病毒可长期潜伏于脊髓后根神经节或脑神经的感觉神经节中，当机体抵抗力下降时，潜伏的病毒被再度激活，使受侵犯的神经节发生炎症或坏死，产生神经痛，同时病毒沿着神经纤维传播到所支配的皮肤，发生带状疱疹。

【临床表现】

1. 水痘（图 7-2）

（1）好发于儿童，但 1 岁以下少见，潜伏期 10～21 天。

（2）起病较急，少数患者在出疹前 1～2 天可有发热、乏力、肌痛、全身不适等前驱症状。

（3）皮疹初起为红斑疹，数小时内变为红色小丘疹，1～2 天内形成绿豆大发亮的小水疱，中央脐窝状，周围有红晕，随后疱液浑浊并逐渐干燥结痂，痂皮脱落后，常伴瘙痒。皮疹相继分批出现，同一部位可见斑疹、丘疹、水疱和结痂同时存在。

（4）皮疹呈向心性分布，头面部及躯干皮疹较密集，四肢皮疹则散在分布，可累及口咽部及阴部黏膜，易破溃形成浅溃疡。

（5）本病有自限性，病程约 2 周，愈后可获得持久免疫，主要并发症为皮疹继发细菌感染，易导致瘢痕形成。

（6）成人患者全身症状重，免疫缺陷患者易出现播散性感染，可以引起肺炎、脑炎、心肌炎、肾炎等。VZV 侵犯血液系统可以导致血小板减少，凝血机能下降，出现出血性皮损和内脏出血，严重者导致死亡。

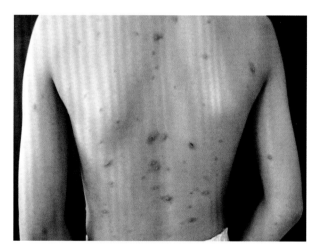

图 7-2　水痘

2. 带状疱疹（图 7-3）

（1）好发于成人，春秋季节多见。

（2）发疹前常有轻度全身不适，皮损部位有皮肤灼热或刺痛感。1～4 天后，患处出现红斑、小丘疹，继之迅速出现群集的小水疱或丘疱疹。疱壁紧张发亮，疱液澄清，沿某一周围神经走向呈带状排列，周围绕以红晕。

（3）皮损常发生在身体的一侧，一般不超过躯干中线。好发部位为肋间神经、三叉神经第一分支区、颈神经和腰骶神经支配区域。剧烈神经痛是本病的特征之一，老年患者常较重并难以忍受。

（4）多无全身表现，但可并发局部淋巴结肿痛。病程一般 2～3 周，老年患者稍长。皮损愈后留有瘢痕或暂时性色素沉着。

（5）除了上述皮肤症状外，带状疱疹还可见一些特殊表现：①眼带状疱疹（herpes zoster ophthalmicus）：表现为病毒性葡萄膜炎和角膜炎；②耳带状疱疹（herpes zoster oticus）：病毒侵犯膝状神经节时可出现面瘫、耳痛及外耳道疱疹三联征，称为 Ramsay-Hunt 综合征；③播散性带状疱疹（disseminated herpes zoster）：病毒可经血液播散产生全身泛发性水疱，多见于老年人及免疫抑制患者；④不典型带状疱疹：仅有神经痛而不出现皮损者为顿挫型，仅出现红斑、丘疹而不发生水疱者为不全型，病变同时累及 2 个以上神经节，产生身体同侧或对侧多个区域皮损者为泛发型，此外还有大疱型、出血型和坏疽型等；⑤有时皮损已完全消失，但神经痛可持续数月至 2~3 年不等，称为带状疱疹后遗神经痛（postherpetic neuralgia，PHN），多见于老年患者。

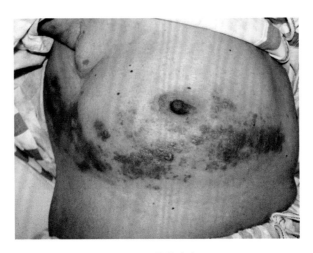

图 7-3　带状疱疹

【诊断和鉴别诊断】

1. **水痘**　诊断要点：①儿童好发，近 2~3 周内有与水痘患者接触史；②典型皮疹为绿豆大小水疱，中央脐窝状，周围有红晕，向心性分布；③斑疹、丘疹、水疱和结痂等不同疹龄的皮疹可以同时存在；④本病有自限性。应与丘疹性荨麻疹、脓疱疮进行鉴别。

2. **带状疱疹**　诊断要点：①发病前常有轻度全身不适；②有明显的神经痛症状；③皮疹好发于肋间神经及三叉神经所支配的皮肤区域；④皮疹呈群集性小水疱，周围绕以红晕，沿神经走向，带状排列；⑤皮疹常呈单侧分布，一般不超过躯干中线。出疹前或无皮疹的顿挫型应与肋间神经痛、尿路结石、胸膜炎、阑尾炎、坐骨神经痛等进行鉴别，出现群集的小水疱后有时需与单纯疱疹、隐翅虫皮炎、脓疱疮等进行鉴别。

案例 7-1

　　患者，男，60 岁，因左腰背部水疱 3 天就诊。患者诉 5 天前自觉左腰部阵发性隐痛，使用红花油外用，2 天后左腰背部涂药处出现水疱，阵发性隐痛未见减轻，如针刺感。既往有高血压病史，长期服用硝苯地平缓释片治疗。查体：左侧腹部、背部（相当于第十二肋骨区域）群集性米粒大小水疱，疱液清亮，周围绕以红晕，带状排列。

　　问题：

　　1. 患者的诊断是？诊断依据有哪些？

　　2. 如何与接触性皮炎进行鉴别诊断？

【治疗和预防】

治疗原则为抗病毒、止痛、防止继发细菌感染和并发症。

1. 水痘

（1）严密隔离患者，防止在学校及幼儿园流行。

（2）局部治疗：局部以干燥、止痒、消炎为主。水疱未破时外搽含硫黄的炉甘石洗剂。水疱破溃后可外用抗菌制剂。

（3）抗病毒治疗：新生儿水痘、免疫功能低下的患者或已有全身散播性感染（如肺炎、脑炎）者，应及早进行全身抗病毒治疗，阿昔洛韦每次剂量为 10mg/kg 或 500mg/m² 静脉滴注，每 8 小时 1 次，连续使用 5～10 天。

2. 带状疱疹

（1）早期治疗、合理用药有助于缩短病程及防止后遗神经痛。

（2）局部治疗同水痘。

（3）抗病毒治疗：可全身应用核苷类抗病毒药物，如阿昔洛韦每次 800mg，每日口服 5 次；伐昔洛韦每次 1000mg，每日 3 次口服；泛昔洛韦每次 500mg，每日 3 次口服，疗程 1 周左右。

（4）营养神经药物：维生素 B_1 和 B_{12} 肌肉注射，或甲钴胺口服，重症患者在病程早期可配合口服糖皮质激素（如泼尼松 30mg/d，连服 5～7 天）以抑制炎症和减轻神经节的炎症后纤维化，降低神经痛的发生率。

（5）镇痛治疗：剧烈神经痛可用止痛药物，如加巴喷丁等。严重者可局部神经根封闭治疗。

（6）支持治疗：对泛发的严重病例还应注意支持疗法，防止并发细菌感染。联合应用干扰素、丙种球蛋白、胸腺素等对本病有效。

（7）局部理疗：针刺疗法、音频电疗、氦氖激光照射、红外线照射等可缓解病情。

问题与思考

1. 水痘和带状疱疹均由同一病毒引起，为什么临床表现不同？
2. 带状疱疹会复发吗？

第三节　疣

【定义】

疣（verruca，wart）是由人类乳头瘤病毒（human papilloma virus，HPV）感染皮肤或黏膜所引起的良性新生物，根据临床表现和发生部位可分为四型，即寻常疣、扁平疣、跖疣及尖锐湿疣。

【发病机制】

HPV 属于乳头瘤空泡病毒，为小 DNA 病毒，呈 20 面体，无包膜。HPV 的靶细胞是皮肤黏膜的上皮细胞。可通过皮肤黏膜的微小破损感染上皮细胞，导致该细胞异常分化和增生，形成良性新生物。目前已发现有 100 多种 HPV 亚型与人类疾病相关。与疣类皮肤病相关的有 1、2、3、4、6、10、11、16、18、28 等亚型。HPV16、18、31、33 等亚型还具有致癌性。人是 HPV 唯一的自然宿主。

本病传染源为病人和病毒携带者，主要经直接接触包括性接触传播，也可间接感染。细胞免疫功能低下与本病的发生有关。

【临床表现】

潜伏期 6 周～2 年。好发于儿童及青少年。常见临床类型有：

1. 寻常疣（verruca vulgaris）（图 7-4）

（1）好发于手背、手指、足背和甲缘等处，亦可见于身体其他部位。

（2）皮损为黄豆大小或更大的角化明显、表面粗糙呈乳头瘤样增生丘疹和结节，界限清楚，呈灰褐色、棕色或正常皮肤颜色。手部疣因磨损呈圆顶状，表面粗糙，质地坚硬。

（3）发生于甲周者称甲周疣（periungual wart）；发生于甲床者称甲下疣（subungual wart）；发生于颈和眼睑，疣体因重力影响呈细长状突起并伴有顶端角化者称丝状疣（verruca filiformis）；头皮、趾间部位的疣体呈指状突起，称指状疣（digitate wart）。

（4）数目不定，可单个或多个。

（5）局部无症状或轻微痒感。

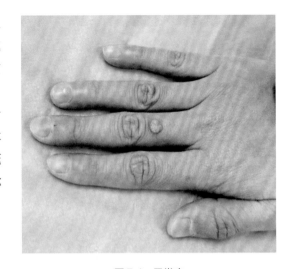

图 7-4　寻常疣

2. **跖疣**（verruca plantaris）（图 7-5）

（1）为发生于足跖部位的寻常疣，诱因多为外伤和局部摩擦刺激，足部多汗可促进跖疣发生。

（2）皮损初起为角质性小丘疹，渐增大。疣体因受压而形成角化性扁平斑块，表面粗糙，中央微凹，境界清楚，压痛明显。

（3）去除疣体表面角质层后，可见疏松性角质软芯及因毛细血管破裂出血而形成的小黑点。临床上还可见一处疣体内含有多个角质软芯的镶嵌疣（mosaic wart）、增殖疣及巨大疣等几种类型。

（4）可有疼痛，常伴有压痛。

3. **扁平疣**（verruca plana）（图 7-6）

（1）好发于面部、手背及前臂等处。

（2）皮损为米粒至黄豆大小扁平隆起性丘疹，圆形或椭圆形，少数为多角形，表面光滑，正常肤色或淡褐色，散在或密集分布。

（3）常于短期内突然出现，可自觉微痒，搔抓后皮损可沿抓痕呈串珠状排列，即自体接种反应。

（4）病程呈慢性经过，个别病人可自行消退，但可复发。

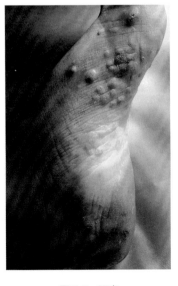

图 7-5　跖疣

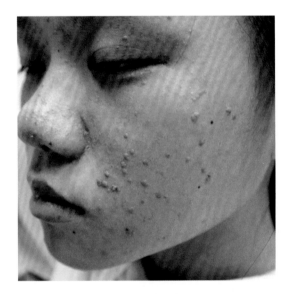

图 7-6　扁平疣

4. **生殖器疣**（genital wart）　详见第二十六章。

【诊断和鉴别诊断】

根据病史和临床表现即可确诊,必要时可行组织病理检查。寻常疣需与脂溢性角化、结节性痒疹进行鉴别,跖疣需与鸡眼、胼胝进行鉴别,面部扁平疣需与汗管瘤进行鉴别。

【治疗和预防】

本病主要采用物理治疗及外用药物治疗,皮损数目较多或久治不愈者可选用内用药物治疗。

1. **物理治疗**　包括冷冻、电灼、刮除和激光切割等,适用于皮损数目较少者。应尽量避免可能形成的瘢痕。

2. **外用药物疗法**　适用于皮损较大或不宜用物理治疗者,应根据不同情况选择药物及使用方法。常用药物包括 0.05%~0.1% 维 A 酸软膏或阿达帕林霜、5-氟尿嘧啶软膏、5% 咪喹莫特乳膏等。面部外用药后可能出现色素沉着,应慎用。

3. **局部注射治疗**　适用于外用治疗效果不佳的皮损,使用干扰素、博莱霉素进行疣体内注射治疗,有一定的疗效。

4. **光动力治疗**　皮损区域外用光敏剂氨基酮戊酸(ALA)封包治疗,然后经光照射引起局部细胞死亡,可以治疗部分寻常疣或扁平疣。

5. **系统药物疗法**　目前尚无有效的抗 HPV 药物,可试用维 A 酸类药物口服,免疫调节剂如干扰素,易导致剂量相关性毒副作用,不推荐作为常规临床使用。

问题与思考

1. 疣为什么容易复发?

2. 疣可以转变为鳞状细胞癌吗?

第四节　传染性软疣

【定义】

传染性软疣(molluscum contagiosum)俗称水猴子,是由传染性软疣病毒(Molluscum contagiosum virus,MCV)感染所致的传染性皮肤病。以皮肤出现蜡样光泽的小丘疹、顶端凹陷并可挤出软疣小体为临床特征。

【发病机制】

MCV 属痘病毒,为 DNA 病毒,是人体最大的病原性病毒之一。MCV 有亲表皮特性。目前已知有 4 个亚型,各个亚型均可致病,但以 MCV-1 型最常见。主要传播方式为皮肤直接接触或自身接种,亦可通过性接触或浴池等公共设施传播。特应性体质者及免疫缺陷者较为易感。MCV-1 型感染主要引起儿童的传染性软疣,但在免疫功能低下者(如 HIV 感染)多由 MCV-2 型感染所致。

【临床表现】

1. 多见于儿童和青年,潜伏期为 1 周至 6 个月。

2. 通过皮肤直接接触为主要传播途径,容易自身接种传播。儿童患者皮损以面颈部、四肢较为多见,成人患者以下腹部、外阴及生殖器常见;成人可通过皮肤直接接触传染,亦可通过性行为传播,性接触传染者皮损多见于外生殖器及肛周部位皮肤(图 7-7)。

3. 特征性皮损为直径 3~5mm 大小的半球形丘疹,互不融合,呈灰白或珍珠色。表面有蜡样光泽,中心微凹如脐窝状,内含乳白色干酪样物质,称为软疣小体。

4. 一般无明显自觉症状。

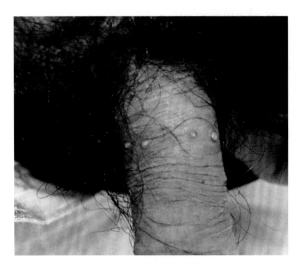

图7-7　传染性软疣

5. 严重免疫功能障碍的病人皮疹可泛发。

【诊断和鉴别诊断】

根据临床表现即可确诊，表现不典型时可以行皮损病理活检帮助确诊。单个较大的皮损有时需与角化棘皮瘤、基底细胞癌等鉴别。

【治疗和预防】

1. 及早治疗，避免搔抓，以防因自身接种而扩散。集体生活者不要共用内衣和浴巾，并注意消毒。

2. 局部治疗

（1）在无菌条件下用齿镊或弯曲血管钳将软疣夹破，挤出皮损内的软疣小体，然后外涂2%碘酊，并压迫止血。

（2）酞丁安霜、西多福韦软膏、斑蝥素等局部外用。

3. 疣体较大者也可应用电灼、冷冻、激光切割等方法治疗。

问题与思考

传染性软疣皮损挤出的乳白色干酪样物质含有病毒成分吗？

第五节　手足口病

【定义】

手足口病（hand-foot-mouth disease）主要由柯萨奇病毒引起，以手、足和口腔发生水疱为特征的病毒性皮肤病，具有传染性。

【发病机制】

本病的病原体主要为柯萨奇病毒，属于单链RNA病毒。目前发现柯萨奇病毒A5、A7、A9、A10、A16、B3、B5及肠道病毒（EV-71）均可引起本病，以A16最为常见。在病人的水疱液、咽部分泌物和粪便中均可分离出病毒，主要通过粪-口途径传播，亦可通过呼吸道传播。病后可获得较持久的免疫力。

【临床表现】

1. 好发于5岁以下儿童，幼儿园和托儿所易发生集体感染。

2. 夏秋季节多见,潜伏期2~7天。

3. 可有低热、头痛、食欲减退等前驱表现,部分患儿可有高热。

4. 口腔黏膜出现散在疱疹,米粒大小,疼痛明显(图7-8);手掌或脚掌部出现米粒大小疱疹(图7-9,图7-10),臀部或膝盖偶可受累。疱疹周围有炎性红晕,疱内液体较少。

5. 有自限性,病程1周左右,预后良好,极少复发;少数患儿可引起心肌炎、肺水肿、无菌性脑膜脑炎等并发症。由EV-71型病毒引起易累及中枢神经系统。

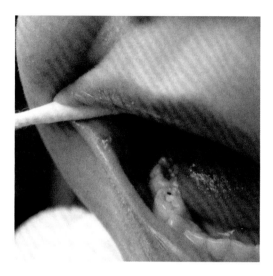

图7-8 口腔损害

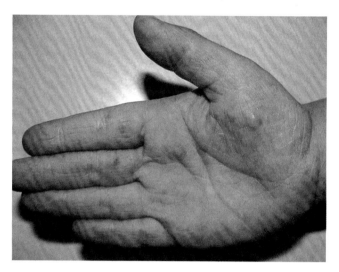

图7-9 手部损害

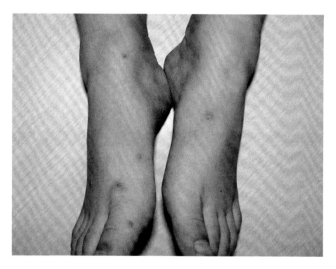

图7-10 足部损害

【诊断和鉴别诊断】

根据发生于手、足、口腔部位的小水疱,结合流行病学可做出诊断。疱液、咽拭子中分离出相关病毒及血清中抗柯萨奇病毒抗体滴度升高有助于诊断。应注意与疱疹性口炎、水痘、多形红斑鉴别。

【治疗和预防】

1. 患儿应隔离,特别应防止本病在幼儿群体内传播。

2. 目前缺乏特异性抗病毒药物,对症、支持治疗为主,患儿因口腔疼痛进食受到影响,注意保持水电解质平衡的治疗。

3. 口腔损害可用口腔清洁含漱剂漱口。手、足部皮损可外用5%硫黄炉甘石洗剂。

4. 重症患者需住院系统治疗。

问题与思考

手足口病与水痘如何鉴别诊断？

（刘栋华）

学习小结

本章以理论学习的方式重点介绍单纯疱疹、水痘 - 带状疱疹、疣、传染性软疣、手足口病的病因、临床特征以及诊断要点。单纯疱疹、水痘、带状疱疹和手足口病的基本损害均为水疱，但水疱的好发部位和水疱的特征在这四种疾病是不同的，各具特征，根据临床皮损表现特点的自觉症状可以诊断和鉴别诊断。根据疣的临床表现和发生部位可分为四型，寻常疣、扁平疣、跖疣及尖锐湿疣，均由 HPV 感染引起（尖锐湿疣在性病章节介绍）。寻常疣、扁平疣、跖疣的基本损害均为丘疹，扁平疣的皮损扁平，表面较光滑，寻常疣和跖疣的皮损常呈乳头状，表面粗糙。传染性软疣好发于年幼患者，皮损的特征比较显著。治疗上，单纯疱疹、水痘、带状疱疹的常用药物为核苷类药物（如阿昔洛韦），疣和传染性软疣以局部治疗为主，手足口病以支持治疗为主。

复习参考题

一、名词解释

1. Kaposi 水痘样疹

2. Ramsay-Hunt 综合征

二、问答题

简述带状疱疹的临床表现特点和治疗原则。

第八章　细菌性皮肤病

8

08章

学习目标

掌握	脓疱疮、毛囊炎、疖、丹毒、蜂窝织炎、麻风的临床表现及治疗方法。
熟悉	脓疱疮、毛囊炎、疖、丹毒、蜂窝织炎、麻风的病因及发病机制。
了解	皮肤结核病、非结核分枝杆菌病的临床特点。

第一节　球菌性皮肤病

球菌性皮肤病是指由化脓性球菌感染所引起的皮肤病，累及表皮、真皮、皮下组织和皮肤附属器等部位，常见的有脓疱疮、毛囊炎、疖、痈、丹毒、蜂窝织炎等，主要由金黄色葡萄球菌和（或）链球菌感染所致。

一、脓疱疮

【定义】

脓疱疮（impetigo）俗称"黄水疮"，是由金黄色葡萄球菌和（或）乙型溶血性链球菌感染所引起的一种儿童常见的化脓性传染性皮肤病。

【临床表现】

1. **病因**　病原菌主要为金黄色葡萄球菌，其次是乙型溶血性链球菌，或两者混合感染。

2. **好发部位**　暴露部位，尤以面部、四肢常见。

3. **发病特点**　好发于儿童，以夏、秋季节多见。

4. **皮疹特点**

（1）寻常性脓疱疮（impetigo vulgaris）（图 8-1）：又称接触传染性脓疱疮（impetigo contagiosa），其特点为：①好发于面部；②皮损初起为红斑或小水疱，迅速转变成脓疱，脓液浑浊，周围有红晕，疱壁薄，脓疱破后形成糜烂面，脓液干涸后形成蜜黄色厚痂，周围常有卫星灶；③自觉瘙痒，痂皮脱落而自愈，愈后不留瘢痕；④严重者可引起败血症、急性肾小球肾炎。

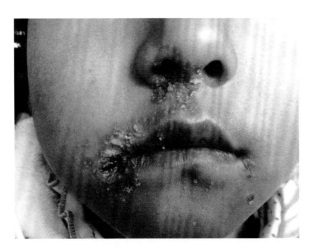

图 8-1　寻常性脓疱疮

（2）深脓疱疮（ecthyma）（图 8-2）：又称臁疮，其特点为：①好发于小腿或足背部；②皮损为脓疱，周围红肿明显，脓疱破后形成深在的碟状溃疡，边缘陡峭红肿，严重者可形成坏疽或深部组织感染；③伴明显疼痛，可有发热，皮损附近淋巴结可肿痛。

（3）大疱性脓疱疮（impetigo bullosa）（图 8-3）：①好发于儿童，成人也可受累，好发于面部、躯干和四肢；②皮损为大脓疱，疱液为黄色脓液，疱壁薄，脓液沉积于疱底呈半月状是本病的特征，破溃形成糜烂结痂。病人自觉瘙痒，愈后不留瘢痕。

（4）新生儿脓疱疮（impetigo neonatorum）：为大疱性脓疱疮的异型，其特点为：①起病快，传染性强，多于生后 4～10 天发病,常有上呼吸道感染病史;②初期为多发性豌豆到蚕豆大水疱或脓疱,疱壁紧张,后松弛易破,形成红色糜烂面,Nikolsky 征阳性;③患儿可伴高热、腹泻等全身中毒症状,严重时可并发败血症、肺炎球菌性脑膜炎而导致死亡。

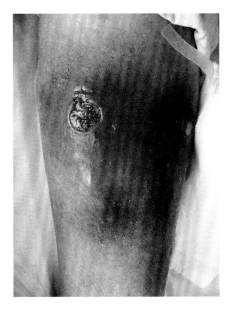

图 8-2　深脓疱疮

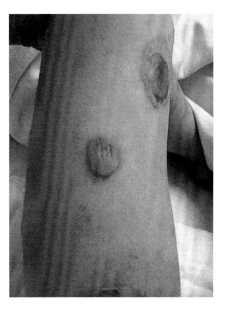

图 8-3　大疱性脓疱疮

（5）葡萄球菌性烫伤样皮肤综合征（staphylococcal scalded skin syndrome, SSSS）（图 8-4）:①由凝固酶阳性的噬菌体 II 组 71 型金黄色葡萄球菌引起;②皮损初起常由面部、口周开始,迅速蔓延到四肢和躯干;特征性皮损是在红斑基础上出现松弛性水疱,或轻擦皮肤即有表皮大片剥脱,即 Nikolsky 征阳性,似烫伤样外观,口周可见放射状裂纹,手、足皮肤可呈手套、袜套样剥脱;③皮损处有疼痛和触痛;④一般预后良好,1～2 周后可痊愈,重症者可因并发败血症而死亡。

【实验室检查】

1. 外周血白细胞总数及中性粒细胞计数可增高。

2. 脓液培养可分离出金黄色葡萄球菌或链球菌。

3. 检测患者血清中的表皮松解毒素 A（采用 ELISA 法）。

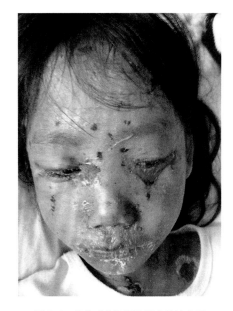

图 8-4　葡萄球菌性烫伤样皮肤综合征

【诊断和鉴别诊断】

1. 本病根据典型皮损、发病年龄、季节、结合传染史即可作出诊断,必要时可结合细菌学检查进行诊断和分型。

2. 寻常性脓疱疮要与丘疹性荨麻疹、水痘鉴别。

3. SSSS 应与中毒性表皮坏死松解症（toxic epidermal necrolysis, TEN）鉴别,TEN 是重症药疹,其皮肤剥脱比 SSSS 深,发生在表皮真皮交界处,因而病情比 SSSS 重,愈合也慢。

1. 临床上如何鉴别寻常性脓疱疮与丘疹性荨麻疹?
2. 临床上如何鉴别SSSS与非金葡菌中毒性表皮坏死松解症?

【预防和治疗】

1. **一般处理**

（1）保持皮肤清洁,简单隔离病人。

（2）患者用过的衣物及时消毒,避免搔抓。

2. **外用药物疗法**　原则:杀菌、消炎、收敛。

（1）外用抗生素软膏作为首选,可选择2%莫匹罗星软膏、2%夫西地酸软膏、3%环丙沙星软膏等。

（2）脓疱较大者可抽取疱液,脓疱破者可用1:2000呋喃西林、1:5000高锰酸钾溶液等清洗湿敷,再用抗生素软膏。

（3）SSSS患者应加强口腔、眼睛和外阴护理,保持创面干燥。

3. **内用药物疗法**　皮损泛发、全身症状重者应及时全身内用抗生素。

（1）选用对金黄色葡萄球菌敏感的抗生素,常用阿莫西林/克拉维酸钾、头孢菌素等;若是耐青霉素酶葡萄球菌感染选用甲氧西林、萘夫西林和苯唑类青霉素(包括苯唑西林、氯唑西林、双氯西林);若是耐甲氧西林金黄色葡萄球菌(MRSA)感染选用万古霉素、去甲万古霉素。最好根据药敏试验选择用药。

（2）青霉素过敏者可选用大环内酯类抗生素。

（3）必要时输注血浆或丙种球蛋白。

案例8-1

　　患儿,女,4岁,学生。因"口周红斑、脓疱、糜烂伴痒3天"就诊。3天前无诱因左侧口周处出现红斑、小水疱,迅速转变成脓疱,脓液浑浊,脓疱破后形成糜烂、结痂,伴瘙痒,无发热。专科检查:口周皮肤见红斑、糜烂,其上有黄色结痂,境界清楚。

　　问题:

　　1. 该患者初步诊断是什么? 需要完善哪些检查?

　　2. 如何治疗此患者?

案例8-2

　　男性,45岁,因"左足背红肿疼痛伴发热3天"就诊。4天前,患者赤足趟过雨水后,出现畏寒发热,T:38.5℃。次日左足背出现红肿、疼痛,自服"阿莫西林"后体温正常,但足背仍然红肿疼痛,为诊治来诊。专科检查:左足背弥漫性水肿红斑,表面紧张发亮伴灼热感,境界清楚,有压痛,左侧腹股沟淋巴结肿大。

　　问题:

　　1. 该患者初步诊断是什么? 需要完善哪些检查?

　　2. 如何治疗此患者?

女，28岁，因"左手腕部浸润性暗红斑块伴胀痛2周"就诊。2周前患者在切割火腿时左手腕部不慎被骨刺划破，破损处有少许液体渗出，未行特殊处理。两天后划破处出现浸润性暗红斑块，并逐渐增大，伴胀痛感，无畏寒、发热。既往体健，从事生火腿肉加工销售工作。体格检查：一般情况好，系统检查无异常，血、尿、粪常规检查均正常。皮肤科情况：左前臂屈侧下段近手腕处见7cm×4cm及2.0cm×1.5cm水肿性暗红色斑块，呈纵向排列，边界清楚，并见约10cm的划痕，划破处干燥、脱屑，无明显渗出，有触痛，左侧腋窝淋巴结未触及增大。

问题：

1. 该患者初步诊断是什么？需要完善哪些检查？

2. 如何治疗此患者？

二、毛囊炎、疖、痈

【定义】

毛囊炎（folliculitis）为毛囊口的化脓性感染；疖（furuncle）为毛囊深部或毛囊周围的化脓性感染；痈（carbuncle）为多个相邻毛囊及毛囊周围炎症相互融合而形成的皮肤深度感染。

【临床表现】

1. **病因**　主要为金黄色葡萄球菌感染，其次为白色葡萄球菌。

2. **好发部位**　多毛部位如头皮、面、颈、背、臀、会阴等部位。

3. **好发年龄**　多见于成年人。

4. **皮疹特点**

（1）毛囊炎（folliculitis）（图8-5）：皮损为毛囊性的炎性丘疹或脓疱，中央有毛发贯穿，周围有炎性红晕。脓疱破溃后，可排出少量脓血或干涸形成黄痂皮，痂皮脱落不形成瘢痕，自觉痒痛。

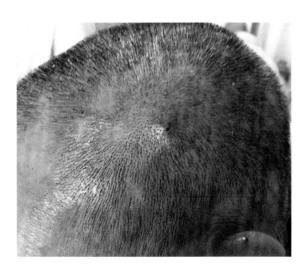

图8-5　毛囊炎

常见的特殊类型有：①秃发性毛囊炎（folliculitis decalvans）：发生于头皮且炎症反应较重，愈后形成圆形或椭圆形秃发性小瘢痕；②须疮（sycosis）：发生于男性上唇部的毛囊炎；③瘢痕疙瘩性毛囊炎（folliculitis keloidalis）：发生于颈项部的慢性毛囊炎形成瘢痕性结节者；一些病例反复发作，病程迁延，称为慢性毛囊炎。

（2）疖（furuncle）（图8-6）：炎性浸润较深的毛囊性结节，中央有脓栓，疼痛明显，破后排出脓液，自觉痛或压痛。疖多为单发，若免疫力低下也可多发。可有全身症状。若数目较多且反复发作经久不愈，称为疖病（furunculosis）。

（3）痈（carbuncle）（图8-7）：初起为毛囊及其附近炎症性硬块，表面光滑，紧张发亮，界限不清。皮损迅速向四周及深部蔓延，继而化脓，中央区皮肤坏死，形成多个脓头及脓栓，脓栓脱落后留下多个带有脓性基底的深在溃疡，状如蜂窝，愈后遗留瘢痕。好发于颈、背、肩、臀及大腿等处，可伴局部淋巴结肿大及全身中毒症状等，严重者可发生败血症而危及生命。

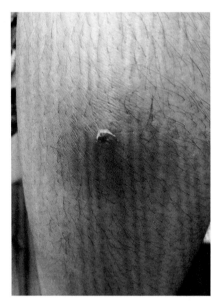

图8-6　疖

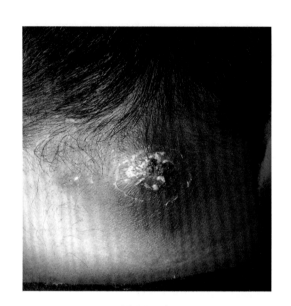

图8-7　痈

【实验室检查】

1. 外周血白细胞总数及中性粒细胞计数可增高。

2. 脓液培养可分离出致病菌，必要时可做药敏试验。

【诊断和鉴别诊断】

根据病史及典型的皮损特点，必要时可结合细菌学检查进行诊断。

疖应与汗腺炎鉴别，后者浸润比较局限，周围炎症较轻，不形成脓栓，仅发生于腋窝、肛周、外阴及乳晕等顶泌汗腺分布区域。

问题与思考

临床上如何鉴别毛囊炎、疖、痈？

【治疗】

1. **一般治疗**　注意皮肤清洁，避免外伤，积极治疗瘙痒性皮肤病，使用超短波、远红外线和紫外线照射理疗有一定疗效。

2. **外用药物疗法**

（1）脓栓尚未形成者，外用20%鱼石脂软膏、3%碘酊、2%莫匹罗星软膏或5%新霉素软膏等。

（2）脓栓已形成者，可切开排脓。

3. 内用药物疗法

（1）根据药敏试验选择抗生素，或选用对致病菌敏感的抗生素，如头孢菌素类、大环内酯类或喹诺酮类抗生素。

（2）反复发作可加免疫调节剂（如转移因子、胸腺素等）治疗。

三、丹毒、蜂窝织炎

【定义】

丹毒（erysipelas）为溶血性链球菌感染引起的皮肤淋巴管及其周围软组织的急性炎症。蜂窝织炎（cellulitis）是由金黄色葡萄球菌和溶血性链球菌引起的皮下、筋膜下及深部疏松结缔组织的弥漫性化脓性炎症。

【临床表现】

1. 丹毒

（1）好发部位：多毛部位如足背、小腿、面等部位，常为单侧。

（2）皮疹特点：①皮损出现前常有发热、寒战、头痛等前驱症状；②典型皮损为境界清楚的水肿性红斑，表面紧张发亮伴灼热感（图8-8），迅速扩大，伴疼痛及压痛。病程1~2周，消退后遗留有暂时性色素沉着和轻度脱屑。③可有不同程度全身中毒症状和附近淋巴结肿大。

（3）常见特殊类型：①大疱性丹毒：红斑基础上发生水疱甚至大疱；②坏疽性丹毒：炎症病灶深在，引起皮下组织坏疽者；③复发性丹毒：为在某处多次反复发作者；④游走性丹毒：炎症损害一边消退而另一边扩展者；⑤象皮肿（elephantiasis）：反复发作致皮肤淋巴管受阻，淋巴液回流不畅，局部持久性淋巴水肿，最终可引起皮肤增生性纤维化者。

2. 蜂窝织炎

（1）好发部位：好发于四肢、面部和肛周等部位。

（2）皮疹特点：①皮损初起为弥散性、浸润性和水肿性红斑，界限不清，局部皮温增高，其中央可出现结节、水疱；严重者可出现深部化脓，可有明显波动感和出血、坏死并形成溃疡（图8-9）；②伴有高热、寒战和全身不适，严重者可发生淋巴结炎、坏疽、转移性脓肿、败血症。

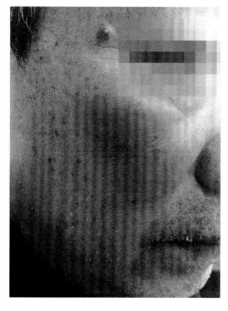

图8-8　丹毒

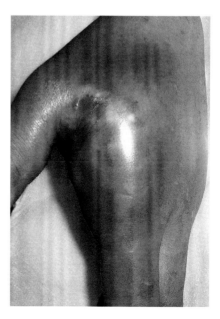

图8-9　蜂窝织炎

【实验室检查】

白细胞总数及中性粒细胞比例升高，可伴核左移和中毒颗粒。

【诊断和鉴别诊断】

本病根据病史及典型的皮损特点，结合实验室检查可确定诊断。

丹毒应注意与接触性皮炎（有接触史并伴瘙痒）、血管性水肿（发作和消退迅速）、蜂窝织炎（皮损境界不清，有明显的凹陷性水肿，中央可软化、波动及破溃）等进行鉴别。

问题与思考

临床上丹毒与蜂窝织炎如何鉴别？

【治疗】

两者以内用药物治疗为主，原则为早期、足量、足疗程、敏感抗生素，同时辅以外用抗生素软膏（如2%莫匹罗星软膏、2%夫西地酸乳膏等），还可辅以紫外线、超短波、红外线照射等治疗。

1. **丹毒**　寻找并积极治疗原发病灶（如足癣）。首选青霉素，每天480万～640万单位静滴，持续用药2周，对复发性丹毒要延长用药时间。青霉素过敏者可选用大环内酯类抗生素或喹诺酮类药物。

2. **蜂窝织炎**　应选用抗菌谱较广的头孢类抗生素，也可选用喹诺酮类或大环内酯类药物。形成脓肿者应手术切开引流。

第二节　杆菌性皮肤病

一、麻风

【定义】

麻风（leprosy）是由麻风分枝杆菌（*mycobacterium leprae*）感染引起的，主要侵犯皮肤、黏膜和周围神经的一种慢性传染病。

【流行病学】

1. **传染源**　麻风病人是麻风分枝杆菌的天然宿主，也是本病唯一的传染源。

2. **传播途径**　多菌型麻风病人主要由鼻腔分泌物通过呼吸道传染，溃疡性损害也可排出病菌接种到易感人群。

3. **易感人群**　儿童、机体免疫力降低者易感，大部分正常人群对麻风分枝杆菌有自然抵抗力，密切接触麻风病人者其患病率仅为5%以下。

【分类】

目前我国采用Ridley-Jopling分类法（即五级分类法），主要根据免疫学、细菌学、组织病理和临床表现将麻风的类型排成光谱样序谱，该分类法根据病人细胞免疫力由强到弱、麻风杆菌数量由少到多等特点将麻风分为五级。

1. 结核样型麻风（tuberculoid leprosy，TT）。

2. 界限类偏结核样型麻风（tuberculoid borderline，BT）。

3. 中间界限类麻风（borderline leprosy，BB）。

4. 界限类偏瘤型麻风（lepromatous borderline，BL）。

5. 瘤型麻风(lepromatous leprosy, LL)。

麻风早期称为未定类麻风(interminate leprosy, IL),可演变成免疫光谱中的任何一个类型,也可自愈。

为适应麻风联合化疗(multidrug therapy, MDT)的实施,1981年WHO将麻风病分为多菌型(multibacillary, MB,包括LL、BL和BB)和少菌型(paucibacillary, PB,包括TT、BT和IL)两型,并据此采取不同的治疗方案。

问题与思考

为什么麻风各临床分型会相互转化?

【临床表现】

本病主要累及皮肤、黏膜和神经系统。各型麻风临床特点见表8-1。

表8-1　各型麻风的临床特点

| | 高抵抗 | | 抵抗力不稳定 | | 无抵抗力 |
	TT	BT	BB	BL	LL
损害	斑疹,常有色素减退	浸润性斑块	浸润性斑疹、斑块	浸润性斑疹、斑块	斑疹、丘疹、结节弥漫性浸润
数量	1~3	数个常有卫星灶	数个或较多	较多	大量
分布	局限且不对称	不对称	明显不对称	倾向对称分布	对称分布
界限	边界清楚	边界清楚	不是很清楚的边界	不是很清楚的边界	边界模糊,皮损与正常皮肤间不易区分
感觉	消失	消失	减退	减退	无感觉障碍
皮损查菌	0	1+	2+	3+	4+
麻风菌素试验	3+	±~+	–	–	–
组织学	上皮样细胞逐渐减少,神经破坏,真皮无"无浸润带",上皮细胞肉芽肿为TT及BT			组织细胞、泡沫细胞日益增多,真皮有"无浸润带",泡沫细胞肉芽肿为BL, LL型	

1. **未定类麻风(IL)**　为麻风病的早期表现。

(1)好发部位:常见于儿童,可累及身体各部,但极少发生于头皮、腋窝、腹股沟及会阴部。

(2)皮损特点:皮损数目较少,常见浅色斑或淡红色斑,表面平滑,无浸润性,非对称性分布。皮损处轻度至中度感觉障碍,偶见浅神经粗大。

(3)多数患者皮肤涂片查菌阴性;麻风菌素试验阳性,也可阴性。

(4)本型麻风不稳定,可自愈,少数可演变为其他各型麻风。

2. **结核样型麻风(TT)**(图8-10)

(1)好发部位:面部、肩部、臀部和四肢伸侧。

(2)皮损特点:数量少且局限,分布常不对称。1~2个浅色斑、红斑或斑块,呈环状,表面干燥或有少许鳞屑,皮损区毳毛脱落,浅感觉(温度觉、痛觉和触觉)障碍和出汗障碍;周围神经如耳大神经(图8-11)、尺神经、腓总神经、眶上神经等粗硬或触痛,晚期可出现肌肉萎缩、运动障碍及肢体畸形。

(3)皮肤涂片查菌阴性,麻风菌素试验强阳性。

(4)TT病人机体免疫力较强,病情较稳定。皮损可自愈或经治疗后在短期治愈。

3. **瘤型麻风(LL)**(图8-12)

(1)好发部位全身均可,并伴有内脏损伤。

(2)皮损特点皮损数目多,对称而广泛,淡红或暗红色的弥漫性浸润斑块及大小不等的结节,状如"狮面",外侧1/3眉毛、睫毛和体毛大部分脱落。周围神经普遍受累,变粗,质地坚实,浅感觉明显障碍,可引起面瘫、手足畸残（垂足、垂腕、指趾骨吸收、足底溃疡等）、眼睛受损（睑外翻、上睑下垂、虹膜睫状体炎、白内障、失明等）。

（3）皮损处可查见大量抗酸杆菌，麻风菌素试验阴性。

（4）本型病人机体免疫力很低，受累组织器官范围较广。

4. **麻风反应**（lepra reaction）（图 8-13）　是在麻风慢性过程中，机体对麻风杆菌抗原的免疫反应平衡紊乱而导致的急性变态反应性炎症反应。常提示复发或型别演变。分为Ⅰ型和Ⅱ型，其临床特点见表 8-2。

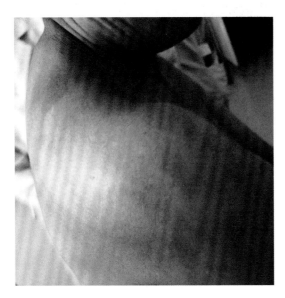

图 8-10　结核样型麻风

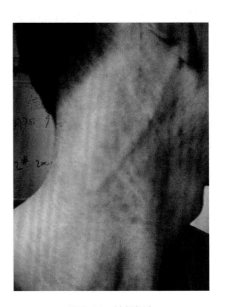

图 8-11　神经粗大

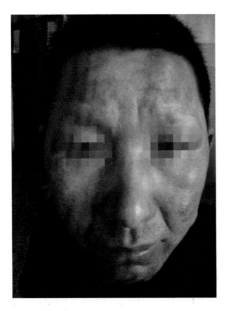

图 8-12　瘤型麻风

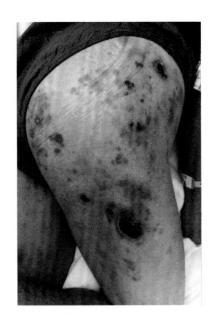

图 8-13　麻风反应

表 8-2　麻风反应分型

分型	变态反应	易发生类型	皮损特点	反应后转型	全身症状
Ⅰ型	Ⅳ 细胞免疫	BT、BB、BL	发生慢，消退慢，局限于皮损处，发红、肿胀和触痛	向 TT 或 LL 转型	无
Ⅱ型	Ⅲ 体液免疫	LL、BL	发生快，损害重，结节性红斑和多形红斑样损害，反复发生，分布广泛	否	有发热、神经炎、虹膜睫状体炎、睾丸炎

【实验室检查】

1. **皮损涂片查菌**　可在皮损处、耳垂、前额、下颌、前臂伸侧以及臀部、躯干处小切口,刮取组织液涂片行抗酸染色后镜检。

2. **麻风菌素试验**(lepromin test)　判定机体对麻风杆菌细胞免疫反应的强弱,作为判断麻风型别的参考指标(表8-1)。

3. **毛果芸香碱出汗试验**　常用1:1000毛果芸香碱溶液皮内注射,如果不出汗则表明汗腺及支配汗腺的神经受累。

4. **酚醛糖脂-1**(phenolic glycolipid, PGL-1)**抗原或抗体检测**　免疫组化染色标记PGL-1抗原有助于少菌型麻风的诊断,检测患者血清中PGL-1抗体或多菌型患者尿中PGL-1抗原,用于多菌型麻风的诊断、病情及复发的监测,也可以作为观察疗效的指标。

【组织病理】

TT:真皮有上皮样细胞、大量淋巴细胞和朗汉斯巨细胞构成的肉芽肿,抗酸染色常查不到抗酸杆菌。

LL:真皮上部"无浸润带"明显,真皮内见泡沫细胞构成的肉芽肿,抗酸染色可见大量麻风杆菌。

【诊断和鉴别诊断】

1. 符合下述4项中的2项或2项以上,或符合第③项,可诊断为麻风病:①皮损区伴有感觉障碍及闭汗或麻木;②周围神经粗大,并伴相应功能障碍;③皮损组织液涂片或组织病理切片查见麻风杆菌;④病理有麻风病特征性的组织病理改变。

2. 麻风病的皮损呈多形性,易与多种皮肤病相混淆,但皮损处麻木或感觉丧失和浅神经肿大是该病最有诊断价值的体征。

【预防和治疗】

1. 普及麻风病的防病知识,积极治疗麻风患者,对密切接触者应定期体检。

2. 联合化疗(MDT)　可很短时间内消除麻风病的传染性。世界卫生组织推荐的MDT联合化疗方案:

(1)少菌型麻风:氨苯砜100mg/d(1~2mg/kg),疗程6个月;利福平每月600mg,体重低于35kg者,每月450mg,疗程6个月。

(2)多菌型麻风:氨苯砜100mg/d;利福平每月600mg;氯法齐明50mg/d或每月300mg,疗程至少24个月。

(3)监测随访完成治疗的患者,每年做一次临床及细菌学监测,多菌型至少随访5年,少菌型应随访2年,皮肤涂片查菌转阴后,每3个月查菌1次,连续2次均为阴性,判定为临床治愈。

3. **麻风反应的治疗**

(1)首选糖皮质激素初用泼尼松30~60mg/d分次口服,随着病情缓解逐渐减量。糖皮质激素治疗失败可试用环孢素。

(2)沙利度胺300~400mg/d,分3~4次口服,症状控制后用25~50mg/d维持。

(3)雷公藤30~60mg/d,分2~3次口服。

二、皮肤结核病

皮肤结核病(tuberculosis cutis)是由结核分枝杆菌(*Mycobacterium tuberculosis*,简称结核杆菌)引起的慢性感染性皮肤病。

【分类】

引起人类皮肤结核病的病原体主要为人型结核杆菌或牛型结核杆菌。根据结核杆菌通过内源性或外源性传播途径侵入机体的不同,将皮肤结核分为以下几类:①内源性病灶的结核杆菌经血行或淋巴管播散所致,如寻常狼疮、急性粟粒性皮肤结核等;②内源性病灶扩散或自身接种所导致的皮肤结核,如瘰疬性皮肤结核、疣状皮肤结核等；③外源性接种所致的皮肤结核，如疣状皮肤结核、寻常狼疮；④发疹性皮肤结核（结核疹），表现为丘疹（如丘疹坏死性结核疹）和结节（如硬红斑）。

【临床表现】

由于结核杆菌的数量、毒力、感染部位、传播途径、机体对结核杆菌敏感性的不同及机体免疫力的差异，本病临床表现较为复杂。

1. **寻常狼疮**（lupus vulgaris）（图8-14） 最常见。

（1）好发部位：面部、颈部，偶可见于臀部和四肢。

（2）皮损特点：①初发狼疮结节，为鲜红或暗红色米粒至豌豆大结节，触之质软，表面薄嫩；②可见寻常狼疮特征性的苹果酱现象（即玻片压诊时结节呈淡黄或褐黄色，如苹果酱颜色）和探针贯通现象（即用探针轻压结节即可刺入，流出少许血性内容物）；③结节可增大融合，可自行吸收或溃破，形成萎缩性或肥厚性瘢痕，严重者可引起局部畸形或功能障碍；④在愈合瘢痕上又可再生新的结节，新旧皮损并存也是本病的临床特征。

（3）多无自觉症状，病程呈慢性经过，迁延不愈。结核菌素试验阳性。

2. **疣状皮肤结核**（tuberculosis verrucosa cutis）（图8-15） 本型少见。

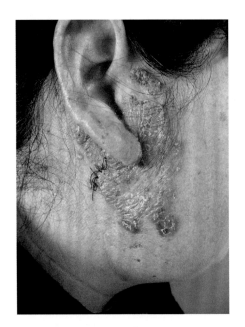

图8-14　寻常狼疮

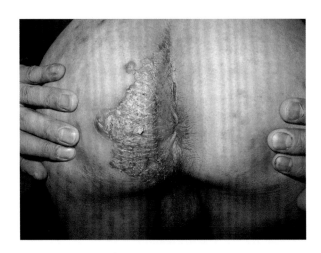

图8-15　疣状皮肤结核

（1）好发部位：常见于暴露部位，以手背、手指背部最多见，其次为足、臀、小腿等处。损害多为单个，少数可有2~3个。

（2）皮损特点：①坚硬的紫红色丘疹：初起为黄豆大小的紫红色丘疹，质硬，玻片压诊无"苹果酱"现象；②疣状增生：丘疹可扩大形成斑块，表面增厚，粗糙不平，可呈疣状增生，缓慢发展呈疣状或乳头状隆起，表面覆以灰白色黏着性鳞痂，加压时可见少许脓液从裂隙中渗出；③"三廓现象"：损害向四周扩展，呈现"三廓征"，即中央结痂脱落愈合留下网状的萎缩性瘢痕，边缘疣状增殖，最外围绕以平滑的暗红色浸润带。

（3）病程为慢性，可长达数年至数十年。不发生溃疡，无自觉症状和全身表现。

（4）结核菌素试验强阳性。

3. **瘰疬性皮肤结核**（scrofuloderma）

（1）好发部位：好发于儿童及青少年，多为颈部及上胸部，其次为腋下、腹股沟等处。

（2）皮损特点：由淋巴或骨和关节结核引起，在其邻近皮肤，初起为深在性皮下结节，质地较硬、境界清楚，表面皮肤正常。继之结节逐渐融合成暗红色斑块，软化、破溃、坏死，形成潜行性溃疡和窦道，有干酪样物质和脓液排出。周围皮肤可不断发生新的皮下结节、溃疡或窦道，并与原有损害相互融合贯通，形成多发的瘘管，愈合后由于粘连和纤维化呈条索状瘢痕改变，为本型的特征性皮损。

（3）无自觉症状，病程迁延多年不愈。结核菌素试验阳性。

4. 丘疹坏死性结核疹（papulonecrotic tuberculid）（图 8-16） 较少见。

（1）好发部位：好发于四肢伸侧，特别是肘、膝关节处。

（2）皮损特点：皮损为粟粒至绿豆大的暗红色散在丘疹，丘疹中央逐步出现脓疱、坏死，干涸后形成黑色痂，去除痂皮后可见火山口样小溃疡，对称分布。常无自觉症状，愈后留有凹陷萎缩性瘢痕及色素沉着。成批反复出现丘疹、结痂、溃疡、瘢痕，病程慢性迁延。

（3）结核菌素试验阳性。

5. 硬红斑（erythema induratum）（图 8-17）

（1）好发部位：好发于小腿中下部屈侧。

（2）皮损特点：皮损早期为豌豆大皮下结节，表面为正常肤色，与皮肤不粘连，质地较硬，数个或更多，大小不等。结节逐渐增大，与皮肤粘连可高出皮面，呈暗红或紫红色，边界不清，有疼痛和触痛。皮损对称分布，常反复发作。数月后自行吸收和消失，或软化、破溃，形成不规则形边缘陡峭或潜行的深在性溃疡，周围有炎性浸润，流出稀薄的脓液。溃疡不易愈合，愈后留有萎缩性瘢痕及色素沉着。

（3）病程为慢性，结核菌素试验强阳性。

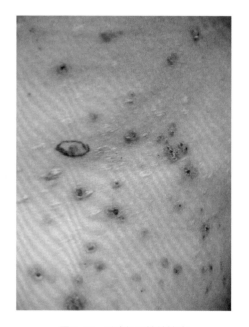

图 8-16　丘疹坏死性结核疹

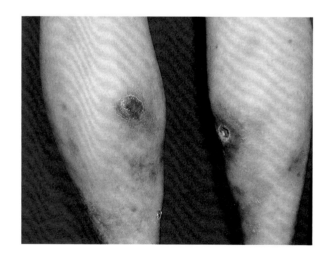

图 8-17　硬红斑

【实验室检查】

1. 结核菌素试验（tuberculin test） 常用 PPD 试验，阳性仅说明患者曾感染过结核杆菌或接种过卡介苗，若强阳性提示体内可能存在活动性结核病灶。

2. 结核感染 T 细胞检测（T-SPOT.TB） 阳性可助诊断。

3. 细菌学检查 组织液及分泌物直接涂片或组织切片行抗酸染色，可发现结核杆菌。细菌培养或 PCR 法检测病变组织中结核杆菌 DNA 也有助于本病的诊断。

4. **各型组织学特征** 是上皮样细胞和数量不等的多核巨细胞积聚，其外周为单核细胞及淋巴细胞浸润，形成结核结节，中央可见干酪样坏死（图8-18）。丘疹坏死性结核疹可见小血管炎和血栓形成，较少出现典型结核结节。

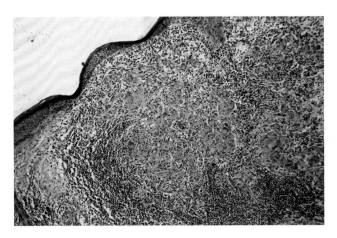

图8-18 肉芽肿

5. **胸部X线或CT检查** 可发现活动性或陈旧性结核病灶。

问题与思考

皮肤结核病为什么会有不同的临床表现？

【诊断和鉴别诊断】

1. 根据皮肤结核病的临床特点，结合组织学特征一般不难诊断。

2. 鉴别诊断

（1）寻常狼疮应与盘状红斑狼疮、深部真菌病、麻风等相鉴别。

（2）疣状皮肤结核主要应与疣状扁平苔藓、着色芽生菌病等鉴别。

（3）丘疹坏死性结核疹主要应与毛囊炎、急性痘疮样糠疹鉴别。

【预防和治疗】

寻找身体其他部位结核病灶并积极治疗，对易感人群接种卡介苗以预防结核病。该病以内用药物疗法为主。

1. **内用药物疗法** 原则为"早期、足量、规则、联合及全程应用抗结核药物"。常用药物有异烟肼5mg/（kg·d）或300mg/d；利福平450～600mg/d（顿服）；乙胺丁醇15mg/（kg·d）或750mg/d（顿服）；链霉素1.0g/d，分2次肌注，750mg/（kg·d），用前做皮试。联合应用2～3种药物，疗程一般不少于6个月。

2. **外用药物疗法**

（1）局部外用含有抗结核药物的软膏、乳膏。

（2）使用链霉素、异烟肼在皮损基底部和其周围病灶进行局部注射。

（3）寻常狼疮、疣状皮肤结核的局限性孤立损害及受累淋巴结及瘘管可外科手术切除，在皮损外0.5cm正常皮肤处切开，达足够的深度，以免复发。

（4）选用X线照射、激光、电凝或冷冻疗法配合抗结核药物治疗。

三、非结核分枝杆菌病

非结核分枝杆菌病（dermatoses caused by nontuberculous mycobacteria）是由非结核分枝杆菌（*Nontuberculosis mycobacteria*，NTM）感染引起的，以肉芽肿性结节和坏死性溃疡为主要临床表现的一组皮肤病。

分枝杆菌性溃疡（mycobacterial ulceration）又称为 Buruli 溃疡、Bairnsdale 溃疡、Searl 溃疡。

【临床表现】

1. 病原菌　是溃疡分枝杆菌感染。

2. 常有外伤史，潜伏期约为 3 个月。

3. 皮损好发于小腿和前臂。

4. 皮损特点　初起为孤立的、无痛的、坚实的皮下结节，缓慢增大，形成水疱，破溃后形成坏死性溃疡。溃疡特点是基底面为坏死的脂肪组织，边缘不规则，可迅速向周围扩展，并发生卫星状溃疡（图 8-19）。

5. 局部淋巴结　不肿大，多无全身症状。

6. 皮损持续几个月至几年，可自愈。愈后易形成瘢痕挛缩，造成严重的畸形。

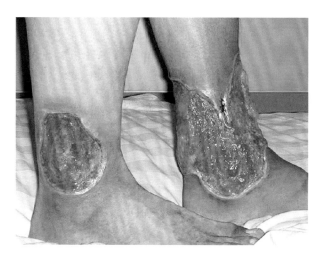

图 8-19　分枝杆菌性溃疡

【组织病理】

皮损早期为上皮过度角化，表皮下出现混合性炎症反应。皮下脂肪组织坏死，巨细胞肉芽肿性浸润。

【诊断和鉴别诊断】

1. 根据外伤史、单发的结节或溃疡、局部淋巴结不肿大、溃疡基底为坏死的脂肪组织，细菌检查和培养可以确诊。

2. 本病需与麻风、淋巴结核、坏疽性脓皮病、深脓疱疮、硬红斑、梅毒树胶肿、鳞癌等相鉴别。

【预防和治疗】

1. 小的结节应手术切除，较大的结节或溃疡切除后应作植皮术。

2. 使用抗结核及抗麻风药物如利福平、乙胺丁醇、氯法齐明等药物治疗有效。

3. 积极预防继发感染。

四、类丹毒

类丹毒（erysipeloid）是猪红斑丹毒丝菌，又称为猪丹毒杆菌，经皮肤伤口侵入人体，引起丹毒样损害的急性感染性皮肤病。

【临床表现】

病原菌是猪红斑丹毒丝菌，好发于从事屠宰、水产业的人员，有外伤及接触肉类、鱼类史。潜伏期2～7日不等，平均2日。临床可分为三型。

1. **局限型**

（1）最多见，好发于手部。

（2）病菌侵入皮肤部位肿胀，出现境界清楚的水肿性紫红斑，不化脓，不破溃，表面可有水疱。特征性表现为红斑逐渐扩展后中央部分消退，边缘微隆起的环状斑块。

（3）自觉阵发性疼痛、灼热或瘙痒，少数患者可伴发淋巴结炎或淋巴管炎，病人多无发热等全身症状。

（4）血细菌培养阴性，不经治疗约2～4周可自愈，但常复发。

2. **弥漫型**

（1）本型少见。

（2）首先在手指部发生局限性水肿性红斑，逐渐沿手臂扩展，严重时可累及全身皮肤。皮损可呈多环状、地图状，境界清楚。

（3）常伴发热及关节痛等全身症状。

（4）血细菌培养阴性，不经治疗约数月后仍可自愈。

3. **败血症型**

（1）本型罕见。

（2）皮损为广泛性红斑和紫癜。

（3）可伴有关节痛及心、肾等多种内脏损害，即皮损、心内膜炎和关节痛三联症，以及高热、畏寒、乏力等全身症状。

（4）外周血单核细胞升高，血细菌培养阳性。

【诊断和鉴别诊断】

1. 根据接触史、外伤史及典型临床症状诊断并不困难。

2. 应与丹毒及蜂窝织炎相鉴别。

【预防和治疗】

1. 首选青霉素，80～160万U/d肌注，连用7～10天。败血症型应用大剂量青霉素静滴，连用4周。青霉素过敏者可选用大环内酯类抗生素或喹诺酮类药物。

2. 局部可对症治疗，用10%鱼石脂软膏外敷。

（张佩莲）

本章重点介绍了球菌性和杆菌性皮肤病。球菌性皮肤病是由化脓性球菌感染[主要由金黄色葡萄球菌和(或)链球菌]所引起，累及表皮、真皮、皮下组织和皮肤附属器等部位的感染，由于病原菌、感染部位的不同，临床表现不一，常见的有脓疱疮、毛囊炎、疖、痈、丹毒、蜂窝织炎。杆菌性皮肤病是由分枝杆菌引起的慢性感染性皮肤病，由于分枝杆菌的不同，临床表现不一，麻风分枝杆菌感染主要以侵犯皮肤、黏膜和周围神经为主，根据病人细胞免疫力由强到弱、麻风分枝杆菌数量由少到多等特点将麻风分为五级。由于结核分枝杆菌感染的数量、毒力、感染部位、传播途径、机体对结核杆菌敏感性的不同及机体免疫力的差异，皮肤结核病具有不同的临床表现，常见的有寻常狼疮、疣状皮肤结核、瘰疬性皮肤结核、丘疹坏死性结核疹、硬红斑。分枝杆菌性溃疡是由非结核分枝杆菌(NTM)感染引起的，以肉芽肿性结节和坏死性溃疡为主要临床表现。类丹毒是猪丹毒杆菌引起丹毒样损害的急性感染性皮肤病。

复习参考题

一、名词解释

1. 丹毒

2. 麻风反应

3. 苹果酱现象

二、问答题

1. 引起脓疱疮的常见菌有哪些？寻常型脓疱疮的临床特点是什么？

2. 试述麻风的诊断依据。

第九章　真菌性皮肤病

9

学习目标

掌握　头癣、体股癣、手足癣、甲真菌病、念珠菌病的临床特点；掌握抗真菌药物特点及使用方法（内服及外用）。

熟悉　马拉色菌相关疾病的诊断与治疗；真菌感染诊断必需的真菌学知识和检查方法。

了解　孢子丝菌病、着色真菌病、马内菲蓝状菌病的临床特点。

真菌病(mycosis)是由真菌(fungus)引起的感染性疾病。真菌是广泛存在于自然界的一类真核生物,称为真菌界。真菌不含叶绿素,以寄生和腐生方式吸收营养,繁殖方式包括有性和无性。细胞壁主要含几丁质和葡聚糖。已知能引起人类感染的致病真菌约200余种。真菌的适宜生长温度为22~36℃,大部分真菌在100℃短时间内死亡,但可在低温条件下长期存活。紫外线和X射线不能杀死真菌,甲醛、苯酚、碘酊和过氧乙酸等化学消毒剂均能快速杀灭真菌。

真菌根据菌落形态可分为酵母菌(yeast)、皮肤癣菌(dermatophytes)和霉菌(mould)三大类。前者菌落呈乳酪样,由孢子和芽生孢子组成;后两者菌落呈毛样,由菌丝组成,故又称为丝状真菌。部分致病真菌具有双相性特征,在室温或25℃培养时表现为菌丝相,而在组织中或在37℃培养时则呈酵母相,也称为双相真菌(dimorphic fungi)。

人类感染真菌主要通过接触、吸入或食入等途径。少数致病真菌可直接致病,多数则在一定条件下致病故称为条件致病菌。随着广谱抗生素、免疫抑制剂的广泛应用,导管插管、器官移植的普及,免疫缺陷患者特别是艾滋病患者的不断增多,真菌病(特别是条件致病菌感染)的发病率呈上升趋势。

根据真菌入侵组织深浅的不同,临床上把引起感染的真菌分为两大类。

1. 浅部真菌　致病菌局限于侵犯表皮、毛发和甲板。浅部真菌病按发病部位命名为头癣、体癣、股癣、手癣、足癣、甲癣、掌黑癣等。常见致病菌为皮肤癣菌,包括:①毛癣菌属(Trichophyton spp.),有红色毛癣菌、须癣毛癣菌、断发毛癣菌、紫色毛癣菌、许兰毛癣菌等;②小孢子菌属(Microsporum spp.),有犬小孢子菌、石膏样小孢子菌、铁锈色小孢子菌、奥杜盎小孢子菌等;③表皮癣菌属(Epidermophyton sp.),主要是絮状表皮癣菌。其他还有马拉色菌属(Malassezia spp.),部分念珠菌病也属于浅部真菌病。其共同特点是亲角质蛋白。由皮肤癣菌(dermatophytes)侵犯人和动物皮肤、毛发、甲板的感染统称为皮肤癣菌病(dermatophytosis),简称癣(tinea)。

2. 深部真菌　可侵犯皮肤、黏膜、皮下组织及内脏、骨骼、神经系统。深部真菌病一般按致病菌命名,如孢子丝菌病、着色真菌病、念珠菌病、隐球菌病等。侵犯皮肤、黏膜、皮下组织常见的致病菌主要有申克孢子丝菌、着色真菌等。侵犯内脏、骨骼、神经系统的致病菌主要有曲霉、毛霉、念珠菌、隐球菌、组织胞浆菌、马内菲蓝状菌等。

真菌病的实验室诊断方法有如下五类。

1. 真菌直接镜检　简便、快速,阳性结果可确定真菌感染,但阴性不能排除诊断。取材方法有刮取法、粘贴法和钻孔法。检查常用:①湿片法:标本置于载玻片上,加一滴浮载液,盖上盖玻片,放置片刻或微加热,然后轻压盖玻片,驱逐气泡并将标本压薄,用吸纸吸去周围溢液,置显微镜下检查。先在低倍镜下检查有无菌丝和孢子,然后用高倍镜观察孢子和菌丝的形态、特征、位置、大小和排列等。②染色法:标本涂在载玻片上,空气干燥后,经染色后镜下观察。

2. 培养检查　多数真菌在适合的培养基上可生长,可根据观察菌落形态及生理、生物化学、分子生物学等方法确定菌种。有些病原菌如隐球菌,一次培养阳性即可确诊。而条件致病菌如念珠菌、曲霉等则应多次培养阳性,且证实均属同一菌种,再结合临床方可诊断。

3. 病理检查　有时培养出来的真菌并不能断定为致病菌,要根据其在组织中的寄生形态及宿主的组织反应来判断,组织内找到真菌可确定诊断,其形态有助于菌种的鉴定。特殊染色较普通的HE染色阳性率高,常用的有PAS染色、嗜银染色。免疫组织化学通过检测真菌的特异性抗原来诊断组织中的病原菌,比组织化学方法更敏感,且具有特异性。

4. 荧光检查　许多真菌可产生特殊的荧光,用滤过紫外线,即Wood灯在暗室中照射可见不同的荧光,有诊断意义。

5. 其他　包括生理和生物化学鉴定法、免疫学方法、分子生物学方法、动物接种方法等。

第一节　头癣

【定义】

头癣(tinea capitis)是由皮肤癣菌感染头发和头皮所致的疾病。

【发病机制】

皮肤癣菌包括毛癣菌属、小孢子菌属和表皮癣菌属,按生物学形状分为亲人、亲动物和亲土壤性真菌,均可引起头癣。如白癣主要由犬小孢子菌(*Microsporum canis*)和石膏样小孢子菌(*Microsporum gypseum*)感染引起;黑点癣主要由紫色毛癣菌(*Trichophyton violaceum*)和断发毛癣菌(*Trichophyton tonsurans*)感染引起;黄癣由许兰毛癣菌(*Trichophyton schoenleinii*)感染引起。须癣毛癣菌(*Trichophyton mentagraphytes*)主要为亲动物性真菌,感染常致脓癣。头癣主要通过接触动物(宠物)感染,也可经共用污染的理发工具、帽子、枕巾等物品间接传染。真菌首先累及毛囊周围角质层,在角质层内生长繁殖。菌丝和(或)孢子在毛囊口大量集聚,后侵入毛囊,破坏毛干,引起皮肤炎性反应及断发、脱发。

【临床表现】

头癣多累及儿童及少年,成人少见。根据致病菌和临床表现将头癣分为白癣、黑点癣、黄癣、脓癣四种类型。目前黄癣已基本绝迹,但随着饲养宠物的增多,白癣、脓癣发病率明显增加。

1. **白癣**(tinea alba)(图 9-1)　见于学龄儿童。皮损初起为群集的毛囊性丘疹或环形红斑,继而变为灰白色鳞屑为主的小斑片,数周内扩大为圆形或椭圆形斑片,典型者初发可出现一个较大的母斑,以后在其周围出现一些较小的子斑并逐渐融合成片。病发于高出头皮 2 ~ 3mm 处折断,残根部包绕灰白色套状鳞屑(菌鞘),断发极易拔除。伴不同程度的瘙痒。一般不破坏毛囊,若无继发感染不会引起永久性脱发,青春期后头皮脂肪酸分泌增多对真菌有抑制作用,故多数可自愈,不留瘢痕。由亲动物的犬小孢子菌引起的白癣炎症较明显,可转变为脓癣。

2. **黑点癣**(black-dot ringworm)(图 9-2)　儿童及成人均可发病。典型特点是患处病发刚出头皮即折断,断发残根留在毛囊内,毛囊口处断发呈黑点状,故称黑点癣。皮损炎症轻,稍痒。病程发展缓慢,可久病不愈。本型属发内型感染,愈后留有局灶性脱发和点状瘢痕。

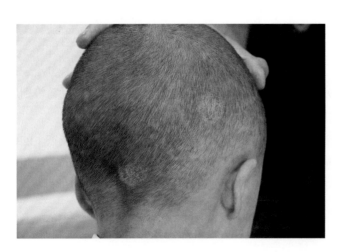

图 9-1　白癣

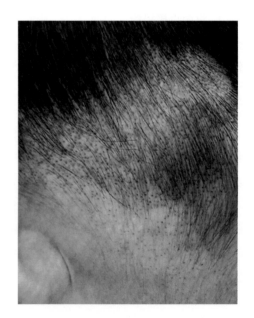

图 9-2　黑点癣

3. **黄癣**（tinea favus）（图 9-3） 由许兰毛癣菌引起，国内已罕见。初为毛囊口周围轻微炎症，发根处出现丘疹或小脓疱，继而变为黏着性点状黄色或灰色薄痂，逐渐扩大增厚，形成米粒至黄豆大小的黄癣痂。典型者呈硫黄色，周边翘起，中央紧附头皮形如碟状，除去痂后其下为潮红糜烂面，扩大后可融合并形成大片，严重者可覆盖整个头皮。皮损处散发出鼠臭味。真菌在发内生长，致病发无光泽，变脆易折断，伴有毛囊破坏、毛发脱落形成永久性秃发，愈后遗留萎缩性瘢痕。自觉症状不明显或伴轻度瘙痒，有些仅表现为炎性丘疹和脱屑而无典型黄癣痂，易误诊。许兰毛癣菌亦可侵犯皮肤和甲板而并发体癣和甲癣。

4. **脓癣**（kerion）（图 9-4） 由亲动物或亲土壤的毛癣菌属和小孢子菌属引起的头皮强烈感染性变态反应，有增多趋势。在感染后 1～2 周后局部肿胀、化脓，表面鲜红，质软，有波动，典型损害为化脓性毛囊炎，呈群集性毛囊性小脓疱，有的形成痈，常易被外科切开引流治疗而无效。疼痛轻微，持续数周。皮损内毛发松动、折断、易拔除，皮损边缘陡直，与正常皮肤分界清楚。附近淋巴结可肿大。脓液涂片一般不能发现致病菌。愈后常引起永久性脱发和瘢痕。

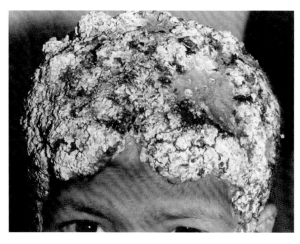

图 9-3 黄癣

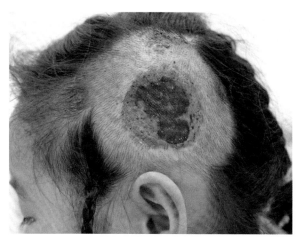

图 9-4 脓癣（经外科切开引流治疗无效）

问题与思考

脓癣为什么常被误诊为头皮脓肿？脓癣和脓肿鉴别的关键点是什么？

案例 9-1

　　患儿，男，9 岁，33 天前头顶局部形成约 4cm 隆起包块，当地医院行包块内穿刺、静滴青霉素及局部外敷药物加压包扎，约 7 天后包块破溃流血性脓液，表面脱发，做切开引流后局部形成溃疡，有较多脓性分泌物，周围毛发脱落稀疏，散发数个绿豆大脓性丘疹，感轻微瘙痒。10 天前于某院烧伤整形科取头顶创面分泌物分别做需氧和厌氧菌培养，结果有"酵母样菌"生长而无厌氧菌生长，考虑为"特殊细菌"感染，于 3 天前取患儿右大腿皮肤修补头皮缺损。术后先后给予头孢噻肟钠和万古霉素静滴，同时将伊曲康唑胶囊内的微粒直接撒在皮损上，但术后第 5 天植皮缝合口周围皮损再发。详询病史，患儿家中养有狗、猫各一只，兔多只。皮肤科检查：左顶部一约 5cm 移植皮肤，表面无毛发，移植皮肤周围头皮轻度水肿，毛发稀疏折断，散在数十个脓性丘疹及多处小面积表浅溃疡及分泌物。检查：直接镜检：孢子及菌丝（+）；真菌培养：沙堡弱琼脂培养基 25℃培养，4 天后长出白色粉状菌落；尿素酶试验阳性；小培养镜下见大量螺旋菌丝、葡萄状小分生孢子及分隔棒状大分生孢子，鉴定为须癣毛癣菌。

问题：

1. 本病的诊断是什么？

2. 确定诊断的关键点是什么？

3. 上述哪些治疗是错误的？

4. 应该如何治疗？

【实验室检查】

1. **直接镜检**　围绕病发排列大量圆形孢子提示白癣；病发内呈链状排列的孢子提示黑点癣；病发内与毛发长轴平行的菌丝和关节孢子提示黄癣，痂内充满厚壁孢子和鹿角状菌丝提示黄癣痂。

2. **滤过紫外线灯（Wood 灯）检查**　病发显示亮绿色荧光提示白癣；病发无荧光提示黑点癣；病发呈暗绿色荧光提示黄癣。

【诊断和鉴别诊断】

根据临床表现、真菌直接镜检和滤过紫外线灯检查，头癣的诊断一般不难。菌种鉴定需培养。

【预防和治疗】

头癣治疗采取"剪、洗、搽、服、消"综合疗法，直至临床治愈和真菌培养阴性。①剪：每周剪去病发一次，去除感染源；②洗：每天晚上用 2% 酮康唑洗剂、硫黄皂、2% 硫化硒洗头；③搽：外用抗真菌制剂；④服：口服抗真菌药物；⑤消：帽子、枕头、毛巾等应煮沸消毒。

口服抗真菌药物包括：①灰黄霉素（超微颗粒型剂量减半），成人 600～800mg/d，儿童 10～20mg/(kg·d)，分 2～3 次口服，连续 4～8 周，与含脂肪食物同时服用可促进吸收；②伊曲康唑，成人 200～400mg/d，儿童 3～5mg/(kg·d)，饭后立即用牛奶或可乐送服（在脂餐或酸性环境下伊曲康唑易吸收），疗程 4～6 周；③特比萘芬，成人 250mg/d，儿童体重不足 20kg 者 62.5mg/d，体重 20～40kg 者 125mg/d，疗程 4～6 周；④氟康唑 3～6mg/(kg·d)，疗程 3 周。脓癣除内服抗真菌药物外，急性期可短期口服复方甘草酸苷或小剂量糖皮质激素，如有细菌感染需加服抗生素，切忌切开引流。

预防头癣首先应控制传染源，积极治疗头癣患者，养宠物者要注意宠物疾病防治，隔离可能患病的宠物；切断传染途径，对病发、头皮屑应焚烧，理发工具应浸泡消毒，患者的衣、帽、枕、被物等应采取晒、烫、煮、熏等措施灭菌，注意个人卫生，常洗头。

第二节　体癣和股癣

【定义】

体癣（tinea corporis）指发生于除头皮、毛发、掌跖和甲以外其他部位的皮肤癣菌感染。股癣（tinea cruris）特指腹股沟、会阴、肛周和臀部的皮肤癣菌感染，为发生在特殊部位的体癣。

【病因和发病机制】

体癣的病原菌主要为红色毛癣菌、须癣毛癣菌和犬小孢子菌，股癣的病原菌主要为红色毛癣菌。絮状表皮癣菌、断发毛癣菌、铁锈色小孢子菌和紫色毛癣菌等也可引起体股癣。体股癣多发于夏季及潮湿、炎热环境，与患者直接或间接接触可引起感染。股癣主要发生于青壮年，男性高于女性。体股癣常伴有手癣和足癣，说明手、足、体、股癣间可能有交叉感染。糖尿病、慢性消耗性疾病和长期大量服用糖皮质激素和免疫抑制剂的患者容易伴发体股癣。

【临床表现】

由于致病真菌种类、患者体质、抵抗力、卫生习惯差异以及不规范治疗等因素，体癣的临床症状多种多样。多数初起为红色丘疹或小水疱,继之脱屑,再向周围逐渐扩展成边界清楚的环形损害,边缘不断发展,中央则趋于消退,被称之为圆癣或铜钱癣(图9-5),皮损可扩大及互相重叠,免疫功能低下者皮损可泛发。有的圆形皮损内还可以再出现环形的丘疹、水疱、鳞屑,呈花环状损害,亦可见丘疹型、湿疹样型、菌痂样型、疱疹样型、肉芽肿型等不同损害表现。体癣经用药后损害表现不典型,局部外用糖皮质激素类药物后,很容易使损害迅速扩大、加重,而瘙痒感暂时减轻,边界也不是很清楚,有时还可以形成多发性毛囊炎或肉芽肿型损害,即所谓的"难辨认癣"(图9-6,图9-7)。

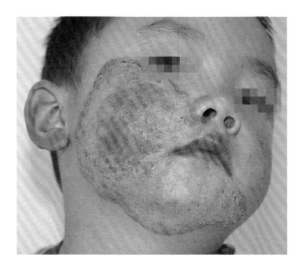

图9-5 体癣　　　　　　　　　　　　　　　　图9-6 难辨认癣

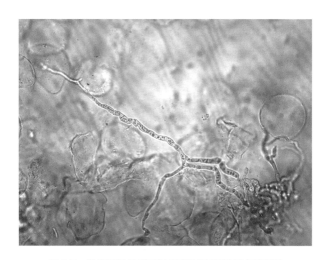

图9-7 从难辨认癣患者皮损鳞屑直接镜检查见菌丝

致病性真菌侵犯腹股沟内侧所致的环状或半环状皮损统称为股癣。初发时往往是在股部内侧靠近外阴部位发生小片红斑,其上有脱屑,皮疹逐渐向周围蔓延,边界较清楚,中央部位可自愈,消退后可有色素沉着。可同时出现丘疹、水疱和结痂,偶见脓疱。历久局部皮肤发生浸润、增厚,呈苔藓化。皮损也可蔓延到下腹部、整个会阴及臀部(图9-8,图9-9)。有时可波及阴囊、阴茎根部皮肤。

【诊断和鉴别诊断】

根据临床表现、鳞屑直接镜检查到菌丝或孢子,体股癣诊断一般不难。

【预防和治疗】

治疗以局部外用杀真菌剂为主。根据病损的部位、大小和疹型特征,可分别选择溶液、酊剂、霜剂、软

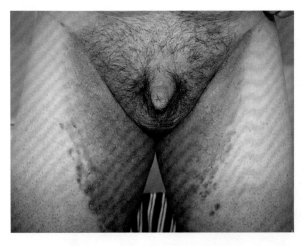

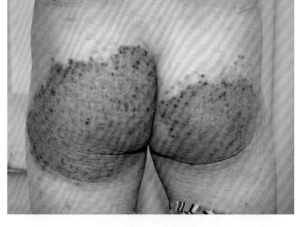

图9-8　股癣　　　　　　　　　　　　　　　图9-9　股癣(臀部皮损)

膏外用。常用药物有1%萘替芬-0.25%酮康唑乳膏、2%克霉唑、2%酮康唑、1%益康唑、2%咪康唑霜剂、复方酮康唑霜、1%联苯苄唑霜、1%特比萘芬霜和复方间苯二酚洗剂等。阴股部的皮肤比较薄嫩,对外用药物的吸收率高,因此,治疗股癣应选择刺激性小、浓度低的外用药。局部潮湿多汗者则宜用粉剂。在治疗开始的3~5天内,加用弱效的糖皮质激素霜剂可迅速减轻刺激症状而不影响抗真菌药的效果。皮损广泛、顽固难治的体股癣可短期口服灰黄霉素、特比萘芬、氟康唑和伊曲康唑等抗真菌药物。

体癣大多通过与患者或宠物直接接触传染,股癣多数可能由足癣等自身传染而来,所以预防体股癣的最好措施是注意个人卫生,避免与患病宠物接触,积极根治手足癣、甲癣与头癣等。

第三节　手癣和足癣

【定义】

手癣(tinea manus)指发生于指间、手掌、掌侧部位的皮肤癣菌感染。足癣(tinea pedis)指发生于足趾间、足跖、足跟、足侧缘的皮肤癣菌感染。足癣发病率高于手癣,我国南方常见。

【病因和发病机制】

手癣与足癣的致病菌基本相同。主要为红色毛癣菌、须癣毛癣菌、紫色毛癣菌和絮状表皮癣菌。近年来也发现有白念珠菌及其他酵母样菌感染者。发病与密切接触传染源有关。夏、秋季发病率高且较重。我国南方地区由于温暖潮湿,流行颇广,一些特殊行业人群如煤矿工人、军人由于穿雨鞋、胶鞋机会多,患病率可高达80%。共用木盆、拖鞋等为传播足癣的重要途径,足癣又是手癣的重要传染源。

【临床表现】

1. 足癣　足癣常对称发生,临床表现因病原菌及足部微环境不同而有差别,常分为以下几型,可同时存在或以某一型为主。

(1)丘疹鳞屑型(图9-10):常见。皮损多发于趾间,以小片状脱屑为主,呈弧形或环状附于皮损边缘,部分可在皮损增厚基础上发生红斑、丘疹。可由水疱型和浸渍糜烂型演变而来,也可向水疱型和浸渍糜烂型转变。根据致病菌和患者皮肤敏感程度不同,自觉症状差别很大,可剧烈瘙痒或无任何症状。

(2)水疱型:反复发生丘疱疹或小水疱,针帽至粟粒大小;水疱位置较深,疱液澄清,周围无红晕;疱壁厚而紧张、疱液清亮、散发或密集。数天后可吸收,疱干涸后有环形或领口状脱屑。好发于足跖及足缘,剧烈瘙痒。常继发细菌感染。

(3)浸渍糜烂型(图9-11):常见于趾间,特别是第3~4趾或第4~5趾间及趾下方屈侧,可波及整个足跖。局部浸渍发白，表皮剥脱后见基底红斑糜烂伴渗液，异臭，奇痒难忍。继发细菌感染者并发淋巴管炎、淋巴结炎、丹毒或蜂窝织炎。

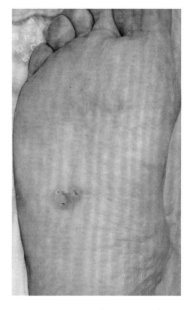

图 9-10　足癣（丘疹鳞屑型）

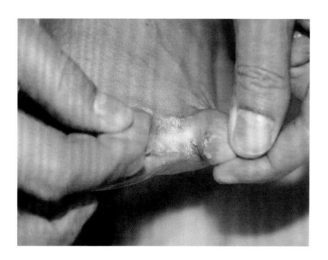

图 9-11　足癣（浸渍糜烂型）

（4）角化过度型（角化脱屑型）（图 9-12）：皮肤角化过度，粗糙无汗，有鳞屑，无水疱及脓疱，可有皲裂。好发于足跖、足缘、足跟。病程慢性。

2. **手癣**　常为单侧性，也可双侧发生，多由足癣传染而来或继发于指甲癣，也可原发，多见于拇指与食指的侧面及掌心部。临床表现与感染的致病菌有密切关系，也可表现为上述四型，但分型不如足癣明显，早期皮损为丘疱疹，然后逐渐蔓延扩大，后期主要以角化过度及鳞屑为主（图 9-13）。

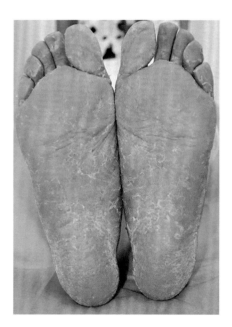

图 9-12　足癣（角化过度型）

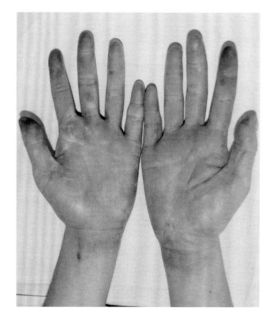

图 9-13　手癣

【诊断和鉴别诊断】

根据临床特点、真菌镜检及培养不难诊断。须注意与湿疹、剥脱性角质松解症、掌跖脓疱病及汗疱疹等鉴别。

1. **湿疹** 病变为多形性损害，边界不清，散在多发，分布对称，有渗出倾向，易发生于手足背，反复发作，冬重夏轻。而手癣常为单侧，夏重冬轻。

2. **剥脱性角质松解症** 先为掌跖部针尖大白点，后表现为薄纸样表皮剥脱，其下皮肤正常，无水疱，无炎症反应，无瘙痒感。

3. **掌跖脓疱病** 好发于掌心、拇指小指的掌面、足弓，红斑基础上周期性发生深在无菌性小脓疱，伴角化脱屑。

4. **汗疱疹** 好发于春末夏初，对称发生于手掌表皮深处的小水疱，米粒大小，呈半球形，无炎症反应，干后脱屑。

【预防和治疗】

对于无合并症的手足癣，根据临床类型以外用药治疗为首选，疗程一般需要 1～2 个月。继发感染者应先控制感染。有过敏者应先控制炎症反应，然后再抗真菌。

1. **外用疗法** 丘疹鳞屑型可外用抗真菌的霜剂（1% 萘替芬 -0.25% 酮康唑乳膏、联苯苄唑霜、益康唑霜、硝酸咪康唑霜）；水疱型可先用 3% 硼酸溶液或 10% 冰醋酸溶液浸泡，每日 2 次，每次 10 分钟，水疱干燥后再外用抗真菌霜剂；浸渍糜烂型可先给予硼酸溶液、醋酸铅溶液湿敷，随后外用咪康唑或联苯苄唑粉，每日 1～2 次，皮损干燥后再外用霜剂；角化过度型可外用抗真菌霜剂及含有角质剥脱剂的软膏（复方水杨酸软膏、复方苯甲酸软膏）；合并细菌感染可先外用莫匹罗星软膏、夫西地酸乳膏、0.5% 新霉素软膏等抗生素制剂。

2. **内用疗法** 用于较顽固或严重的感染，伊曲康唑 200～400mg/d，疗程一周，或 100mg/d，连服 2～4 周；特比萘芬 250mg/d，疗程为 2～4 周；氟康唑 150mg 顿服，每周一次，2～6 周为一个疗程。内服和外用联合治疗能快速缓解症状，提高疗效。

第四节 甲真菌病

【定义】

甲真菌病（onychomycosis）指甲板或甲下组织的真菌感染，而由皮肤癣菌感染者称甲癣（tinea unguium），俗称灰指甲。

【病因和发病机制】

甲真菌病可由皮肤癣菌、酵母菌、酵母样菌及丝状真菌引起，偶尔也可由枝顶孢霉、镰刀菌及土曲菌引起。在酵母菌中，念珠菌属、红酵母菌属、丝孢酵母属等均可引起甲真菌病，其中以白念珠菌、近平滑念珠菌和热带念珠菌为主。甲癣常由红色毛癣菌、须癣毛癣菌和絮状表皮癣菌引起，其他如许兰毛癣菌、紫色毛癣菌、断发毛癣菌、玫瑰色毛癣菌等也可致病。真菌性白甲常由须癣毛癣菌引起。其他致病真菌占甲真菌病的比例较小，但近年来有增加趋势，包括马拉色菌属、曲霉属、镰孢菌属、短帚霉等。真菌分泌的蛋白酶能分解甲组织中的角蛋白，使甲变松，甲碎屑沉积及甲板增厚，被分解的甲床碎屑等营养物质有利于真菌生长。念珠菌感染甲常无碎屑沉积，甲板也多不增厚。甲真菌病常伴发手癣、足癣、体股癣，它们之间可互为因果。

【临床表现】

可损害一个或多个甲，但往往是某一个甲起病，渐渐累及其他甲，甚至全部指（趾）甲。临床分为四种类型。

1. **远端侧位甲下型**（图 9-14） 最常见，致病真菌先侵犯远端甲下甲床，再由此侵及甲下甲板破坏甲角质，甲侧缘脱屑，甲床下角质增生、增厚，甲板呈白色至棕色，外观混浊增厚。

2. **近端甲下型**（图9-15） 真菌首先侵犯近端甲皱襞的角层，引起甲皱襞红肿、疼痛、肿胀，使甲小皮与甲板分离，继而病菌侵入近端甲板，在甲板近端和侧面出现白色、绿色或黑色改变。此型常提示宿主免疫功能低下。如为念珠菌感染，压迫甲板可出现疼痛。常伴有甲沟炎。

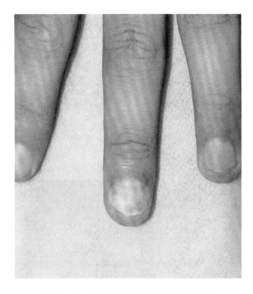 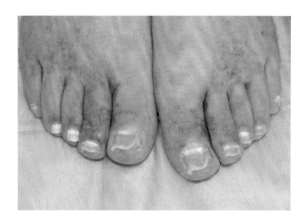

图9-14　甲真菌病（远端侧位甲下型）　　　　　　　　图9-15　甲真菌病（近端甲下型）

3. **浅表白甲型** 致病真菌直接侵犯甲板表层。表现为初起时点状白色岛屿，渐扩大融合成白色云雾状混浊，甲板表面失去光泽或凹凸不平。

4. **全甲毁损型甲真菌病** 是以上三型甲真菌病未经治疗的最后结果。表现为甲结构完全丧失，甲母质和甲床乳头瘤样改变，上覆不规则角化团块。

【诊断和鉴别诊断】

根据典型的临床表现，结合直接镜检和真菌培养即可确诊。应与银屑病、湿疹、扁平苔藓、剥脱性皮炎的甲改变，先天性厚甲症和先天性白甲疾病鉴别。

【预防和治疗】

甲真菌病病程极为缓慢，常需多年才能累及大多数指（趾）甲。若不治疗可迁延终生。广谱抗真菌药伊曲康唑、特比萘芬、氟康唑等治疗甲真菌病的治愈率可达70%以上，但也有20%左右的失败率，而且可能有系统性不良反应发生。故目前多采取因人而异、因致病菌而异的个体化治疗和联合治疗。

1. **外用药物疗法** 常为甲真菌病系统治疗的辅助用药。常用28%噻康唑溶液、2%环吡酮溶液和5%阿莫罗芬甲涂剂，一般只用于感染部位表浅、单个甲感染面积小于30%以及无甲母质受累的较轻感染。临床化学拔甲疗法指用10%~40%尿素软膏封包后拔出病甲，可采用化学拔甲结合外用抗真菌药。

2. **内用药物疗法** 病甲较多或局部治疗困难者可选用系统用药。药物选择应根据真菌培养及药敏结果而定。灰黄霉素和酮康唑因服药时间长、副作用较大，目前较少用于甲真菌病治疗。常用药物有：特比萘芬250mg/d口服，6~12周；伊曲康唑400mg/d，分2次口服，每月服药1周，指甲受累需2~3个月，趾甲受累需3~4个月；氟康唑150mg/d，每周一次，连用6~12个月。

3. **联合治疗** 主要用于单一疗法效果不佳的患者。方法有口服药加外用药、口服药加口服药、化学拔甲加外用药。应根据个体情况结合临床分型而定。

第五节 癣菌疹

【定义】

癣菌疹（dermatophytid）是皮肤癣菌感染灶出现明显炎症时，远隔病灶部位皮肤发生的多形性皮损，是机体对真菌代谢产物的一种变态反应。

【病因和发病机制】

癣菌疹是因原发真菌感染灶释放出真菌抗原进入血循环，引发远离原发病灶处的皮肤出现变态反应性损害。癣菌疹的发生与原发癣病局部的炎症反应程度呈正相关，局部炎症反应愈重，发生癣菌疹的可能性愈大。亲动物性皮肤癣菌比亲人性皮肤癣菌更易导致癣菌疹的发生。

【临床表现】

皮损形态依变态反应发生的程度而多样，临床可分为三型。

1. **急性播散型癣菌疹** 主要分布在躯干，呈针尖大的红色丘疹或苔藓样丘疹，常形成环状鳞屑性斑片（图9-16），在原发损害部位可出现小水疱。此型多见于头癣及体癣患者，可伴有发热、全身淋巴结肿大、脾大及白细胞增多。

2. **湿疹样癣菌疹** 主要见于足部真菌感染时，最常见汗疱疹样皮疹，对称性地在手掌、指侧等处出现集簇样小水疱，疱液清亮，周围无红晕，剧痒，有时甚至有压痛，数日后水疱干枯形成点状脱屑，局部查不到真菌。

3. **其他类型** 结节性红斑、多形红斑、离心性环状红斑、疱疹样皮炎、玫瑰糠疹、游走性栓塞性静脉炎、丹毒样及荨麻疹样损害，实际上这些都是湿疹样癣菌疹的非水疱性的各种不同表现，且不只局限于手掌及指侧。

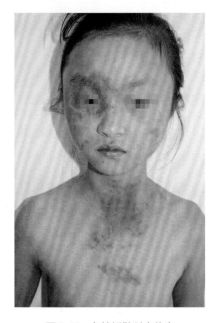

图9-16 急性播散型癣菌疹

【诊断和鉴别诊断】

根据患者有炎症、剧烈的原发真菌病灶、较典型的临床表现，可以确诊。必要时可行癣菌素皮试，急性期呈阳性反应。应与汗疱疹、结节性红斑、离心性环状红斑、丹毒、荨麻疹等鉴别。

【预防和治疗】

主要是积极治疗原发病灶。在癣菌疹反应比较剧烈时，则应先用较温和的治疗方法，局部湿敷或用炉甘石洗剂。可用抗真菌药物如灰黄霉素、特比萘芬、伊曲康唑等内服，同时内服抗组胺类药物及复方甘草酸苷。癣菌疹皮损处可外用糖皮质激素软膏；如有发热、厌食、全身浅表淋巴结肿大等全身反应时，还可适当加用内服糖皮质激素。

第六节 花斑糠疹

【定义】

花斑糠疹（pityriasis versicolor）俗称汗斑，是由马拉色菌（*Malassezia*）所致的皮肤浅表角质层慢性感染性皮肤病。

【病因和发病机制】

马拉色菌为嗜脂酵母菌，是正常皮肤表面的常驻菌，属条件致病菌，迄今已分为14种，其中球形马拉色菌被认为是花斑糠疹的主要致病菌,其次为合轴马拉色菌及限制马拉色菌。本病具有遗传易感性,在宿主和环境因素的综合作用下而发病。

【临床表现】

多见于青壮年男性。自觉症状不明显,可有轻度瘙痒。主要发生于躯干上部等皮脂丰富处,可延及颈和上肢近端,较少累及面部和头皮。皮损为点状或片状,可为褐色、淡褐色、淡红色、淡黄色或白色斑,表面有细微鳞屑;初以毛孔为中心,以后逐渐扩大,互相融合成大片斑片,界限清楚(图9-17)。皮损颜色和患者的肤色、日晒情况有关,浅肤色人群及日晒多的患者皮损多呈深色,深肤色人群及日晒少的患者皮损多呈浅色。儿童常发生在前额,常为色素减退斑。

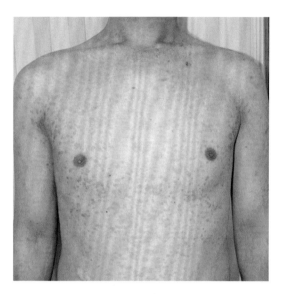

图9-17　花斑糠疹

【诊断和鉴别诊断】

根据好发部位和皮疹特点可诊断。真菌学检查见弯曲或弧形短菌丝和成群圆形厚壁孢子(图9-18),具有特征性。Wood灯下皮损显示浅黄色或淡棕色荧光。

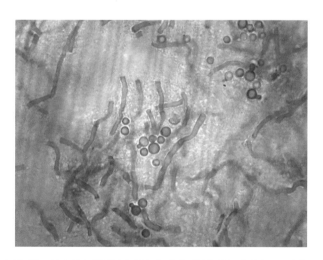

图9-18　花斑糠疹鳞屑检查见弯曲或弧形短菌丝和成群圆形厚壁孢子

【预防和治疗】

本病治愈后常易复发。患者应勤洗澡、勤换衣物,内衣应煮沸消毒。治疗以局部外用疗法为主,皮损广泛者可加用内服药物。

1. **外用疗法** 常用 1% 萘替芬 -0.25% 酮康唑乳膏、2% 酮康唑洗剂、咪唑类洗剂及霜剂、2.5% 硫化硒, 疗程 4~6 周。

2. **内用疗法** 对皮损面积大、外用药物疗效不好者, 可酌情口服抗真菌药物, 可选用: ①伊曲康唑 200mg, 1~2 次／日, 1 周或 2 周; ②氟康唑 400mg, 单剂服用; ③酮康唑 200mg, 1 次／日, 10 天; 或 400mg, 半个月服 1 次, 连服 2 次, 因可能发生副作用而一般不作为首选。口服特比萘芬及灰黄霉素无效。

第七节　马拉色菌毛囊炎

【定义】

马拉色菌毛囊炎(Malassezia folliculitis)是由马拉色菌(主要是球形马拉色菌)引起的毛囊炎性皮肤病。

【病因和发病机制】

病原菌与花斑糠疹相同, 本病好发于皮脂腺丰富部位。皮脂腺开口于毛囊, 其分泌的脂质有利于嗜脂性马拉色菌在毛囊的微环境生长, 在高温、潮湿等因素影响下, 马拉色菌在毛囊内大量繁殖。由该菌分泌的脂酶分解脂质, 产生非酯化脂肪酸刺激毛囊及其周围组织产生炎症反应。

【临床表现】

本病多见于青年人, 多汗症、油性皮肤者、接受糖皮质激素或广谱抗生素治疗者多发。好发于背上部、胸前、肩、颈等皮脂腺丰富的部位。皮损常成批出现, 为散在分布的毛囊性半球状红色丘疹, 直径 2~6mm, 表面有光泽, 周边有红晕, 间或有脓疱(图 9-19)。面部易伴发痤疮样损害。部分患者有瘙痒。

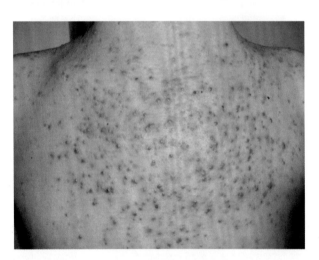

图 9-19　马拉色菌毛囊炎

【诊断和鉴别诊断】

根据躯干成批出现的典型毛囊炎性丘疹, 结合真菌学检查(挤出毛囊内角栓直接镜检查见球形带芽颈的酵母样孢子)即可诊断。需与寻常痤疮、细菌性毛囊炎、皮肤念珠菌病等鉴别。

【预防和治疗】

祛除诱发因素, 可外用 1%~2% 酮康唑香波洗澡后涂 1% 萘替芬 -0.25% 酮康唑乳膏及唑类霜剂或软膏, 至少 4 周以上。如炎症较重、皮损广泛者应给予口服药物, 伊曲康唑 200~400mg/d, 连服 14~21 天。本病易复发, 可在痊愈后每月口服一次伊曲康唑及常外用酮康唑香波洗澡预防。

第八节　念珠菌病

【定义】

念珠菌病（candidiasis）是条件致病性真菌念珠菌属（*Candida spp.*）引起的感染。在正常人肠道、阴道、口腔和皮肤表面可以分离出念珠菌，为人体常驻菌群之一。全身或局部皮肤抵抗力降低时可发生感染。

【病因和发病机制】

致病菌主要为白念珠菌（*Candida albicans*），其次为光滑念珠菌（*Candida glabrata*）、克柔念珠菌（*Candida krusei*）、热带念珠菌（*Candida tropicalis*）、乳酒念珠菌（*Candida kefyr*）、季也蒙念珠菌（*Candida guilliermondii*）、近平滑念珠菌（*Candida parapsilosis*）、葡萄牙念珠菌（*Candida lusitaniae*）等。念珠菌为双形态真菌，有芽生酵母（孢子）及假菌丝，在特定条件下，真菌由酵母态转变为菌丝态而致病。念珠菌致病与否由菌株本身和宿主两方面的因素决定。宿主因素有：皮肤黏膜的机械屏障破坏；正常菌群失调；内分泌紊乱造成机体内环境变化及机体免疫功能下降。念珠菌先与宿主细胞黏附，通过形态转换由寄生性酵母态转变为具有侵袭能力的致病性菌丝态，菌体分泌蛋白酶分解破坏细胞，侵入机体引起组织损伤，吸引中性粒细胞等趋化而激发炎症反应；念珠菌还可下调宿主细胞的免疫功能。以上诸多因素共同促成念珠菌病发生。

【临床表现】

念珠菌病的临床表现多种多样，可分为皮肤念珠菌病、黏膜念珠菌病及系统性念珠菌病。

1. 皮肤念珠菌病

（1）念珠菌性间擦疹（candidal intertrigo）：好发于肥胖多汗者和糖尿病患者的腹股沟、会阴、腋窝、乳房下等皱褶部位。皮损开始表现为皱褶部位的丘疹、水疱或脓疱，摩擦导致疱壁破裂继而形成潮红、浸渍、糜烂，界限清楚，边缘附着鳞屑。指间念珠病表现为指间皮肤白色裂隙，外围有红斑，自觉瘙痒或疼痛。婴儿常在夏天炎热、潮湿环境下发病，好发于颈部（图9-20）、腋下和腹股沟（图9-21）等处。

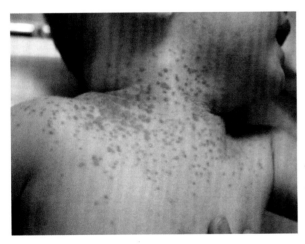

图9-20　念珠菌性间擦疹（颈部）

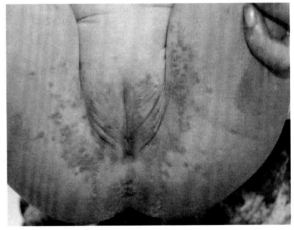

图9-21　念珠菌性间擦疹（腹股沟）

（2）慢性皮肤黏膜念珠菌病（chronic mucocutaneous candidiasis, CMCC）：较少见，多在3岁以内发病。常有先天性免疫功能缺陷或内分泌异常，可出现持续性或复发性白念珠菌所引起的黏膜、皮肤和甲板感染，好发于头皮、颜面及四肢。皮损初起为丘疹、红斑，上附鳞屑，逐渐形成肉芽增生性斑块或疣状结节，表面覆盖蛎壳状污褐色痂，黏着不易去除，周围有暗红色炎性浸润；掌跖损害呈弥漫性角质增厚；黏膜损害表现为口角糜烂、口腔黏膜白斑，偶可累及咽喉、食管黏膜，影响吞咽。

（3）念珠菌性甲沟炎（candidal paronychia）：多累及经常在水中浸泡者和糖尿病患者。常从甲沟侧皱襞首发,甲皱襞肿胀,出现红斑及疼痛。自觉疼痛及压痛,有时可挤出少量脓液。可累及多个指甲,常合并甲念珠菌病。

(4)念珠菌性毛囊炎(candida folliculitis):多见于肥胖儿的颈、背部及成人会阴部,夏季多发。表现为小米粒及芝麻大小的扁平丘疹,界限清晰,色淡红,覆薄层鳞屑,散在分布。

(5)念珠菌性肉芽肿(candidal granuloma):又称深在性皮肤念珠菌病,临床较少见。多发于免疫功能低下者。好发于面部,皮损初发为血管化的丘疹,表面覆盖很厚的黄褐色黏着性痂屑,可发展为突起的角状增生,长度常达到2cm左右。去除角质增生后基底为肉芽组织。

2. 黏膜念珠菌病

(1)口腔念珠菌病(oral candidiasis):最常见为急性假膜性念珠菌病(又称鹅口疮),多见于儿童,成人如发病提示多有免疫缺陷或免疫功能减退,约5%的新生儿和10%的老年衰弱住院患者可发病。表现为在舌、颊黏膜、上颚、齿龈等口腔黏膜出现灰白色薄膜,紧密附着于黏膜表面,不易剥除。假膜由脱落的上皮细胞、真菌成分、炎性细胞和食物碎屑组成,其周围可出现红晕,界限清楚,去除白膜可见潮红色基底糜烂面(图9-22)。重者可至咽喉、食管或气管,常伴有口角炎,表现为口角潮红、皲裂,同时伴有消化道念珠菌病甚或播散型念珠菌感染。

(2)外阴阴道念珠菌病(vulvovaginal candidiasis):约8%的正常妇女阴道分泌物中可分离出白念珠菌。患者主要表现为外阴阴道瘙痒和白带增多。阴道黏膜水肿,上覆类似鹅口疮的灰白色薄膜,去除薄膜可见糜烂面;白带增多,呈水样或脓性,典型者为白色凝胶样或豆腐渣样,有臭味;自觉外阴瘙痒,因过度搔抓可致外阴抓痕,表皮剥蚀。大、小阴唇弥漫性红肿,伴灼热感。严重时有性交痛,排尿疼痛或困难。外阴炎反复发作者可致外阴皮肤粗糙、增厚,色素沉着呈苔藓样变。部分患者可反复发作,称为复发性外阴阴道念珠菌病(recurrent vulvovaginal candidiasis,RVVC),妊娠、糖尿病、长期应用广谱抗生素及耐药性的产生是复发因素。

(3)念珠菌性包皮龟头炎(candidal balanoposthitis):性伴侣的阴道念珠菌感染、糖尿病、包皮过长均为其易感因素。好发于龟头及冠状沟,表现为红色小丘疹或脓疱,破裂后留有浅表的红色糜烂面或白色领圈状鳞屑,亦可见鹅口疮样白膜(图9-23)。可波及阴囊产生红斑和脱屑。自觉瘙痒或无明显自觉症状。

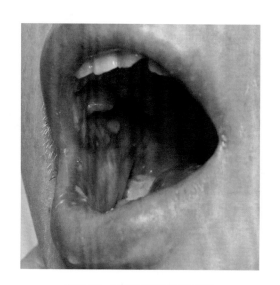

图9-22 口腔念珠菌病(鹅口疮)

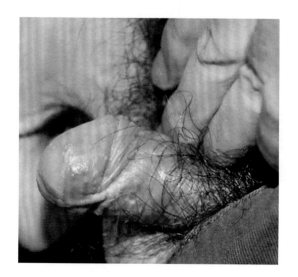

图9-23 念珠菌性包皮龟头炎

3. 系统性念珠菌病 当宿主免疫功能降低时,白念珠菌常可引起严重的播散性疾病。包括支气管、肺部念珠菌感染,泌尿系统念珠菌感染,心内膜炎,肠道念珠菌病,脑膜炎及骨髓炎等,多病情危重,可引起死亡。

【诊断和鉴别诊断】

诊断要结合临床表现及真菌学检查，尤以直接涂片镜检意义较大。镜检发现大量出芽孢子、假菌丝或菌丝（图9-24），说明该菌处于致病状态，有诊断价值，而仅见少量孢子没有诊断价值。皮损组织切片中发现出芽孢子、假菌丝或菌丝也可确诊。

当患者持续反复高热，经多种抗生素治疗无效，且伴有免疫功能低下，应考虑到系统性念珠菌病。诊断则主要根据在血液、封闭体腔内的体液中培养出念珠菌，深部组织切片中发现念珠菌可确诊为深部感染。血清学诊断方法尚有争议，一方面正常人血中可有高效价抗体，另一方面，系统性感染的病人常发生在免疫缺陷病人，其难以产生抗体，常可出现假阴性结果。真菌细胞壁抗原、真菌代谢产物（如甘露聚糖）的检测方法已应用于临床。

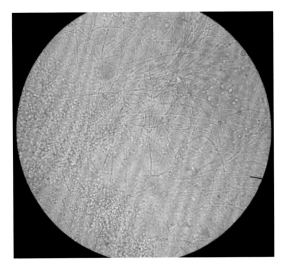

图9-24 口腔黏膜念珠菌病白膜涂片见大量菌丝、假菌丝和出芽孢子

【预防和治疗】

念珠菌病种类较多，致病菌种也不相同，某些菌种有天然耐药现象，因此，临床上应根据真菌学培养和药物敏感试验来确定和选用抗真菌药物。伴发免疫缺陷的患者，在抗真菌治疗的同时积极治疗基础病，适当给予免疫增强药物加强支持。

1. 皮肤、黏膜念珠菌病的治疗

（1）外用疗法：皮肤念珠菌感染可用咪唑类抗真菌乳剂，如咪康唑霜、联苯苄唑霜、酮康唑霜、1%萘替芬-0.25%酮康唑乳膏等，也可用含抗真菌、抗细菌和糖皮质激素的复方外用制剂，疗程一般为2～3周。口腔黏膜损害可以用制霉菌素甘油外搽、1%甲紫或1%克霉唑液含漱。念珠菌甲沟炎局部宜用酮康唑、联苯苄唑、阿莫罗芬，剂型首选溶液剂，使药物易渗入甲床，疗程宜长（1～3个月）。念珠菌性阴道炎可给予抗真菌栓剂，每晚1次，疗程1～2周。

（2）内服疗法：泛发性皮肤损害、甲沟炎、阴道念珠菌病、慢性皮肤、黏膜念珠菌病等应在局部用药的同时内服伊曲康唑或氟康唑。急性皮肤弥漫性损害、甲沟炎可口服伊曲康唑200～400mg/d，共7～10天；氟康唑150mg，每周1次，共3～4次。阴道念珠菌病用氟康唑150mg顿服或伊曲康唑400mg/d，共2日；如为复发性，急性期治疗后，每次月经前期服氟康唑150mg或伊曲康唑400mg/d，共2日，每月1次，共6个月，月经结束后给予栓剂外用3日。慢性皮肤、黏膜念珠菌病治疗较困难，目前多采用氟康唑治疗，150mg/d，共30～60日；伊曲康唑400mg/d，15～30日，有一定疗效。对最终难以消除的念珠菌感染，尤其对口腔病变疗效不佳者，可改为两性霉素B或其脂质体静脉滴注。

2. 系统念珠菌病的治疗 以系统抗真菌药物为主，同时必须纠正免疫缺陷及治疗基础疾病。系统用药应综合病情及部位选用。以氟康唑口服或静脉用药为首选，疗程依病情轻重及真菌学检查结果而定，最短不少于2周。病程较重者可选用两性霉素B及其脂质体或伏立康唑、卡泊芬净和米卡芬净等。

第九节　孢子丝菌病

【定义】

孢子丝菌病（sporotrichosis）是由申克孢子丝菌所致皮肤、皮下及其附近淋巴系统的慢性感染性疾病。

损害的特点为结节性，可引起化脓溃烂。少数病人可发生系统性播散。

【病因和发病机制】

申克孢子丝菌为双相真菌，在土壤、植物等自然环境中为菌丝相生长，在宿主（人或动物）皮损内为酵母相生长。真菌通过植物荆棘、碎片或其他被污染的物体刺伤皮肤，局部接种后引起感染，接种后是否感染还取决于机体的免疫状态。孢子丝菌经伤口进入人体后，当抵抗力较强时，损害局限于入侵处，即形成固定型孢子丝菌病；有些经淋巴管蔓延成串珠状分布，引起皮肤淋巴管型孢子丝菌病。

【临床表现】

孢子丝菌病分皮肤型和皮肤外型。

1. **皮肤型孢子丝菌病**　主要发生于暴露部位，临床上又可分为三型：

（1）皮肤淋巴管型：最常见，好发于四肢，也可见于面部、小腿或踝部，常为单侧性，但也可双侧发病，多有外伤史。潜伏期1～4周，开始于手背等外伤部位出现坚硬、无痛性渐隆起的黄豆大小皮下结节，开始时可以移动，后与组织粘连，逐渐长大，表面淡红色至紫黑色，破溃后形成持久性溃疡，边缘不规则并可出现水肿，溃疡表面可有少量稀薄脓液，上覆厚痂，皮损直径约2cm。1～2周后，沿着淋巴管走向产生更多结节，这些结节进一步发展成溃疡。向心性成串排列，具有特征性（图9-25）。面部受累时，常于鼻尖、鼻根部向两颊发展。局部淋巴结多有肿大。继发感染时可有疼痛。

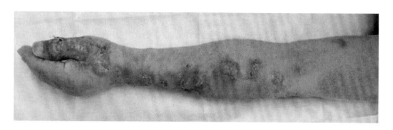

图9-25　孢子丝菌病（皮肤淋巴管型）

（2）固定型：较常见，皮疹固定于初发部位，并不侵犯附近淋巴结，无自觉症状。皮损形态多种多样，可表现为丘疹、脓疱、溃疡、疣状斑块、暗红色结节、浸润性斑块、皮下囊肿、痤疮样损害或肉芽肿损害，直径可达2～3cm，高出皮面（图9-26）。也可见典型的卫星灶，即结节或肉芽肿损害周围有针头至绿豆大红色丘疹，呈卫星状。损害数月或多年不向他处蔓延，提示患者有较强的免疫力。由于损害形态无特异性最易被误诊。

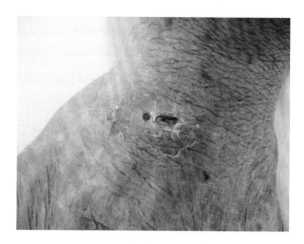

图9-26　孢子丝菌病（皮肤固定型）

（3）播散型：较少见，多发生于免疫功能受损或接受免疫抑制剂治疗者。由原发于皮肤或肺部的感染病灶通过淋巴性或血源性传播所致，可出现全身播散性丘疹或结节，进一步发展为脓肿、溃疡。黏膜亦可受损。

2. 皮外外型孢子丝菌病 常发生于有基础性疾病或易感素质者,如糖尿病、艾滋病患者及酗酒者。常累及肺、骨骼、关节,也可引起眼部和脑膜炎。原发性肺孢子丝菌病多由吸入致病,通常无皮肤表现。骨、关节孢子丝菌病多由邻近的皮下组织感染或直接接种引起。系统性孢子丝菌病罕见,孢子丝菌可经血行播散而累及皮肤、骨骼、肌肉,也可导致肾炎、睾丸附睾炎、乳腺炎,偶可波及肝、脾、胰腺、甲状腺及心肌,常伴有高热、厌食、体重减轻等症状。

【诊断和鉴别诊断】

根据典型的沿淋巴管分布的无症状性结节和局部淋巴结炎症状,诊断淋巴管型孢子丝菌病不难。固定型孢子丝菌病的皮损由于无特征性,诊断较为困难。组织病理检查发现星形体或酵母型孢子具有诊断意义,皮损刮取物、活检组织培养有孢子丝菌生长(图9-27,图9-28)即可确定诊断。本病应与由海鱼分枝杆菌所致游泳池肉芽肿、皮肤结核、疖、炭疽病、布氏杆菌感染、其他深部真菌感染、梅毒鉴别,还应与异物肉芽肿以及化脓性肉芽肿鉴别。

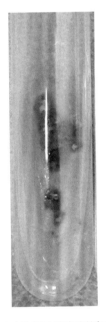

图9-27 申克孢子丝菌病培养(27℃,8天)

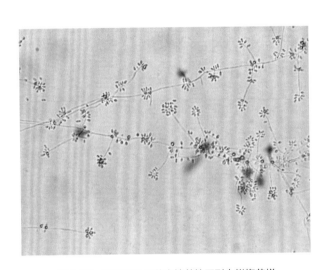

图9-28 申克孢子丝菌小培养镜下形态似梅花样

【预防和治疗】

1. **内服疗法** 首选碘化钾:10%碘化钾溶液30ml/d,分3次口服,若无不良反应可逐渐增加至60～90ml/d,饭后服用,儿童20～50mg/(kg·d),疗程一般为2～3个月,皮损消退后需继续服药3～4周以防复发。常用伊曲康唑200～400mg/d,持续3～6月;特比萘芬250～500mg/d,持续3个月以上。可用碘化钾与伊曲康唑或特比萘芬联合治疗,或伊曲康唑与特比萘芬联合治疗。

2. **外用药物疗法** 1%萘替芬-0.25%酮康唑乳膏、2%碘化钾溶液、2%两性霉素B溶液湿敷,10%碘化钾软膏外涂,每日2次。

3. **热疗法** 局部用电热毯或其他方法加温至45℃,每日3次,每次60分钟。对孤立性损害有效,应与内服和外用药物同时使用。

问题与思考

为什么脓癣、孢子丝菌病的结节不宜切开引流?

第十节　着色真菌病

【定义】

着色真菌病(chromoblastomycosis)是指由多种暗色真菌所致的皮肤、皮下组织感染。

【病因和发病机制】

常见致病真菌有裴氏着色霉(*Fonsecaea pedrosoi*)、紧密着色霉(*Fonsecaea compacta*)、疣状瓶霉(*Phialophora verrucosa*)和卡氏枝孢霉(*Cladophialophora carrionii*),近年还发现有*Fonsecaea monophora*。我国北方地区以卡氏枝孢霉为主,南方地区以裴氏着色霉为主。这些暗色真菌腐生于潮湿腐烂的树木、植物及泥土中。皮肤和黏膜外伤、树枝、木刺和竹片等刺伤或昆虫叮咬伤是病原菌侵入人体的主要途径。

【临床表现】

皮损多见于身体暴露部位,尤其是手和足。患者自觉症状轻微,一般无全身症状。由于发病部位、病程和机体免疫状态不同,皮疹形态差异较大。大致表现为结节性梅毒疹样、银屑病样、疣状皮肤结核样、乳头瘤样和瘢痕象皮肿样。接种部位开始为粉红色无痛性丘疹,逐渐扩大形成角化性斑块,表面疣状或乳头瘤样增生,呈乌褐色,常有溃疡并结褐色痂(图9-29)。沿淋巴管播散者,常在原发病灶周围形成卫星病灶。其中疣状增殖和结痂性皮损具有特征性。病变偶可侵及黏膜,甲亦可受累。并发细菌感染时可形成溃疡并有恶臭物排出。长期不愈及双重感染可引起淋巴回流严重受阻而形成象皮肿,本病一般不侵及肌肉和骨骼,但可因关节部位皮损产生的瘢痕挛缩造成关节强直畸形、肌肉萎缩、骨质疏松等继发损害。

【诊断和鉴别诊断】

根据病史、临床症状、病理学改变即可作出初步诊断,真菌学阳性结果是诊断的"金标准"。皮损涂片直接镜检或病理切片检查发现厚壁、棕色硬壳细胞(图9-30),培养有着色芽生菌生长可明确诊断。应与疣状皮肤结核、梅毒、盘状红斑狼疮、鳞癌及其他真菌感染性疾病鉴别,主要依据是真菌学检查和组织病理(在皮损内见到硬壳细胞)。

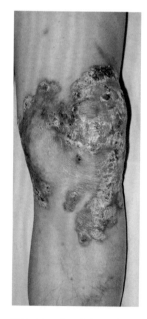

图9-29　裴氏着色真菌病

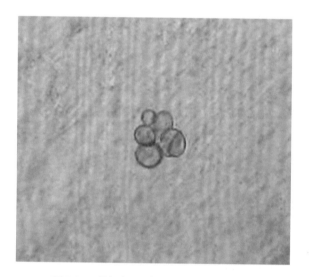

图9-30　着色真菌病(组织病理见硬壳细胞)

【预防和治疗】

早期发现将皮损彻底切除是最理想的疗法,但有导致局部播散的危险,术前应口服伊曲康唑或特比奈芬一周。此外,也可使用电灼、激光治疗。目前尚无治疗着色真菌病的理想药物,伊曲康唑、5-氟胞嘧啶、氟康唑、特比奈芬皆需要较长疗程(半年至一年或更长),临床治愈后应继续服药一个月。可同时做局部温热疗法(蜡疗、热沙疗、热辐射等方法使局部皮损温度升至 40～45℃),可先局部外涂抗真菌霜剂后再加热治疗以利药物吸收。

第十一节　马内菲蓝状菌病

【定义】

马内菲蓝状菌病(Talaromycosis marneffei)是由马内菲蓝状菌(*Penicillium marneffei*)感染所致。感染源具有地域性,主要发生在东南亚地区,我国广西、广东等地报道较多,江西、云南、四川、重庆、北京、上海等地都有散发病例。

【病因和发病机制】

马内菲蓝状菌是青霉菌属中唯一具有双相性的机会性致病真菌,在自然环境为菌丝相,在宿主(人或动物如竹鼠)体内为酵母相。肺通常是最早受累的器官,可能通过吸入空气中的孢子而感染,大多数患者表现为广泛的播散性损害。病原菌主要寄生于细胞内,机体主要靠细胞免疫清除病菌,细胞免疫缺陷极易感染发病。个体易感性起重要作用,常是 HIV 感染者发展成艾滋病的早期临床标志。

【临床表现】

马内菲蓝状菌病临床表现复杂,发病隐匿,很难估计潜伏期。任何年龄皆可发病,患者多具有免疫缺陷或免疫功能低下等基础病,艾滋病患者多发。初发症状各不相同,根据临床表现不同分为局限性感染和全身播散性感染。

1. 局限性马内菲蓝状菌病　局限性感染的原发病灶与入侵门户有关。由于病原菌主要由呼吸道入侵,因此原发症状主要在肺,临床表现类似肺结核,极易误诊。也有报道局限于其他内脏如脾脏或肝脏的化脓灶感染,或皮肤及口腔黏膜的局限性感染。局限性感染的全身症状轻微,往往靠从病灶处分离鉴定出真菌而确诊。

2. 播散性马内菲蓝状菌病　临床表现复杂且无特征性,主要决定于受累系统、脏器及病变程度。一些病人有首发症状,一些则无,易造成误诊、漏诊和延误诊断。主要表现为:①常有发热、畏寒,体温可高达 39～40℃,反复发热持续时间较长;②常有肺部症状及体征,如咳嗽、咳痰,X 线下见肺部炎性阴影,伴发胸膜炎者有胸痛;③肝、脾、淋巴结常肿大,并有显著贫血和白细胞增多,青年人尤其是儿童脾大明显,贫血亦更显著;④常见多发性结节、脓肿,主要是皮下组织和深部组织的结节和脓肿;⑤皮肤损害也是进行性播散性马内菲蓝状菌病的特征,可为丘疹、结节或脓肿(图9-31),偶有瘙痒,抓破后结痂,痂下有或无脓;皮损可形成瘢痕而愈合,但此愈彼起,迁延不断;⑥少数病例有骨及关节损害。未经治疗的播散性马内菲蓝状菌病死亡率可高达 50%。

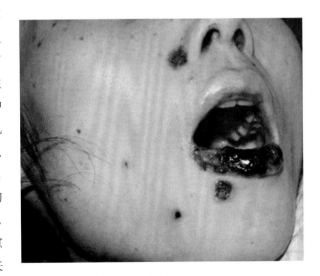

图9-31　艾滋病合并马内菲蓝状菌病

【诊断和鉴别诊断】

诊断主要依据临床和真菌学检查两个方面,分离出马内菲蓝状菌病是诊断的"金标准"。①临床特征:

具有消瘦、乏力、咳嗽、咳痰、咯血、多发性脓肿、皮疹，伴发浅表淋巴结肿大、贫血或白细胞数增高、肺部的浸润性炎症、肝脾大等要考虑本病；②真菌学检查：取病人皮疹刮片、溃疡分泌物、脓液涂片、骨髓及血液涂片等，瑞特染色直接镜检见圆形、椭圆形和腊肠形的酵母样孢子，25℃沙堡弱培养基真菌培养，可见产生红色色素的毛状真菌生长（图9-32）；③病理学诊断：病变组织切片HE、PAS染色可见巨噬细胞内、外大量散在或成堆的、桑葚状或葡萄状排列的酵母样孢子；④骨髓涂片可见巨噬细胞内、外有分隔的腊肠样酵母细胞（图9-33）；⑤提取DNA，用真菌引物做PCR后将产物做分子测序鉴定；⑥透射电镜观察发现酵母细胞有特征性的横膈具有重要意义。

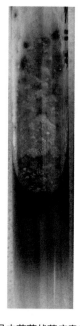

图9-32　马内菲蓝状菌病患者骨髓培养
（沙堡弱培养基，25℃ 10天）

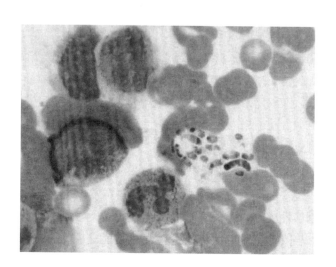

图9-33　马内菲蓝状菌病患者骨髓涂片（瑞氏染色）

　　鉴别诊断：①结核病：马内菲蓝状菌病感染者没有典型的结核结节，无干酪样坏死，特殊染色找不到抗酸杆菌。②组织胞浆菌病：两者病变特点均为大量组织细胞浸润，伴有坏死。从形态学看两种真菌均在不同的温度下有双相性，并可在巨噬细胞质内增生，大小相仿，但马内菲蓝状菌病的酵母样细胞大小差别很大，可有长杆状的细胞，中间有横的分隔，表明为裂殖；而组织胞浆菌为出芽生殖，可见分枝状的芽孢，与母体相连的地方变细。真菌培养容易鉴别。③皮肤利什曼病（cutaneous leishmaniasis）：又称"东方疖"，由白蛉传播的人畜共患寄生虫病，病原体为利什曼原虫，在感染宿主（人或动物）的巨噬细胞内可见无鞭毛体及动基体。在我国好发于长江以北及新疆等地。

【预防和治疗】

　　早发现、早诊断、早治疗、药量足、疗程长是马内菲蓝状菌病的治疗原则。抗真菌药物两性霉素B、伊曲康唑、氟康唑、伏立康唑有效，必要时做药敏试验，可联合使用两种以上的抗真菌药，用药至连续三次真菌镜检及培养阴性。治疗期间应监测患者肝功。较大的体表脓肿需切开引流，但必须是在系统使用抗真菌药物治疗的前提下进行，以免引起真菌扩散。

（冉玉平）

学习小结

本章重点介绍了皮肤癣菌、念珠菌、马拉色菌、申克孢子丝菌、着色真菌和马内菲蓝状菌病所致的皮肤、毛发、指（趾）甲、皮下、黏膜及系统感染，各种感染的临床表现、诊断和鉴别诊断，强调真菌镜检和培养的重要性，以及各病种的抗真菌药物使用原则、具体方法（内服、外用及其他）及注意事项。

复习参考题

一、名词解释

1. 癣菌疹

2. 双相真菌

3. 嗜脂性酵母

4. 亲动物真菌

二、问答题

1. 孢子丝菌病与游泳池肉芽肿的鉴别要点。

2. 马内菲蓝状菌病的实验室诊断要点。

第十章　动物性皮肤病

10

引起人类皮肤病的动物种类很多,但以节肢动物最常见。动物可通过以下几种方式引起皮肤病:①机械损伤:蚊、蟥、臭虫等的口器或尾钩叮咬伤害皮肤;②毒性刺激:蜂、蜈蚣等动物蜇人时排出的毒液及隐翅虫、桑毛虫等动物的分泌物、排泄物可刺激皮肤,引起局部红肿、疼痛、瘙痒、起疹,甚至引起全身反应;③变态反应:有些动物的毒腺或唾液中含有多种抗原性物质,可引起变态反应;④异物反应:昆虫的口器留在组织内或疥螨等的幼虫或成虫在人体内寄生,可引起异物肉芽肿反应。

问题与思考

动物性皮肤病的主要发病机制有哪些?

第一节 疥疮

【定义】

疥疮(scabies)是由疥螨寄生在皮肤引起的接触传染性皮肤病,突出的症状是剧烈的瘙痒。常在家庭或集体中流行。

【病因和发病机制】

疥疮的病原体为疥螨,俗称疥虫。疥螨呈圆形或卵圆形,黄白色,腹侧前后有足4对,长约0.2～0.4mm(图10-1)。雌虫较大,腹部中央有产卵孔。雄虫较小,与雌虫在皮肤表面交尾后即死亡。雌虫受精后钻入皮肤,形成隧道,在内产卵,后死于隧道。卵在3～4天后孵化成幼虫,7～14天后演变为成虫。疥螨不仅可寄生于皮肤,还可附着于内衣裤、被单、枕巾等。因此,疥疮可经密切接触传染(如护理疥疮患者、与患者同铺睡眠或性接触),也可通过共用被单、枕巾等传染。疥疮的发病与疥螨掘凿隧道引起的机械性刺激、分泌的毒液和排泄物刺激皮肤引起的变态反应及雌疥螨滞留在皮肤角质层内引起的异物反应有关。

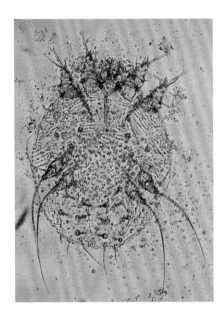

图 10-1 疥螨

问题与思考

疥疮是一种传染病吗? 为什么?

【临床表现】

1. 感染疥螨后需经过一定的潜伏期才出现临床症状,通常为3～4周。

2. 皮损好发于人体皮肤薄嫩处,如指缝、腕部屈侧、肘窝、腋窝、下腹部、腹股沟、外生殖器、股上部内侧及女性乳房下,而成人头面、掌跖等处通常不受累,但婴幼儿例外。

3. 基本损害为疏散或密集分布的红色丘疹、丘疱疹、水疱、隧道、结节,常有抓痕、结痂、色素沉着和苔藓样变等继发损害(图10-2)。

4. 隧道是疥疮的特异性皮损,多发生于指间和腕屈侧,表现为5～15mm长灰白或淡黑色弯曲、微隆起的波浪状短线,末端常有小丘疹或水疱(图10-3),但常因搔抓或继发性病变而不易见到典型隧道。

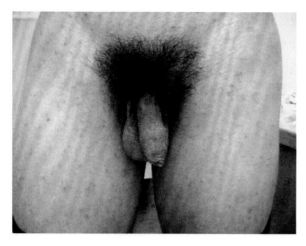

图 10-2　疥疮

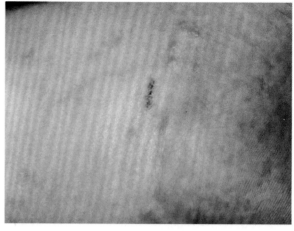

图 10-3　隧道

5. 未经治疗或治疗不当,病程较长的患者,在阴囊、阴茎、龟头或其他部位上可见黄豆大小暗红色炎性结节(图 10-4),剧痒,其为疥螨死后引起的异物反应。

6. 身体虚弱、感觉神经病变、器官移植、麻风和艾滋病及应用免疫抑制剂者等可发生结痂型疥疮(也称挪威疥疮或角化型疥疮),表现为明显结痂和脱屑,甚至呈红皮病样外观,脱痂中有大量疥螨,传染性极强。

7. 疥疮患者可继发脓疱疮、疖、淋巴管炎,甚至发展为肾炎。

8. 自觉症状剧痒,夜间尤甚。

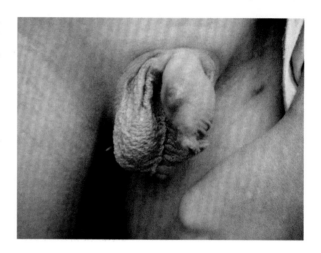

图 10-4　疥疮结节

【诊断和鉴别诊断】

根据特定人群聚集性、接触史、典型临床表现结合疥螨检查易于确诊。需与痒疹、虱病、丘疹性荨麻疹、皮肤瘙痒症、湿疹等鉴别。

案例 10-1

患者,男,20 岁,学生。因"全身皮疹伴剧烈瘙痒 1 周"就诊,患者 1 周前双手指缝出现红色丘疹、小水疱,伴夜间剧烈瘙痒,未予以重视和诊治。皮损很快扩展至躯干、四肢和会阴部。同宿舍同学有多人有类似症状。查体:一般情况可,系统检查未见明显异常。皮肤科情况:双手指缝、躯干和四肢及会阴部可见较多粟粒大小丘疹、水疱,疱液清亮,部分水疱破裂、结痂,并可见形状不一的抓痕。

问题:

1. 本病的临床特点有哪些?

2. 患者要考虑哪些疾病?最可能的诊断是什么?

【治疗和预防】

1. **治疗原则**　杀虫、止痒、消炎、防止继发感染,家庭或集体单位的患者要同时治疗。

2. **基本治疗**　杀虫剂一般外涂于除头面部外的全身皮肤,用药期间不洗澡,不更衣,以保持药效。疗程结束后应洗澡及换用清洁衣被。换下的内衣、被褥、被单等应煮沸,不能蒸煮的物品,可烫熨或日晒。

3. **局部治疗**

(1)5% 三氯苯醚菊酯霜:是合成的除虫菊酯,对人毒性极低。外涂后保留 8～10 小时,一般使用一次即可。

(2)10%～20% 硫黄软膏(婴幼儿用 5%):可用于孕妇和婴儿。先用热水和肥皂洗澡,然后外涂,每天 1～2 次,连用 3～4 天为 1 个疗程。

(3)10%～25% 苯甲酸苄酯乳膏:杀虫力强,每天 1～2 次,2～3 天为 1 个疗程。

(4)1% γ-666 霜:杀虫作用强但有毒性,禁用于孕妇、哺乳期妇女和儿童。一般只外用一次(涂于除头面部外的全身皮肤并保持 24 小时),成人用量不能超过 30g,不可在热水浴后马上涂用。

(5)疥疮结节可外用糖皮质激素制剂或焦油凝胶,也可皮损内注射糖皮质激素混悬液或手术切除。

4. **系统治疗**

(1)伊维菌素是半合成的大环内酯药物,单次口服 200mg/(kg·d),可用于外用药物治疗无效的疥疮、结痂型疥疮或重复感染的疥疮。

(2)瘙痒严重者可于睡前口服镇静止痒药。

(3)皮损炎症特别严重者,可短期内服用中小剂量泼尼松。

(4)伴发感染者,可内服抗生素。

疥疮的预防主要是注意个人卫生,发现患者及时隔离治疗。

第二节　隐翅虫皮炎

【定义】

隐翅虫皮炎(paederus dermatitis)是皮肤接触毒隐翅虫体内的毒液引起的皮肤炎症。

【病因和发病机制】

隐翅虫属节肢动物门,昆虫纲,鞘翅目,隐翅虫科,种类繁多,其中毒隐翅虫可引起皮炎。毒隐翅虫是一种黑色蚁状小飞虫,虫体长约 0.6～0.8cm,白天栖居于潮湿的草木间或石下等阴暗处,夜间围绕灯光飞行。停于皮肤上被拍击或压碎时,体内强酸性体液可在数小时之内引起皮炎。

【临床表现】

1. 多见于夏、秋季节。

2. 好发于面、颈、四肢、躯干等暴露部位。

3. 临床表现为条状、点状、片状境界清楚的水肿性红斑,其上有密集丘疹、水疱或脓疱,脓疱可融合成片(图 10-5)。

4. 皮损的炎症轻重不等,轻者仅有浅红色斑,重者可有糜烂、渗出、结痂及表皮坏死。

5. 自觉瘙痒、疼痛和烧灼感,重者可伴有发热、头痛、恶心、呕吐和淋巴结肿大。

6. 病程 1 周左右,愈后可留暂时性色素沉着。

【诊断和鉴别诊断】

根据发病季节、典型皮损及自觉症状等易于诊断,但 70% 的患者无法明确隐翅虫接触史。应与接触性皮炎、湿疹等疾病鉴别。

【治疗和预防】

1. **基本治疗**　立即清洗皮肤以去除残留的酸性体液。

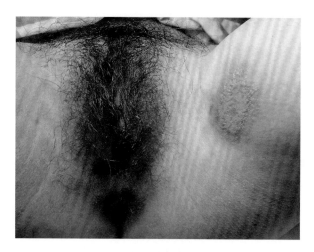

图 10-5　隐翅虫皮炎

2. **局部治疗**　皮损早期可用生理盐水、0.1% 依沙吖啶、1∶5000～8000 高锰酸钾溶液或 5% 碳酸氢钠溶液湿敷。红斑性损害可选用炉甘石洗剂、糖皮质激素霜等。如有继发感染,可外用抗生素。

3. **系统治疗**　可内服抗组胺药物,症状较重者可短期应用糖皮质激素。

4. **预防**　主要是注意采取防虫措施,不要随意拍打落在皮肤上的虫体。

第三节　毛虫皮炎

【定义】

毛虫皮炎(caterpillar dermatitis)是毛虫的毒毛或刺毛刺伤皮肤后,其毒液引起的皮肤急性炎症反应。

【病因和发病机制】

毛虫属节肢动物,常见的致病种类有桑毛虫、松毛虫和刺毛虫。虫卵及虫茧表面有毒毛,且极易脱落。毒毛刺入皮肤后,其内毒液的原发刺激可引起皮炎。

【临床表现】

1. 多发于夏、秋季节,在干燥和大风时可引起本病流行。

2. 皮损好发生于颈、肩、上胸背及四肢屈侧。

3. 基本皮损为绿豆至黄豆大鲜红色水肿性红斑、斑丘疹和风团,部分可表现为丘疱疹或水疱。皮损可数个、数十个至数百个不等,且多成批出现。

4. 毒毛进入眼睛可引起眼结膜炎、角膜炎,甚至失明,侵入鼻腔则可诱发哮喘、支气管炎。

5. 自觉剧痒,可伴恶心、呕吐及关节炎。

6. 病程约一周。

【实验室检查】

用透明胶带在皮损处粘贴,然后将其贴在载玻片上,加一滴二甲苯后,盖上盖玻片镜检;也可用放大镜或皮肤镜检查皮损寻找毒毛。

【诊断】

根据发病季节、流行地区、皮疹特点、自觉症状及查到毒毛可以确诊。

【治疗和预防】

1. **治疗原则**　尽可能去除毒毛、消炎、止痒和防止继发感染。

2. **基本治疗**　接触毒毛后立即更换衣服,然后用氧化锌橡皮膏或透明胶带反复粘贴去除毒毛。

3. **局部治疗**　可外用炉甘石洗剂和糖皮质激素霜剂。

4. **系统治疗**　皮损广泛者可口服抗组胺药,严重者可内服糖皮质激素。

5. **预防**　主要是采用药物喷洒或生物防治消灭毛虫,特殊工作人员在好发季节加强个人防护,不要位于下风方向,着长袖长裤,扎紧袖口和裤脚或穿戴防护衣帽。

第四节　虱病

【定义】

虱病(pediculosis)是虱寄生于人体,反复叮咬吸血所致的皮肤病。

【病因和发病机制】

虱为节肢动物,昆虫纲,属体外寄生虫,有相对的宿主和寄生部位特性。寄生于人体的虱子有头虱、体虱和阴虱。虱在叮咬吸血的同时释放出具有抗原性的分泌物,刺激皮肤引起皮炎。此外,体虱也可通过叮咬或分泌物传播回归热、战壕热和斑疹伤寒等。

【临床表现】

（一）头虱

1. 多发生于儿童,偶见于成人。

2. 寄生于头发,尤以耳后发际及枕部头发为著。

3. 叮咬部位出现红斑、丘疹、皮下出血等损害,头发上可见到卵圆形、针头大小灰白色的虱卵(图10-6)。

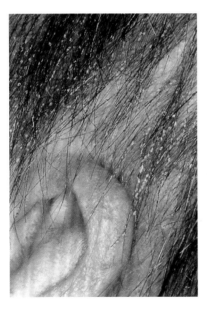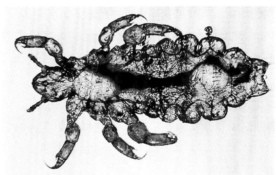

图10-6　头虱

4. 自觉瘙痒,搔抓后可继发细菌感染。

（二）体虱

1. 主要寄生于衣缝,特别是密闭的腰带、领口或床单缝。

2. 皮损多发于肩胛、腰部、臀部、肩部或颈部等处。

3. 叮咬部位出现红斑、丘疹或风团,常伴有线状抓痕、血痂或继发感染,久之可发生苔藓化或色素沉着斑,但在皮肤表面很难发现体虱。

4. 自觉瘙痒。

（三）阴虱

1. 多发生在成人，与性接触有关。

2. 主要寄生在阴部及肛门周围毛干上（图 10-7），偶可侵犯腋毛、眉毛和睫毛。

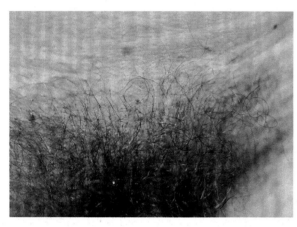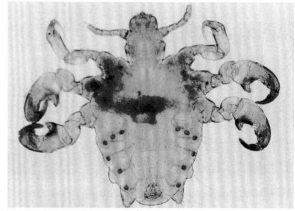

图 10-7　阴虱

3. 叮咬处常出现丘疹、血痂。在股内侧、腹部及腰部可见灰青或淡青色斑，直径不超过 1cm，指压不退色。非常敏感者，可出现大疱样损害，伴发热、头痛、淋巴结肿大等全身症状。

4. 查体见阴虱紧附于毛发或爬附在皮肤表面，虱卵成角度附着于毛干上，为铁锈色或淡红小粒状外观。

5. 自觉剧烈瘙痒，搔抓后可继发湿疹样改变或细菌感染。

【诊断和鉴别诊断】

头皮、躯干或阴部的剧烈瘙痒，结合接触或传染史常提示本病，查见虱成虫或虱卵即可确诊。应与湿疹、瘙痒症、大汗腺痒疹、疥疮等疾病进行鉴别。

【治疗和预防】

1. **基本治疗**　虱病是传染病，应同时治疗患者及与其密切接触的家庭成员。

2. **头虱的治疗**　最好是剃掉头发后用硫黄皂洗头，不愿剃掉头发者可用篦子将虱及虱卵篦掉，然后用 50% 百部酊、1% 升汞酊或 25% 的苯甲酸苄脂乳膏外用于头发、头皮，并用毛巾包扎。

3. **体虱的治疗**　最好的办法是用肥皂和水清洗全身，并将污染衣物、寝具丢掉。不能丢弃者应煮沸 30 分钟杀虫。

4. **阴虱的治疗**　剃除阴毛，外用 50% 百部酊、25% 苯甲酸苄酯乳剂、10% 硫黄软膏或 1% γ-666 霜等。

本病的预防主要是注意个人卫生，勤洗澡和更衣，注意避免和虱病患者直接或间接接触。

第五节　其他虫咬皮炎

一、蜂蜇伤

【定义】

蜂蜇伤是指蜜蜂、胡蜂、土蜂等将刺器刺入皮肤并将毒汁注入人体引起的皮肤过敏和炎症反应。

【病因和发病机制】

蜂类属昆虫纲膜翅目，多有产卵管发育成的刺器、酸性毒腺和碱性毒腺。蜇人时蜂尾毒刺刺入皮肤并留于皮内，并将毒液（组胺、透明质酸酶、含有碱性磷酸酶的高分子物质等）注入。

【临床表现】

1. 蜇处即有烧灼感或显著痛痒感，不久潮红肿胀，中央有一出血点，严重者可形成水疱、大疱、甚至坏死。

2. 若同时多处被蜇伤，可产生大面积明显肿胀，偶有发生过敏性休克甚至死亡者。

3. 可伴有不同程度的全身中毒症状，如畏寒、发热、头痛、恶心、呕吐，严重者可出现痉挛、昏迷、肺水肿、心脏及呼吸麻痹而死亡。

【诊断】

结合蜂蜇史和典型表现可以确诊。

【治疗和预防】

1. **局部治疗**　先将毒刺拔出，再外用 10% 氨水或 5% 碳酸氢钠溶液湿敷。盐酸依米丁溶液 1～3ml 加 2% 利多卡因在蜇伤周围皮下注射可迅速缓解疼痛。

2. **系统治疗**　可内服抗组胺药物等，必要时可给予糖皮质激素等治疗。若出现全身中毒症状，应对症治疗，及时处理。

本病的预防为发现蜂窝时应及时摘除，切勿在没有保护措施的情况下处理蜂窝。在蜂飞时，切勿追捕，以免激怒蜂而被蜇伤。此外，养蜂人在取蜜前，应戴面罩和手套。

二、蜈蚣蜇伤

【定义】

蜈蚣蜇伤是指蜈蚣毒爪刺入皮肤并将毒汁注入人体引起的皮肤炎症反应。

【病因和发病机制】

蜈蚣属多足纲，两前足各具有一对毒爪与体内的毒腺相通。蜇人时毒爪刺入并将毒液注入皮肤。

【临床表现】

1. 被蜇部位有两个出血点，周围红肿，可引起附近淋巴管炎或淋巴结炎。

2. 自觉剧痛，重者可伴发热、头痛、恶心、呕吐、眩晕、痉挛等全身症状。

3. 大多数患者几天内炎症可消退，偶有儿童患者危及生命。

【诊断】

结合蜈蚣蜇史和典型表现可以确诊。

【治疗】

蜈蚣蜇伤的治疗与蜂蜇伤基本相同。

三、蝎蜇伤

【定义】

蝎蜇伤是指蝎的毒刺刺入皮肤并将毒液注入人体引起的炎症反应。

【病因和发病机制】

蝎属蛛形纲的蝎目，有 300 多种，分布于世界各地。蝎的腹后部逐渐变细，形成所谓的蝎尾，其最后一节为毒刺，与体内的毒腺相通。蝎白天喜藏在阴暗潮湿处，夜间外出觅食。若不慎接触到，就有被蜇伤的危险。蝎通过其尾部钩状毒刺刺伤皮肤并将毒液（神经毒素、溶血毒素及抗凝血素）排入体内。被蜇后毒性反应的强弱因蝎子的种类而异，如山蝎的毒性可与眼镜蛇相当。

【临床表现】

1. 被蜇部位即刻感觉到剧烈疼痛，难以忍受。

2. 继之蜇伤部位出现潮红、肿胀、瘀斑、水疱，甚至坏死。

3. 严重者可出现一系列毒性反应，如头痛、眩晕、寒战、发热、恶心、呕吐、流涎、多汗、心悸、气急，少数可因呼吸中枢麻痹而死。

4. 山蝎刺蜇后毒素可直接作用于呼吸中枢，可不出现局部肿胀而迅速发生严重中毒症状而死亡。

【诊断】

结合蝎蜇史和典型表现可以确诊。

【治疗和预防】

1. 治疗要以橡皮止血带扎紧被蜇伤肢体的近心端，并尽可能吸出毒液，必要时可进行扩创术。

2. 全身中毒症状严重者，应及时采取对症处理，并可系统应用糖皮质激素、阿托品等。

3. 其余治疗可参见蜂蜇伤。

蝎蜇伤的预防重点是在山区劳动时应穿山袜、戴手套，以防被蝎刺伤。

四、蚊、蠓、臭虫、蚤叮咬皮炎

【定义】

蚊、蠓、臭虫、蚤叮咬皮炎是指蚊、蠓、臭虫、蚤等叮咬皮肤引起的皮肤反应。

【病因和发病机制】

蚊、蠓、臭虫、蚤均属昆虫纲，种类繁多，分布于世界各地，但均具有刺器，在刺入皮肤后，释放的分泌物可刺激皮肤引起炎症反应。此外，叮咬还有传播疟疾、登革热等疾病的可能。

【临床表现】

1. 皮损均为红斑、丘疹、风团，损害中央有一针头大暗红色瘀点，2～3天内可自行消退。

2. 自觉轻微瘙痒。

【诊断】

根据皮损特点，结合发病季节和个人生活环境，仔细询问病史多可做出诊断。

【治疗和预防】

局部治疗以消炎、止痒为主，瘙痒较重者可口服抗组胺药物。

预防的关键是由卫生部门制定措施，发动群众，做好消灭蚊、蠓、臭虫、蚤等的工作。

第六节　水生生物所致皮炎

【定义】

水生生物所致皮炎（aquatic biology dermatitis）是指水生生物的有毒刺胞刺伤人体引起皮肤急性炎症反应，常见的有水母皮炎、海葵刺伤及海胆刺伤。

【病因和发病机制】

水母通称海蜇，其肩板、吸口周围的触手和刺丝囊含有刺激性毒液，主要成分是类蛋白、多肽及多种有毒酶类，此外还有 5- 羟色胺、组胺、致痛剂及强麻醉剂等，人体接触后可引起皮炎，甚至全身反应。海葵具有类似水母的刺丝囊或刺细胞，内含有毒物质海葵素和海葵毒，海葵毒有龙虾肌碱、胡卢巴碱、麻痹毒素等，可引起瘙痒和风团，甚至呼吸麻痹。海胆可通过与体内毒腺相连的棘刺刺伤人体，其毒液主要是神经毒。

【临床表现】

（一）水母皮炎

1. 常见于从事水产养殖、捕捞、水产加工者及海中游泳者。

2. 刺伤后先感到刺痒、麻木或灼热感，局部出现红斑、丘疹，亦可出现荨麻疹样损害（图 10-8）。重者出现瘀点和瘀斑，甚至水疱，多呈点状、条状和地图状分布。皮损多在 1～2 周内消退。

3. 若全身大面积或多处被刺则可有倦怠、肌痛、不安的感觉，甚至出现呼吸急促、胸闷。对毒素敏感者，可在 2 小时左右发生呼吸困难、肺水肿和血压下降，抢救不及时可导致死亡。

4. 自觉疼痛、烧灼、瘙痒等。

（二）海葵刺伤

1. 常见于从事水产养殖、捕捞、水产加工者及海中游泳者。

2. 被刺伤后，自觉局部刺痒，继之出现红斑、丘疹、水疱等，也可出现疼痛性荨麻疹样损害。

3. 可伴有发热、头痛、恶心、呕吐等不适。

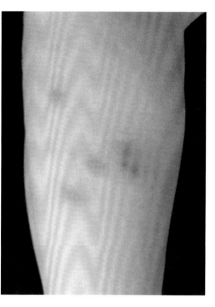

图 10-8　水母皮炎

（三）海胆刺伤

1. 常见于从事水产养殖、捕捞、水产加工者及海中游泳者。

2. 被刺伤后，局部剧痛、烧灼感，可持续数小时之久，常伴皮肤出血。

3. 继之在伤口周围出现不同程度的水肿性红斑，偶有水疱，历时 1～2 周消退。

4. 全身中毒症状常见，主要有衰弱、头晕、头痛、心悸、血压下降、呼吸困难、面瘫，偶因全身瘫痪而死亡。

5. 在刺伤后的 2～12 个月内可在局部形成浸润性斑块及肉芽肿性结节样改变。

【诊断】

根据有无下海、接触史及临床表现可以诊断。

【治疗和预防】

1. **基本治疗**　接触水母、海葵及海胆后应立即用海水冲洗，海胆刺伤后必须清除残留棘刺，必要时可采取手术取出。

2. **局部治疗**　可用 10% 碳酸氢钠或明矾水冷湿敷，也可外用炉甘石洗剂。对海胆肉芽肿，可局部注射糖皮质激素混悬液，每周 1～2 次。

3. **系统治疗**　可内服抗组胺药，严重者应系统应用糖皮质激素，并采取对症抢救措施。

预防重点是下海作业时要加强个人防护，戴上手套，勿用手直接接触水生生物。

（孙乐栋）

学习小结

本章重点介绍了动物性皮肤病,特别是疥疮、虱病的临床表现、诊断和鉴别诊断及防治方法。大部分动物性皮肤病原因是明确的,要特别注意其预防。部分动物性皮肤病和地域、职业有关,要有针对性地防治。

复习参考题

一、名词解释

1. 挪威疥疮

2. 疥疮结节

二、问答题

1. 简述治疗疥疮的注意事项。

2. 简述虱病的临床类型及其特点。

第十一章　皮炎湿疹类皮肤病

11

11章

第一节　接触性皮炎

【定义】

接触性皮炎（contact dermatitis）又称为环境与职业性皮炎（environmental and occupational dermatitis），是由外界物质接触皮肤造成的皮肤炎症反应。在一定条件下，环境中的多种物质均有可能引发接触性皮炎。

【分类】

根据病因、发病机理和临床特点，接触性皮炎可以分为6类：刺激性接触性皮炎、变应性接触性皮炎、速发型接触性反应、光接触性皮炎、非湿疹样接触性反应及系统性接触性皮炎。限于篇幅，本章仅介绍前两种接触性皮炎。

【发病机制】

发病机制复杂，有些尚不完全明确。刺激性接触性皮炎是外界物质，即刺激原通过非变态反应机制引起的皮肤炎症；变应性接触性皮炎则由接触性变应原通过迟发型变态反应机制引起；接触性致敏的个体系统吸收该接触变应原引起的反应为系统性接触性皮炎；光接触性皮炎可以通过光毒性或光变态反应机制引发；速发型接触性反应的机理可以是速发型变态反应也可以是非免疫性机制；非湿疹样接触性反应的机理是迟发型变态反应。

一、刺激性接触性皮炎

刺激性接触性皮炎（irritant contact dermatitis，ICD）是较为常见的接触性皮炎。简称刺激性皮炎。

【临床表现】

1. 急性刺激性皮炎

（1）有明确接触酸、碱、盐、有机溶剂等刺激原的历史。

（2）反应与接触刺激原的刺激性有关，与年龄、性别关系小。

（3）任何部位接触刺激原都可以发生反应，常见部位为手、面部等外露部位。

（4）反应在接触刺激物后数小时至数天内很快出现，典型表现为与接触部位一致、境界清楚的红斑、干燥、脱屑（干燥性）或红斑、水肿、丘疹、水疱、大疱、渗出（渗出性）。

（5）患者自觉烧灼感或刺痛，而痒感轻。

2. 慢性刺激性接触性皮炎（累积性刺激性皮炎）

（1）慢性不愈的湿疹样损害，持续6周以上。

（2）与长期接触水、洗涤剂、溶剂及其他已知的轻、中度的刺激原有关。

（3）多见于手部，皮疹为干燥、脱屑及皲裂，一般无水疱。久之可以出现肥厚（图11-1）。

3. 主观刺激性反应

（1）皮肤接触某种物质后产生的疼痛、瘙痒等反应，但不见皮损或仅见皮肤细小脱屑，机制不明。

（2）常见于使用化妆品的女性，患者往往对任何一种化妆品均有反应，似乎不能使用任何化妆品。又称为化妆品不耐受。

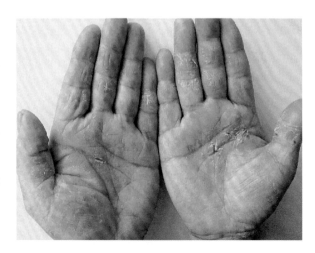

图11-1　手部ICD

【实验室检查】

1. 常规实验室检查大多正常。

2. 组织病理学特点　最初变化是角质形成细胞核固缩,失去细胞质染色特征。重者发生表皮坏死,形成表皮内或表皮下水疱、大疱。表皮内中性粒细胞浸润,形成角层下或表皮内脓疱。也可出现海绵形成。真皮可以轻微水肿,伴毛细血管及淋巴管零散轻度扩张,血管周围有时有单核细胞或单核细胞与中性粒细胞混合浸润,嗜酸性粒细胞缺如。重者在真皮浅层可以见到中性核白细胞核尘。

3. 可疑刺激原斑贴试验阴性。

【诊断和鉴别诊断】

根据临床特点诊断,仔细询问病史,明确患者相关刺激原接触史是诊断的关键。不再接触刺激原以后,皮炎可以明显消退或痊愈,可以确诊。

病史不典型的刺激性皮炎要注意和变应性接触性皮炎以及其他类型的湿疹,如特应性皮炎、乏脂性湿疹、浅部真菌病、念珠菌病、间擦疹等相鉴别。皮损有时与变应性接触性皮炎无法区别。但是,刺激性皮炎的特点是疹型比较单一,而没有变应性接触性皮炎的红斑、丘疹、水疱等皮损同时出现的特点。如果皮损边界极端清楚、表皮干燥起皱,表现为脓疱、溃疡或坏死则明确提示为刺激性皮炎。

案例 11-1

患者,女,25岁,职员。因"面部起疹伴痛痒感2天"就诊于我科门诊。患者起疹前自行外用某"祛斑霜",1小时后皮肤出现不适。既往体健,否认其他病史及过敏史。系统检查未见异常。专科检查:额头、双颊、下颌可见对称弥漫红肿斑片,其上可见散在淡黄色渗出和结痂。眶下部及鼻唇沟皮肤无皮损。

问题:

1. 您的初步诊断是什么?

2. 如何治疗此病人?

【治疗和预防】

1. **基本治疗**　去除病因,轻度皮炎仅有微弱的红斑去除病因后可以不治疗。应详细告知患者可能存在的刺激原,避免不良刺激,定期随访,保护皮肤屏障。

2. **局部治疗**　中、重度皮炎需要治疗,要根据皮损选择合适的外用药。

(1)干燥脱屑者可以使用保湿剂或非激素类药物如中药软膏。

(2)水疱渗出者可以使用生理盐水或呋喃西林等清洁剂湿敷。

(3)出现脓疱、脓痂等可疑细菌感染时局部使用抗生素或防腐消毒剂。

(4)糖皮质激素和钙调磷酸酶抑制剂不是首选,可以作为治疗无效时使用。

3. **系统治疗**　红肿、水疱、渗出明显者可以应用糖皮质激素:一般选用中、小剂量,如口服泼尼松 0.5mg/(kg·d),1周左右即可。有广泛继发感染时使用抗生素。

4. **预防**　明确致病刺激原,避免接触。

【预后】

明确病因且及时去除病因者预后良好,否则预后不良。

二、变应性接触性皮炎

变应性接触性皮炎(allergic contact dermatitis，ACD)是由接触变应原通过迟发性变态反应机制引起的皮炎，简称变应性(过敏性)皮炎，明确诊断非常重要。

【临床表现】

1. **急性变应性接触性皮炎**

(1)有明确接触金属、化妆品成分、甲醛、香精、橡胶添加剂、药物等小分子接触半抗原的历史。

(2)任何年龄均可以发病，女性多见。

(3)常见发病部位为手、面部等外露部位，任何部位都可以发病。

(4)需要致敏，致敏期为 3 天～数年。致敏的个体再次接触敏感变应原后可以在数小时至数天内出现反应，多数为 1～2 天。早期皮炎只发生在变应原与皮肤接触部位，形状与接触物一致。轻者为边界清楚的红斑、稍有水肿，可以有针尖至粟粒大小的丘疹(图 11-2)。重者红肿明显，出现水疱、大疱，可以发生糜烂、渗液和结痂。皮损消退过程中出现脱屑。眼睑、口唇、阴部等组织疏松部位的皮炎可以表现弥漫性肿胀，颇似血管性水肿(图 11-3)。

皮损可以沿着淋巴管向临近皮肤扩展，在临近皮肤出现皮损。

(5)自觉症状一般为瘙痒，也可有烧灼感或痛感。少数还可出现面色苍白、发热、恶心等全身症状。

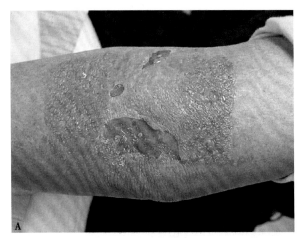 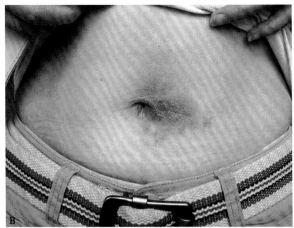

图 11-2 急性变应性接触性皮炎
A. 膏药接触性皮炎；B. 金属扣的镍皮炎

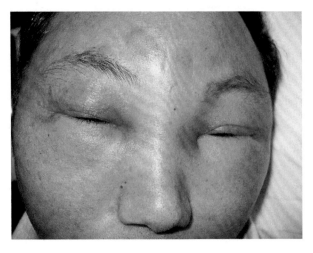

图 11-3 漆皮炎

2. **慢性变应性接触性皮炎**

（1）持续接触变应原，皮损反复发作出现慢性不愈的湿疹样损害

（2）患者不能提供明确的变应原接触史。需要详细采集病史，甚至斑贴试验才能够明确诊断。

（3）皮疹表现为慢性湿疹，可以出现急性发作。

3. **系统性接触性皮炎**

（1）接触性致敏的个体在食入或通过其他途径全身吸收变应原后产生的反应。又称为接触性皮炎综合征（contact dermatitis syndrome）。

（2）皮疹可以分为以下几型：汗疱疹样发疹（类似汗疱疹，但季节性不明显）；泛发性湿疹；狒狒综合征（The baboon syndrome）为在臀部及生殖器周围出现边界清楚的红斑，同时在肘窝、腋部、眼睑及颈侧出现对称的湿疹样改变为特征。此外还可以表现为血管炎。

（3）自觉瘙痒，全身症状可出现头痛、乏力，甚至恶心、呕吐、腹泻等。

【实验室检查】

1. **常规实验室检查**　多数正常；严重者外周血白细胞可以升高，中心粒细胞或嗜酸性粒细胞增多。

2. **皮损组织病理学特点**　急性期表皮海绵水肿，亚急性期出现棘层肥厚，表皮突增宽延长伴角化不全及痂屑，慢性期表皮呈银屑病样增生伴角化亢进及角化不全。真皮急性期浅层血管扩张、充血、乳头水肿，浅层血管周围中度致密混合细胞，包括淋巴细胞、组织细胞，偶见嗜酸性粒细胞及浆细胞浸润。亚急性期及慢性期真皮乳头增厚、胶原纤维变粗、红染。

3. **敏感变应原斑贴试验**　阳性，且与临床症状相关。

【诊断和鉴别诊断】

根据临床特点进行诊断，仔细询问病史，明确患者相关变应原接触史是诊断的关键。去除敏感变应原后，皮炎可以明显消退或痊愈可以确诊。

病史不典型的变应性接触性皮炎需要与其他类型的湿疹，如特应性皮炎、乏脂性湿疹、间擦疹等湿疹皮炎相鉴别，也需要排除浅部真菌病如手足癣、念珠菌病、银屑病、皮肤淋巴瘤等。

【治疗和预防】

1. **基本治疗**　必须去除病因，轻度皮炎仅表现为模糊红斑者去除病因后可以不治疗。应详细告知患者可能存在变应原的环境，避免不良刺激、定期随访，保护皮肤屏障。

2. **局部治疗**　中、重度皮炎要根据皮损选择合适的外用药。

（1）水疱渗出性皮损使用生理盐水、呋喃西林或依沙吖啶液湿敷。

（2）无渗出皮损可以使用肾上腺糖皮质激素乳膏或其他非激素类乳膏。面颈部及皱褶部位可以使用钙调磷酸酶抑制剂。干燥脱屑者使用保湿剂。

（3）继发细菌感染者使用抗生素或防腐消毒剂治疗。

3. **系统治疗**

（1）口服抗组胺药。

（2）重症急性如泛发皮损、染发皮炎及系统性接触性皮炎需要应用肾上腺糖皮质激素，初始相当于泼尼松 40～60mg/d，使用至少 2 周后，减至 30mg/d，一周后停药。也可以使用曲安奈德 40mg 或复方倍他米松 1～2mg 肌肉注射 1 次。

（3）慢性反复不愈的病例可以施行光疗或使用免疫抑制剂。

4. **预防**　彻底避免敏感变应原。

【预后】

明确病因且及时去除病因者多数预后良好，否则预后不良。有些变应原如金属中的镍在生活环境中存在广泛，难以完全避免，预后较差。

1. 为什么说接触性皮炎是皮肤科的常见病,常见刺激原和变应原有哪些?
2. 系统应用糖皮质激素治疗接触性皮炎的适应证是什么?

第二节　湿疹

【定义】

湿疹(eczema)是由多种内外因素引起的一种具有明显渗出倾向的炎症性皮肤病,瘙痒明显,容易复发,严重影响患者的生活质量。

【病因和发病机制】

本病是在机体内部因素异常如皮肤屏障功能障碍的基础上,由多种内外因素综合作用的结果,往往找不到明确病因。免疫性机制(如变态反应)和非免疫性机制(如皮肤刺激)均可能参与发病过程。微生物可以通过直接侵袭、超抗原作用或诱导免疫反应引发或加重湿疹。社会心理因素如紧张、焦虑也可以诱发或加重本病。

【临床表现】

1. **急性湿疹**

(1)没有明确接触皮肤刺激物或接触过敏原的历史。

(2)各年龄均可发病,无性别差异。容易反复。

(3)任何部位均可以发生。

(4)皮损特点为红斑、水肿,在此基础上出现针尖至粟粒大丘疹、丘疱疹、水疱、糜烂及渗出,病变中心往往较重,而逐渐向周围蔓延。外围又有散在丘疹、丘疱疹,故境界不清(图11-4)。皮损一般对称。

(5)自觉不同程度的瘙痒。

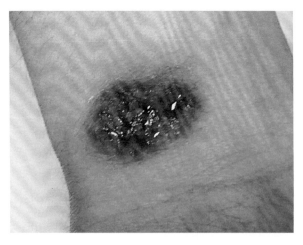

图 11-4　急性湿疹

2. **亚急性湿疹**　多由急性湿疹转化而来,也可以单独发生。皮损有轻度红肿、渗液和糜烂,出现结痂和脱屑。其余特点同急性湿疹(图11-5)。

3. **慢性湿疹**　主要表现为皮肤肥厚、苔藓样变,可伴有色素改变及甲改变(图11-6)。皮疹一般对称分布,常反复发作。自觉症状为瘙痒,甚至剧痒。可以单独发生,也可以是急性湿疹反复发作而来。

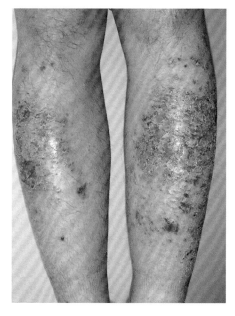

图 11-5　亚急性湿疹

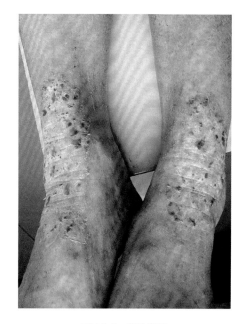

图 11-6　慢性湿疹

4. 几种常见特殊类型的湿疹

（1）婴儿湿疹（infantile eczema）：指发生在婴儿（1岁以下儿童）的湿疹。中医称之为奶癣。表现为婴儿头面部的急性或亚急性湿疹。目前多认为是特应性皮炎的婴儿期。皮损临床表现同特应性皮炎的婴儿期。

（2）钱币状湿疹（nummular eczema）（图11-7）：又名盘状湿疹，冬季多见，好发于四肢，皮损表现为密集的小丘疹和丘疱疹融合成圆形或类圆形钱币状斑片，境界清楚，直径1~5cm大小，单个或多个。急性期潮红、渗出明显，慢性期皮损肥厚，表面覆有干燥鳞屑，常有严重的阵发性瘙痒。

（3）乏脂性湿疹（asteatotic eczema）：又名干燥性湿疹（xerotic eczema），常见于冬季，老年人好发，小腿、前臂和手部常常受累。皮脂缺乏的原因很多，如老年性皮脂分泌减少、过度热水或使用肥皂洗浴以及冬季低温干燥等等。皮脂缺乏导致皮肤水分大量丢失，皮肤干燥而引发皮炎。临床表现为红斑、干燥及脱屑，表皮有细小裂纹，裂纹处有线状红斑，如同碎瓷状（图11-8）。反复搔抓后可以出现典型急性湿疹改变。

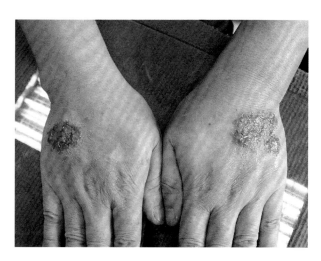

图 11-7　钱币状湿疹

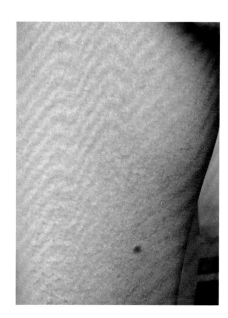

图 11-8　乏脂性湿疹

【实验室检查】

常规实验室检查多数正常。血常规检查可有嗜酸粒细胞增多，血清嗜酸性阳离子蛋白可以增高，部分患者血清总 IgE 增高。变应原检查如斑贴试验、点刺试验等有助于鉴别过敏引起的皮炎，但是临床价值有限。真菌检查可以协助鉴别浅部真菌病，疥虫检查可协助排除疥疮，血清免疫球蛋白检查可帮助鉴别具有湿疹皮炎皮损的先天性疾病。皮损细菌培养可帮助诊断继发细菌感染等，必要时应行皮肤组织病理学检查。组织病理学特点同变应性接触性皮炎。

【诊断和鉴别诊断】

主要根据病史和临床表现进行诊断。湿疹的诊断和鉴别诊断可以遵循以下流程：①排除类似湿疹表现的其他疾病，如浅部真菌病、疥疮、多形性日光疹、嗜酸粒细胞增多综合征、烟酸缺乏症和皮肤淋巴瘤等；②排除具有湿疹样皮损的先天性疾病，如 Wiskott-Aldrich 综合征、选择性 IgA 缺乏症、高 IgE 复发感染综合征等；③排除其他各类病因和临床表现特异的湿疹皮炎，如特应性皮炎、接触性皮炎、淤积性皮炎等。婴儿湿疹需要与婴儿脂溢性皮炎鉴别。后者表现为面中部，包括眉弓、鼻周、双颊、躯干部、尿布区以及肢体屈侧的红斑及油性屑，易结成淡黄色痂。一般为自限性，治疗反应快，而特应性皮炎则难以治疗；④特殊类型的湿疹可以根据临床特点进行诊断，如干燥性湿疹、钱币状湿疹等。非特殊类型者可根据临床部位进行诊断，如手部湿疹、小腿湿疹等。

【治疗和预防】

1. **基本治疗**　加强患者教育，查找并去除可能的诱因和加重因素，帮助患者建立良好的生活习惯和生活环境，避免不良刺激，保护皮肤屏障。

2. **局部治疗**　根据皮损选择合适的外用药。

（1）急性期无水疱、糜烂、渗出时，建议使用炉甘石洗剂、糖皮质激素乳膏或凝胶，非激素类药物如中药软膏；干燥脱屑者可以使用保湿剂。

（2）水疱渗出者使用生理盐水或呋喃西林等清洁剂湿敷；有糜烂但渗出不多时可用氧化锌油剂。亚急性期皮损建议外用氧化锌糊剂、糖皮质激素乳膏。

（3）出现脓疱使用局部抗生素或防腐消毒剂治疗。

（4）亚急性、慢性湿疹可以外用糖皮质激素和钙调磷酸酶抑制剂等药物。

3. **系统用药**

（1）对于严重水肿、泛发性皮疹可以短期应用糖皮质激素，但必须慎重，以免发生全身不良反应及病情反跳。

（2）免疫抑制剂：慎用，仅限于其他疗法无效、有糖皮质激素应用禁忌证的重症患者，或短期系统应用糖皮质激素病情得到明显缓解后、需减用或停用糖皮质激素时使用。

【预后】

本病由于病因难以明确，预后不良，复发率很高，难以根治。

问题与思考

1. 为什么说湿疹是一临床诊断，湿疹的诊断需要排除哪些皮肤病？
2. 为什么要慎用系统糖皮质激素治疗湿疹？

第三节　特应性皮炎

【定义】

特应性皮炎(atopic dermatitis)曾称为异位性皮炎、遗传过敏性皮炎、Besnier 痒疹(Besnier's prurigo)、泛发性神经性皮炎等,是一种慢性、复发性、瘙痒性皮肤病。多在婴幼儿时期发病,不同年龄阶段有特征性表现。容易合并其他特应性疾病,如过敏性鼻炎、过敏性哮喘或对多种食物过敏等,因此近年又称为特应性皮炎综合征。本病在发达国家儿童中患病率高达 15%～30%,成人则为 2%～10%;中国 1～7 岁城市儿童2.78%。男女比例 1:1.4。85% 在 1 岁内发病,95% 在 5 岁前发病。患病率近年有明显增加趋势。

【病因和发病机制】

病因和发病机制目前还不完全清楚,与遗传、皮肤屏障功能障碍、细胞免疫机能异常、金黄色葡萄球菌定植、变态反应、皮肤刺激和机体反应性异常有关。半数以上患者有特应性家族遗传史;皮肤水屏障及微生物屏障功能障碍,表皮脂类总量降低、成分异常,透皮水丧失量(TEWL)增加,角质层含水量降低,容易出现干皮症、表皮裂隙,容易继发感染,也更利于变应原的穿透。部分患者皮肤屏障功能障碍与表皮丝聚蛋白基因缺陷及皮肤抗菌肽数量减少有关。特应性皮炎患者存在着细胞免疫机能低下,对各种感染的易感性增加。其中金黄色葡萄球菌定植增加会诱发或加重本病。特应性皮炎患者易发刺激性皮炎及变态反应;皮肤痒阈降低,出汗、羊毛、化纤衣物都易引起瘙痒。存在环核苷酸代谢异常,机体接受外界刺激时,cAMP 磷酸二酯酶水平过高,引起 cAMP 水平不能正常升高,造成肥大细胞及嗜碱性粒细胞更易脱颗粒,释放炎症介质,诱发炎症。

特应性皮炎存在 Th1/Th2/Th17/ 调节 T 细胞失衡。急性期 Th2 细胞活化为主,产生 IL-4、13 等细胞因子诱导 B 细胞产生 IgE,导致肥大细胞、嗜碱性粒细胞脱颗粒及嗜酸性粒细胞浸润;慢性期则呈 Th2 细胞、Th1细胞、Th17、Th22 细胞混合浸润,而以 Th1 细胞占优势。

【临床表现】

临床表现同湿疹,但不同年龄段的皮损分布有特征性表现:

婴幼儿期(0～2 岁):于生后 2 个月左右在面部、头部或四肢伸侧出现急性湿疹样改变,表现为红斑、丘疹、水疱、渗出、糜烂和结痂(图 11-9)。继发感染时可出现脓疱、脓痂。婴儿期的特应性皮炎又称为婴儿湿疹。

儿童期(2～12 岁):可为婴儿期的延续,也可能为首发。分为湿疹型和痒疹型二型。皮疹多位于肢体屈侧皮肤,尤其是肘窝和腘窝,表现为亚急性或慢性湿疹,或四肢伸侧和背部的痒疹样损害。

青少年及成人期:表现为泛发神经性皮炎样改变,广泛苔藓化。通常全身皮肤明显干燥,伴有剧烈瘙痒。可以伴发过敏性鼻炎、过敏性哮喘、过敏性胃肠炎、荨麻疹、白内障、青光眼、斑秃等。

【实验室检查】

外周血嗜酸性粒细胞可以升高或正常,血清总 IgE 可以升高或正常。特异性变应原如花粉、尘螨、牛奶等过敏原检测(点刺试验、划痕试验或血清变应原特异 IgE 检测)可以阳性。组织病理学特点同湿疹。

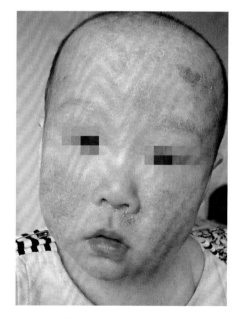

图 11-9　婴儿特应性皮炎

【诊断和鉴别诊断】

可以采用英国特应性皮炎协作组 1994 年制订发表的 Williams 诊断标准诊断（表 11-1）。

表 11-1　Williams 特应性皮炎诊断标准

必要条件: 具有皮肤瘙痒症状（或家长叙述患儿有搔抓、摩擦皮肤病史）
辅助条件:
1. 发病年龄小于 2 岁（4 岁以下儿童不适用）
2. 屈侧部位皮肤受累史（10 岁以下儿童包括面部）
3. 全身皮肤干燥史
4. 个人有其他特应性疾病史（或 4 岁以下儿童的一级亲属有特应性疾病史）
5. 可辨认的屈侧皮炎（或 4 岁以下儿童额 / 面部和远端肢体皮炎）
具备必要条件, 同时至少满足 3 个辅助条件可以诊断

需要排除疥疮、湿疹、脂溢性皮炎、变应性接触性皮炎、鱼鳞病、银屑病、淋巴瘤、免疫缺陷相关性湿疹等。婴儿脂溢性皮炎一般累及头面部（尤其面中部）及腋部、尿布区, 一般在生后一月内明显, 可持续数周至数月, 多在半岁左右自愈。鱼鳞病也可以表现为皮肤干燥, 但其典型皮损为鱼鳞状屑, 有家族史, 无特应性皮炎特点。Wiskott-Aldrich 综合征、Netherton 综合征、Job 综合征（又称为高 IgE 复发感染综合征）等免疫缺陷病相关性湿疹多有反复感染表现, 化验血液及免疫学异常。

【治疗和预防】

1. 基本治疗　仔细查找并避免可能诱因及加重因素。合理洗浴, 水温不可太高, 时间要短, 5～10 分钟即可。洗浴时勿剧烈搓擦皮肤。使用刺激性小的洗涤用品, 不用碱性强的肥皂或浴液。浴后使用适当的保湿剂。忌辛辣食物及已知敏感食物。调整居室内相对湿度为 50%～60%, 温度维持 25℃左右。新衣服先洗后穿, 去除甲醛等织物处理剂, 多漂洗去除肥皂、洗衣粉、香料等残留。穿宽松的纯棉衣物, 贴身衣物最好不带颜色, 不穿羊毛或化纤衣物。剪短指甲。避免过度出汗及过热等。

2. 局部治疗

（1）保湿剂: 如尿素软膏, 凡士林等, 以缓解皮肤干燥、恢复屏障功能。

（2）肾上腺糖皮质激素类药物: 依然是最常用有效的外用药, 适合中、重度皮损的治疗。躯干或四肢皮损选用中效或强效外用肾上腺糖皮质激素类药物; 面部、颈部、阴部及皱褶部位及儿童建议选用弱效者。注意不良反应。

（3）钙调神经磷酸酶（calcineurin）抑制剂: 适用于 2 岁及以上轻、中度患者短期或长期间歇使用。

（4）其他抗感染药物: 包括中药软膏、炉甘石洗剂等, 没有激素的副作用, 适合轻、中度皮炎。

（5）外用抗生素: 适合有继发细菌感染时使用。

3. 系统治疗

（1）内用抗组织胺类药物与肥大细胞膜稳定剂如氯雷他定、西替利嗪等, 可以缓解瘙痒及红斑充血。

（2）中药制剂: 如复方甘草酸苷、雷公藤多苷等, 用于皮损占体表面积 30% 以上或局部治疗不能控制的患者。

（3）肾上腺糖皮质激素: 一般不应该系统应用。对应用其他治疗无效, 急性泛发的患者可以短期应用, 并逐渐减量, 减量同时加强其他治疗, 以避免反跳。

（4）免疫抑制剂: 仅在重症患者, 常规治疗无效, 经严格选择的患者使用。如环孢素 4～5mg/（kg•d）。

【预后】

多数在青春期前后明显缓解, 也有一部分延续终身或遗留成年人手部湿疹。严重并发症, 如疱疹性湿疹可以危及生命。约 30% 的婴幼儿患者发展为哮喘。

　　患者，女，63岁，退休。因"躯干、四肢皮疹伴瘙痒反复发作8年，再发加重2月"收入院。患者8年前无明显诱因出现瘙痒及皮疹，累及肘窝及腘窝，一直诊断"湿疹"，反复发作。有过敏性鼻炎病史10年，春秋季仍有复发；有青霉素过敏史。家族中无类似病史。专科查体：躯干、四肢皮肤干燥，散在分布红斑、丘疹及苔藓样变，以双上肢伸侧、双腋窝、颈前、腰腹部、双腘窝及双足踝为著，可见抓痕、血痂、鳞屑及色素沉着。实验室检查：外周血嗜酸性粒细胞 1.30×10^9/L，嗜酸性粒细胞百分比 14.40%；血清户尘螨及真菌混合物特异性IgE阳性，血清总IgE>200mg/L；余未见异常。

　　问题：

　　1. 初步诊断是什么？

　　2. 如何治疗此病人？

第四节　自身敏感性皮炎

【定义】

　　自身敏感性皮炎(auto-sensitization dermatitis)指在局限性炎症或损伤的基础上突然出现的急性、泛发性或对称性湿疹。皮损全身性、对称性发作、瘙痒明显，推测可能是对某种自身成分过敏引起，尚待确切实验证明。

【临床表现】

　　1. 有明确的局限性炎症或损伤急性加重的历史。

　　2. 在局限性炎症或损伤加重后数日内，突然出现急性泛发性湿疹，或手、足出现汗疱疹样皮损，或小腿丹毒样皮损或多形性红斑样皮损。

　　3. 皮损对称出现，与患者年龄、性别无关。

　　4. 剧烈瘙痒。也可以有发热、淋巴结肿大等全身表现。

　　5. 皮损随局限性炎症或损伤的好转及消退而好转及消退。

【实验室检查】

　　常规实验室检查大多正常。

【诊断和鉴别诊断】

　　根据临床表现诊断，排除系统性接触性皮炎、癣菌疹、泛发性湿疹。

【治疗和预防】

　　1. **基本治疗**　去除病因，不要忽视原发皮炎或损伤的相应治疗。

　　2. **局部治疗**　同急性湿疹或急性接触性皮炎。

　　3. **系统治疗**　口服抗组胺药止痒；重症广泛性皮炎需要应用肾上腺糖皮质激素，初始相当于泼尼松40～60mg，使用至少2周后，减至30mg/d，一周后停药。免疫抑制剂须慎用。

　　4. **预防**　明确原发炎症或损伤，积极治疗。

【预后】

　　本病预后良好。

第五节　淤积性皮炎

【定义】

淤积性皮炎（stasis dermatitis）是发生于小腿与静脉高压有关的慢性皮炎，容易继发皮肤硬化及溃疡。由于静脉功能不全、静脉淤积导致局部真皮血管通透性增加，使小分子物质如纤维蛋白原进入局部组织，在毛细血管周围产生纤维环，继发氧弥散障碍，局部缺氧及细胞损伤。局部白细胞在纤维环周围聚集，激活并释放多种炎症因子，诱导炎症。久之，皮肤由于含铁血黄素沉着变成褐色。由于脂肪坏死、皮肤纤维化而呈瘢痕疙瘩样。由于血运不良、创伤或感染极易引发萎缩和溃疡。

【临床表现】

1. **急性发病者**　多见于深静脉血栓性静脉炎患者，下肢迅速肿胀、皮肤发红，出现湿疹样损害，多伴发热。

2. **慢性者**　多由静脉曲张或静脉高压引起，多见于中老年人，女性稍好发，可能与妊娠有关。多数起病隐匿，初期仅表现腿部瘙痒。局部皮肤，多在内踝部出现棕红色颜色改变，向小腿或足部发展。久之出现水肿、紫癜及含铁血黄素沉着、红斑、脱屑等湿疹样改变。容易出现难以愈合的溃疡，愈合后遗留象牙白色硬斑块，周围有色素沉着（图11-10）。

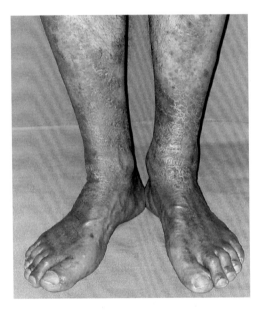

图11-10　淤积性皮炎

3. **合并感染时**　出现脓疱及脓性渗出。

4. **瘙痒**　出现溃疡时剧烈疼痛。

【实验室检查】

常规实验室检查多数正常，静脉超声可以发现静脉功能不全及静脉血栓。怀疑外用药接触性皮炎时可以做斑贴试验。组织病理学特点同湿疹。

【诊断和鉴别诊断】

根据临床表现诊断，需要鉴别乏脂性湿疹、色素性紫癜性皮病、蜂窝织炎、胫前黏液水肿、接触性皮炎、类脂质渐进性坏死等。静脉曲张不明显的小腿溃疡应与创伤、感染、虫咬、血管炎、动脉炎、糖尿病、皮肤溃疡等其他原因引起的小腿溃疡鉴别。

【治疗和预防】

1. 湿疹样损害的治疗同湿疹。由于病史长，常继发外用治疗药物过敏，应注意观察。

2. 处理静脉高压　包括抬高患肢,用弹力绷带,减少久站等。必要时可以施行手术治疗。

3. 溃疡治疗　应用盐水或依沙吖啶液清创,清创后用含凡士林的绷带包扎以保护创面。一般每周换药1~2次。久不愈合的溃疡可以试行手术植皮。

4. 预防并及时治疗　静脉曲张如已发生静脉曲张要注意抬高患肢,保持腿部清洁,减少搔抓,防止意外创伤等。

【预后】

本病呈慢性经过。出现溃疡者预后不良,往往难以愈合。

第六节　汗疱疹

【定义】

汗疱疹(pompholyx)又名出汗不良(dyshidrotic eczema),是季节性累及掌跖的一种慢性复发性水疱性湿疹。国外普通人群中患病率0.05%。中青年好发。病因及发病机制尚不明。虽然又名出汗不良,但与汗腺无关,相反,40%的患者伴多汗。可能病因为遗传,有些病例为常染色体显性遗传。50%患者伴特应性体质。情绪变化可以引发或加重本病。

【临床表现】

1. 双手掌部及指侧缘对称性密集针尖大小清亮水疱或大疱,无红斑,水疱不破溃,数日后脱屑痊愈。可以单纯手部发病,单纯跖部发病,也可以同时累及手足。手足背也可以受累。

2. 发作呈明显季节性,一般每月或每年发作一次,春、夏、秋季节好发。

3. 有瘙痒或烧灼感,可以与皮损伴发出现或先于水疱出现。

【实验室检查】

常规实验室检查正常,组织病理学特点同急性湿疹。

【诊断和鉴别诊断】

依据临床表现诊断,应该与幼年足跖皮病、大疱性皮肤病、癣菌疹等鉴别。系统性接触性皮炎,如对镍、钴或香脂等引起的系统性接触性皮炎,可以引起类似损害,但无季节性,斑贴试验可以协助诊断。药物反应,如静脉注射丙种球蛋白有引起本病的报告。

【治疗和预防】

1. 基本治疗　轻度皮炎可以不治疗。应帮助患者查找可能的诱发及加重因素,避免不良刺激、定期随访,注意保护皮肤屏障。

2. 局部治疗　中、重度皮炎需要治疗者,要根据皮损选择合适的外用药。

(1)干燥脱屑者可以使用保湿剂;小水疱及丘疹可以局部使用强效肾上腺糖皮质激素控制症状,再换强度低的激素维持数日。

(2)大疱可以选用10%醋酸铝液1∶40或1∶1万重铬酸钾液湿敷;也可以抽出疱液。

3. 系统治疗　极少数症状重者需要糖皮质激素治疗,一般选用中、小剂量激素使用1~2周。

【预后】

慢性病程,季节性反复发作。

(李邻峰)

学习小结

本章重点介绍了常见皮炎湿疹的临床表现、诊断和治疗原则。接触性皮炎方面重点介绍了刺激性接触性皮炎、变应性接触性皮炎（包括系统性接触性皮炎）的病因和发病机制、临床表现、实验室检查、诊断标准、鉴别诊断及治疗原则。湿疹、特应性皮炎、自身敏感性皮炎、淤积性皮炎和汗疱疹等疾病重点介绍了各自的临床特点，诊断标准，治疗原则及方法。通过学习应充分理解皮炎湿疹类皮肤病的共同特点和每一特殊湿疹皮炎的特殊性，能够客观地应用诊断标准进行分类诊断。掌握皮炎湿疹类皮肤病的治疗原则，根据病情选择适当的药物和剂量，尤其是合理使用糖皮质激素。

复习参考题

一、名词解释

1. 接触性皮炎

2. 湿疹

3. 特应性皮炎

二、问答题

湿疹的鉴别诊断包括哪些疾病？

第十二章　职业性皮肤病和化妆品皮肤病

12

学习目标

掌握	职业性皮肤病的分类、临床特点和诊断标准；化妆品皮肤病的诊断。
熟悉	各型职业性皮肤病的皮损特点；治疗原则及主要药物；化妆品皮肤病的临床表现、治疗原则。
了解	发病机制对职业性皮肤病及化妆品皮肤病的治疗及预防有何影响。

第一节　职业性皮肤病

【定义】

职业性皮肤病(occupational skin disease)是指在职业活动中接触化学、物理、生物等生产性有害因素引起的皮肤及其附属器的疾病。在劳动过程中因某些外界因素造成的皮肤改变,如手工劳动所致的手掌胼胝等并不影响劳动者工作及健康者称为职业性标志。

【病因和发病机制】

职业性皮肤病的病因是在职业活动中接触的物理、化学、生物、微生物等生产性有害因素,其发病机制则与非职业性引起者类似。

【临床表现】

1. **职业性皮炎**(occupational dermatitis)

(1)职业性接触性皮炎:指在工作环境中接触职业性刺激原和(或)变应原引起的皮肤炎症性改变。本型最常见,约占整个职业性皮肤病的90% 左右。其临床表现和一般接触性皮炎相同。

(2)职业性光接触性皮炎:指在劳动过程中,接触光敏物质,并受到日光或人工光源照射而引起的皮炎。其中职业性光毒性皮炎较常见,皮疹局限于光照部位,表现同晒伤。因不需要致敏,所在初次接触后即可以发病。在同样条件下,大多数接触者均发病。脱离接触光敏性物质或避免光照后,皮炎可以较快消退,遗留色素沉着,用可疑职业性光敏物做光斑贴试验阴性。职业性光变应性皮炎在接触职业性光变应原并光照后发病,表现同湿疹,皮损边界不清,可以扩展至非接触部位。因需要致敏,初次接触职业性光变应原并日晒后至少3 天以上才会发生反应。同样工作条件下仅少数人发病。皮损在脱离接触及光照后约2 周左右消退,不遗留色素沉着。常见的职业性光变应原有煤焦油、沥青、吖啶、蒽、菲、补骨脂素、卤代柳酰苯胺、醌类化合物、氯丙嗪、磺胺类、噻类化合物等。光斑贴试验阳性。

(3)职业性电光性皮炎:指职业劳动过程中暴露于人工紫外线光源,如电焊器、碳精灯、水银石英灯等引起的皮肤急性炎症。在照射数小时内发病。皮损发生于面部、手背、前臂等暴露部位,轻者表现为界限清楚的水肿性红斑,伴灼热感及刺痛。重者出现水疱、大疱,甚至表皮坏死,剧烈疼痛。常伴电光性眼炎。

(4)职业性放射性皮炎:指职业过程中暴露于电离辐射引起的皮肤黏膜损害。急性者由于一次或多次大剂量照射引起。潜伏期约8～10 天。轻度者表现为照射部位鲜红色斑,轻度水肿,伴灼痛或瘙痒。如果在上述基础上出现水疱、糜烂改变则为二度,约1～3 月才会消退,遗留色素沉着、毛细血管扩张及皮肤黏膜萎缩;出现坏死及顽固性溃疡者则为三度。慢性职业性放射性皮炎可以由于长期反复小剂量照射引起,也可以是由急性者转化而来。潜伏期数月至数年。皮肤表现干燥、粗糙、皲裂、毛细血管扩张、色素沉着以及甲色素沉着、脱落等。

(5)职业性药疹样皮炎:指接触三氯乙烯、硫酸二甲酯、丙烯腈、甲胺磷或乐果等化学物引起的重症多形红斑、大疱性表皮坏死松解症或剥脱性皮炎等皮损,常累及黏膜,伴有发热,严重时发生肝、肾或其他脏器损害。类似于某些药物通过各种途径进入人体后引起的药物性皮炎。

2. **职业性皮肤色素变化**

(1)职业性黑变病:是指长期接触煤焦油及矿物油、橡胶成品及其添加剂、某些颜(染)料及其中间体等引起的慢性皮肤色素沉着。多见于中年女性。以暴露部位皮肤为主出现色素沉着,严重时泛发全身。可伴瘙痒及轻度乏力等症状。色素沉着发生前或初期,皮肤常有不同程度的红斑和瘙痒,待色素沉着较明显时,这些症状即减轻或消失。皮损形态多呈网状或斑(点)状。有的可融合成弥漫性斑片,界限不清楚;有的呈现以毛孔为中心的小片状色素沉着斑。少数可见毛细血管扩张和表皮轻度萎缩。颜色呈深浅不一的灰黑色、褐黑色、紫黑色等,在色沉部位表面往往有污秽的外观。发病部位以面颈等露出部位为主,也可以发生在躯干、四肢或呈全身分布。可伴有轻度乏力、头昏、食欲缺乏等全身症状。

（2）职业性白斑：是指长期接触苯酚或烷基酚类化合物引起的皮肤色素脱失。皮损发生于直接接触部位，也可以累及其他部位，无自觉症状。皮损与非职业性白癜风无法区别。

3. 职业性痤疮

（1）油痤疮：由长期接触煤焦油、页岩油、天然石油及其高沸点分馏产品如柴油、机油及各种润滑油或沥青等引起。接触部位如眼睑、耳廓、四肢伸侧及油浸渍衣服摩擦皮肤的部位好发。不限于脂溢区。表现毛囊口扩张、毛囊口角化、毳毛折断及黑头粉刺。常常伴发炎性丘疹、结节及囊肿、凹陷性瘢痕。无自觉症状或轻度瘙痒刺痛。

（2）氯痤疮：由长期接触某些卤代芳香烃、多氯酚、多氯苯、多氯萘及聚氯乙烯裂解物等引起。初发时常常在眼外下方及颞部出现密集的针尖大小毛囊性小黑点，久之在耳廓、腹部、臀部及阴囊出现较大黑头粉刺及粟丘疹样皮损。炎性丘疹少见。耳廓及阴囊周围可以见到草绿色囊肿。

（3）其他职业性因素引起的痤疮：除了上述类型外，要注意其他职业因素也有引发痤疮者。

4. 浸渍擦烂型皮炎　又称稻田皮炎，俗称"烂手烂脚"，主要见于春夏季节种植水稻的农民。在连续水田作业数天后发病。初起时指（趾）间隙皮肤肿胀、发白、起皱、出现浸渍，随后持续的机械性摩擦导致浸渍皮肤剥脱、糜烂。好发于手足的指（趾）间，可并发指（趾）甲损伤或甲沟炎，严重者可继发感染发生淋巴管炎或淋巴结炎。少数患者皮损发生于掌跖等部位，可出现虫蚀状凹陷。本病女性多于男性，病程有自限性，脱离水田作业后，病情轻者2～3天、重者1周左右渐愈，部分可继发细菌感染。

5. 其他　包括职业性皮肤溃疡、职业性感染性皮肤病、职业性疣赘、职业性角化过度及皲裂、职业性痒疹、职业性毛发改变、职业性指甲改变以及接触玻璃纤维、铜屑及其他化学粉尘引起的皮肤瘙痒；乳胶手套、药物、食物等引起的接触性荨麻疹；接触煤焦油、沥青、无机砷和电离辐射等引起的皮肤肿瘤等。

【实验室检查】

常规实验室检查多数正常；组织病理学特点与非职业性引起者相同。

【诊断和鉴别诊断】

根据有明确的职业接触史，发病部位始于接触部位，临床表现符合常见临床类型，必要时结合皮肤斑贴试验或其他特殊检查如光斑贴试验、皮肤组织病理检查、毛囊虫检查、真菌检查等结果进行综合分析，排除非职业性因素引起的皮肤疾患方可诊断。

职业性皮肤病应与非职业性皮肤病相鉴别。职业性皮肤病的皮损初发部位常与职业接触部位一致，但其临床表现又与非职业因素所致者相似，多数无特异性，因此职业史对诊断具有决定性意义。对怀疑为职业性皮炎而诊断依据又不足者，一般可以暂时脱离接触，动态观察。经反复两次以上证明脱离接触则病愈或明显好转，恢复接触即复发或加剧者可以诊断。

【治疗和预防】

1. 脱离接触　及时清除皮肤上存留的致病物，酌情避免或减少接触致病物及其他促使病情加剧的因素。有严重变应性反应或反复发病长期不愈者，皮炎急性期、溃疡及某些感染性皮肤病等在治疗期间酌情休息或暂时调换工种。职业性黑变病、职业性白斑和职业性皮肤癌确诊后应调换工种，脱离发病环境。聚合型痤疮或合并多发性毛囊炎、囊肿的职业性痤疮，长期治疗无效者可考虑调换工种。

2. 对症治疗　按临床类型及病情进行对症处理。

3. 预防　加强宣传教育，作好卫生保健工作。对新工人就业前进行健康检查，对有过敏性皮肤病患者、手湿疹或对从事该项职业中某些接触物过敏者不要接触可能引起或加重原有皮肤病的致病物；严重痤疮及脂溢性皮炎患者不宜接触致痤疮的化学物质；严重皮肤干燥、掌跖角化及皲裂者不宜接触有机溶剂、碱性物质、无机砷类化合物及从事机械摩擦的工作；光敏感者不宜从事接触光敏物质、日光或人工紫外线照射的工作。

定期体检,以便早发现、早治疗并及时采取适当的预防措施。强调职业卫生,包括合理的工作程序、安全操作方法、适当隔离变应原、使用机械手以及变应原替代等;个人卫生包括穿用防护衣、戴防护手套、使用防护霜及工作后清洗等。重视生产场所及个人的清洁卫生,以减少刺激物接触皮肤的机会。工作时应根据工作需要和规定穿防护衣、帽、鞋靴、风镜、口罩、手套等,尽量减少皮肤暴露范围,涂用必要的防护药剂。发病后要及时就诊,进行斑贴试验等实验检查,尽早查出接触性致病物质,可以尽可能地减少并发症,减轻病人痛苦及由此造成的个人、家庭及社会的损失。

【预后】

早发现、早治疗,及时去除病因者预后好。长期慢性者以及难以脱离病因者预后不良。

第二节　化妆品皮肤病

【定义】

化妆品皮肤病(cosmetic dermatoses)指由于使用化妆品所引发的皮肤病。凡用于人体皮肤或黏膜为清洁、美化、增加魅力、改变体表形态、纠正体表气味或起保护功能的物质均属于化妆品。化妆品可以用于人体表面任何部位皮肤,如毛发、颜面、指甲、口唇、外生殖器等,也可用于牙齿及口腔黏膜。

【病因和发病机制】

化妆品皮肤病的病因是所使用的化妆品,发病机制则与非化妆品引起的类似皮肤病相类似。

【临床表现】

1. 化妆品皮炎

(1)化妆品刺激性皮炎:常见于使用不适合自己肤质的化妆品者,皮疹局限在使用化妆品的部位,主要表现同一般刺激性皮炎。

(2)化妆品变应性接触性皮炎:仅发生于少数对化妆品中某一成分过敏的患者。由于需要致敏后才发生反应,因此,临床上许多患者在出反应以前往往有相当长一段时间,可能几天甚至几年使用该化妆品无反应。临床表现同变应性接触性皮炎。

(3)化妆品光接触性皮炎,包括化妆品光毒性皮炎及化妆品光变应性接触性皮炎。如香水皮炎系由于某些香水中含有植物成分甲氧沙林(甲氧补骨脂素),这是一种光毒性物质。接触皮肤后再经紫外线照射,可引发皮肤红斑及水疱、大疱。还有许多物质是光过敏原。近年因防晒剂的广泛应用,防晒剂本身的光敏感反应也逐渐增多。

(4)色素性化妆品皮炎:指因使用化妆品导致的色素沉着。表现为面部网状或弥漫性棕灰色色素沉着斑。

(5)接触性荨麻疹:指在使用某些化妆品后数分钟至数小时出现的皮肤反应,包括局部瘙痒或刺痛、烧灼感、皮肤发红或出现风团。一般在24小时内消退。接触性荨麻疹综合征指除局部反应外,还可出现憋气、咳嗽、哮喘、血压下降等全身表现。已报告乙醇、橡胶乳、染发剂、对苯二胺、漂白剂等可引起此类反应。

(6)系统性接触性皮炎:系局部化妆品过敏后,再食入或吸入该过敏成分引起的一种全身湿疹或发疹样改变。主要是由于食品或饮料中的某些防腐剂与化妆品中的防腐剂相同所致。

(7)主观刺激性反应:即化妆品不耐受。患者在使用化妆品后出现疼痛、瘙痒等症状,但检查皮肤无异常,多见于皮肤白嫩的女性。

2. 化妆品引起的色素脱失　临床表现似白癜风,可由增白或祛斑化妆品引起。

3. 化妆品毛发改变　可以表现为脱发或发质改变,如毛发色黄、质松脆、分叉等。

4. 化妆品痤疮 系由于应用某些化妆品后造成的皮肤痤疮、毛囊炎性改变。可由于某些化妆品中的微粒成分机械堵塞皮脂腺口或油脂成分堵塞毛囊口,刺激毛囊口上皮细胞增生所致,皮损多见于接触部位。如由发膏剂引起的痤疮主见于额部,由于面部化妆品引起的痤疮可见于整个面部。

5. 化妆品甲改变 由甲用化妆品如指甲油、甲清洁剂等引起的甲变形、甲脆裂及甲沟炎等改变。

【实验室检查】

常规实验室检查一般无异常。色素性化妆品皮炎组织病理改变为基底细胞液化变性,色素失禁以及真皮浅层稀疏或密集淋巴细胞浸润。

【诊断和鉴别诊断】

主要根据病史、临床表现和斑贴试验进行诊断。有明确的化妆品接触史,发病部位始于接触部位,临床表现符合常见临床类型,必要时结合皮肤斑贴试验或其他特殊检查如光斑贴试验、皮肤组织病理检查、毛囊虫检查、真菌检查等结果进行综合分析,排除非化妆品引起的类似皮肤疾患方可诊断。色素性化妆品皮炎的斑贴试验结果为迟发性反应,应判读至斑贴试验后1个月左右,以观察有无迟发性色素沉着。

【治疗和预防】

首先去除病因,明确致病的化妆品并避免再次使用。皮损可以根据临床特点对症处理,原则和方法同相应的非化妆品皮肤病的治疗。

预防必须明确致病化妆品,不再继续使用。对于化妆品变应性接触性皮炎、接触性荨麻疹、光接触性皮炎、系统性接触性皮炎等还需要进一步明确具体敏感的化妆品成分,在以后应用化妆品过程中仔细阅读化妆品成分表,以免继续接触,造成复发。

在使用化妆品过程中,如果出现任何皮肤不适,均应停止使用并咨询医生。

【预后】

早诊断,明确病因者预后良好,否则预后不良。

案例 12-1

患者,女,25岁。因腋臭自购除臭化妆品乳膏外用,使用当天即觉局部有烧灼感,未停用,第二天疼痛明显来诊。查体见双侧腋部明显红肿、水疱、糜烂、渗液。

问题:

1. 初步诊断是什么?

2. 如何治疗此病人?

案例 12-2

患者,女,48岁。头面部瘙痒、红肿、流水1天来诊。有染发史10年。发病前3天曾染发。查体头面部明显红肿,头皮及发际可见水疱及渗液。

问题:

1. 初步诊断是什么?

2. 如何治疗此病人?

(李邻峰)

学习小结

本章介绍了职业性皮肤病和化妆品皮肤病的临床表现、诊断和治疗原则和预防。重点介绍了职业性皮肤病和化妆品皮肤病的分类、各类皮肤病的临床特点和诊断方法。这两大类疾病系完全由外界人为因素导致的皮肤病，完全可以预防。应该充分认识其临床特点，掌握诊断方法，及早明确致病物质，强调针对病因进行治疗。

复习参考题

一、名词解释

1. 职业性接触性皮炎

2. 色素性化妆品皮炎

3. 化妆品不耐受

二、问答题

如何预防职业性接触性皮炎？

第十三章　荨麻疹性皮肤病

13

第一节 荨麻疹

【定义】

荨麻疹(urticaria)是由于皮肤黏膜小血管反应性扩张及通透性增加而发生的一种局限性水肿反应,即风疹块或风团,常伴有剧烈瘙痒,骤然发生,通常在2~24小时内消退,不留痕迹,但反复发生新的皮疹。

【病因】

病因复杂,可分为外源性、内源性和特发性三种因素。

1. 外源性 包括食物、药物、感染、理化因素、动植物因素等。

(1)食物:食品中含有多种蛋白成分,分为动物蛋白和植物蛋白,前者以鱼、虾、蟹、牛奶、蛋和肉类为主,后者包括蘑菇、草莓、可可和坚果等。通常动物蛋白比植物蛋白更容易致敏,除了食物蛋白本身致敏外,也有食品腐败分解为多肽类,碱性多肽是组胺释放物,亦可引起荨麻疹。值得注意的是,食品中一些添加剂如防腐剂、人工色素、抗氧化剂和酶等也是食物源性物质中重要的致敏因素,可成为急、慢性荨麻疹发作的常见原因。

(2)药物:许多药物可以引起本病,常见有抗生素、血清制剂、各种疫苗、解热镇痛药、生物制品以及药物制剂中的赋形剂、防腐剂和抗氧化剂。药物引起肥大细胞脱颗粒有3种方式,即通过IgE介导、药物直接作用和改变花生四烯酸代谢平衡诱发荨麻疹。存在于食品、饮料中极微量抗生素同样可以致对该抗生素敏感的患者发生荨麻疹,这一点临床常常被忽视。

(3)感染:病毒、细菌、真菌和寄生虫感染可以诱导机体产生IgE或通过其他途径诱发荨麻疹。有些严重感染如败血症,荨麻疹可以成为伴发症状。慢性感染病灶,如口咽部感染、幽门螺杆菌感染与荨麻疹发生有一定的关联,不易简单地确定,须经治疗试验才能证实。

(4)物理因素:冷、热、日光、摩擦和压力等。

(5)吸入物:如花粉、动物皮屑、羽毛、真菌、孢子、灰尘、尘螨等。

(6)动植物因素:昆虫叮咬及荨麻等植物刺激。

2. 内源性 包括精神因素、系统疾病、免疫异常、遗传因素等。

(1)精神因素:情绪波动、精神紧张、抑郁等可诱发或加重荨麻疹。

(2)生理因素:如经期、绝经、妊娠等。

(3)系统性疾病:如糖尿病、甲状腺功能亢进、肾病、慢性胆囊炎、传染性单核细胞增多症、恶性肿瘤和结缔组织病等。

(4)遗传因素:与遗传有关的如家族性冷荨麻疹、迟发性家族性局限性热荨麻疹等。

(5)免疫异常:包括免疫功能失衡、自身抗体介导等。

3. 特发性 尽管众多因素可以诱发荨麻疹,但临床上常难以明确病因,尤其是慢性荨麻疹,多属特发性。有研究认为,体内可能存在组胺释放因子或部分患者肥大细胞呈高反应性,使肥大细胞活化、脱颗粒,释放组胺等介质,导致荨麻疹。

【发病机理】

荨麻疹发病的机制主要是肥大细胞活化和活化后发生的事件。引起肥大细胞活化的机制有免疫和非免疫机制。

1. 免疫机制 免疫介导的荨麻疹涉及Ⅰ、Ⅱ、Ⅲ、Ⅳ型变态反应,其中Ⅰ型变态反应作用最为肯定。当变应原进入机体后,刺激机体产生IgE,后者吸附于肥大细胞,当再次接触抗原可使肥大细胞活化,释放组胺及其他活性物质,引起血管通透性增加、毛细血管扩张、平滑肌收缩和腺体分泌增加等,从而产生皮肤、黏膜、消化道和呼吸道等一系列症状。体内的抗IgE分子和抗IgE受体的自身抗体,可以通过Ⅱ型变态反应，并在补体参与下活化肥大细胞。某些结缔组织病或生物制品可通过形成抗原抗体复合物激活肥大细胞，即Ⅲ型变态反应。新近研究也证实，T细胞活化也可以激活肥大细胞脱颗粒，即Ⅳ型变态反应也参与荨麻疹的发病。

2. **非免疫机制** 越来越多的证据支持非免疫机制在荨麻疹、尤其是慢性荨麻疹发生中起着重要作用。研究发现肥大细胞存在神经递质、神经激素、神经肽、Toll样、补体分子、细胞因子等受体，为解释精神、物理、微生物感染等因素不经免疫途径激活肥大细胞提供证据。另外，一些药物、毒素或食物既不经免疫途径，也不结合肥大细胞受体，而是直接作用于肥大细胞，被称为"假性变应原"（pseudoallergen），这是药物引起的荨麻疹中的重要机制。应该指出的是，荨麻疹患者体内肥大细胞存在高反应性，可能是发病的重要条件。肥大细胞活化后发生了3个事件，即脱颗粒、分泌细胞因子和炎症介质以及脂质代谢，共同决定荨麻疹的发生、发展、治疗反应和转归。

一、自发性荨麻疹

【临床表现】

自发性荨麻疹（spontaneous/ordinary urticaria）根据病程可分为急性荨麻疹和慢性荨麻疹，后者指风团每天或几乎每天发作，持续超过6周。

1. **急性荨麻疹（acute urticaria）**

（1）任何年龄均可发病，起病较急，皮损持续时间一般不超过24小时。

（2）常先有皮肤瘙痒，随即出现风团（图13-1），呈鲜红或苍白色、皮色。风团大小不一，开始孤立散在，周围绕以红晕，后逐渐扩大，融合成片。中央可消退呈环状、地图状或不规则状。皮疹可局限或泛发，消退后不留痕迹。

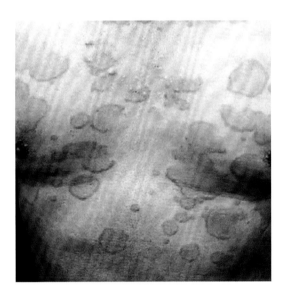

图 13-1 急性荨麻疹

（3）病人感觉剧痒，少数感烧灼或刺痛。数小时风团消退，但新的风团又起，此起彼伏。可伴有恶心、呕吐、腹痛、腹泻等消化道症状，严重时可累及喉头和支气管，引起呼吸困难，甚至窒息。同时可伴有心慌、烦躁、甚至血压下降等过敏性休克样症状。

2. **慢性荨麻疹（chronic urticaria）**

（1）病程连续并大于6周以上，反复发生每周至少两次，偶可急发。

（2）主要表现为风团或红斑，常不伴其他系统症状。风团时多时少，时有时无，故可以表现为每天或几乎每天发作，称为慢性持续性荨麻疹（chronic persistent urticaria）。亦可风团发作和消失交替，间歇数天或数周，称为慢性发作性荨麻疹（chronic episodic urticaria）。约70%～80%慢性荨麻疹难以寻找到病因，又称慢性特发性荨麻疹（chronic idiopathic urticaria）。

（3）患者全身症状一般较轻，阿司匹林、非甾体类抗感染药、青霉素、发热性疾病等均可能加剧荨麻疹。

二、物理性荨麻疹

【临床表现】

物理性荨麻疹（physical urticaria）物理刺激引起的荨麻疹包括皮肤划痕症、寒冷性荨麻疹、日光性荨麻疹、延迟压力性荨麻疹、热接触性荨麻疹和振动性荨麻疹等，以皮肤划痕症和寒冷性荨麻疹最常见。

1. 皮肤划痕症/人工荨麻疹（dermatographism/urticaria factitia）

（1）单纯性皮肤划痕症，多见于女性，属于生理性的体质异常反应。症状性皮肤划痕症，可发生于任何年龄，常见于过敏体质的年轻人。

（2）对外界较弱的机械性刺激沿划痕出现界限分明的风团，条状隆起，周围绕以红晕（图13-2），不久后可自行消退。可单独发生或与荨麻疹伴发。

（3）患者可觉瘙痒。病毒感染、青霉素等抗生素或情绪变化可能加重病情。

2. 寒冷性荨麻疹（cold urticaria）

（1）分为家族性、获得性两种类型。家族性较罕见，为常染色体显性遗传。出生后不久或早年发病，皮损反复出现。获得性较常见，突然发生于任何年龄。

（2）表现为接触或暴露于冷风、冷水后的风团或斑块状水肿。原发性寒冷性荨麻疹，通常局限于受冷部位，数分钟内发生，被动转移试验可阳性。

（3）瘙痒不明显，病情严重的患者可出现类似组胺休克的全身症状，如皮肤潮红、手麻、胸闷、心悸、腹痛、晕厥甚至休克等，有时进食冷饮即可引起喉头水肿。

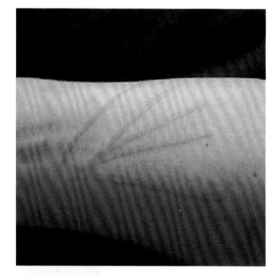

图 13-2　皮肤划痕症

3. 日光性荨麻疹（solar urticaria）

（1）较少见，以女性多发，皮肤暴露于日光数秒至数分钟后发生，通常1小时内消失。

（2）表现为风团及红斑或血管性水肿，可由中波、长波紫外线或可见光及人造光引起，以波长300nm左右的UVB最敏感，被动转移试验可呈阳性，少数敏感性较高的患者接受透过玻璃的日光即可诱发。

（3）风团常发生于暴露部位，有自觉瘙痒或针刺感，严重者可出现畏寒、乏力、肠痉挛、晕厥等全身症状，一般在数小时内消失。

4. 迟发压力性荨麻疹（delayed pressure urticaria）

（1）皮损好发于掌、跖、臀、上背等常受累，特别是行走后的足底部和受压迫后的臀部。局部压力刺激作用后4～6小时发生，持续时间为8～72小时，平均20小时左右。

（2）皮损为大片红斑、风团及深部水肿，中央血管受压呈白色。皮损很少扩展到受压以外的部位。

（3）患者可有瘙痒、烧灼感，严重者伴疼痛性肿胀感，约半数患者有全身症状，如畏寒、发热、眩晕、头痛、关节痛、疲劳等。

三、其他类型荨麻疹

【临床表现】

其他类型荨麻疹：包括胆碱能性荨麻疹、接触性荨麻疹、水源性荨麻疹、运动诱导的荨麻疹等。胆碱能性荨麻疹(cholinergic urticaria)的临床表现如下：

1. 多见于青年，主要累及躯干和四肢近端，掌跖不出现风团，持续30~60分钟可消退，多与运动、受热、情绪紧张或摄入热的饮料食物等使胆碱能性神经发生冲动而释放乙酰胆碱，然后使环磷酸鸟苷(cGMP)水平增高继而释放组胺有关。

2. 皮损表现为细小的点状丘疹性风团，1~3mm大小，周围有程度不一的红晕，互不融合，有时可见卫星状风团，也可只见红晕或无红晕的微小稀疏风团。

3. 自觉剧痒、麻刺感或烧灼感，有时仅有瘙痒而无风团，可伴有头痛、流泪、流涎、瞳孔缩小、恶心、腹泻等症状。有研究表明可能与胆碱酯酶代谢缺陷有关。以1∶5000乙酰胆碱进行皮内试验时，正常人产生典型的风团，但患者则可在风团周围出现卫星状小风团，即出现强烈红斑。

四、继发性荨麻疹

【临床表现】

继发性荨麻疹(secondary urticaria)可以作为感染性疾病、结缔组织病、恶性肿瘤、遗传性疾病或内分泌疾病等系统性疾病的部分表现，也可成为某些皮肤病如肥大细胞增生症的表现，又称荨麻疹性综合征。

【实验室检查】

1. **据病史可选择性进行筛查**　比如急慢性荨麻疹间断性发病可能与食物过敏有关，而慢性自发性荨麻疹则可能由于对食物或添加剂非IgE介导的超敏机制引起。

2. **血清试验(autologous serum test, ASST)**　常作为自身免疫性荨麻疹的一个诊断依据，用来检查患者是否存在抗IgE受体的自身抗体，但有研究显示存在假阳性的比率，且操作过程有发生污染或误操作时传播疾病等不安全因素。

3. **组织病理学特点**　主要表现为真皮水肿，真皮浅层血管周围稀疏炎症细胞浸润，可见淋巴细胞、嗜酸性细胞及中性粒细胞的混合浸润，部分病例真皮网状层水肿，胶原束间距离增宽。

4. **鉴别诊断**　可选择血尿便常规、便虫卵；肝、肾功能；血沉、免疫球蛋白、抗核抗体、抗中性粒细胞质抗体、抗甲状腺球蛋白抗体、抗微粒体抗体；补体C3、C4、补体1成分抑制剂；HBV、HCV；变应原检查。

案例 13-1

　　患者，女，39岁。全身多发风团伴瘙痒3天，胸闷1天。3天前于进食海鲜后出现全身多处红色风团，散在分布，部分融合成片，伴明显瘙痒，持续2~3小时后自行消退，无发热、腹痛、胸闷等症状，无用药史。皮疹此起彼伏，不断出现。1天前患者自觉胸闷。体格检查：T 37.3℃，R 26次/分，P 84次/分，BP 116/75mmHg，呼吸平稳。咽喉无充血，扁桃体无肿大，无腹痛及皮肤湿冷表现。专科检查：全身多发鲜红色风团，大小不等，形态多样，部分融合成片，水肿明显，呈橘皮样外观。既往无药物及食物过敏史。

　　问题：

　　1. 该患者诊断是什么？

　　2. 如何治疗？

　　患者,男,30 岁。因"发热伴全身皮疹 1 天,突发晕厥 5 分钟"就诊。患者 1 天前出现全身大
小不等红色不规则皮疹,时起时消,伴瘙痒感,同时伴有 38～39℃发热,无咳嗽腹泻,5 分钟前突
然出现面色苍白、出冷汗,随即意识丧失,被急诊人员抬入门诊。查体: T 38.5℃,心率 120 次 /
分,BP 70/45mmHg,呼吸急促,神志不清,唤无应答,四肢厥冷,全身见大小不等鲜红色风团,融
合成片状。实验室检查:血常规示: WBC $10.5×10^9$/L,N 80.6%。

　　问题:

　　1. 该患者诊断是什么?

　　2. 如何处理?

【诊断和鉴别诊断】

　　根据皮疹为风团,出现及消退迅速,不留痕迹,再结合各类型特征,不难诊断。但要作出准确的病因
诊断就比较困难,要详细了解病史、发病的诱因及生活环境等,体检时特别注意风团的特点,再结合必要
的实验室检查。

　　风团的形态为线状时多为皮肤划痕症;风团较小(直径约 1～3mm),周围可见明显红晕时应考虑胆碱
能性荨麻疹。若风团分布于掌跖或下背部,多为压力性荨麻疹;风团多存在于暴露部位者可能与日光或冷
有关。

　　本病应与丘疹性荨麻疹、荨麻疹性血管炎等相鉴别;伴腹痛或腹泻者,应与急腹症及胃肠炎等进行鉴
别;伴高热和中毒症状者,应考虑合并严重感染。

【治疗和预防】

　　1. 基本治疗　　对病因明确或可疑的荨麻疹患者要进行病因治疗,尽量避免诱发物质的吸入、接触和
食入,尽可能除去病因。如为细菌、真菌或寄生虫感染所致,要针对性抗细菌、抗真菌和驱虫治疗。要避
免一些物理因素如冷、热、日光等诱发的物理性荨麻疹,避免加重皮肤血管紧张的种种因素。特异性免疫
疗法即脱敏治疗在荨麻疹治疗中的作用还不十分肯定。

　　2. 局部治疗　　夏季可选炉甘石洗剂等安抚止痒剂,冬季选择如苯海拉明霜等具有止痒作用的乳剂,
局部应用遮光剂对日光性荨麻疹有一定效果。

　　3. 系统治疗

　　(1)一线治疗:第一代抗组胺药有嗜睡、口干等不良反应,但对治疗夜间发生的荨麻疹影响睡眠的患
者有帮助。目前多主张用第二代抗组胺药如氯雷他定、咪唑斯汀、依巴斯汀、西替利嗪等无明显嗜睡药物
作为荨麻疹对症治疗的一线药物。上述药物不仅有拮抗组胺作用,而且可以通过其反向激动剂作用抑制
其他抗感染介质等释放。其剂量和用法通常为每次 10mg 口服,每日 1 次。对于慢性荨麻疹患者常规剂量
效果差时,可加量使用。要注意不同抗组胺药在不同个体疗效有一定差异,注意选择使用和联合用药。

　　(2)二线治疗:一线治疗无效后,可选择二线治疗,抗疟药如硫酸羟氯喹,抗麻风药物如氨苯砜以及糖
皮质激素、组胺球蛋白等。静脉滴注或口服糖皮质激素一般用于严重急性荨麻疹、荨麻疹性血管炎等对抗
组胺药无效时,或慢性荨麻疹严重激发时。

　　(3)三线治疗:对顽固或特殊类型荨麻疹,可选择免疫抑制剂如环孢素 A、血浆置换等。必要时可用生
物制剂,如奥马珠单抗。

　　4. 特殊类型荨麻疹的治疗

　　(1)伴有喉头水肿或过敏性休克的荨麻疹:立即肌肉注射 1:1000 浓度肾上腺素 0.5～1.0ml,30 分钟后
可视病情重复使用。同时应吸氧,给予糖皮质激素如 200～300mg 氢化可的松静脉滴注。注意保持呼吸道

通畅,严重时应及时气管插管。

（2）皮肤划痕症:可联合使用羟嗪、多塞平或抗 H_2 受体药物。

（3）寒冷性荨麻疹:可选用赛庚啶、咪唑斯汀或联合应用 6- 氨基己酸。

（4）胆碱能性荨麻疹:最好选用既有抗组胺作用,又有抗乙酰胆碱作用的药物,如羟嗪、赛庚啶、去氯羟嗪、酮替芬,或联合应用溴丙胺太林、麻黄碱等。

问题与思考

1. 什么诱因会导致荨麻疹的发生?

2. 第一代抗组胺药和第二代抗组胺药治疗荨麻疹时有什么不同?

第二节　血管性水肿

【定义】

血管性水肿(angioedema)又称巨大荨麻疹(giant urticaria),是一种发生于较疏松部位的皮下组织或黏膜的局限性水肿,分获得型和遗传型两种。

【发病机理】

两型血管性水肿发病机制有明显差异。获得型发生于有过敏体质的个体,药物、食物、粉尘、吸入物、冷热等为常见诱因,其发生机制与荨麻疹相似,主要由真皮深部和皮下组织小血管受累,组胺等介质导致血管扩张、渗透性增高,渗出液进入疏松组织中形成局限性水肿。遗传型为常染色体显性遗传,常突发于完全健康人,主要由 C1 酯酶抑制物(C1 esterase inhibitor,C1INH)功能缺陷所致。

【临床表现】

1. 获得型血管性水肿

（1）好发于皮下组织疏松部位如眼睑、口唇、舌、外生殖器,或非疏松部位如手足肢端。

（2）皮损表现为突发的局限性肿胀,水肿处皮肤紧张发亮,边界不清,呈肤色或淡红色,表面光滑,触之有弹性感,为非凹陷性水肿(图 13-3),常为单发,偶可多发。

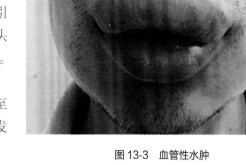

（3）自觉不痒或轻度烧灼感、麻木胀感。一般持续 1~3 天可逐渐消退,但也可在同一部位反复发作,消退后不留痕迹。如累及鼻、咽、喉、口腔黏膜,可引起流涕、呼吸困难、吞咽困难、声音嘶哑,严重的喉头水肿可造成窒息死亡。常伴发荨麻疹,也可单独发生。

2. 遗传型血管性水肿

（1）患者常于 10 岁以前发病,可反复发作,甚至持续终生,但中年以后发作频率和程度可减轻。常发生在面部或一侧肢体,亦可累及外生殖器。

图 13-3　血管性水肿

（2）皮损为局限性、非凹陷性皮下水肿,常为单发,多数持续 1~2 天可自行消退。

（3）痒感不明显。累及腹腔脏器时表现类似急腹症,严重者累及上呼吸道可出现致命性喉头水肿。

【诊断和鉴别诊断】

1. 根据好发组织疏松部位，突发无症状性肿胀，可自行消退，即可建立诊断。若早年发病且近半数家庭成员发病，则考虑遗传型，检测血清 C1INH 水平降低有助于诊断。

2. 组织病理学与荨麻疹相似，但部位较深，发生在真皮深层及皮下组织。

3. 单个损害时还应与虫咬症、面肿型皮肤恶性网状细胞增生症、Melkersson-Rosenthal 综合征、上腔静脉梗阻综合征相鉴别。变应性血管性水肿患者 C1 酯酶抑制物、C3、C4 和 C1q 均正常，而遗传性血管性水肿，C1 酯酶抑制物、C1q、C4 和 C2 水平均降低。

问题与思考

血管性水肿与荨麻疹在组织病理学上有什么异同？

【治疗和预防】

获得型治疗与荨麻疹相同，抗组胺药常有效，菌苗特异脱敏疗法、注射组胺球蛋白亦有疗效。遗传型对抗组胺药、糖皮质激素无效，可试用抗纤溶酶药物如 6- 氨基己酸，或雄性激素如达那唑或司坦唑醇等预防发病。

出现喉头水肿的情况时，立即肌肉注射 1∶1000 肾上腺素 0.5 ~ 1.0ml（心血管疾病患者慎用），静脉滴注甲泼尼龙、口服麻黄碱、吸氧等对症处理。若有窒息等危险症状，必要时立即行气管插管。

（李承新）

学习小结

本章重点介绍了各型荨麻疹及血管性水肿皮肤病的临床表现、发病机制、常见类型、治疗原则。通过学习各型荨麻疹及血管性水肿不同的临床表现，应充分领会荨麻疹及血管性水肿疾病的特点。风团是各型荨麻疹的特异性皮损，应根据病史及客观检测进行荨麻疹的分类诊断。治疗荨麻疹及血管性水肿时要根据病情选择适当的药物和剂量，注意荨麻疹及血管性水肿的呼吸道急症，熟悉掌握急性荨麻疹的治疗原则及抢救措施。慢性荨麻疹应积极寻找病因。

复习参考题

一、名词解释

1. 荨麻疹

2. 风团

二、问答题

1. 简述急性荨麻疹的临床表现。

2. 简述喉头水肿的急救处理。

第十四章　药　疹

14

【定义】

药疹(drug eruptions)亦称药物性皮炎,是药物通过内服、注射、吸入等途径进入人体后引起皮肤黏膜的损害,严重者可以累及机体的多个系统。

【发病机制】

药疹的发病机制可分为变态反应和非变态反应两大类。

1. **变态反应** 药物及其代谢产物可以作为抗原或半抗原,通过4种类型变态反应引起皮肤黏膜损害,并表现为不同的皮损(表14-1)。

表14-1 药物变态反应表现类型

变态反应类型	临床表现
I型	荨麻疹、血管性水肿和过敏性休克
II型	血小板减少性紫癜、溶血性贫血
III型	皮肤血管炎、关节滑膜炎、迟发性荨麻疹
IV型	麻疹样药疹、剥脱性皮炎、湿疹样药疹
未定型	光变态反应、固定性药疹、药物诱发的狼疮

变态反应性药疹有以下共同特征:①只发生在少数有过敏体质者;②病情轻重与药物的剂量大小或药理毒理作用无关;③有一定的潜伏期,初次用药发生药疹需4～20天,再次用药则数分钟至24小时即可;④表现形式多样,同一种药物在不同个体引起的药疹不相同,但对于某一个体而言常以一种形式为主;⑤存在交叉过敏或多价过敏,前者指化学结构上相似的药物同时产生过敏,后者指对多种化学结构上无相似性药物过敏,又称多元过敏;⑥停用致敏药物后可减轻病情并达到预防作用;⑦糖皮质激素治疗反应良好。

2. **非变态反应** 非变态反应性药疹的可能机制有:①药理作用:如抗凝药物引起的紫癜,阿司匹林可直接刺激肥大细胞脱颗粒引起荨麻疹等;②过量反应:如维A酸类药物治疗剂量与中毒剂量接近,可致口唇干燥、脱屑等,甲氨蝶呤引起口腔溃疡、出血性皮损;③蓄积作用,如砷剂引起色素沉着、角化过度,碘化物和溴化物长期使用引起痤疮样皮损;④光毒性反应,指服用某些药物如氢氯噻嗪、四环素、氯丙嗪等经曝光后引发化学反应,表现光毒性反应。

【临床表现】

药疹的临床表现多种多样,同一种药物在不同的个体可以引起不同类型的皮损,而不同药物又可以引起类似的皮损。

1. **固定性药疹(fixed drug eruptions)(图14-1)**

(1)本型是药疹中较常见的一种疹型,常由解热镇痛类、磺胺类或巴比妥类等引起。

(2)好发口周、外阴等皮肤黏膜交界处,手足背及躯干也可发生。

(3)典型皮损为大小不等圆形、椭圆形水肿性紫红色斑,边界清楚,中央色深或有水疱,周边色浅,境界清楚,绕以红晕,严重者红斑上可出现水疱或大疱,黏膜皱褶处易糜烂渗出。自觉轻度瘙痒。

(4)皮疹消退后遗留灰黑色色素沉着,经久不退。重复应用致敏药,常于数小时在原皮疹处发生皮疹,范围较前扩大,并可以有新发疹。

2. **荨麻疹型药疹(urticarial drug eruptions)** 较常见,多由血清制品、青霉素所引起。皮疹以突发瘙痒性、红斑性、风团样损害为特征,与急性荨麻疹类似,可伴有血管性水肿、血清病样症状(发热、关节疼痛、淋巴结肿大、蛋白尿)甚至过敏性休克。

3. **麻疹样或猩红热样药疹(morbilliform or scarlatiniform drug eruptions)**

(1)此型最常见,多由于抗生素(尤其是半合成青霉素和磺胺类)、解热镇痛类、巴比妥类等引起。

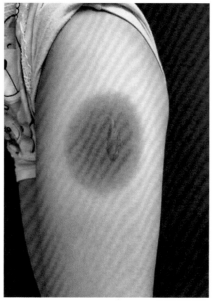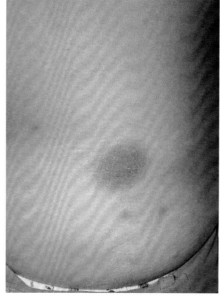

图 14-1　固定性药疹

（2）常见于用药 2 周内发生皮疹，多突然发病，在 1～2 天内可以泛发全身，有发热等全身症状。

（3）麻疹样药疹表现为散在或密集分布、针头至米粒大小的红色斑疹或斑丘疹，可相互融合，以躯干及四肢为主，疹间皮肤可正常，严重者可伴发小出血点，多伴明显瘙痒。猩红热样药疹面部、四肢肿胀，酷似猩红热的皮损，尤以皱褶部位及四肢屈侧更为明显。有时上述两种皮疹可以在同一患者身上同时出现。

（4）本型病程约 1～2 周，皮损消退后可伴糠状脱屑，若不及时治疗，则可向重型药疹发展。

4. 紫癜型药疹（purpuric drug eruption）　常见的药物有抗生素、巴比妥类、利尿剂等引起，轻者表现为双侧小腿出现红色瘀点或瘀斑，散在或密集分布，可略微隆起，压之不褪色，有时可伴发风团或中心发生小水疱或血疱；重者四肢躯干均可累及，可伴有关节肿痛、腹痛、血尿、便血甚至黏膜出血、贫血等血小板减少性紫癜或血管炎性紫癜的表现。

5. 多形红斑型药疹（erythema multiforme drug eruption）　多形红斑型药疹分为轻型和重型，常由磺胺类、巴比妥类、别嘌呤醇以及解热止痛药等引起。

（1）轻型：临床表现与多形红斑相似，皮损为圆形或椭圆形水肿性红斑、丘疹，中心呈紫红色，或有水疱，境界清楚，多对称分布于四肢和躯干，有痛痒感，黏膜可以累及但不严重。

（2）重型（图 14-2A）：亦称之为 Stevens-Johnson 综合征（SJS）。皮损更为广泛，靶形红斑损害不典型，同时伴皮肤松解，Nikolsky 征阳性，但表皮松解面积占体表面积 10% 以下。口腔、鼻孔、眼部、肛门、外生殖器等黏膜部位糜烂，疼痛剧烈，可伴高热、肝肾功能障碍及肺炎等全身症状。

6. 中毒性表皮坏死松解症（toxic epidermal necrolysis，TEN）　又称大疱性表皮坏死松解型药疹（drug-induced bullosa epidermolysis）（图 14-2B），是药疹中最为严重的类型。起病突然，初始皮损为紫红色或暗红色斑片，迅速波及全身，触痛显著，于红斑处起大小不等的松弛性水疱，Nikolsky 征阳性，病情常于 1 周内达高峰。皮肤坏死松解面积占体表面积 30% 以上，伴有眼、口腔、鼻及外生殖器等黏膜受累。患者吞咽困难、畏光和尿痛，严重者常因继发感染、肝肾功能障碍、电解质紊乱等死亡，是药疹中最严重的一种类型。如具备多形红斑样特征，松解坏死面积介于 10%～30% 之间，称为 SJS/TEN 重叠（overlap SJS/TEN）。

7. 剥脱性皮炎型药疹（drug-induce exfoliative dermatitis）

（1）本型是重症药疹之一，常由巴比妥类、抗癫痫药、解热镇痛药、抗生素等引起。

（2）潜伏期长，可达 1 个月以上。

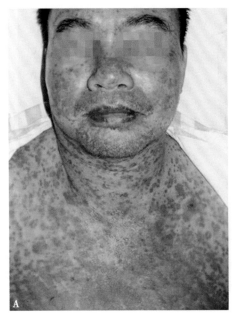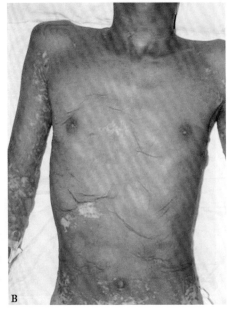

图 14-2　多形红斑药疹

A. SJS；B. TEN

（3）全部病程可以分为 4 期：①前驱期：表现为胸腹对称性、局限性红斑，伴皮肤瘙痒；②发疹期：皮疹从面、颈、上肢开始，逐渐向下发展，1~2 天内遍及全身，伴有畏寒、发热等全身症状，1 周左右皮损达高峰，有面部肿胀，常有溢液、结痂。口腔黏膜也可累及；③剥脱期：病程在 1 个月左右皮炎消退，脱屑增多。皮屑开始呈鱼鳞状，此起彼落，特别是肢端、掌跖发生大片状脱屑（图 14-3）；④恢复期：皮肤红色逐渐消退，脱屑逐渐减少，最终恢复正常。

（4）患者病程中可伴有浅表淋巴结肿大、嗜酸性粒细胞增多和内脏损害。

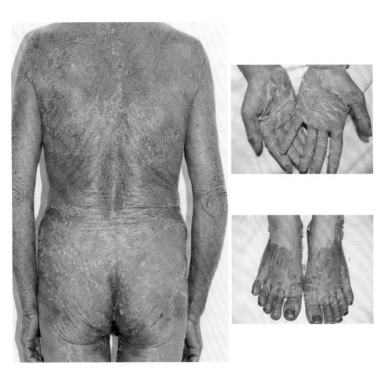

图 14-3　剥脱性皮炎型药疹

8. 药物超敏反应综合征（drug-induced Hypersensitivity Syndrome，DIHS） 也称伴发嗜酸性粒细胞增多及系统症状的药疹（drug reaction with eosinophilia and systemic symptoms，DRESS）。是一种以皮疹、发热、肝损伤、淋巴结肿大和伴嗜酸性粒细胞增多为症候的重症药疹。人疱疹病毒感染激活与DRESS的诱发、病程迁延相关。

（1）常见药物为卡马西平、苯妥英钠、苯巴比妥、拉莫三嗪、氨苯砜、柳氮磺吡啶、阿巴卡韦、美西律、别嘌醇及米诺环素。

（2）皮损初发多为斑丘疹或多形性红斑，更为严重者表现为伴面部水肿的剥脱性皮炎、StevenS-Johnson综合征、中毒性表皮坏死松解症。时间持续一般超过5天，临床表现显示双峰性。

（3）可出现发热、淋巴结肿大、多脏器受累（肝脏累及最常见，引起肝炎、肾炎、肺炎）、肌痛、关节痛等全身症状。致死率大约10%，主要死于重症肝炎。

（4）实验室检查可出现嗜酸性粒细胞增多（≥1000/L）或异性淋巴细胞阳性，转氨酶升高。

9. 急性泛发性发疹性脓疱病（acute generalized exanthematous pustulosis，AGEP）

（1）发病前大多有用药史或感染史；常见药物为青霉素类、头孢菌素类、磺胺类、安乃近、疫苗、感冒药。

（2）急性起病，用药与发疹的相隔时间较短，通常在48小时内。常伴发热，一般在38℃以上。

（3）皮疹主要表现为全身皮肤弥漫性潮红、肿胀的基础上出现非毛囊性、无菌性和浅表性小脓疱。外周血白细胞总数及嗜中性粒细胞增多。

（4）去除诱发因素及应用糖皮质激素后很快痊愈。

10. 光敏型药疹（photosensitive drug eruption） 可以由氯丙嗪、磺胺类、四环素类、补骨脂、喹诺酮类、吩噻嗪类及避孕药等所致，服药后经日光或紫外线作用而发生皮肤炎症反应，可分为光毒性反应和光变态反应。光毒性反应药疹多发生于曝光后7～8小时，仅在曝光部位出现与晒斑相似的皮损，任何人均可发生。光变态反应性药疹发病有一定潜伏期，仅少数人发生，其曝光部位和非曝光部位均可以累及，表现为湿疹样皮损，病程较长，且容易误诊。

11. 其他类型药疹 根据皮损类型不同，还可以表现湿疹样、扁平苔藓样、痤疮样、血管炎样、红斑狼疮样和色素沉着型等药疹。

【诊断和鉴别诊断】

1. 发病前有用药史，特别是发疹前2～3周用药情况。

2. 有一定的潜伏期，首次用药约需要4～20天，再次用药数分钟或24小时内即可发病。

3. 起病多突然，且进展迅速。

4. 皮疹多呈对称、泛发分布（固定性药疹除外），皮疹类型可多种多样，色鲜艳。

5. 常伴有瘙痒、发热，但即使伴高热，其他中毒症状不明显，部分患者有黏膜损害。

6. 病程有自限性，一般2～4周可获痊愈。停用致敏药后，皮疹消退较快，若再次使用该致敏药或其化学结构相似的药物，可再次发病。

麻疹样或猩红热样药疹应与发疹性传染病如麻疹、猩红热相区别，其他原因所致的发疹性皮肤病也需鉴别。

【治疗和预防】

1. 治疗原则 药疹的治疗原则：①早期诊断；②确认致敏药物并及时停用；③促进体内药物排泄；④对症及支持治疗；⑤积极防治并发症。

2. 轻症药疹的处理 轻症患者停用致敏药物后多可自行消退。有皮肤瘙痒、皮疹较多者可酌情使用抗组胺药和小剂量糖皮质激素，如泼尼松，0.5～1.0mg/（kg·d）口服，至皮损停止发展后逐渐减量。

3. 危重药疹的处理

（1）紧急病例的救治：如药疹合并过敏性休克、喉头水肿、支气管哮喘等，首选肾上腺素1:1000（0.01mg/kg），0.01～0.3mg/kg肌肉注射，如果需要可每15分钟重复一次。给予糖皮质激素如200～300mg氢化可的松静脉滴注；或甲基泼尼松龙 1～2mg/kg 静脉注射，最大量 125mg，每 4～6 小时 1 次；或泼尼松 1～2mg/kg 口服，最大量 80mg。注意保持呼吸道通畅，严重时应及时气管插管或气管切开。

（2）其他重型药疹的处理：包括 SJS、TEN 和剥脱性皮炎，此类药疹病情严重、并发症多、病死率高，必须及时正确处理。

1）糖皮质激素：应早期、足量使用，如泼尼松 1.5～2.5mg/（kg·d），口服；或氢化可的松 200～500mg/d；或地塞米松 10～20mg/d 静脉滴注，并维持 2～3 天，视病情变化，如不能控制病情，则增加量为原始剂量的 1/3～1/2。病情控制后 3～5 天才可逐渐减量，通常疗程 2 周至 1 个月。

2）静脉注射免疫球蛋白（IVIG）：对重症患者，糖皮质激素联合丙种球蛋白治疗重症药疹可降低病死率。特别是合并感染或使用糖皮质激素有相对或绝对禁忌证患者，可选用 IVIG，剂量为 0.4～0.5g/（kg·d），连用 3～5 天。

3）防治继发感染：重症药疹患者，如及时控制药疹，一般不需抗生素治疗。对发生药疹前已存在感染或病情未及时控制的继发感染，应及时采用致敏性低的广谱高效抗生素。

4）抗变态反应治疗：可使用抗组胺药物或 10% 葡萄糖酸钙 10ml 静脉注射，每日 1 次。

5）支持治疗：维持水、电解质和酸碱平衡，鼓励患者多摄入富含蛋白质的食物，必要时静脉补充白蛋白、血浆和全血。

6）脏器功能障碍处理：注意心、肝、肾、肺等重要脏器功能变化，并及时处理，尤其是注意肾功能障碍的处理。

7）局部治疗：大疱性、糜烂性创面，应作保护性隔离，宜暴露，并保持大疱完整，疱液较多时用注射器抽吸。有眼损害时，每天用生理盐水洗眼 1～2 次，每隔 2～3 小时用氢化可的松眼药水滴眼，睡眠时应用抗生素眼膏并用无菌纱布遮盖，以防止结膜粘连继发角膜溃疡、内眼损害导致失明。经常用 2% 碳酸氢钠溶液或 3% 硼酸溶液漱口，保持口腔清洁。生殖器黏膜有损害时应剪去阴毛，清洗创面，3% 硼酸溶液或 0.1% 乳酸依沙吖啶溶液湿敷，渗液停止后可选用纳米银敷贴保护创面。室内要定时消毒，及时更换污染的用品。

案例 14-1

患者，男，42 岁。主诉：全身起红斑，疼痛 3 天。因"痛风"服用"别嘌醇"，连续服用 6 天，3 天前自觉手足瘙痒，数小时后，出现手足肿胀，继而口周及躯干、四肢出现多处红斑，有烧灼痛，无发热。在院外口服马来酸氯苯那敏治疗，皮疹未见好转，遂就诊。5 年前因用"先锋霉素"出现口周及手足红斑水疱，经用地塞米松治疗后痊愈。体检：T 36.7℃，P 79 次 / 分，R 20 次 / 分，BP 130/75mmHg。浅表淋巴结未触及，系统查体未见异常体征。专科情况：躯干、四肢泛发直径 1～3cm 圆形或椭圆形水肿性红斑、中心呈紫红色、境界清楚；手足轻度肿胀，部分水肿性红斑中央见米粒大小的水疱；口唇黏膜糜烂、血痂。实验室检查：血常规 WBC 7.9×10^9/L，RBC 4.2×10^{12}/L，PLT 148×10^9/L。

问题：

1. 诊断是什么？诊断的依据？
2. 试述治疗的原则和方案。

---

4. **预防**　为减少药疹的发生，杜绝重症药疹，临床用药时应注意以下几点：①合理用药，严格掌握适应证，在保证治疗的前提下用药要单一；②用药前应仔细了解患者的药物过敏史，避免使用致敏药物及结构类似的药物，青霉素、链霉素、抗血清等药物应常规做皮试；③对药疹要高度认识，用药过程中如出现原因不明的红斑、丘疹、风团伴明显瘙痒，应想到药疹可能，及时停用致敏药物。

问题与思考

1. 药疹的临床表现为什么具有多样性？
2. 药疹会引起内脏损害吗？

（刘栋华）

学习小结

本章以理论学习结合病例的方式重点介绍固定型药疹、麻疹样或猩红热样药疹、多形红斑型药疹和剥脱性皮炎型药疹的临床表现特点和诊断要点。引起药疹的常见药物种类为抗生素、解热镇痛类药物等，引起药疹的机制有变态反应和非变态反应机制，理解引起药疹临床表现多样性的原因。应充分认识到常见药疹的类型和重症药疹的临床表现，注意与相应有类似皮损表现的其他疾病进行鉴别诊断。明确药疹早期诊断、及时停药的重要性，要掌握药疹治疗的原则和轻症、重症药疹的治疗措施。通过学习要认识到药疹可以危及患者生命，懂得应该如何在临床工作中预防药疹的发生。

复习参考题

一、名词解释

药物超敏反应综合征

二、问答题

试述药疹的诊断要点和治疗原则。

第十五章　瘙痒性皮肤病

15

15章

学习目标

掌握　　瘙痒症、慢性单纯性苔藓、痒疹的临床表现、诊断要点及治疗方法。

熟悉　　Hebra 痒疹和寻常性痒疹的临床表现及治疗方法；瘙痒性皮肤病的鉴别诊断和治疗现状。

了解　　瘙痒性皮肤病的病因和发病机制。

瘙痒（itch）是皮肤或黏膜的一种引起搔抓欲望的不愉快感觉，是皮肤病最常见的主观症状，一般认为由内部因素和外部因素所致。内因包括许多皮肤病、某些系统性疾病、神经因素及内分泌因素。外因包括物理、化学及生物等诸多因素。瘙痒性皮肤病又称神经官能障碍性皮肤病，是一组以瘙痒为主要表现的皮肤病。其病因复杂，发病机制不明，一般多认为与神经精神因素存在直接或间接的相关性，反复搔抓能造成"瘙痒 - 搔抓 - 瘙痒"的恶性循环。瘙痒性皮肤病一般易反复，病程长，不易治愈。本章主要介绍瘙痒症（pruritus）、慢性单纯性苔藓（lichen simplex chronicus）和痒疹（prurigo）。

瘙痒性皮肤病的诊断主要根据病史、皮损的部位、特点及实验室检查。瘙痒性皮肤病的治疗应尽可能找出并去除病因和诱发因素。口服治疗常用药物有抗组胺药、镇静催眠药。外用药物以止痒保护剂及糖皮质激素为主。中药外洗、冷冻、紫外线照射、浅层 X 线放疗也有一定的疗效。

瘙痒性皮肤病的预防应对原发病进行积极的治疗，注意生活规律、解除精神紧张，少进烟酒及辛辣食物，戒除搔抓习惯，避免使用碱性强的肥皂或热水烫洗，防止蚊虫叮咬，加强营养、改善卫生状况。

第一节　瘙痒症

【定义】

临床上把仅有皮肤瘙痒而无任何原发性皮肤损害的皮肤病称为瘙痒症（pruritus），通常分为全身性瘙痒症和局限性瘙痒症两种。

【病因和发病机制】

瘙痒症的病因复杂，一般分为内因和外因两方面，或两者兼而有之。

全身性瘙痒症的内因多与某些系统性疾病有关，可包括阻塞性肝胆疾患、肾功能不全、血液病（如真性红细胞增多症）、淋巴网状系统肿瘤（如淋巴瘤和白血病）、某些实质性恶性肿瘤（如副肿瘤性综合征和类癌综合征）、内分泌和代谢性疾病（如糖尿病和甲亢）、神经系统疾病（如脑梗死、脑肿瘤和多发性硬化症）、某些感染性疾病（如艾滋病和旋毛虫病）、某些结缔组织病（如干燥综合征）等疾病，还可与药物或食物过敏、神经精神因素（如焦虑、抑郁、精神紧张、激动等情绪变化）、妊娠和皮肤老化等多种因素有关。

全身性瘙痒症的外因多与外来刺激有关，包括机械因素（轻微触摸）、物理因素（温度变化或阳光照射）和化学因素（接触粉尘、花粉、昆虫毒毛、毛发、水、洗涤剂或化妆品、服药、饮酒或进食辛辣刺激性食物、穿着化纤织物）。

局限性瘙痒症的病因有时与全身性瘙痒症相似，也可由疾病本身或局部刺激而诱发，包括内分泌疾病（如糖尿病）、性激素水平低下（女性绝经期后）、女性围绝经期自主神经功能紊乱、局部感染（真菌、滴虫、阴虱、蛲虫）、局部疾病（如肛瘘或痔疮）、衣物刺激、局部潮湿多汗、药物局部刺激等。

瘙痒的发生机制尚不明确。引发瘙痒的介质有多种，包括胺类（组胺、5- 羟色胺、组胺释放因子如吗啡或可待因）、脂类（血小板激活因子和前列腺素）、蛋白或多肽（血管舒缓素、某些细胞因子如白介素 -2）、蛋白酶（胰蛋白酶）、神经肽（P 物质、降钙素相关因子肽、血管活性肠肽）和类鸦片肽（内啡肽、亮氨酸脑磷脂）等。介导瘙痒的感受器可能是位于真皮乳头及表皮的无髓 C 纤维游离神经末梢。

【临床表现】

瘙痒为本病的主要症状，还可有烧灼和蚁行感等，但瘙痒部位皮肤无原发性皮损。瘙痒的严重程度不一，可轻可重，通常为阵发性，严重者瘙痒则可持续较长时间。患者因难以忍受瘙痒常不停地搔抓皮肤，甚至抓破皮肤直至出血疼痛，由此致皮肤出现抓痕、血痂和色素沉着，甚至出现浸润肥厚、苔藓样变或湿疹样变，如继发感染可发生毛囊炎、脓皮病、淋巴管炎及淋巴结炎等。在一些瘙痒顽固的患者，可形成瘙痒 - 搔抓 - 瘙痒的恶性循环。

痒症通常分为全身性瘙痒症和局限性瘙痒症(表15-1)。全身性瘙痒症初发时,瘙痒可局限于某一处皮肤,进而逐渐扩展至全身,亦有开始即为全身性瘙痒。许多老年人因皮脂腺分泌功能减退,皮肤干燥,加上过度热水烫洗,可引发全身皮肤瘙痒,尤以躯干和下肢为明显,称为老年性瘙痒症。冬季时因气温和湿度均低,加上皮肤干燥,全身皮肤可出现瘙痒,称为冬季瘙痒症;而夏季时由于潮湿及炎热,身体出汗增多,也可诱发皮肤瘙痒,称为夏季瘙痒症。少数患者接触水后在接触部位乃至全身皮肤出现瘙痒,称为水源性瘙痒症。妊娠性瘙痒症发生于妊娠女性,85%由于雌激素增多而引起肝内胆汁淤积导致,首次妊娠时发病率0.06%~0.43%,再次妊娠孕妇发病率为47%,常发生于妊娠晚期,也可以发生于妊娠早期,多数患者分娩后瘙痒和黄疸可以自行缓解或痊愈。局限性瘙痒症常表现为局部皮肤阵发性剧痒,好发于阴囊、女阴、肛周、小腿和头皮等部位,因经常搔抓常可引起局部皮肤浸润肥厚或苔藓样变。

表15-1 瘙痒症的分类

全身性瘙痒症	局限性瘙痒症
老年性瘙痒症	阴囊瘙痒症
妊娠性瘙痒症	女阴瘙痒症
季节性瘙痒症	肛门瘙痒症
冬季瘙痒症	头部瘙痒症
夏季瘙痒症	腿部瘙痒症
水源性瘙痒症	掌跖瘙痒症
疾病相关瘙痒症	
胆汁淤积性瘙痒	
尿毒症性瘙痒	
真性红细胞增多症性瘙痒	
糖尿病性瘙痒	

【诊断和鉴别诊断】

根据患者出现全身性或局限性皮肤瘙痒,瘙痒部位仅有抓痕、血痂、色素沉着、甚至苔藓样变等继发性皮损,而无原发性皮损,可诊断本病。引起瘙痒症的因素很多,要从病史、体格检查及实验室方面寻找各种内因及外因。例如,观察病人是否有黄疸、妊娠、卵巢或甲状腺功能障碍的症状,必要时做一些有关的实验室检查。检查尿液可能发现糖尿病或肾炎,检查粪便有无寄生虫卵,检查血液可以确定白血病等疾病是否存在,有时还必须切取淋巴结作病理组织学检查。

全身性瘙痒症应与下列疾病鉴别:

1. **疥疮** 由疥螨在人体皮肤表皮层内引起的接触性传染性皮肤病。可在家庭及接触者之间传播流行。临床表现以皮肤柔嫩之处有丘疹、水疱及隧道,阴囊瘙痒性结节,夜间瘙痒加剧为特点。有时可查到疥螨。

2. **虫咬皮炎** 又称丘疹性皮炎、婴儿苔藓或小儿丘疹性皮炎,是婴幼儿常见的过敏性皮肤病,临床特点为散在性,性质稍坚硬,顶端有小疱的丘疹。周缘有纺锤形红晕,自觉瘙痒。

3. **荨麻疹** 常先有皮肤瘙痒,随即出现风团,呈鲜红色或苍白色、皮肤色,少数患者有水肿性红斑。风团的大小和形态不一,发作时间不定,通常在2~24小时内消退,消退后不留痕迹。

4. **泛发性湿疹** 湿疹皮损累及躯干四肢大部分皮肤,包括或不包括手足和面部者均可以称为泛发性湿疹。临床表现同湿疹。

5. **播散性慢性单纯性苔藓** 多见于成年及老年人,苔藓样变皮损除见于局限型的某些受累部位外,还可累及头皮、四肢、躯干的一部分或大片区域,阵发性剧痒,以夜间为重,可严重影响睡眠。

局限性瘙痒症应注意与皮肤癣菌病、滴虫病、接触性皮炎、慢性湿疹和慢性单纯性苔藓等进行鉴别。

【预防和治疗】

1. 一般疗法

（1）积极寻找潜在病因，有效治疗原发疾患，是防治本病的关键。

（2）注意皮肤卫生和维护皮肤屏障功能，保持平和的心态、和缓的情绪和规律的生活节奏。

（3）避免各种诱发或加重瘙痒的因素，如过度搔抓、热水烫洗，进食烟酒、辛辣刺激性食物和喝浓茶等。

2. 内用药物疗法

（1）抗组胺药物：为一线药物，有一定的止痒效果，以第一代抗组胺药物的效果更为肯定。

（2）镇静止痒剂：用于因剧烈瘙痒而影响睡眠休息者，可选用异丙嗪或安定等。

（3）静脉封闭：对全身性瘙痒症可用利多卡因 100～200mg 或盐酸普鲁卡因 100～300mg，加入 5% 葡萄糖液 500ml 静脉滴注，疗程 10～15 天。另可静脉注射葡萄糖酸钙或硫代硫酸钠。严重者可口服小剂量糖皮质激素（泼尼松 5～10mg/d）。

（4）皮损内注射：对于浸润肥厚或苔藓样变，可使用糖皮质激素混悬剂（可选用醋酸泼尼松龙、曲安奈德和复方倍他米松中的一种）进行皮损内注射。

（5）性激素：常用于老年性瘙痒症患者。男性患者用丙酸睾酮 25mg 每周 2 次肌注，或甲基睾酮 5mg/d 口服；女性患者可用己烯雌酚 1mg/d，分 2 次口服，或黄体酮 10mg/d 肌注。生殖系统肿瘤或肝肾功能不全者忌用或慎用。

（6）其他药物：沙利度胺（反应停）可用于治疗老年性瘙痒症。三环类抗抑郁药多塞平可用于精神性瘙痒的治疗。5- 羟色胺受体拮抗剂昂丹司琼可用于胆汁淤积性瘙痒和尿毒症性瘙痒。阿片受体拮抗剂纳洛酮（naloxone）和纳曲酮（naltrexone）也可用于胆汁淤积性瘙痒和尿毒症性瘙痒。

3. 外用药物疗法　以避免刺激、润泽保湿、有效止痒为原则。外用药物可单独或联合应用，也可同时配合内用药物疗法。糖皮质激素乳剂、止痒剂（薄荷脑、樟脑）、局部麻醉剂（达克罗宁）、外用抗组胺剂（5%多塞平乳膏）和滋润保湿剂可酌情使用。对肛门、阴囊及女阴等瘙痒部位，忌用刺激性药物和强效糖皮质激素制剂。糖皮质激素制剂可增强止痒效果，但有皮肤继发感染者禁用。

4. 物理疗法　对于全身性瘙痒，可行紫外线（UVA、UVB 和 PUVA）照射、皮下输氧、淀粉浴、糠浴或矿泉浴等。对于局限性瘙痒，经反复治疗无效时，可考虑选用放射性核素或浅层 X 线治疗。皮肤干燥者可配合熏蒸。

第二节　慢性单纯性苔藓

【定义】

慢性单纯性苔藓（lichen simplex chronicus）又称神经性皮炎（neurodermatitis），是一种以阵发性瘙痒和苔藓样变为临床特征的慢性炎症性皮肤神经功能障碍性皮肤病。

【病因和发病机制】

本病病因及发病机制仍不清楚，一般认为与大脑皮层兴奋和抑制功能失调有关。神经精神因素（焦虑、忧郁、烦躁或紧张）、内分泌功能紊乱、胃肠功能失调、过度劳累、睡眠不佳、饮食因素（饮酒、进食辛辣食物）、局部刺激（搔抓与摩擦、汗液刺激、日晒、化学物质刺激、毛织品刺激）等多种内外因素均可能有助于发病。目前公认，搔抓及摩擦是最主要的诱因或加重因素。在病程中存在着瘙痒 - 搔抓 - 瘙痒的恶性循环，终致皮肤出现苔藓样变。

【临床表现】

本病呈慢性迁延病程，病情反复发作，皮损无渗出倾向。根据其受累范围，可分为局限性及播散性两种类型。

1. **局限型** 多见于青年或中年人，尤其好发于颈侧及项部，也常见于腰背部、上眼睑、肘突或肘窝、股内侧、会阴、阴囊、四肢伸侧等部位。初起时常先有局部阵发性瘙痒，由于搔抓或摩擦，局部皮肤出现大小不等的肤色或淡红、淡褐色扁平坚实丘疹，表面光滑或附有少量鳞屑。丘疹逐渐融合成片，成为大小不一、境界较清楚、圆形或卵圆形、形状不规则的苔藓样变区（图15-1）。因常有阵发性瘙痒而反复搔抓，皮损局部还可见抓痕、血痂及色素沉着。

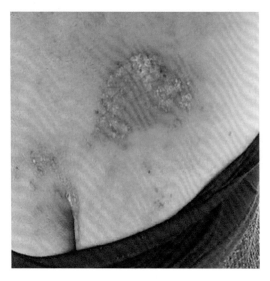

图 15-1　慢性单纯性苔藓

2. **播散型或泛发型** 多见于成年及老年人，苔藓样变皮损除见于前述局限型的某些受累部位外，还可累及头皮、四肢、躯干的一部分或大片区域，阵发性剧痒，以夜间为重，可严重影响睡眠。

【组织病理】

显著角化过度，可伴灶性角化不全，棘层不规则肥厚，表皮突延长。真皮乳头内胶原束粗大，垂直排列；真皮浅层血管周围有单一核细胞浸润。

【诊断和鉴别诊断】

根据好发部位、典型的苔藓样变和阵发性瘙痒可诊断本病。应与下列疾病相鉴别：

1. **慢性湿疹** 有急性湿疹、亚急性湿疹演变过程。鳞屑及色素沉着常较显著，而苔藓化程度一般较轻，皮疹常对称发生于小腿、腘窝部等处。

2. **扁平苔藓** 典型损害是紫红或青紫色多边形扁平丘疹，表面有蜡样光泽，可有同形反应，颊黏膜可有损害。

3. **原发性皮肤淀粉样变** 皮损好发于小腿伸侧，对称分布，粟粒至绿豆大小，坚实，棕褐色半球状丘疹，密集成片而不融合或呈念珠状排列。皮内注射1.5%刚果红试验阳性。组织病理有特异性变化。

4. **瘙痒症** 无原发损害，瘙痒，常见抓痕，患病久时始出现苔藓化。

【预防和治疗】

1. **一般疗法**

（1）缓解精神紧张：调整心态，调节工作生活节奏，避免过度劳累，提高睡眠质量，缓解精神紧张。

（2）避免各种刺激：限制烟酒、辛辣刺激食物及浓茶咖啡，避免多汗、碱性过强肥皂洗浴及日光照射，衣领不要太粗太硬以免刺激患处，劝导避免过度搔抓、摩擦、热水洗烫等方法止痒。

2. **内用药物疗法**

（1）抗组胺药：赛庚啶2～4mg/次，3次/d，口服。酮替芬1mg/次，2次/天，口服。氯雷他定10mg，1次/天，或西替利嗪10mg，1次/天，口服。重症可选用多塞平25mg/次，2～3次/天，口服。

（2）皮损内注射：对严重的苔藓样变皮损，可使用糖皮质激素混悬剂（可选用醋酸泼尼松龙、曲安奈德和复方倍他米松中的一种）进行皮损内注射。

（3）静脉封闭疗法和镇静止痒剂：播散性患者可用普鲁卡因静脉封闭疗法。镇静剂：地西泮（安定）2.5～5mg或艾司唑仑1mg，睡前服。

3. **外用药物疗法** 应根据皮损类型、部位及发病季节不同，合理选用药物种类和剂型：

（1）糖皮质激素制剂：皮损肥厚苔藓样变者可用糖皮质激素软膏、霜剂封包或曲安奈德新霉素贴膏、冰樟桉氟轻松贴膏。复方醋酸氟轻松酊、哈西奈德液外涂。

（2）焦油类制剂：可选用5%～10%黑豆馏油、糠馏油、松馏油、煤焦油等，虽起效缓慢，但疗效明显。焦油类制剂与糖皮质激素外用制剂联合应用，效果更佳。

（3）其他药物：还可选用其他止痒剂如1%达克罗宁乳膏、多塞平乳膏等。

4. **物理疗法** 可酌情选用紫外线治疗、磁疗、矿泉浴、氦氖激光皮损或穴位照射、液氮冷冻疗法、核素^{90}Sr或^{32}P敷贴、浅层X光照射等疗法。

案例 15-1

患者王某，男，58岁，因项部、双肘伸侧和足背多片皮肤肥厚伴剧烈瘙痒5年就诊。患者缘于5年前项部及肘突部位出现皮肤瘙痒，初发时局部有一些米粒大小丘疹，反复搔抓后局部皮肤渐增厚。病程中因不规律外用"皮炎平乳膏"虽可缓解瘙痒，但皮损始终未愈并显著增厚。近年来双足背也发生类似皮疹。体格检查：系统检查未发现异常。皮肤科情况：项部、双肘伸侧及足背有钱币大小苔藓样变区，表面干燥，有抓痕、血痂及少量鳞屑。

问题：

1. 该患者诊断是什么？

2. 需要与哪些疾病相鉴别？

3. 如何治疗？

第三节　痒疹

【定义】

痒疹（prurigo）是一组以剧烈瘙痒、风团样丘疹和结节为特征的炎症性皮肤病。目前关于痒疹的分类尚不一致。

【病因和发病机制】

本病病因不明，遗传过敏体质、神经精神因素、胃肠功能紊乱、昆虫叮咬过敏、食物或药物过敏、病灶感染等内外因素可能有助于发病。本病发病机制尚不清楚，多数学者认为与超敏反应有密切关系。

【临床表现】

1. **丘疹性荨麻疹（papular urticaria）** 通常被视为急性单纯性痒疹，临床上相当一部分患者为虫咬皮炎。本病可见于各年龄组，但常累及儿童及青少年，春夏或夏秋季多发。皮损常分布于躯干和四肢伸侧，尤好发于腰、腹、臀和小腿，表现为散发或群集的绿豆至花生米大小、纺锤形红色风团样丘疹或结节，中央常有水疱甚至大疱，风团样水肿常较快消退而呈坚实丘疹或结节（图15-2），新旧皮疹常同时存在。患者瘙痒明显，因搔抓有表皮剥脱、结痂、水疱破裂甚至继发感染，愈后留有色素沉着。

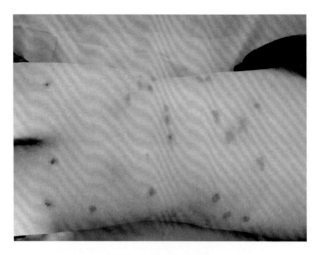

图 15-2　丘疹性荨麻疹

2. **Hebra 痒疹（Hebra's prurigo）** 又称小儿痒疹（prurigo infantilis），多在幼儿期发病，一般见于 1～5 岁儿童，皮损好发于四肢伸侧，尤以下肢为著，腰、腹、臀甚至面部也可发生。皮损以反复发作的绿豆大小风团样小丘疹为特点，风团样水肿消退后呈肤色质硬丘疹（常被称为痒疹小结节）。因剧痒而反复搔抓，皮肤可出现抓痕、血痂、湿疹样变，甚至化脓。病程呈慢性经过，患儿可有浅表淋巴结肿大、失眠、消瘦和营养不良。

3. **寻常性痒疹（prurigo vulgaris）** 也称单纯性痒疹（prurigo simplex），是发生于成人的慢性痒疹，多见于中年人，男女均可发生。皮损好发于躯干和四肢伸侧，表现为多数小的风团样丘疹或丘疱疹，风团样红肿消退后呈坚实小丘疹。因瘙痒明显且反复发作而剧烈搔抓，可出现表皮剥脱、血痂甚至湿疹样变，愈后留有色素沉着。病程慢性迁延。

4. **结节性痒疹（prurigo nodularis）** 又称疣状固定性荨麻疹或结节性苔藓。本病多见于中年或老年人，发病无明显性别差异。皮损好发于四肢伸侧，尤以小腿伸侧为著，严重者可泛发全身。皮损初起为散在孤立的、水肿性淡红色坚实丘疹，以后演变为半球形的暗褐色结节，黄豆至蚕豆大小，结节顶部角化明显而呈疣状（图 15-3）。皮损数目可数个或至上百个，偶见密集成群，触之有坚实感。瘙痒通常仅限于结节局部，患者自觉阵发性剧痒，常因反复搔抓引发抓痕、血痂、苔藓样变、色素沉着甚至瘢痕。慢性病程，病情迁延不愈。

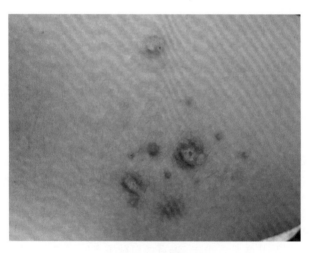

图 15-3　结节性痒疹

5. **妊娠痒疹（prurigo gestationis）** 常发生在第二次妊娠的妇女，也偶见于第一次妊娠的孕妇，损害出现在妊娠早期的第 3～4 个月，或妊娠期的最后 2 个月。皮疹为淡红色的丘疹、丘疱疹或风团样损害，少数病人的损害与多形性红斑相似。对称性分布于躯干、臀部、股部以至全身,自觉剧烈瘙痒,由于搔抓可出现抓痕、血痂及苔藓样改变。大部分病人分娩后皮疹自然消退,少数患者也可在分娩后不立即减退,持续数月或数年之久。皮疹泛发严重的孕妇可出现死胎。

6. **夏季痒疹**(Summer Prurigo) 又称光化性痒疹。有的学者认为本病是轻型的夏季水疱病或痘样疱病。发病与日光的关系可能不明显,但多在夏季加剧,冬季可缓解,但也不是明显好转。皮损主要累及面部,特别是鼻和颊部及手背等暴露区,前额头发遮盖处可无损害。皮损可较广泛,约40%患者累及四肢覆盖区及臀部。基本损害为淡红到红色的小丘疹和结节,偶见淡黄色小水疱,瘙痒明显,常被抓破擦烂,有渗出、结痂等湿疹化表现;手背损害多呈苔藓样变;面部损害愈后可留下微小凹陷或线形瘢痕。唇炎特别是下唇损害并非少见。

【组织病理】

表皮角化过度伴轻度角化不全,棘层肥厚,有时可见灶性海绵水肿及小水疱形成,表皮突延长。真皮浅层可有轻度水肿,血管周围有单一核细胞浸润以及数量不等的嗜酸性粒细胞浸润。

【诊断和鉴别诊断】

根据好发部位、风团样丘疹或结节伴剧烈瘙痒,可诊断本病。应与下列疾病鉴别:

1. **疥疮** 没有一定的发病年龄,有接触史。蔓延迅速,皮疹多在指间、腕部、腋下、乳房下、小腹,以丘疹、小水疱为主。夜晚瘙痒剧烈。水疱处可查见疥螨。

2. **疱疹样皮炎** 皮疹以水疱或大疱为主的多形性损害,对称发生,多数病人有谷胶肠病,组织病理有特异性改变。直接免疫荧光检查真皮乳头有IgA和C3呈颗粒状沉着。

3. **慢性湿疹** 无一定好发部位,与年龄、季节无关。以苔藓化皮疹为主,伴色素沉着,急性期多有渗出。

4. **疣状扁平苔藓** 皮疹为疣状增厚的斑块,表面粗糙,其上有糠状鳞屑。组织病理既有扁平苔藓的特点又有神经性皮炎的特点。

5. **水痘** 是由水痘-带状疱疹病毒初次感染引起的急性传染病。主要发生在婴幼儿和学龄前儿童,成人发病症状比儿童更严重。以发热及皮肤和黏膜成批出现周身性红色斑丘疹、疱疹、痂疹为特征,皮疹呈向心性分布,主要发生在胸、腹、背,四肢很少。冬春两季多发,其传染力强。在早期应与丘疹性荨麻疹鉴别。

6. **结节型皮肤淀粉样变** 也称淀粉瘤,本型罕见,是单发或多发黄色或皮肤色结节,位于头、面、躯干和四肢,自觉瘙痒。病理有特征性改变。

7. **结节性类天疱疮** 是大疱性类天疱疮的罕见型,本病特点:慢性病程,反复发作,男女均可发病,黏膜不易受累,皮损类似结节性痒疹,多数患者病程中有过水疱出现,皮损分布于躯干、四肢,直接及间接免疫荧光显示类天疱疮特征。

【预防和治疗】

积极寻找并去除病因和诱因,避免各种不良刺激。

1. **内用药物疗法** 常选用抗组胺药物、镇静止痒剂、普鲁卡因或利多卡因静脉封闭疗法。其中抗组胺药物常选择两种或两种以上联合并适时多种交替。沙利度胺适用于皮损泛发的痒疹患者,孕妇忌用。5-羟色胺受体拮抗剂(如昂丹司琼)和阿片受体拮抗剂(如纳洛酮及纳曲酮等)也可用于痒疹的治疗。对皮损泛发、多种药物治疗效果仍不佳的难治性痒疹,可短期给予系统使用糖皮质激素,如曲安德针20~50mg或复方倍他米松针7mg深部肌肉注射1次;或短期口服泼尼松10mg每日3次,症状缓解后逐渐减量至停药;应注意激素的禁忌证和副作用。皮损局限者,可用糖皮质激素混悬剂行皮损内注射。

2. **外用药物疗法** 以止痒、消炎为治疗原则。可外用止痒制剂(如炉甘石洗剂、1%樟脑酊或3%樟脑苯酚溶液)和糖皮质激素外用制剂。也可采取封包疗法或外贴曲安奈德新霉素贴膏或冰樟桉氟轻松硬膏。

3. **物理治疗** 淀粉浴、矿泉浴可使瘙痒减轻;结节性痒疹可液氮冷冻、激光治疗、放射同位素贴敷或浅X线放射治疗;UVB光疗或PUVA疗法对顽固性皮损常有效。

1. 试从适应证、可选择药物、注意事项等方面，阐述皮损内注射疗法在瘙痒性皮肤病慢性局限性皮损治疗中的应用。

2. 针对瘙痒性皮肤病的局限性肥厚性皮损，如何选择外用药物的性质及剂型？它们的不良反应和注意事项有哪些？

（刘姝萍）

学习小结

本章介绍了一组以瘙痒为突出症状的皮肤病，包括瘙痒症、慢性单纯性苔藓、痒疹。本组疾病大都病因复杂，发病机制不明，其中某些疾病的发生有时还与神经精神因素有一定关系。对于这组疾病，主要根据临床表现进行诊断。在治疗上，内用药物疗法和外用药物疗法的使用也有一定相似性。对于本组疾病中的局限性肥厚性皮损（如瘙痒症患者因反复搔抓形成的局限性肥厚区、慢性单纯性苔藓的苔藓样变和结节性痒疹）可使用糖皮质激素混悬液进行皮损内注射，常可获得较好疗效。

复习参考题

一、名词解释

1. 苔藓样变

2. 结节性痒疹

二、问答题

1. 试述慢性单纯性苔藓与慢性湿疹的鉴别诊断。

2. 简述结节性痒疹的临床表现。

第十六章　物理性皮肤病

16

第一节　光线性皮肤病

【定义】

光线性皮肤病是日光照射皮肤后所引起的急性或慢性损害。有狭义和广义之分。急性日光性皮炎多由于遭受了过于强烈的光能作用或因自身对光线刺激的耐受能力低下所引起。慢性是指某些皮肤病在其发生、发展的过程中为光线所促发或加重。广义的光线性皮肤病包括日光引起急性和慢性皮肤损害及皮肤光老化和皮肤癌。

【发病机理】

日光中的紫外线按照波长分为：长波紫外线（UVA）、中波紫外线（UVB）及短波紫外线（UVC）。日常生活中，UVC 全部被大气中的臭氧层吸收，日光到达地面时已不含 UVC。UVB 绝大多数被臭氧层吸收，只有 10% 左右到达地面，其穿透能力弱，只能达到表皮基底层，使黑素细胞的活性增强，并可引起炎症反应。UVA 穿透能力较强，可穿过表皮到达真皮，是皮肤色素沉着及老化的原因。能诱发人体皮肤红斑反应的某一特定波长的最小剂量被称为最小红斑量（minimal erythema dose，MED）。

日光作用于皮肤引起相关疾病的作用机制可分为：①日晒伤：皮肤接受超过耐受量的 UVB 所引起的急性皮肤炎症；②光毒性反应（phototoxicity）：是一种非免疫性反应，由于皮肤内存在的某种光敏物质，经过日光中特定波长 UVB 和一定时间的直接照射，吸收光能量，直接造成表皮细胞损伤而引起的炎症反应，病变主要在曝光部位表皮，任何人均可发生；③光变态反应（photoallergy）：是一种迟发性变态反应，主要由 UVA 诱发，病变主要在真皮，首次日光照射后并不发病，需经一定潜伏期，当再次照射后不仅在曝光部位，而且在远隔部位也出现红斑、丘疹、水疱等湿疹样或荨麻疹样等皮肤反应，只见于少数过敏体质者。其机制是皮肤和机体内的光敏物质吸收光能后发生化学反应变成半抗原，再与组织中的蛋白质结合成完全抗原，刺激机体产生免疫反应所致。临床上光毒性和光变态反应常难以区别，可以开始是光毒性反应，继之再产生光变态反应，或两者并存。

一、日晒伤

【临床表现】

1. 在 UVB 照射后 4~6 小时出现与照射部位一致的皮肤红斑、水肿，境界清楚，严重时可形成水疱，伴有灼热和刺痛感。

2. 照射后 12~24 小时，皮肤反应达到高峰，以后逐渐减弱，一周后可出现明显脱屑，皮损逐渐消退。

3. 紫外线照射后的皮肤色素改变包括速发性色素变黑和迟发性黑素生成，表现为皮肤色素沉着，可持续 10~14 天，偶尔可见色素脱失。

4. 严重且范围广泛者可出现全身症状，如倦怠、恶心、呕吐和发热等。

【组织病理】

急性期表皮内海绵形成，坏死，生发层出现特征性的晒斑细胞（sunburn cell），即嗜伊红的角化不良细胞，真皮水肿，炎症细胞浸润。慢性期基底层出现色素增多。

【诊断和鉴别诊断】

依据明确的日晒史，日晒后局部皮肤红肿或出现水疱，或呈黑色素沉着晒斑，与季节有明显关系，自觉烧灼感或疼痛，不难诊断。应注意和接触性皮炎、烟酸缺乏症等进行鉴别。

【治疗和预防】

1. **预防**　在合适的情况下，适当增加户外活动，以不断增加皮肤对日晒的耐受性。避免高强度日晒。

强紫外线的环境下,外出时注意防晒,戴帽打伞,穿着长袖衣物,适当外涂遮光剂,常用的遮光剂有 5% PABA 酊、5% 二氧化钛霜或 15% 氧化锌软膏以及市售遮光性化妆品。

2. **治疗** 对症处理,局部适当冰敷,以消炎止痛温和保护为原则,外用炉甘石洗剂或糖皮质激素等,也可口服抗组胺制剂。广泛而严重者可考虑内服小量糖皮质激素。

二、多形性日光疹

【临床表现】

1. 春夏季好发,皮损呈现明显的多形性,但多数患者临床表现常以某一类型皮疹为主,最多见丘疹型,少数为丘疱疹、红斑水肿或斑块型。

2. 红斑、丘疹等损害通常在日晒后 1～4 天发生,明显瘙痒,进而可发展成苔藓化,偶见水疱,不发生瘢痕和萎缩。

3. 好发于面颈部、胸前 V 形区、颈部、前臂等暴露部位。

【组织病理】

角化不全和灶性海绵形成,棘层肥厚;表皮下水肿,真皮浅层和深层血管周围有中等密度的致密淋巴细胞浸润,可伴有中性粒细胞和嗜酸性粒细胞浸润,真皮浅层血管扩张,血管壁水肿,亦可见血管外红细胞。

【诊断和鉴别诊断】

根据皮疹限于曝光部位发生,春夏季明显加重的皮肤炎症,诊断不难。应与湿疹的多形性皮损相鉴别。

【治疗和预防】

1. **一般疗法** 防止日光照射,尤其发病季节避免日照是预防的关键。外出时采取适当的防晒措施,涂搽遮光剂;可于发病季节前让皮肤逐步增加日晒,提高对紫外线的耐受力。

2. **外用药物疗法** 选用强效或超强效糖皮质激素制剂,数日至每周 1 次,冲击外用,可有效控制痒感,并使皮损消退。避免使用焦油类等有潜在光敏感性物质。

3. **内用药物疗法**

(1)抗组胺制剂:对于瘙痒症状较重的患者,可酌情选用。但应注意某些抗组胺药如苯海拉明等本身可引起光敏,需避免使用。

(2)氯喹或羟氯喹:氯喹 250～500mg/d,口服 1～2 周后减量,病情稳定后以小剂量维持;羟氯喹 200～400mg/d,口服,起效缓慢,冬季开始服用,可预防春季发病,注意长期服用对眼的副作用,服药期间,需加强监测。

(3)糖皮质激素:对于重症患者,可考虑应用小剂量皮质激素口服。

4. **其他疗法** PUVA、UVB 和 UVA 治疗较有效,以 PUVA 疗法效果最佳。

三、慢性光线性皮炎

【临床表现】

1. 好发于中老年男性,以温和气候地区多见。

2. 一般在夏季初次发作,呈慢性进展,逐渐四季均可发病,终年不愈。

3. 皮疹多位于光暴露部位,如面、颈、手背、上胸部、前臂伸侧、头皮等处,部分累及掌跖部,部分脱发患者的头部稀发区也是易累及的部位,在衣物、帽子等边缘常出现明显的分界线,但严重患者在遮光部位亦可出现皮疹。

4. 一般表现为慢性、亚急性或急性湿疹样改变。皮损初呈弥漫性水肿性红斑、丘疹、水疱，可伴渗出，患者常有剧痒感，久之出现浸润加重，呈苔藓样丘疹和斑块或伴少量鳞屑的暗红至灰黑色的浸润斑。慢性期皮损苔藓样变，呈苔藓样丘疹和斑块或伴少量鳞屑的暗红至灰黑色的浸润斑；部分患者可伴有秃发、睑外翻、色素改变等（图 16-1）。

5. 严重者偶可呈现红皮病倾向。

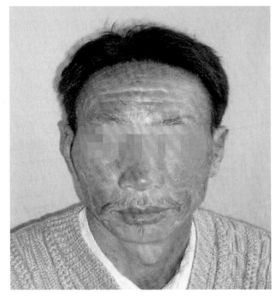

图 16-1　慢性光线性皮炎

【实验室检查】

1. 组织病理　本病组织病理无特异性改变，随时间和活动性变化而不同。急性期表现为非特异性皮炎改变；慢性期为皮肤 T 淋巴细胞瘤样或假性淋巴瘤改变。

2. 紫外线激发试验　①光试验：绝大多数患者对 UVB 和 UVA 异常敏感，少部分也对可见光敏感；②光斑贴试验：部分患者对某些接触性光敏物和可疑光敏性药物呈阳性反应。

【诊断和鉴别诊断】

本病的诊断依据以下三个方面：①临床表现：曝光部位持久性皮炎或湿疹样损害，可伴浸润性丘疹和斑块，亦可扩展至覆盖区，偶呈红皮病；②最小红斑量测定对 UVB 异常敏感，部分患者对 UVA 和可见光敏感，光激发试验和光斑贴试验可为阳性；③组织病理改变呈亚急性或慢性湿疹，或呈假性淋巴瘤改变。

需与接触性皮炎、湿疹类疾病、多形性日光疹等疾病相鉴别。

【治疗和预防】

1. 非药物治疗和防护健康教育　避免日晒，使用物理遮光措施和化学遮光剂。避免接触变应原和光敏性物质，避免使用光敏性药物，避免食用光敏性食物，同时尽量避免与可能存在光敏物质的接触。

2. 光疗　是一种免疫抑制疗法，作用机制目前尚不清楚，可能与皮肤色素加深，角质层增厚，假定的抗原去除以及有效地抑制 T 淋巴细胞和朗格汉斯细胞有关，治疗目的是在不激发疾病发作的条件下诱发患者产生光学耐受。可选窄波 UVB 或 PUVA 脱敏治疗，照射剂量、疗程据治疗反应而定。注意急性发病、急性加剧以及有明显渗出的患者不能使用。

3. 药物治疗　局部常使用糖皮质激素制剂和润滑剂，近年他克莫司外用治疗该病的疗效已相当明确。系统用药多选用羟氯喹（200mg，1～2 次／天），沙利度胺（50mg，3 次／天），重度者加糖皮质激素，泼尼松龙（20～60mg/d）；对于难治性患者，免疫抑制剂也可考虑，可用硫唑嘌呤（50～200mg/d），环孢素 1.5～4.5mg/（kg•d）等单用或联用。

第二节　夏季皮炎

【定义】

夏季皮炎是由于夏季炎热引起的季节性炎症性皮肤病。

【发病机理】

主要因气温高引起发病，病情与气温和湿度密切相关，多于持续高温、湿度大发病增多。

【临床表现】

1. 皮疹好发于躯干、四肢，尤以双侧小腿伸侧更为多见，常对称发生。

2. 多见于成人。

3. 发病多在6～8月份。

4. 皮损为大片鲜红色斑基础上密集针头至粟粒大小丘疹，有时有丘疱疹，搔抓后出现抓痕、血痂，久之皮肤粗糙增厚。

5. 皮损有剧烈瘙痒。

6. 气温下降或至秋凉后自然减轻或消退。

7. 本病可每于春夏季反复发生。

【病理变化】

表皮肥厚，真皮浅层毛细血管轻度增生扩张，血管周围以淋巴细胞为主炎症细胞浸润。

【诊断和鉴别诊断】

本病根据典型表现，诊断不难。需要与痱子、夏季瘙痒症相鉴别。

【治疗和预防】

1. **预防** 应在进入夏季时保持室内良好通风和散热，使室内温度不宜过高，衣着轻薄透气，保持皮肤清洁干燥。

2. **治疗** 可外用炉甘石洗剂、1%薄荷酒精、0.1%地塞米松霜等皮质类固醇外用制剂，效果满意。

第三节　痱子

【定义】

痱子（miliaria）又称粟粒疹，由于出汗过多汗管阻塞产生小水疱或丘疱疹，通常在高温潮湿环境中，汗液大量分泌时容易发生。

【发病机理】

由于外泌汗腺导管和开口闭塞导致汗液潴留，使汗液排出困难，导致汗腺或不同部位导管发生破裂，汗液渗入周围组织形成痱子，可发生炎症反应。近年来的实验发现，表皮葡萄球菌可产生一种胞外多糖物质，可能参与阻塞汗管。

【临床表现】

小儿多见，成人也可发生。根据汗腺或导管堵塞位置的不同，临床表现通常可分为以下4型。

1. **白痱** 又名晶状粟粒疹，汗管堵塞部位最表浅，汗液贮留在角质层内或其下。临床多见直径1～2mm的小水疱，细小、清亮、非常表浅，无炎症反应。一般无自觉症状。好发于婴幼儿的面部，以及发热者的躯干部。病程多自限，经1～3天消退，有轻度脱屑。多见于长期卧床、身体虚弱、高热或慢性消耗者。

2. **红痱** 又名红色粟粒疹，临床最常见，汗管堵塞发生在表皮内，而且由于汗液溢出在表皮内，可出现瘙痒和炎症反应。皮损为分批出现、周围伴有红晕的丘疹、丘疱疹或小水疱，可融合成片。好发于皱褶部位，乳房下、腹部和腹股沟部位。多见于高温作业、肥胖和多汗者。有程度不等的刺痒及轻度烧灼感。

3. **深痱** 又名深部粟粒疹，汗管堵塞位于真皮上部。主要见于热带地区。皮损为广泛发生、密集分布、较坚实的苍白色丘疹或丘疱疹。躯干和四肢部位多见，一般无痒感。

4. **脓痱** 又名脓性粟粒疹，多由其他皮炎导致汗管损伤、破坏和阻塞而产生，好发于四肢屈侧、会阴部及小儿头部，皮损为针头状小脓疱，浅表。取脓性分泌物细菌培养多为非致病性球菌。

【治疗和预防】

1. **预防** 保持环境凉爽干燥是防治痱子的最好方法。孕妇、婴幼儿及多汗者，在夏季或高温湿热环境应注意通风降温，勤洗浴，及时揩干，常扑痱子粉，勤换衣裤，衣着应宽大。

2. **治疗** 一般可用清凉、收敛、止痒的外用药物，如炉甘石洗剂等。局部应先用温水洗净，避免热水和肥皂洗烫。

第四节 冻疮

【定义】
冻疮是在湿冷环境中发生的皮肤的局限性红斑性疾病。

【发病机理】
由于寒冷的局部作用和反射性神经刺激，引起强烈的血管收缩，导致组织缺氧，大量液体快速渗出到局部组织中，引起局部淤血、水肿和水疱形成。好发于 10℃以下的湿冷环境，最易在 3℃发生。故而以寒冷季节初期或末期，即晚秋、初冬和早春季节最容易发生，湿度大的地区多发。

【临床表现】
1. 儿童及青年妇女多见。
2. 急性冻疮是最轻类型，常在露出部位，尤其四肢末端、耳廓、面颊等处，出现鲜红色到紫红色斑疹，伴肿胀，皮损境界不清，局部皮温降低，伴有痒感，受热后更明显。进一步加重可出现水疱、糜烂和溃疡，常感疼痛(图 16-2)。

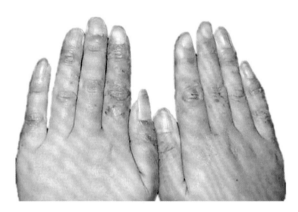

图 16-2 冻疮

3. 寒冷天气反复发作形成慢性冻疮，表现为受伤四肢冰凉、发绀，常伴多汗。

【预防与治疗】
1. **一般疗法** 在好发季节应注意保暖和防湿。坚持体育锻炼，提高御寒能力。加强营养，适当增加高蛋白及维生素丰富的食物摄入。
2. **外用药物疗法** 早期未破溃者可使用促进血液循环的药物，如肝素软膏或 10% 樟脑软膏局部揉擦。对皮损已破溃者可用 5% 硼酸软膏、红霉素软膏、鱼石脂软膏或 2% 莫罗匹星软膏等。
3. **内用药物疗法** 口服硝苯地平能有效地调节血管功能，通常使用 20mg，每日 3 次。扩血管药物如烟酰胺 100mg，每日 3 次，双嘧达莫 25mg，每日 3 次，可增强皮肤血流，有一定防治作用。
4. **激光疗法** 氦氖激光照射可有较好疗效。

第五节　鸡眼与胼胝

【定义】

鸡眼为发生于足底或足趾间的压痛明显的局限性角质增生性损害。胼胝是由于压迫、摩擦而引起的局限性角质增厚。

【发病机理】

鸡眼可能是足与鞋之间长期机械性摩擦或细小颗粒状异物的机械性摩擦，造成角质增生硬化，其基底部常位于表面，尖顶朝内压迫临近组织。胼胝是因机械性刺激摩擦，造成局部皮肤角质增生发硬，应属于机体的一种代偿性保护反应。

【临床表现】

1. **鸡眼**　有两种类型，发生于趾背或跖部的皮损呈角化增殖性结节斑块，质硬，表面光滑，中心部位的下方为致密的核心结构，当人行走或局部受压时，由于核心部分压迫下部的感觉神经产生强烈疼痛，俗称"硬鸡眼"。发生于趾间，尤其4～5趾间的，因汗液的浸渍而软化，表面发白，俗称"软鸡眼"。皮损数量不多，通常1～2个，偶或多个。

2. **胼胝**　好发于间歇受压部位，多见于掌跖及关节骨性隆起处。表现为限局性扁平或略微隆起的半透明角质斑块，质硬，表面光滑呈蜡黄色，中央厚边缘薄，大小不一，界限不清。通常无自觉症状，严重者可有压痛。

【治疗和预防】

1. 穿软底鞋，保持鞋内卫生、干净，减少足趾的挤压和摩擦。

2. 治疗鸡眼　常用各种腐蚀性制剂，如水杨酸、硝酸银、鸡眼膏等外敷，用橡皮膏封盖，3～5天换药一次，剪除软化的角质，反复数次，直至彻底去除鸡眼的角质栓。

3. 治疗胼胝　必要时可削去肥厚角质，并使用角质剥脱剂，如30%水杨酸软膏、0.3%维A酸软膏和30%尿素软膏等外用。

4. 此外，手术切除、激光、冷冻、电灼等方法均可适当选用，但可能复发。

第六节　手足皲裂

【定义】

手足皲裂是指各种原因导致手足皮肤干燥和裂隙。

【发病机理】

手足部位的皮肤尤其是掌跖部，角质层较厚，缺乏皮脂腺，含水量偏少，容易干燥，而各种机械物理性的摩擦和刺激、酸碱、有机溶剂的作用及真菌感染等，可造成局部皮肤裂隙。也可以是其他疾病的伴发症状，如角化型手足癣、掌跖角化症、手足湿疹和鱼鳞病等。

【临床表现】

1. 常见于成人及老年人，秋冬季好发。

2. 在粗糙干燥、增厚的皮肤表面出现多沿皮纹方向的线状裂隙，多见于指尖、手掌及指趾关节屈侧、足跟、足侧等部位。

3. 根据裂隙深浅程度可分为：①Ⅰ度皲裂：仅达表皮，无出血及疼痛等症状；②Ⅱ度皲裂：深达真皮浅层，可有轻度疼痛，一般不引起出血；③Ⅲ度皲裂：可达真皮深层和皮下组织，常引起出血，可伴有明显疼痛。

【治疗和预防】

1. **预防**　尽可能避免各种机械性物理刺激和酸碱化学刺激,尤其秋冬好发季节,可预防性外涂护肤制剂等。

2. **治疗**　可用10%~20%尿素软膏,凡士林软膏、10%硫黄水杨酸软膏和0.1%维A酸霜等,必要时外用后加以封包。

第七节　褶烂

【定义】

褶烂又名间擦疹,是由于湿热、摩擦,在皮肤皱褶部位发生的红斑、糜烂等急性浅表性炎症反应。

【发病机理】

皮肤皱褶部位皮肤由于潮湿、局部温度高以及皮肤之间的反复摩擦,使皮肤易于破溃而发生损害。

【临床表现】

1. 好发于肥胖者,炎热和潮湿季节多见。

2. 在易于摩擦的皮肤皱褶部位,出现与摩擦范围一致的渗出性潮湿性鲜红或暗红色斑,境界清楚,可轻度肿胀,通常表皮浸渍发白,剥脱后出现糜烂、渗出等症状,严重者可有溃疡。

3. 自觉瘙痒或灼痛。

4. 常继发念珠菌或细菌感染。

【诊断和鉴别诊断】

根据好发季节和部位,临床易于诊断。需与皮肤念珠菌病鉴别。儿童皮肤皱褶部位的念珠菌病,有时与间擦疹难以鉴别,尤其当间擦疹继发念珠菌感染时,所以此时,真菌镜检相当必要。在局部念珠菌感染控制后,观察患者皮疹的转归,通常可明确皮疹与湿热及摩擦等物理因素的相关性,这样也有助于两者的鉴别。

【治疗和预防】

1. **预防**　保持皱褶部位皮肤清洁、干燥,避免摩擦、刺激等是预防本病的关键。湿热多汗季节在皱褶部位扑以粉剂,以减少汗液浸渍摩擦。

2. **治疗**　早期红斑可外用粉剂,糜烂渗出时可用3%硼酸溶液湿敷或氧化锌油外涂。有继发感染者应规则应用抗生素或抗真菌药物。

第八节　摩擦性苔藓样疹

【定义】

摩擦性苔藓样疹又名青少年丘疹性皮炎,为好发于儿童手背、前臂的苔藓样丘疹性皮炎。

【发病机理】

原因不明。有人认为与某些物质接触或摩擦刺激有关,也有认为与日晒或病毒感染可能有关。患儿发病前常有玩弄沙石或在毛毯上爬行、嬉戏等行为。

【临床表现】

1. 湿热季节多见。好发于2~9岁儿童,男孩多见。

2. 多见于指节、手背、腕、前臂、肘以及膝等易受摩擦刺激部位。

3. 表现为针头至粟粒大小的多角形或圆形小丘疹,正常肤色或淡红色,平顶或圆顶,可呈苔藓样(图16-3)。

4. 一般无自觉症状,也可轻度瘙痒。病程经过缓慢,可自行消退。

【治疗和预防】

1. **预防**　应避免各种刺激因素,减少摩擦。

2. **治疗**　以外用药物对症为主,适当外用糖皮质激素等。

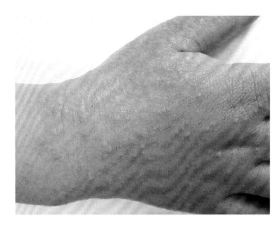

图 16-3　摩擦性苔藓样疹

第九节　放射性皮炎

【定义】

放射性皮炎是由于电离辐射波照射皮肤或黏膜引起的炎症损害。

【发病机理】

电离辐射照射,即放疗,广泛用于对于多种恶性肿瘤的治疗,治疗的靶目标主要是 DNA,因此,有丝分裂活跃的组织对放射线敏感性高。皮肤的基底层细胞增生活跃,亦对放射线敏感,所以,放射治疗的同时,可出现相应的皮肤损害。不同类型的电离辐射波造成皮肤损害的基本病变是相同的,但不同部位皮肤对放射线的敏感性不同,前额部、肘膝关节屈侧等部位较易受到伤害。

【临床表现】

1. **急性放射性皮炎**　是短时期内接受大剂量放射线照射引起的皮肤损害,损害程度因放射线的类型、照射剂量和照射范围不同而异。依据病情的转归,通常分为三期。较小剂量照射,经过 24 小时的潜伏期后,在照射部位出现境界清楚的红斑及肿胀,可持续 2~3 天,约 3~4 周后消退,出现色素沉着(一期损害)。较大剂量的放射线照射后,局部红斑在 1 周更加显著,并出现肿胀、水疱、糜烂等,有明显的灼热或刺痛感,需经 1~3 月才逐渐愈合,遗留色素沉着、毛细血管扩张、皮肤萎缩及永久性毛发脱落等(二期损害)。更大剂量放射线照射后,则出现类似烫伤样的皮肤损害,组织坏死、溃疡,深度可达皮下组织、肌组织、甚至骨组织,形成难治性顽固性溃疡,并可发生癌变(三期损害)。

2. **慢性放射性皮炎**　部分可由急性放射性皮炎转变而来,多数是在长期反复接受小剂量放射线照射的部位,发生不同程度的皮肤及其皮下组织损伤。多见于恶性肿瘤的放射治疗部位,也可见于医院放射及放疗科医师和技师的面部、手部等暴露部位。潜伏期数月至数十年,可见毛细血管扩张、皮肤萎缩、色素沉着或脱失。皮肤干燥、细薄、光滑、发亮,皮下组织纤维化、增厚。组织修复能力明显降低,即使轻微的外伤也可形成难治性溃疡(图16-4)。病程极为漫长,不能自然痊愈。经过 20~40 年,可发生恶性皮肤肿瘤,一般在手背、臂部易发鳞状细胞癌,头颈部多见基底细胞癌。

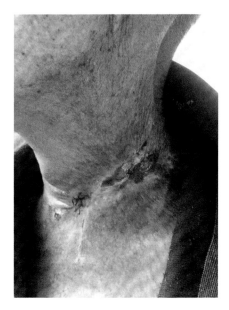

图 16-4　慢性放射性皮炎

【治疗和预防】

对急性患者按烧伤处理，红斑水肿可用洗剂，糜烂渗出可湿敷，或外用抗生素软膏，或用油脂性软膏等。尽早切除癌前期病变和3个月以上的溃疡，可预防恶性肿瘤的发生。

案例 16-1

患者男，42岁，建筑工人。患者在户外连续工作五天，随后面颈部、手背出现红斑，伴有剧烈瘙痒。患者两年前春末于户外工作后面颈部、手背出现红斑，伴有瘙痒，未引起重视，后皮损逐渐加重，瘙痒剧烈，面部出现渗出。休息数日后皮损明显减轻，再次从事户外工作后又复发，秋冬季节缓解。曾多次就诊并间断外用糖皮质激素药膏。

皮肤科检查：面部可见水肿性红斑，部分红斑表面糜烂、结痂，伴轻度苔藓样变。颈部有不规则红斑，项部可见肥厚性苔藓样丘疹、斑块。双手背丘疹、斑块，明显苔藓样变。

问题：

1. 该患者发病的可能性原因？

2. 给出该病的诊断及防治方法。

问题与思考

1. 日光引起的皮肤病的分类？

2. 鸡眼和胼胝的区别？

（骆　丹）

学习小结

本章重点介绍了与物理因素相关的一组疾病，包括光线性皮肤病（日晒伤、多形日光疹、慢性光化性皮炎）、夏季皮炎、痱子、冻疮、鸡眼与胼胝、手足皲裂、褶烂、摩擦性苔癣样疹、放射性皮炎。本组疾病大都与光线、温度、摩擦、射线等物理因素有关，部分疾病具体发病机制尚不明确，疾病的临床表现通常部位固定、皮疹典型。依据明确的物理因素参与史及典型的表现，可诊断本组疾病；治疗该类疾病通常以解除病因、对症支持、局部用药为主，对于症状较重的患者可考虑予以系统给药。

复习参考题

一、名词解释

1. 光变态反应

2. 最小红斑量

3. 间擦疹

4. 慢性放射性皮炎

二、问答题

简述慢性光线性皮炎的临床表现。

第十七章　红斑及红斑鳞屑性皮肤病

17

17章

学习目标

掌握	银屑病的分型与临床表现；副银屑病的分型与临床表现；玫瑰糠疹的临床表现与鉴别诊断；多形红斑的病因与临床表现；导致红皮病的病因。
熟悉	银屑病的治疗；副银屑病的治疗；玫瑰糠疹的治疗；离心性环状红斑的临床表现；红皮病的治疗；扁平苔藓的临床表现与病理学检查。
了解	银屑病的病因与发病机制；副银屑病各类型的病理表现；白色糠疹的临床表现；玫瑰糠疹的病因与发病机制；多形红斑的治疗；红皮病的临床表现；扁平苔藓的病因与治疗；线状苔藓的病因和临床表现。

本组疾病是一组病因不明，以红斑、丘疹、鳞屑为主要临床表现的皮肤病。

第一节　银屑病

银屑病（psoriasis）是一种免疫介导的多基因遗传性皮肤病，多种环境因素如外伤、感染及药物等均可诱导遗传易感者发病。银屑病的典型临床表现为鳞屑性红斑或斑块，局限或广泛分布。

银屑病是一系统性疾病。20%～30%的患者同时患有银屑病性关节炎，中重度银屑病患者患代谢综合征和动脉粥样硬化性心血管疾病的风险增加。银屑病同时严重影响患者的生活质量，目前的治疗措施虽然有效，但不能达到长期的缓解。

【流行病学】

银屑病的发病率在世界各地差异很大，与种族、地理位置、环境等因素有关。与欧美等国家1%～3%的患病率相比，我国银屑病的患病率较低，为0.123%（1984年）。然而由于人口基数较大，我国银屑病患者绝对数多，达数百万，北方多于南方。银屑病病程慢性，易复发，多数患者冬季复发或加重，夏季缓解。

【病因和发病机制】

银屑病的确切病因尚未清楚，但一些致病因素或易患因素已较清楚。目前认为，银屑病是遗传因素与环境因素相互作用导致，外伤、感染、药物、饮酒、吸烟、精神创伤等内、外环境因素可诱发具有遗传易感性的患者免疫功能异常，导致银屑病发生或病情加重。

1. **遗传因素**　流行病学资料、HLA分析和全基因组关联研究（Genome Wide Association Study，GWAS）均支持银屑病的遗传倾向。20%左右的银屑病有家族史，父母一方有银屑病时，其子女银屑病的发病率为16%左右；而父母均为银屑病患者时，其子女银屑病的发病率达50%。单卵双生双胞胎和双卵双生双胞胎之间发病一致性研究表明遗传因素对银屑病发病影响很大。HLA系统中Ⅰ类抗原中Cw6位点与银屑病相关最明显。自1994年以来，通过全基因组扫描或GWAS已经确定的银屑病易感基因位点有 *PSORS1-9*、*IL-12B*、*IL23R*、*LCE3B/3C/3D*、*ZNF313*、*IL23A*、*ERAP1*、*TNFAIP3*、*TRAF3IP2*、*NFKBIA*、*PTPN22*等。

2. **环境因素**　仅有遗传因素不足以引起发病，环境因素在诱发及加重银屑病中起重要作用。最易促发或加重银屑病的因素是感染、精神紧张和应激事件、外伤、手术、妊娠、肥胖、酗酒、吸烟和某些药物作用等，其中感染一直被认为是促发或加重银屑病的主要因素。例如，点滴状银屑病发病前常有咽部急性链球菌感染史，给予抗生素治疗后病情常好转。HIV感染也可加重银屑病。

3. **免疫因素**　寻常型银屑病皮损处淋巴细胞、单核细胞浸润明显，尤其是T淋巴细胞和树突状细胞浸润表皮或真皮为银屑病的重要病理特征，表明免疫系统参与该病的发生和发展。

至少4种不同的生物学途径参与了银屑病的发生，包括适应性免疫、固有免疫、皮肤屏障功能及血管新生。参与皮肤屏障及免疫功能的基因共同决定了机体对外界环境刺激的暴露、处理及应答，抗原对皮肤的渗透增加，角质形成细胞激活产生低级的炎症反应，趋化免疫细胞，激活适应性免疫应答，分泌Th1细胞因子IFN-γ和IL-2、天然免疫细胞因子IL-1、IL-6和TNF-α，以及Th17细胞因子IL-17、IL-22、IL-23，进一步作用于角质形成细胞，刺激角质形成细胞增殖。角质形成细胞释放血管内皮生长因子、碱性成纤维细胞生长因子（bFGF）、血管生成素等促进真皮血管新生，形成恶性循环，导致慢性炎症形成。

【临床表现】

根据银屑病的临床特征，可分为寻常型、关节病型、脓疱型及红皮病型，其中寻常型占99%以上，其他类型多由寻常型银屑病转化而来。

1. **寻常型银屑病（psoriasis vulgaris）**　初起皮损为红色丘疹或斑丘疹，逐渐扩展成为境界清楚的红色斑块，可呈多种形态（如点滴状、斑块状、钱币状、地图状、蛎壳状等）（图17-1），上覆厚层银白色鳞屑，若刮除最上层的银白色鳞屑，可观察到鳞屑成层状的特点，就像在刮蜡滴一样（蜡滴现象）。刮去银白色鳞屑可见淡红色发光半透明薄膜（薄膜现象），剥去薄膜可见点状出血（Auspitz征），后者由真皮乳头顶部迂曲扩张的毛细血管被刮破所致。蜡滴现象、薄膜现象与点状出血现象对银屑病有诊断价值。皮损可发生于全身各处，但以四肢伸侧，特别是肘部、膝部和骶尾部最为常见，常呈对称性。不同部位的皮损也有所差异，面部皮损多为点滴状浸润性红斑、丘疹或脂溢性皮炎样改变；头皮皮损鳞屑较厚，常超出发际，头发呈束状（束状发）；腋下、乳房和腹股沟等皱褶部位常由于多汗和摩擦，导致皮损鳞屑减少并可出现糜烂、渗出及裂隙；少数损害可发生在唇、颊黏膜和龟头等处，颊黏膜损害为灰白色环状斑，龟头损害为境界清楚的暗红色斑块；甲受累多表现为"顶针状"凹陷。患者多自觉不同程度瘙痒。

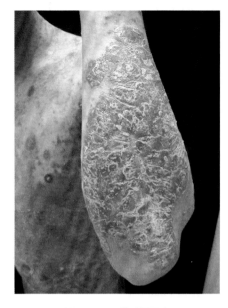

图 17-1　寻常型银屑病

寻常型银屑病根据病情发展可分为三期：①进行期：旧皮损无消退，新皮损不断出现，皮损浸润炎症明显，周围可有红晕，鳞屑较厚，针刺、搔抓、手术等损伤可导致受损部位出现典型的银屑病皮损，称为同形反应（isomorphism）或Koebner现象；②静止期：皮损稳定，无新皮损出现，炎症较轻，鳞屑较多；③退行期：皮损缩小或变平，炎症基本消退，遗留色素减退或色素沉着斑。

急性点滴状银屑病（acute guttate psoriasis）又称发疹型银屑病，常见于青年，发病前常有咽喉部的链球菌感染病史。起病急骤，数天可泛发全身，皮损为0.3～0.5cm大小的丘疹、斑丘疹，色泽潮红，覆以少许鳞屑，痒感程度不等。经适当治疗可在数周内消退，少数患者可转化为慢性病程。

反转型银屑病（psoriasis inversus）是发生于皱褶或间擦部位的银屑病，包括臀沟、腋窝、腹股沟、乳房下、耳后及龟头等部位。皮损为深红色光滑发亮的斑块，延伸至皮肤皱褶交界部位，类似间擦疹，皮损表面潮湿。感染、摩擦及湿热可能诱发皱褶部位银屑病，亦为Koebner现象的一种表现。皱褶基底常发生皲裂，特别是在腹股沟、臀沟、耳后等部位。

2. 关节病型银屑病（psoriasis arthropathica）　除皮损外可出现关节病变，后者与皮损可同时或先后出现，任何关节均可受累，包括肘膝的大关节，指、趾小关节、脊椎及骶髂关节。可表现为关节肿胀和疼痛，活动受限，严重时出现关节畸形（图17-2），呈进行性发展，但类风湿因子常阴性。X线示软骨消失、骨质疏松、关节腔狭窄伴不同程度的关节侵蚀和软组织肿胀。

3. 红皮病型银屑病（psoriasis erythrodermic）　表现为全身皮肤弥漫性潮红、浸润肿胀并伴有大量糠状鳞屑，其间可有片状正常皮肤（皮岛），可伴有全身症状如发热、浅表淋巴结肿大等全身症状（图17-3）。病程较长，易复发。

4. 脓疱型银屑病（psoriasis pustulosa）　分为泛发性和局限性两型：

（1）泛发性脓疱型银屑病：常急性发病，在寻常型银屑病皮损或无皮损的正常皮肤上迅速出现针尖至粟粒大小、淡黄色或黄白色的浅在性无菌性小脓疱，常密集分布，可融合形成片状脓湖，皮损可迅速发展至全身，伴有肿胀和疼痛感（图17-4）。常伴全身症状，出现寒战和高热，呈弛张热型。患者可有沟状舌，指、趾甲可肥厚浑浊。一般1～2周后脓疱干燥结痂，病情自然缓解，但可反复呈周期性发作，成批出现；患者也可因继发感染，全身衰竭而死亡。

（2）掌跖脓疱病：皮损局限于手掌及足跖，对称分布，掌部好发于大小鱼际，可扩展到掌心、手背和手指，跖部好发于跖中部及内侧。皮损为成批发生在红斑基础上的小脓疱，1～2周后脓疱破裂、结痂、脱屑，新脓疱又可在鳞屑下出现（图17-5），时轻时重，经久不愈。甲常受累，可出现点状凹陷、横沟、纵嵴、甲浑浊、甲剥离及甲下积脓等。

（3）连续性肢端皮炎：这是局限性脓疱型银屑病的一种罕见类型。临床上可见到银屑病发生在指端，有时可发生在脚趾上。脓疱之后可见到鳞屑和痂皮，甲床也可有脓疱（甲板之下的区域），而且甲板可能会脱落（图17-6）。

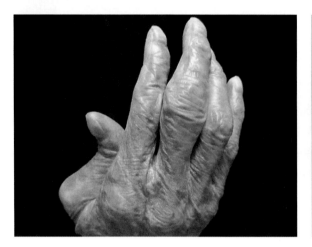

图 17-2　关节病型银屑病

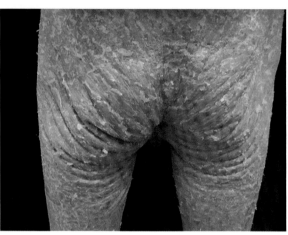

图 17-3　红皮病型银屑病

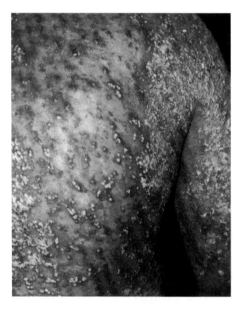

图 17-4　脓疱型银屑病

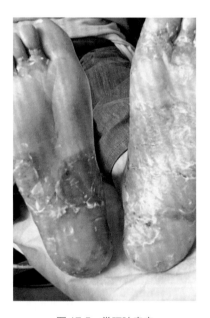

图 17-5　掌跖脓疱病

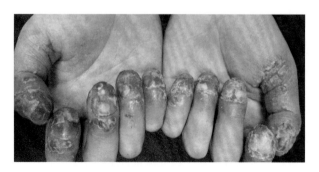

图 17-6　连续性肢端皮炎

【组织病理学检查】

银屑病病理生理的一个重要特点是表皮基底层角质形成细胞增殖加速,有丝分裂周期缩短为 37.5 小时,表皮更替时间缩短为 3~4 天。因此,寻常型银屑病表现为角化过度伴角化不全,角化不全区可见 Münro 微脓肿。颗粒层明显减少或消失,棘层增厚,表皮突整齐向下延伸,真皮乳头上方棘层变薄,毛细血管扩张、延伸并迂曲,周围可见淋巴细胞、中性粒细胞等浸润。红皮病型银屑病的病理变化主要为真皮浅层血管扩张充血更明显,余与寻常型银屑病相似。脓疱型银屑病表现为 Kogoj 微脓肿。

【诊断和鉴别诊断】

主要根据典型临床表现进行诊断和分型,组织病理学表现具有一定的诊断价值。

本病应与下列疾病进行鉴别:

1. **脂溢性皮炎**　皮损为边缘不清的红斑,上覆细小的黄色油腻鳞屑,毛发可稀疏、变细、脱落,但无束状发。

2. **头癣**　皮损上覆灰白色糠状鳞屑,有断发及脱发,易查到真菌,多见于儿童。

3. **二期梅毒疹**　有不洁性交和硬下疳史,典型皮损为掌跖部铜红色、浸润性斑疹或斑丘疹,梅毒血清反应阳性。

4. **扁平苔藓**　如银屑病斑片表现为发亮外观,需与肥厚性扁平苔藓鉴别,后者特征性皮损为多角形扁平紫红色丘疹,可融合成鳞屑性斑块,黏膜常受累。

5. **慢性湿疹**　需要与发生于小腿、前臂伸侧及骶尾部的肥厚性银屑病皮损进行鉴别。湿疹往往有剧烈瘙痒,皮肤呈浸润肥厚、苔藓样变。

此外,红皮病型银屑病需与其他可引起红皮病的疾病鉴别,如毛发红糠疹、药物反应等。

【治疗和预防】

银屑病是慢性疾病,其治疗是一个长期的过程,包括局部和系统性用药等。目前该病的治疗可达到近期疗效,不能防止复发,长期疗效仍不尽人意。应做到针对不同病因、类型、病期,并考虑患者的受益与风险,给予相应的个体化治疗,并注意各种治疗潜在的副作用。避免短期的、剧烈的治疗方法,以免使病情加重、反弹或向其他类型转化。同时应重视心理治疗,避免上呼吸道感染、劳累、精神紧张等诱发或加重因素。

1. **外用药物治疗**　对轻中度的病人,首选局部治疗。糖皮质激素霜剂或软膏有明显疗效,应注意其不良反应,大面积长期应用强效或超强效制剂可引起全身不良反应,停药后甚至可诱发脓疱型或红皮病型银屑病。维 A 酸霜剂常用浓度为 0.025%~0.1%,其中 0.05%~0.01% 他扎罗汀凝胶治疗斑块型银屑病疗效较好。维生素 D_3 衍生物,如卡泊三醇及卡泊三醇/二丙酸倍他米松混合制剂也有较好疗效,但不宜用于面部及皮肤皱褶部;毛发部位则可选择该类药物的凝胶及搽剂剂型。也可选用各种角质促成剂(如焦油制剂、蒽林软膏、10%~15% 喜树碱软膏、水杨酸软膏等)。

2. **系统治疗**　维 A 酸类药物适用于各型银屑病,如阿维 A 酯 0.75~1.0mg/(kg·d)口服。免疫抑制剂主要适用于红皮病型、脓疱型、关节病型银屑病,常用的有甲氨蝶呤,成人剂量为每周 10~25mg 口服,每周剂量不超过 50mg;还可用环孢素或雷公藤多苷;感染明显或泛发性脓疱型银屑病患者应使用抗生素类药物;糖皮质激素一般不主张用于寻常型银屑病,主要用于红皮病型银屑病、急性关节病型银屑病和泛发性脓疱型银屑病等,与免疫抑制剂、维 A 酸类联用可减少剂量,应短期应用并逐渐减量以防止病情反跳;免疫调节剂可用于细胞免疫功能低下者。

3. **生物制剂(靶向免疫调节剂)**　从 2000 年开始,生物制剂被引入治疗银屑病性关节炎和中重度银屑病。主要针对两个靶点:T 细胞和细胞因子,包括 TNF-α 和 IL-12/23。目前通过美国 FDA 认证的治疗银屑病的生物制剂包括阿法西普(alefacept)、依那西普(etanercept)、英夫利西单抗(infliximab)、阿达木单抗(adalimumab)、优特克单抗(ustekinumab)。生物制剂适用于中度至重度的银屑病和(或)银屑病性关节炎的病人。因其价格昂贵且可能导致潜在的感染如结核的发生,因此,需要严格掌握其适应证和禁忌证。

4. 物理治疗 如光化学疗法(PUVA)、UVB 光疗(特别是窄波 UVB)、308nm 准分子激光、浴疗等均可应用。

5. 中医治疗 根据中医辨证,给予清热凉血、凉血活血、活血化瘀等中药。

案例 17-1

患者,男性,52 岁,因"反复全身红斑鳞屑伴瘙痒 3 年"入院。患者 3 年前开始出现头皮散在红斑、白色厚层鳞屑,感瘙痒,无脱发。后类似皮损逐渐增多,并发展至躯干及四肢,症状冬重夏轻,外伤后可在伤处出现类似损害。于外院曾用多种外用药物及口服药物治疗,但好转后反复发作。病程中无水疱、脓疱、渗出、关节痛等。专科查体:头皮弥漫性红斑、鳞屑,发呈"束状"。躯干、四肢可见对称分布的红斑、斑块,以胫前、腰骶部明显,边界清楚,部分融合成片,表面覆银白色鳞屑,刮去鳞屑可见薄膜现象及点状出血。

问题:

1. 根据如上描述,该患者最可能的诊断是什么?

2. 如何进一步确诊?

3. 简单列举该患者的可能治疗方法。

第二节　副银屑病

副银屑病(parapsoriasis)是一种原因不明的皮肤炎症性疾病,在临床上某些类型的副银屑病具有红斑、丘疹、鳞屑等表现,与银屑病类似,但性质上是不同于银屑病的。

【病因和发病机制】

目前认为该疾病与感染相关,也有认为该疾病还与遗传、环境、免疫、精神等多种因素均有关,但具体的病因仍未完全清楚。

【临床表现】

副银屑病的临床表现是各异的,根据副银屑病的临床特征,可分为四种类型:点滴型副银屑病、斑块型副银屑病、慢性苔藓样糠疹、急性痘疮样苔藓样糠疹。

1. **点滴型副银屑病(parapsoriasis guttata)** 该类型为最常见的副银屑病类型,皮损常好发于躯干、四肢、掌趾、头面部一般不累及,可伴有一定的瘙痒感,皮损表现为红棕色的斑疹、斑丘疹、丘疹,其上有少量糠秕状稀薄鳞屑,皮损以点滴状散在分布为特征,多不融合(图 17-7)。慢性病程,部分可自愈。

2. **斑块型副银屑病(parapsoriasis en plaques)** 该类型好发于臀部、背部、大腿、乳房,可无或有一定瘙痒感,皮损表现为棕色或淡红色的圆形或类圆形的斑块、斑片,边缘多不规则,其上也有稀薄鳞屑(图 17-8)。需注意的是该类型的副银屑病有向蕈样肉芽肿转化的可能。

3. **慢性苔藓样糠疹(parapsoriasis lichenoides)** 该类型皮损多位于躯干、四肢、颈部,典型的皮疹为淡红色、褐色的丘疹、斑丘疹,皮疹覆盖有稀薄的鳞屑,类似扁平苔藓的皮损,可丛集呈网状斑疹,多表现为慢性病程,长期存在,不易自愈。该类型也可能发展为蕈样肉芽肿。

4. **急性痘疮样苔藓样糠疹(parapsoriasis varioliformis)** 该类型常累及躯干、上肢、腋下,可伴有发热,典型的皮损表现为淡红色或者红褐色的丘疹、丘疱疹、血疱,常伴有出血、坏死、结痂。病程可为急性病程,也可表现为慢性。该类型的副银屑病多见于青少年。

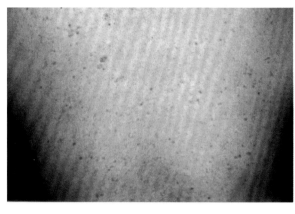

图 17-7 点滴型副银屑病

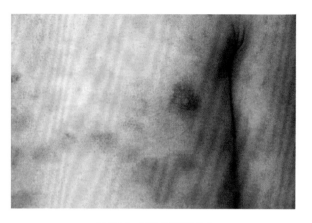

图 17-8 斑块型副银屑病

【组织病理学检查】

1. **点滴型副银屑病** 表皮局灶角化不全,轻至中度棘层肥厚,伴有表皮水肿。真皮浅层周围稀疏淋巴细胞浸润。

2. **斑块型副银屑病** 表皮灶性角化不全,轻度棘层肥厚,表皮细胞内及细胞间轻度水肿,灶性海绵形成,基底细胞灶性液化变性和色素失禁,真皮浅层周围淋巴细胞浸润,少数淋巴细胞有亲表皮现象,浸润的细胞可出现异型性。

3. **慢性苔藓样糠疹** 表皮灶性角化不全,棘层轻度肥厚,表皮可有水肿、轻度海绵形成,可见少量坏死角质形成细胞及界面改变,真皮上部水肿伴慢性炎症细胞浸润,血管周围有炎症细胞浸润。

4. **急性痘疮样苔藓样糠疹** 表现为急性炎症和灶性坏死,表皮结痂、溃疡,表皮细胞水肿变性,表皮内有海绵、水疱形成,也可出现灶性或片状坏死。真皮浅中层血管周围有较致密的淋巴细胞浸润,血管内皮细胞水肿,红细胞外溢,红细胞进入表皮具有特征性。

【诊断和鉴别诊断】

该疾病主要根据典型临床表现进行诊断和分型,组织病理学表现具有一定的诊断价值。

本病应与下列疾病进行鉴别:

1. **蕈样肉芽肿** 常为大的斑块状损害,浸润感明显,常有剧烈瘙痒,组织病理有其特征性表现。

2. **银屑病** 银屑病鳞屑为银白色,具有典型的蜡滴现象,刮除鳞屑可见薄膜现象和点状出血,慢性反复发生。

3. **玫瑰糠疹** 皮损好发于躯干的长轴,与皮纹一致,病程有自限性,有时可见典型的母斑。

4. **扁平苔藓** 典型皮损为紫红色扁平的丘疹、斑丘疹,其上可见 wickham 纹,组织病理也可以帮助鉴别诊断。

【治疗和预防】

1. **局部治疗** 局部可外用糖皮质激素软膏、尿素软膏,也可用维 A 酸霜等角质剥脱药物。

2. **系统治疗** 抗组胺药物、甲氨蝶呤、雷公藤可考虑选用,对于较重的患者,可考虑系统使用糖皮质激素。

3. **物理治疗** 窄谱 UVB、PUVA、UVA1 均报道有效。

案例 17-2

　　患者,男性,15 岁,因"躯干、四肢丘疹、血疱、坏死、结痂 15 天"入院。患者 15 天前开始于躯干出现散在红色、红褐色的丘疹、血疱、坏死、结痂,未行特殊处理,皮损逐渐累及四肢,病程中伴有低热，不伴有明显的瘙痒、疼痛等不适。专科查体：躯干、四肢可见散在分布的黄豆大小的丘疹、血疱，部分皮疹可见坏死、结痂。

问题：

1. 根据如上描述，该患者最可能的诊断是什么？
2. 如何进一步确诊？
3. 简述该疾病的治疗原则。

第三节　白色糠疹

白色糠疹（pityriasis alba），又称单纯糠疹（pityriasis simplex），是一种好发于儿童面部的表浅性鳞屑性色素减退斑。

【病因和发病机制】

病因不明，营养不良、维生素缺乏、日晒均可诱发本病。有研究认为白色糠疹是特应性皮炎的轻症表现，由于黑色素细胞向角质形成细胞转运黑素小体障碍导致。

【临床表现】

发病与季节有关，多春季发病。好发于儿童的面部，亦可发生于上臂、颈和肩部等处，无性别差异。皮损为圆形或椭圆形色素减退性斑片，大小不等，边界略清楚，上覆少量细小糠秕状鳞屑（图17-9）。一般无自觉症状，部分患者可有轻度瘙痒。病程慢性，可自行消退，但可复发。部分患儿可伴发特应性皮炎。

【诊断和鉴别诊断】

根据典型临床表现诊断不难。本病应与白癜风、贫血痣、花斑糠疹等进行鉴别。

【治疗】

可自行消退，一般不必治疗，应避免过度清洗。可外用一些温和药物加以保护，防晒霜或遮光剂有助于减轻病情，一般不提倡使用糖皮质激素霜。可内服复合维生素B。

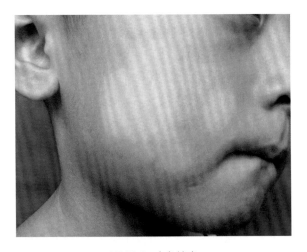

图17-9　白色糠疹

第四节　玫瑰糠疹

玫瑰糠疹（pityriasis rosea）是一种以被覆糠秕状鳞屑的玫瑰红色斑疹为典型皮损的炎症性、自限性红斑丘疹鳞屑性皮肤病。

【病因和发病机制】

病因尚不明确，目前有病毒感染、变态反应、自身免疫、遗传性过敏等各种学说，其中以病毒（人疱疹病毒HHV-7及HHV-6）感染学说研究最为广泛，可能性也最大。

【临床表现】

本病好发于中青年，多累及10～35岁人群。发病有一定的季节性，春秋季多发。部分患者有头痛，发热,关节痛,乏力等前驱症状。初起皮损为孤立的玫瑰色淡红斑,椭圆形或环状损害,直径可迅速扩大至 2～3cm,边界清楚微隆起,上覆细小鳞屑,边缘可呈领圈状脱屑,为前驱斑(herald patch)或母斑(mother patch),发生率约 80%,常发生于躯干和四肢近端,较少发生于颈部和四肢远端。母斑出现后 2～21 天(多数在 1～2 周)皮损逐渐增多扩大,继发斑成群发生,状同母斑,直径 0.2～1cm,常呈圆形或椭圆形,边缘覆圈状游离缘向内的细薄鳞屑。皮损具有多发性、双侧性和对称性的特点,常伴不同程度的瘙痒。典型者皮损为长轴与皮纹走向一致的鳞屑性斑丘疹(图 17-10)。本病有自限性,病程一般为 6～8 周,也有数月甚至数年不愈者,但一般愈后不复发。

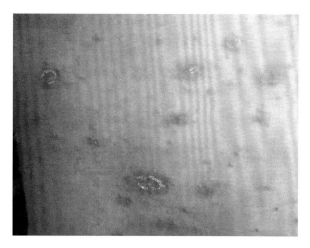

图 17-10 玫瑰糠疹

【组织病理学检查】

大多数玫瑰糠疹患者不需要行病理学检查,因其临床表现比较典型,而且组织病理学表现相对无特异性。镜下表现为角化不全、棘细胞间水肿、血管周围和真皮浅层轻度淋巴细胞、组织细胞浸润。偶有红细胞外溢,重症患者较明显。

【诊断和鉴别诊断】

根据典型皮损、好发部位、病程呈自限性和不易复发等特征本病一般不难诊断。本病需与银屑病、脂溢性皮炎、花斑糠疹、体癣、药疹、扁平苔藓,特别是二期梅毒疹等进行鉴别。梅毒血清学实验有助于确诊。

【治疗】

本病病因不明,但病程呈自限性,治疗目的主要是减轻症状和缩短病程。局部可外用炉甘石洗剂或糖皮质激素乳剂。瘙痒明显者可口服抗组胺药物,病情严重或病程较长者可酌情口服泼尼松 30～60mg/d。照射 UVB 能促进皮损消退,缩短病程。亦有报道口服红霉素有效。

第五节 多形红斑

多形红斑(erythema multiforme)是一种以靶形或虹膜状红斑为典型皮损的急性炎症性皮肤病,常伴发黏膜损害,易复发。

【病因和发病机制】

目前认为多形红斑可能是易感患者对某些致病因素产生的皮肤免疫反应,常见病因有:①感染:单纯疱疹病毒是最常见的感染,绝大部分轻型多形红斑与单纯疱疹病毒感染有关,EBV 感染不明确;其他感染因素包括支原体、细菌、真菌和原虫等;②药物:最常见的是磺胺类药物,其他药物包括非甾体类抗感染药、抗癫痫药、抗结核药、抗生素等，重症型多形红斑多与药物异常代谢相关；③其他因素：如某些自身免疫疾病、恶性淋巴瘤、妊娠、月经及物理因素（如外伤、寒冷、日光、放射线等）均可引起本病。临床上将病因不明的称特发性多形红斑，病因明确的称症状性多形红斑。

【临床表现】

本病好发于春秋季节，病程自限性，但常复发。多累及儿童、青年女性。常起病较急，可有畏寒、发热、头痛、关节及肌肉酸痛等前驱症状。

根据皮损形态不同可分为红斑-丘疹型及水疱-大疱型。根据皮损有无累及黏膜可分为轻型和重症多形红斑。

1. **红斑-丘疹型（轻型）** 此型常见，全身症状不重，但易复发。好发于面颈部和四肢远端伸侧皮肤，口腔、眼等处黏膜较少受累。皮损初期主要为0.5～1.0cm大小界限清楚的红斑，向周围渐扩大，中央皮损可扁平或出现丘疹、水疱或大疱；典型皮损为有三带现象：中央为紫癜样灰褐斑，周围为隆起的水肿苍白环，最外层为红斑，形如同心圆状靶形皮损（target lesion）或虹膜样皮损（iris lesion），融合后可形成回状或地图状（图17-11）。有瘙痒或轻度疼痛和灼热感。皮损约2～4周消退，可留有暂时性色素沉着。

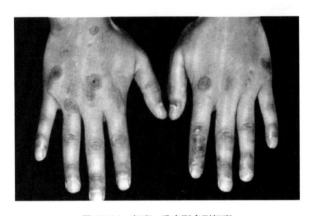

图17-11 红斑-丘疹型多形红斑

2. **水疱-大疱型（重症型）** 常由红斑-丘疹型发展而来，常伴全身症状。除四肢远端外，可向心性扩散至全身，口、鼻、眼及外生殖器黏膜也受累。黏膜原发性损害为浆液性水疱、大疱或血疱，周围有暗红色晕，可迅速发展为疼痛性糜烂，多以颊黏膜和口唇为重。可伴有发热、乏力或关节痛等系统症状，肝肾、血液系统损害少见。

由于在临床表现上的相似性，轻型多形红斑、重症型多形红斑、Stevens-Johnson综合征（SJS）以及中毒性表皮坏死松解症（TEN）曾被认为是一个疾病谱。但是，最近的证据表明，从临床表现、预后及病因学等标准看，多形红斑不同于SJS和TEN，包括：①基本皮损；②皮损的分布；③有没有黏膜损害及其损害程度；④有无系统症状：Stevens-Johnson综合征（图17-12）发病急骤，全身症状严重。皮损为水肿性鲜红色或暗红色虹膜样红斑或瘀斑，迅速扩大，相互融合，泛发全身，其上出现水疱、大疱或血疱，尼氏征阳性。累及多部位黏膜，口鼻黏膜可发生糜烂，表面出现灰白色假膜，疼痛明显；眼结膜充血、渗出，甚至可发生角膜炎、角膜溃疡、全眼球炎及失明；外阴、肛门黏膜可红肿糜烂；呼吸道、

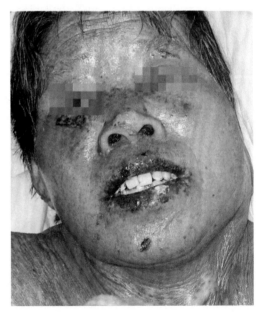

图17-12 Stevens-Johnson综合征

消化道黏膜受累可导致支气管肺炎、消化道出血等。可并发坏死性胰腺炎、肝肾功能损害,也可因继发感染引起败血症,若不及时抢救,短期可进入衰竭状态,死亡率5%~15%;⑤病因学:多形红斑多与病毒感染有关,而SJS和TEN多由药物导致。

【组织病理学检查】

临床类型不同而有所差异。由于角质形成细胞是炎症攻击的靶标,因此早期的基本改变为角质形成细胞坏死。随着病情的进展,外溢的淋巴细胞围绕在坏死的角质形成细胞周围,可有海绵变性、基底细胞液化变性、表皮下裂隙或水疱形成;真皮上部水肿,血管扩张,红细胞外渗,血管周围淋巴细胞及少数嗜酸性粒细胞浸润。免疫荧光检测无特异性,IgM和C3呈颗粒状沉积在真皮浅表血管丛周围及局灶性真表皮交界部位。

【诊断和鉴别诊断】

根据本病的好发年龄及典型临床表现,特别是虹膜状或靶形红斑,可对本病进行诊断。本病应与冻疮、玫瑰糠疹、红斑狼疮、大疱性类天疱疮、二期梅毒、急性荨麻疹以及固定型药疹等进行鉴别。

【治疗】

轻症患者多在数周内自愈,仅需对症处理;重症型需积极治疗。多形红斑应注意积极寻找病因,如病毒感染、药物等,因此在治疗上应关注病因,如抗病毒治疗、停用可疑致敏药物。

1. **外用药物治疗** 原则为消炎、收敛、止痒及预防感染。无糜烂处可外用炉甘石洗剂或糖皮质激素霜,有渗出糜烂时可用3%硼酸溶液或生理盐水湿敷,局部破溃者可外用0.5%新霉素霜、莫匹罗星等防止感染;加强口腔、眼部护理,防止眼睑粘连和失明。

2. **内用药物治疗** 轻症患者口服抗组胺药。重症患者需住院治疗,应尽早给予足量糖皮质激素,如泼尼松1~1.5mg/(kg·d)口服,或等效剂量的氢化可的松、地塞米松或甲基泼尼松龙静滴,病情控制后逐渐减量,同时给予支持疗法,维持水、电解质平衡,保证热量、蛋白质和维生素的需要;若明确合并感染如HSV感染,及时给予抗病毒治疗,如阿昔洛韦、泛昔洛韦等。经常复发的HSV相关多形红斑患者,需给予至少6个月的抗病毒治疗;停药后还可复发,但症状减轻。

案例 17-3 •••••••••

患者,女性,28岁。因"四肢红斑伴瘙痒10余天,加重伴全身泛发7天"就诊。患者于10天前双手背及足背出现数个花生大小的红色皮疹,高出皮面,伴瘙痒;随后皮损逐渐增多、增大,中央颜色变暗,自行口服抗组胺药物无好转。7天前因劳累后皮损加重,累及躯干、四肢、手掌、足底,以四肢远端为主。患者发病前1周曾有口唇单纯疱疹发作,未治疗,否认发疹前1月内药物使用史。体格检查:躯干、四肢散在水肿性紫红色斑疹,大小不一,以四肢远端为多,部分皮损可见周围红晕,中央发紫或有小水疱,呈典型靶形损害,皮损对称分布,部分融合成片,压之不褪色,颜面部见散在水肿性红斑,口唇黏膜未见明显糜烂。实验室检查:血常规、凝血、肝肾功、电解质、血糖均未见明显异常;HIV(−);HSV-1IgG(+),IgM(−);HSV-2IgG(−),IgM(−)。皮损组织病理示:表皮可见部分基底细胞液化变性,甚至形成表皮下疱,表皮内部分角质形成细胞坏死,呈深红色,真皮乳头水肿,浅层血管周围淋巴细胞浸润,可见散在嗜酸性粒细胞。

问题:

1. 该患者诊断什么病?

2. 治疗方法有哪些?

第六节　离心性环状红斑

离心性环状红斑（erythema annulare centrifugum）是一种呈离心性发展的环状红斑性皮肤病，过程慢性，可反复发作。

【病因和发病机制】

病因尚不明确，常常与感染（如皮肤癣菌感染，病毒如水痘病毒、EB 病毒等）、寄生虫、药物、特定的食物、肿瘤等相关，少数患者可能有遗传素质。予以干扰素后红斑会消失提示 TNF-α 和 IL-2 可能在其发病机制中起着一定的作用。

【临床表现】

皮损好发于躯干和四肢近端，但很少累及掌跖、头皮及黏膜。可以是局限型或泛发型的，初起为单发或多发的坚实的粉红色丘疹，逐渐呈离心性扩展，中央消退，形成环形、不规则弧形或多环形皮损等，边缘大约宽 4~6mm，边缘内侧有鳞屑（图 17-13），红斑每天大约以 2~5mm 的速度向外扩展，最终直径可达 6cm 以上，常伴有轻度瘙痒。皮损在数周后可自行消退，但新的皮损可以立即出现，常反复发作，但预后良好，皮损消退后可出现炎症后色素沉着。

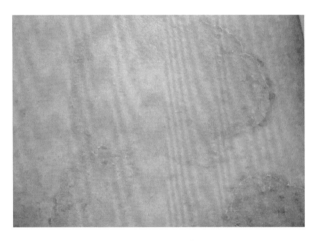

图 17-13　离心性环状红斑

【组织病理学检查】

皮损病理改变无特异性。可见轻度棘细胞层水肿和伴灶性角化不全的小水疱形成，浅表血管周围可见轻度的淋巴细胞与组织细胞浸润。血管周围致密炎症细胞浸润，形成的"袖口样"现象具有特异性。

【诊断和鉴别诊断】

根据典型的临床表现可诊断。本病必须与体癣、环形银屑病、变应性荨麻疹、皮肤淋巴瘤等进行鉴别。

【治疗】

若能明确病因，去除病因后皮损可治愈。局部皮损可外用糖皮质激素软膏。合并瘙痒者可应用抗组胺药，也可应用维生素 C、钙剂，局部给予止痒药，病情难以控制者可系统使用糖皮质激素缓解症状，但停药后易复发。一般没有必要给予系统性治疗。

第七节　红皮病

红皮病（erythroderma）又称剥脱性皮炎（exfoliative dermatitis）、红人综合征（red man syndrome），是一种以

全身 90% 以上皮肤潮红、脱屑为特征的炎症性疾病。红皮病不是一个独立的疾病，而是多种疾病的临床表型。

【病因和发病机制】

病因较复杂，大致可分为四类。继发于其他皮肤病（如特应性皮炎、湿疹、银屑病、毛发红糠疹、自身免疫性皮肤病等），多由治疗不当或其他刺激引起；某些药物（如青霉素、磺胺类、抗疟药、苯妥英钠或巴比妥类、别嘌呤醇和卡马西平等）内用或外用均可引起；各种恶性肿瘤、网状内皮系统肿瘤和内脏恶性肿瘤患者临床上也可出现红皮病改变；部分患者无确切病因，称特发性红皮病。

【临床表现】

依据病情、预后可分为急性与慢性红皮病。根据红皮病的皮损的自然病程，可将其分为原发型和继发型。原发型皮损在数天至数周内迅速发展，累及整个皮肤，伴随脱屑。继发型则是在原有疾病如银屑病或特应性皮炎的基础上发生的泛发性损害。

1. **急性红皮病** 发病急骤，伴高热、全身乏力、肝脾淋巴结肿大等。皮损初为泛发的细小密集斑片、斑丘疹，呈猩红热样或麻疹样，迅速增多、融合成全身弥漫性潮红、水肿，以面部、肢端突出，并伴大量脱屑，呈大片或细糠状（图 17-14），掌跖可呈手套或袜套样脱屑，手、足、四肢关节面出现皲裂，甚者出现脱发、甲脱落，口腔、外阴及皱褶部位可糜烂、渗出。常伴有剧烈瘙痒。病程 1~2 月，皮肤可逐渐恢复正常，遗留色素沉着。

2. **慢性红皮病** 常常表现为慢性弥漫性浸润性潮红、肿胀，上附糠状鳞屑。皮肤血流量增加可导致过多热量丢失，体温调节失衡，患者可有畏寒、低热和高热交替。

由于皮肤血流增快，通过皮肤蒸发丧失大量体液，40% 的患者伴有心动过速。由于每天丢失 0.5~30g 不等的鳞屑，患者丢失大量蛋白质，导致贫血、低蛋白血症、酮症酸中毒，还易继发感染及消化道功能障碍、心血管病变、内分泌失调、指甲变色等。足部、胫前水肿，药物导致的红皮病还伴有面部水肿。50% 以上的患者伴有浅表淋巴结肿大，20% 患者伴有肝大，脾大少见，多与淋巴瘤相关。伴淋巴结肿大者需行淋巴结活检，以排外淋巴瘤的可能。

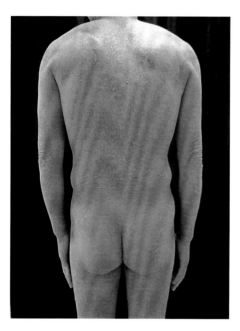

图 17-14 红皮病

【诊断和鉴别诊断】

根据典型临床表现本病不难诊断，但寻找原因有时相当困难。45% 患者既往有皮肤疾病史，20% 患者由药物导致，需详细询问患者的病史，仔细进行全身的临床检查。对原因不明者需要长期随访。

【治疗】

重视病因治疗，针对原发疾病进行积极治疗，有明确诱因者应尽早去除。如药物过敏要及时停用致敏药物并积极进行抗过敏治疗；如确诊为肿瘤者应积极治疗原发病。由于红皮病可能危及患者生命，应建议患者住院治疗。

1. **外用药物治疗** 以保护、止痒、消炎为原则，避免刺激性药物。常用植物油、氧化锌油、硅油霜或低浓度和低效糖皮质激素乳膏（小面积外用），以减轻症状。局部渗出者可用 3% 硼酸液湿敷。煤焦油可加重症状，应避免使用。

2. **内用药物治疗** 及时补充营养，维持水、电解质平衡，特别要保证摄入足够的蛋白质和热量。注意保暖，维持正常体温，预防继发感染。多数患者需使用糖皮质激素，成人剂量为相当于泼尼松 40~60mg/d

［1~2mg/（kg·d）］，应根据病情调节剂量，注意不良反应。瘙痒明显者可口服抗组胺药；合并感染时给予抗感染治疗。病情严重者可给予静脉注射大剂量免疫球蛋白 IVIg 0.4g/（kg·d），3~5 天，或口服环孢素 3~5mg/（kg·d），病情好转后减量至 1~3mg/（kg·d）。

案例 17-4

　　患者女，82 岁，因"全身红斑、脱屑伴瘙痒 2 个月"就诊。患者 2 个月前无明显诱因出现面部、躯干部发红，1 周内迅速遍及全身，伴有脱屑及剧烈瘙痒。遂至当地医院就诊，给予"地塞米松 10mg"静脉滴注，连续 10 天后，红斑减轻，遂停用地塞米松，改为泼尼松口服。20 天后全身红斑再次加重，瘙痒剧烈，伴有发热，体温最高达 39℃。遂再次进入当地医院就诊，给予"头孢呋辛 0.75g，q8h"及地塞米松 5mg 静脉滴注，患者皮损逐渐加重，红斑明显，脱屑增多，瘙痒剧烈，体温在 38℃左右。患者遂转院就诊。入院查体：T 38.2℃，P 108 次/分，R 24 次/分，BP 86/52mmHg。急性病容，仰卧位。双肺呼吸音粗，双肺底可闻及少量湿啰音。心率 108 次/分，律齐，未闻及心脏杂音。腹部平软，无压痛及反跳痛。颈部、腹股沟可触及肿大淋巴结，大小不等。皮肤科查体：全身皮肤从头皮至足部弥漫性鲜红斑，表面大量脱屑，糠秕样。双手背部、面部皮肤皲裂，少许渗出。

　　问题：

　　1. 该患者最可能的诊断是什么？

　　2. 导致该病的原因有哪些？

　　3. 如何治疗该患者？

第八节　扁平苔藓

　　扁平苔藓（lichen planus，LP）是一种发生于皮肤、黏膜、指（趾）甲的常见的慢性炎症性皮肤病，典型皮损为紫红色、多角形、瘙痒性扁平丘疹。

　　【病因和发病机制】

　　病因目前尚无定论，免疫因素（以细胞介导的免疫反应为主）、遗传因素、感染因素（已证实丙型肝炎病毒，乙型肝炎病毒）、精神神经因素、药物因素、接触变应原如汞合金属等可能与本病的发生及加重有关，部分患者常合并自身免疫性疾病（如斑秃、白癜风、桥本甲状腺炎、溃疡性结肠炎、结缔组织病、移植物抗宿主反应及恶性肿瘤等）。

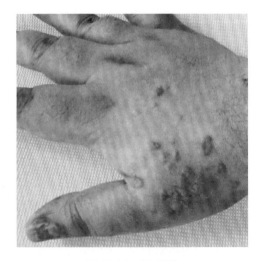

　　【临床表现】

　　好发于四肢屈侧。发病可以突然或隐匿，典型原发性皮损为紫红色扁平丘疹，粟粒至绿豆大小或更大，呈多角形或圆形，境界清楚，表面有蜡样薄膜状鳞屑，有光泽的白色小点或细微的白色网状条纹（Wickham 纹）为特征性皮损（图 17-15）。损害可密集成片，甚至融合成斑块，皮损可沿着抓痕发生线条状或串珠样的新皮损（称 Koebner 现象，同形反应）。

图 17-15　扁平苔藓

扁平苔藓可累及体表任何部位,四肢多于躯干,躯干屈侧多于伸侧,躯干损害位于腰部居多,常伴瘙痒。常累及黏膜,其中以口腔颊黏膜最为常见,仅次于皮肤,呈树枝状或白色网状细条纹,可融合、增大及出现糜烂。50% 以上患者伴有黏膜损害,特别是口腔黏膜最常受累,其次是龟头。头皮损害可造成永久性脱发,甲受累可引起甲板增厚或变薄,出现纵嵴、纵沟或甲翼状胬肉,少见有进行性萎缩引起脱甲。病程慢性,可持续数周或数月,呈反复性,多数患者在数月后,最终损害变平,消退,常留有暂时性色素沉着斑并持续数月至数年。

根据皮损的排列、形态、部位等特点,本病临床上可分为多种类型,如急性或亚急性泛发性扁平苔藓、线状扁平苔藓、环状扁平苔藓、肥厚型扁平苔藓、萎缩性扁平苔藓、色素型扁平苔藓及大疱型扁平苔藓等多种类型。

【组织病理学检查】

损害早期所见以朗格汉斯细胞增加,真皮表皮交界处浅血管周围有淋巴细胞和组织细胞浸润,有角质形成细胞坏死成为胶样小体(又称透明蛋白小体,civatte 小体)。充分发展的皮损,表现为表皮角化过度、颗粒层楔形增厚,棘层不规则增厚,表皮突呈锯齿状,基底细胞液化变性,真皮上部以淋巴细胞为主的带状浸润,是诊断扁平苔藓的重要依据。

【诊断和鉴别诊断】

根据典型皮损、颜色、发病部位,结合组织病理诊断不难。不典型者常需与苔藓样药疹、红斑狼疮、玫瑰糠疹、点滴状银屑病等进行鉴别,无自觉瘙痒症状者需与小丘疹型或苔藓样梅毒相鉴别,口腔和外阴部皮损应与黏膜白斑、念珠菌病、天疱疮等进行鉴别。

【治疗】

一般治疗包括治疗慢性疾病、消除或减少精神紧张、避免搔抓及烫洗刺激,所有病例治疗前应排除药物性扁平苔藓,应停止任何可能诱发本病的药物。

1. 外用药物治疗 可用糖皮质激素软膏、0.1% 维 A 酸软膏、他克莫司等,对肥厚性损害,可应用局部封闭治疗。糜烂性口腔损害采用利多卡因漱口以缓解症状。

2. 内用药物治疗 首选药物糖皮质激素,使损害和瘙痒减退,一般用小或中等剂量口服糖皮质激素(相当于泼尼松 30～60mg/d,分两次口服)。或维 A 酸类药物治疗(如阿维 A 30mg/d,连续 8 周),皮损减轻后逐渐减量;糖皮质激素不敏感或顽固患者,可应用氯喹、羟氯喹等抗疟药,也可酌情选用免疫抑制剂(如甲氨蝶呤、环孢素、硫唑嘌呤、氨苯砜等)或免疫调节剂。抗组胺药可用于严重瘙痒患者。

3. 物理治疗 采用窄谱 UVB 光治疗、PUVA 治疗,疗效较好。

第九节 线状苔藓

线状苔藓(lichen striatus,LS)是一种以线状排列的多角形小丘疹为典型皮损的慢性炎症性皮肤病。

【病因和发病机制】

病因不明,在兄弟姐妹中常有同时发生,且多见于春、夏季,可能与病毒感染有关。

【临床表现】

多累及 5～15 岁的儿童,成人偶见,女性略多于男性,多突然发病。初发皮损为针尖至粟粒大小的扁平丘疹,淡红色或皮色,有光泽,上覆少量鳞屑,偶呈疣状或小水疱状,皮损增多后形成 1～3cm 宽的沿肢体长轴呈连续或断续的线状排列,躯干亦可发疹,偶见于面部,常单侧发生(图 17-16)。可累及指甲,出现甲板变薄、甲纵畸、分裂、甲床角化过度。无自觉症状或偶有痒感。多数患者数月后皮损自行消退。

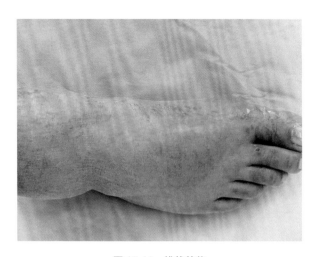

图 17-16　线状苔藓

【组织病理学检查】

表皮内及细胞间水肿伴轻度角化不全,乳头层下血管周围有慢性炎症细胞浸润,主要为淋巴细胞。

【诊断和鉴别诊断】

根据典型临床表现,本病不难诊断。需与线状扁平苔藓、带状银屑病和呈条状分布的慢性单纯苔藓等进行鉴别。

【治疗】

多为自限性,一般无须治疗。顽固者或皮损显著者可外用糖皮质激素或 0.1% 维 A 酸软膏。

（陈爱军）

学习小结

本章论述了红斑丘疹鳞屑性皮肤病的发病原因、临床表现、诊断与治疗。银屑病作为遗传因素与环境因素互相作用导致的慢性炎症性皮肤病,可伴发系统性损害。按临床表现,分为寻常型、关节病型、脓疱型及红皮病型。轻症治疗以外用药物为主,中重度需联合外用药与系统治疗,必要时可给予生物制剂治疗;副银屑病是一种原因不明的皮肤炎症性疾病,在临床上某些类型的副银屑病具有红斑、丘疹、鳞屑等表现,与银屑病类似,但性质上是不同于银屑病的;按临床表现可分为点滴型、斑块型、慢性苔藓样糠疹、急性痘疮样糠疹;各型的病理表现也需要了解;治疗上以外用药为主,严重者可考虑加用糖皮质激素,据报道,联合物理治疗有效;白色糠疹为色素减退性斑片,好发于儿童和青少年面部,特别是皮肤颜色较深者,可以自愈;玫瑰糠疹是自限性丘疹鳞屑性疾病,常伴有瘙痒,好发于躯干及四肢近端。需注意与二期梅毒疹鉴别;多形红斑与单纯疱疹病毒或其他感染有关,典型皮损为"靶形"损害,好发于四肢远端及面部。需与药物导致的 SJS 和 TEN 鉴别;离心性环状红斑分为浅表型和深在型,前者皮损边缘附着细碎鳞屑,后者边缘浸润明显;红皮病是以全身皮肤弥漫性发红、脱屑为特征的疾病,可伴有弥漫性脱发、掌跖角化、甲萎缩及贫血。最常见导致红皮病的皮肤病包括银屑病、药疹、特应性皮炎及皮肤 T 细胞淋巴瘤;扁平苔藓是一特发性炎症性疾病,累及皮肤、毛发、甲及黏膜,多见于中年人。表现为扁平紫红色丘疹或斑块,好发于四肢远端及黏膜。病理学表现具有特征性。通过本章的学习,需要掌握红斑丘疹鳞屑性皮肤病的临床表现与诊治。

复习参考题

一、名词解释

1. Auspitz 征
2. Koebner 现象
3. 反转型银屑病
4. 母斑
5. 靶形损害
6. 多形红斑
7. Wickham 纹
8. 副银屑病

二、问答题

1. 简述银屑病的分型与临床表现。
2. 简述副银屑病的分型与临床表现。
3. 简述多形红斑的临床表现与治疗。
4. 简述玫瑰糠疹的临床表现与治疗。
5. 简述扁平苔藓的病理学表现。

第十八章　结缔组织病

18

学习目标

掌握	系统性红斑狼疮 1997 年分类标准；皮肌炎的 Bohan 和 Peter 诊断标准；硬皮病的诊断标准。
熟悉	各型皮肤型红斑狼疮的特异性皮损；系统性红斑狼疮的临床表现，治疗原则及主要药物；皮肌炎的临床表现，治疗原则；硬皮病的分型，临床表现及治疗原则。
了解	红斑狼疮的发病机制；皮肌炎的发病机制；硬皮病的发病机制。

第一节　红斑狼疮

【定义】

红斑狼疮(lupus erythematosus, LE)是一种慢性、反复迁延的以免疫性炎症为突出表现的自身免疫病。该病为一病谱性疾病,70%~85%的患者有皮肤受累。一端为皮肤型红斑狼疮(cutaneous lupus erythematosus, CLE),病变主要累及皮肤;另一端为系统性红斑狼疮(systemic lupus erythematosus, SLE),病变可累及多系统和多脏器,几乎全身各系统都可受累。

【分类】

皮肤型红斑狼疮根据其特异性皮损和组织病理特点分为慢性皮肤型红斑狼疮(chronic cutaneous lupus erythematosus, CCLE)、亚急性皮肤型红斑狼疮(subacute cutaneous lupus erythematosus, SCLE)和急性皮肤型红斑狼疮(acute cutaneous lupus erythematosus, ACLE)。慢性皮肤型红斑狼疮(CCLE)包括盘状红斑狼疮(discoid lupus erythematosus, DLE)、疣状红斑狼疮(verrucous lupus erythematosus, VLE)、肿胀性红斑狼疮(tumid lupus erythematosus, TLE)、深在性红斑狼疮(lupus erythematosus profundus, LEP)和冻疮样红斑狼疮(chilblain lupus erythematosus, CHLE)。

此外,皮肤型红斑狼疮还有一些非特异性皮肤损害,如光敏感、弥漫性或局限性非瘢痕性脱发、雷诺现象、甲襞毛细血管扩张和红斑、血管炎、网状青斑、白色萎缩等皮损。

SLE可累及多系统如皮肤、骨骼肌肉、循环系统、泌尿系统、呼吸系统、消化系统、血液系统以及神经系统,其特征为多种自身抗体和免疫复合物的形成。病程呈现缓解与活动相交替的现象,多次复发可导致病情加重。

此外,LE还包括皮疹形态类似SCLE的新生儿红斑狼疮(neonatal LE, NLE)。少数药物可以诱发和SLE相同的临床症状,称为药物诱发的狼疮(drug-induced lupus, DIL)。

【发病机制】

虽然对红斑狼疮已研究一个多世纪,但红斑狼疮发病机制迄今未明,目前认为其发生、发展和遗传、免疫、内分泌、环境(主要有感染、药物、理化因素及饮食)等多种因素有关。

一、慢性皮肤红斑狼疮

【临床表现】

1. 盘状红斑狼疮(DLE)

(1)占皮肤型红斑狼疮的50%~85%,男女比例为1/3。

(2)好发于40~50岁中年人,约5%~10%的DLE患者可发展为SLE。

(3)常发生于头皮、面部、耳部、口唇。

(4)表现为境界清楚的盘状红斑、斑块,表面黏附性鳞屑(图18-1),剥离鳞屑可见背面扩张的毛囊口形成毛囊角栓,外周色素沉着,中央色素减退、轻度萎缩,并可产生萎缩性、毁损性瘢痕。

(5)患者多无自觉症状,少数可有轻度瘙痒,可伴有轻度关节痛,发生于掌跖的DLE可以有疼痛。

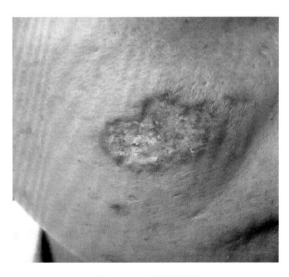

图18-1　盘状红斑狼疮

（6）皮损若超过头面部，如波及躯干和四肢手足，称为播散性 DLE（DDLE）。

2. 疣状红斑狼疮（VLE）

（1）较少见，常发生于病程较长的 DLE。

（2）好发于肢体伸侧和摩擦部位，如上肢伸侧、手和面部。

（3）皮损肥厚甚至呈疣状，类似角化棘皮瘤或肥厚性扁平苔藓，皮损表面覆盖有多层角质性白黄色鳞屑或厚痂。

（4）在其他部位常有典型的 DLE 皮损。

3. 肿胀性红斑狼疮（TLE）

（1）皮损好发于面部或肢体，光敏明显。

（2）为多环状隆起性红斑或风团样斑块，表面光滑，无鳞屑和毛囊角质栓。

4. 深在性红斑狼疮（LEP）

（1）又称狼疮性脂膜炎（Lupus erythematosus panniculitis），多见于女性。

（2）好发于面部、上肢（尤其三角肌部位）和臀部。

（3）皮损为境界清楚的皮下结节或硬结性斑块，表面皮肤正常或暗紫红色，极少破溃，可单发或多发，病程长，消退后可形成凹陷性瘢痕（图 18-2）。

（4）有部分可发展为 SLE 或发生于 SLE 患者。

5. 冻疮样红斑狼疮（CHLE）

（1）皮损多发生于寒冷而潮湿的环境。

（2）表现为面颊部、鼻背、耳廓、手足和膝肘部紫红色斑块。

（3）此型多数患者有光敏和雷诺现象。

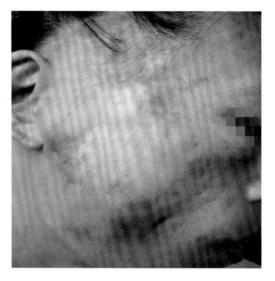

图 18-2　深在性红斑狼疮

【实验室检查】

1. 血常规　大多正常；尿常规也大多正常。

2. 免疫学检查　4% ~ 20% 患者 ANA 可以低滴度阳性；1% ~ 3% 患者有 SSA 抗体；<5% 患者出现抗 dsDNA 抗体。

3. 组织病理学特点　各型慢性皮肤型红斑狼疮组织病理特点见表 18-1。

表 18-1　各型慢性皮肤型红斑狼疮皮肤组织病理特点

分型	皮肤组织病理特点
DLE	表皮角化过度，毛囊口扩张充有角质栓，颗粒层增厚，棘层萎缩，表皮突变平，基底细胞液化变性，有时可见基底膜增厚，表皮下层或真皮浅层可见胶样小体，真皮血管和皮肤附属器周围较致密的灶状淋巴细胞浸润
VLE	基本同 DLE，表皮有角化过度伴疣状增生，颗粒层增厚伴显著棘层肥厚
TLE	表皮变化轻微，可有轻度毛囊角化过度伴基底层空泡变性，主要变化是真皮可见明显的淋巴细胞浸润和黏蛋白沉积
LEP	表现为皮下脂肪组织、脂肪小叶间隔胶原不同程度透明变性，小血管壁及周围可见纤维蛋白变性或坏死，可见灶状或弥漫性淋巴细胞浸润，有时可少见量浆细胞，可有脂肪溶解及钙化
CHLE	有表皮萎缩，真表皮交界处空泡形成，真皮血管和毛囊皮脂腺周围大量淋巴细胞浸润

4. 皮肤直接免疫荧光抗体检测（狼疮带试验，lupus band test，LBT）　用直接免疫荧光法检测非曝光非受累部位皮肤的真表皮交界处和毛囊周围有否免疫球蛋白（Ig）、补体呈颗粒状沉积（表 18-2）。SLE 的阳性率约为 50%。

表 18-2　各型皮肤型红斑狼疮皮肤直接免疫荧光检查(DIF)特点

分型	皮损处基底膜带 IgG、IgM、IgA、C3 沉积	非皮损区非曝光部位(LBT) 基底膜带 IgG、IgM、IgA、C3 沉积
急性皮肤型红斑狼疮(ACLE)	几乎所有患者有颗粒状或线状沉积	50%～60% 患者有颗粒状沉积
亚急性皮肤型红斑狼疮(SCLE)	40%～60% 患者可有 IgG 细颗粒沉积	30% 可阳性
盘状红斑狼疮(DLE)	90% 患者 IgG、IgM、C3、C1q 颗粒状沉积	阴性
疣状红斑狼疮(VLE)	可有 IgG、IgM 颗粒状沉积	阴性
肿胀性红斑狼疮(TLE)	可有 IgG、IgM 颗粒状沉积	阴性
深在性红斑狼疮(LEP)	70% 患者 IgG、IgM、C3 颗粒状沉积	阴性
冻疮样红斑狼疮(CHLE)	基底膜带及血管周围 IgG、IgM 颗粒状沉积	阴性

【诊断和鉴别诊断】

根据各型临床特点、组织病理学特点,结合直接免疫荧光结果来进行诊断。不典型的慢性皮肤型红斑狼疮(CCLE)要注意和环状肉芽肿、扁平苔藓、寻常狼疮等进行鉴别。

【预防和治疗】

慢性皮肤型红斑狼疮是一组呈慢性过程、反复发作的自身免疫疾病,要重视对患者的教育,应避免不良刺激,定期随访;注意防寒、避光,如带太阳镜、用防晒霜、穿防晒服装等。根据病情,选择适当的治疗方法。

1. 局部治疗

(1)局部及皮损内应用糖皮质激素:根据皮损部位及特点选择不同强度的外用糖皮质激素制剂。如皮肤薄嫩处选择弱或中效制剂,肥厚及疣状皮损选用强效或超强效制剂,必要时皮损内局部注射糖皮质激素。

(2)钙调磷酸酶抑制剂:如0.03%、0.1% 他克莫司软膏,1% 吡美莫司乳膏皮损处局部外用,每天2次。

(3)维A酸类制剂:如他扎罗汀凝胶,维A酸乳膏等,可用于角化明显的 DLE 和 VLE。

2. 系统治疗

(1)抗疟药:是治疗 CCLE 的一线用药,尤其对 DLE、TLE 和 SCLE 的有效率可达80% 以上。主要有羟氯喹,成人口服 200～400mg/d;氯喹,成人 125～250mg/d;奎纳克林(米帕林)100～200mg/d;用药前及用药期间应每年进行眼科检查,注意眼部副作用。

(2)糖皮质激素:一般选用中小剂量,如泼尼松 0.5mg/(kg·d),病情控制后缓慢递减。

(3)沙利度胺:治疗复发或难治性皮肤型红斑狼疮,成人 100～200mg/d,口服,维持可用 25～50mg/d,注意其副作用,计划妊娠或妊娠期妇女禁用。

(4)氨苯砜:用于常规治疗效果不理想的 DLE 和 SCLE。成人 100～200mg/d,口服。

(5)维A酸类:近年报道用于慢性及亚急性皮肤型红斑狼疮的治疗,尤其疣状狼疮。如阿维A 0.5～1mg/(kg·d),异维A酸 1mg/(kg·d),分两次口服。准备妊娠或妊娠期妇女禁用。

【预后】

皮肤型红斑狼疮的皮损经治疗多能消退,部分慢性皮肤型红斑狼疮可遗留萎缩性瘢痕和色素沉着或脱失,个别患者 DLE 皮损可长期存在。患者应常规定期随访,进行血、尿常规等检查,注意是否有发展为系统性红斑狼疮的趋势。

二、亚急性皮肤型红斑狼疮

亚急性皮肤型红斑狼疮(subacute cutaneous lupus erythematosus, SCLE)占 LE 患者的 10%～15%,白色人种多见,多为中青年,男女比例 1∶3。

【临床特点】

1. 皮损 好发于暴露部位如上背、肩、手臂伸侧、颈胸 V 区，常伴高度光敏感；根据皮损特点可分为丘疹鳞屑型和环状红斑型(图 18-3)，前者皮损近似于银屑病样，后者呈环形或多环形红斑表现。

2. 丘疹鳞屑型 初起为小丘疹，逐渐扩大成斑块，附有少许鳞屑，逐渐演变为银屑病样损害。

3. 环状红斑型 初起为水肿性丘疹，渐向周围扩大，皮损中央消退，外周为轻度浸润的水肿性红斑，表面平滑或覆有少许鳞屑，但无明显毛囊口角栓，常呈环状、多环状或不规则形。

4. 患者常有不同程度的全身症状，病情一般较轻，表现为低热、乏力、肌痛和光敏感，肾和中枢神经极少受累。

5. 约 50% 的 SCLE 可符合 SLE 分类标准。约 20% 的 SCLE 合并干燥综合征。

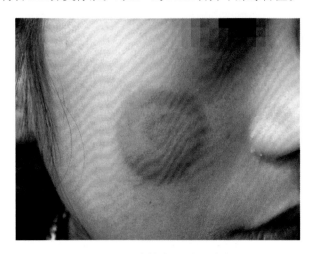

图 18-3 亚急性皮肤型红斑狼疮

【实验室检查】

70% ~ 90% SCLE 患者抗 SSA、SSB 抗体阳性；90% 以上 ANA 阳性。少数可出现白细胞减少、血沉加快和蛋白尿。

组织病理学特点：和 DLE 相似，表现为基底细胞液化变性，真皮血管及皮肤附属器周围可见少许淋巴细胞和单核细胞浸润，炎症浸润较 DLE 部位浅而轻。无明显的角化过度、毛囊角栓。

【诊断和鉴别诊断】

根据皮损特点、组织病理和免疫病理检查、轻度全身症状、ANA 抗体等免疫学实验室检查进行诊断。要注意与多形性日光疹、银屑病、多形红斑、离心性环状肉芽肿、过敏性紫癜等鉴别。

【预防和治疗】

同慢性皮肤型红斑狼疮。

三、系统性红斑狼疮

【定义】

系统性红斑狼疮(systemic lupus erythematosus, SLE)是一种严重危害人类健康的非器官特异的累及多脏器的自身免疫性疾病，其病因复杂，发病机制尚不清楚。早期不易诊断，病程呈现缓解与活动相交替的现象，多次复发可导致病情逐渐加重，可危及生命。

【病因和发病机制】

SLE 的发病机制目前还不十分清楚，可能与下列因素有关。

1. **遗传因素** 目前认为 SLE 是一个具有多基因遗传倾向的复杂疾病。10% 左右的 SLE 患者一级亲属可患此病；同卵双生和异卵双生的发病率不完全一致；全基因组关联分析（Genome Wide Association Study，GWAS）已发现和 SLE 有关的易感基因超过 30 个，张学军等发现 5 个易感基因（ETS1，IKZF1，RASGRP3，SLC15A4，TNIP1）和中国汉族 SLE 发病密切相关。

2. 环境因素　主要有感染（病毒、细菌、支原体）、药物（如肼屈嗪、青霉素、异烟肼）、理化因素（如紫外线、化学试剂）、饮食及精神等。

3. 内分泌　SLE 主要见于女性，成年患者男女之比约 1∶9，绝经期后为 1∶4。反映了性激素在 SLE 发生、发展过程中可能具有重要作用。

4. 免疫因素　SLE 是最具有代表性的自身免疫性疾病，表现为大量的自身抗原诱发多种抗自身抗体产生，抗原抗体相互作用发生反应，破坏细胞或形成免疫复合物，导致器官、组织的损伤。

【临床表现】

早期表现多无特异性，可出现间断性不明原因的高热、长期低热，倦怠乏力、关节酸痛及体重下降等全身症状。

1. 皮肤黏膜　80%～90% 的 SLE 患者有皮肤损害。SLE 患者中有 23%～28% 以皮疹为首发症状，主要有以下表现：

（1）面部蝶形红斑：约 30%～61% 患者有面部典型蝶形红斑（图 18-4），最具特征性表现为面颊部以鼻梁为中心的水肿性红斑和紫红斑，严重时出现水疱、糜烂和结痂。

（2）盘状狼疮皮损：有 15%～20% 的患者可出现，多位于暴露区域，如面部、口唇、耳廓、头皮、颈部、手臂和胸部 V 型区。

（3）光敏感：约 11%～94% 患者有光敏感性，表现为 SLE 患者日晒后原皮损加重或出现新皮损。

（4）黏膜损害：10%～15% 的患者病变可有口腔或鼻腔黏膜的红斑、出血点，并发展为浅溃疡，伴有疼痛。

（5）狼疮发：前额部毛发枯萎，变细，易折断或弥漫性无瘢痕性脱发。

（6）血管性皮损：有血管炎性皮疹和非血管炎性皮疹，10%～30% 表现为血管炎性皮肤病变，如甲周及指（趾）尖部出现鲜红色或紫红色斑点和点状出血（图 18-5），还可出现结节、溃疡等。非血管炎性皮疹如网状青斑、雷诺现象。

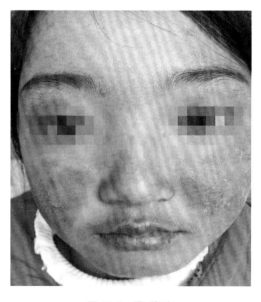

图 18-4　蝶形红斑

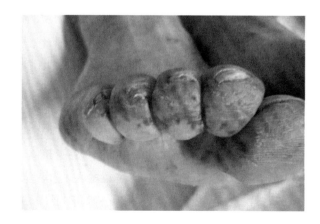

图 18-5　指（趾）尖部红斑

2. 骨骼肌肉系统　有 50% 的 SLE 患者以关节痛为首发症状，主要累及手指、腕关节、膝关节、踝关节、肘关节和肩关节，表现为游走性疼痛，可伴有僵硬压痛和关节肿胀，但 X 线检查常无阳性体征。40%～80%

的 SLE 患者有肌痛,多发生于近端肌肉。

3. 肾脏损害 几乎所有 SLE 患者的肾脏都有损害,但只有约 75% 的患者有临床症状,表现为程度不同的蛋白尿、白细胞尿、血尿、管型尿,伴有水肿、高血压及肾功能不全,后期可出现尿毒症。表现为急性、慢性肾炎型或肾病综合征型。肾脏损害是 SLE 患者死亡的主要原因之一。

4. 心血管系统 可累及心脏的各个部分,包括心包、心肌、心内膜以及冠状动脉等。主要表现为心包炎,发生率为 35%,心包积液多为渗出液。心肌炎类似病毒性和其他病因的心肌炎。多种类型心律失常及心功能不全多发生在病情活动期,且多数为亚临床表现。

5. 呼吸系统 胸膜炎是 SLE 最常见的呼吸系统病变,发病率高达 50%。主要表现为胸痛和胸腔积液。肺血管受累可出现肺动脉高压、肺栓塞、肺出血,肺出血少见但致命。

6. 血液系统 常为 SLE 的首发症状,贫血见于 60% 的活动期 SLE,表现为溶血性和非溶血性贫血;白细胞减少主要是粒细胞和淋巴细胞的减少,40% 患者抗中性粒细胞胞浆抗体可能阳性;血小板减少,淋巴结肿大,脾肿大。

7. 消化系统 25%~50% 的 SLE 有消化系统症状,其中约 10% 的为首发症状。可有恶心、呕吐、腹痛、腹水、腹泻等症状。肠系膜血管炎常发生在 SLE 活动期,是其最严重的并发症之一,病死率可达 50%。10%~32% 病人可有肝脏肿大,常无触痛,肝功能多正常。

8. 精神及神经系统 约 30%~40% 的 SLE 患者有此表现,包括精神病、器质性脑病、情感障碍、认知障碍等 19 组神经精神症状,表现为头痛或偏头痛、性格改变、记忆力减退或轻度认知障碍;重者可表现为脑血管意外、昏迷、癫痫持续状态等。

9. 眼 病变可以累及眼睛的各层组织,主要包括视网膜血管病变,视神经病变等,它们对视力危害极大,最终可以导致失明。

问题与思考

1. 系统性红斑狼疮可以累及哪些器官?
2. 糖皮质激素治疗系统性红斑狼疮时为什么要补充钙剂?

【实验室检查】

SLE 病人实验室检查可有很多异常,表现为:

1. 血常规 可出现白细胞、淋巴细胞、血小板减少和贫血,其中白细胞减少最常见。疾病活动期血沉常增快。Coomb's 试验可阳性。

2. 尿常规 表现为蛋白尿、血尿、管型尿等。

3. 血生化指标 白蛋白降低,球蛋白升高,白蛋白 / 球蛋白比率倒置,γ 蛋白和 α₂ 片段明显增高。严重肾损害者尿素氮、肌酐升高。

4. 免疫球蛋白和补体等 病人 IgG、IgA 或 IgM 升高,活动期补体 C3、C4 显著性降低。

5. 自身抗体 SLE 病人 可检测到多种自身抗体,主要有:

(1)抗核抗体(antinuclear antibodies, ANA):为结缔组织病的一种筛选试验,敏感性 95%,特异性 65%。间接免疫荧光法(Indirect immunofluorescence, IIF)有周边型(M 型)、均质型(H 型)、斑点型(S 型)和核仁型(N 型)4 种荧光核型(图 18-6),其中高滴度的周边型多见于 SLE。

(2)抗双链 DNA 抗体(抗 ds-DNA):活动期 SLE 患者敏感性 30%~90%,特异性 95%。与 SLE 疾病活动程度有关,和肾脏受累有关。

(3)抗单链 DNA 抗体(抗 ss-DNA):阳性率 50%~60%,特异性低。

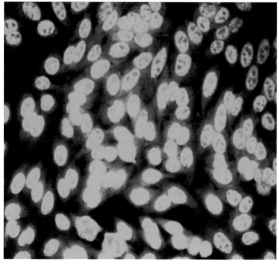
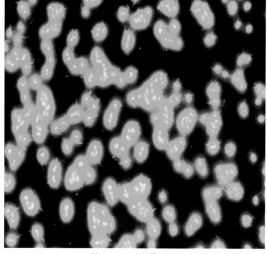

ANA 1:1000斑点型　　　　　　　　　　抗ds-DNA抗体阳性

图 18-6　抗核抗体核型

（4）抗 Sm 抗体：敏感性 25%，特异性 99%，SLE 的标记抗体。

（5）抗核糖核酸蛋白抗体（抗 U1RNP 抗体）：阳性率 40%，无特异性。主要见于混合性结缔组织病（MCTD），滴度很高。

（6）抗 SS-A/Ro 抗体：有 52kD、60kD 的两个多肽。SCLE 阳性率约 60%~70%，新生儿红斑狼疮中阳性率达 95% 以上，可损伤心脏及肾脏，阳性患者常同时有光敏性皮损和干燥综合征。

（7）抗 SS-B/La 抗体：阳性率 10%，特异性低。主要见于干燥综合征，常和抗 SS-A 抗体同时出现。

（8）抗核糖体 P 蛋白抗体（抗 rRNP 抗体）：阳性率在 10%~20%，特异性高。可损害神经元，与 SLE 精神症状有关。

SLE 病人可出现抗磷脂抗体、抗组织细胞抗体、抗神经原抗体、抗中性粒细胞胞质抗体阳性。类风湿因子可为阳性，梅毒血清试验假阳性率大约为 20%。

【诊断和鉴别诊断】

青年妇女有原因不明的低热、关节酸痛、乏力、白细胞减少、皮疹和光敏等现象时，应高度怀疑 SLE。目前主要根据美国风湿病学院修订的 SLE 分类标准（1997）进行诊断（表 18-3）。

表 18-3　美国风湿病学会（ACR）修订的 SLE 分类标准（1997）

1. 颊部红斑

2. 盘状红斑

3. 光过敏

4. 口腔溃疡口腔或鼻咽部无痛性溃疡

5. 关节炎非侵蚀性，累及 2 个以上外周关节

6. 浆膜炎胸膜炎或心包炎

7. 肾脏病变尿蛋白 > 0.5g/24 小时或 +++ 或管型，红细胞、颗粒或混合性管型

8. 神经系统异常抽搐或精神症状（除外药物或代谢紊乱）

9. 血液学异常溶血性贫血，白细胞 < 4.0×10^9/L 或淋巴细胞 < 1.5×10^9/L 至少 2 次以上，血小板 < 100×10^9/L

10. 免疫学异常抗 ds-DNA 抗体阳性或抗 Sm 抗体阳性，或抗磷脂抗体阳性（抗心磷脂抗体或抗狼疮抗凝物阳性，或至少持续 6 个月的梅毒血清试验假阳性，三者中具备一项阳性）

11. 抗核抗体阳性免疫荧光滴度异常，排除药物诱发的狼疮

注：具备以上 11 条中的 4 项或 4 项以上即可诊断为 SLE

2009 年美国风湿病学会对 SLE 的分类标准进行了修订。其敏感性为 94%，特异性为 92%。

临床标准：①急性或亚急性皮肤狼疮表现；②慢性皮肤狼疮表现；③口腔或鼻咽部溃疡；④非瘢痕性秃发；⑤炎性滑膜炎：可观察到 2 个或更多的外周关节有肿胀或压痛，伴晨僵；⑥浆膜炎；⑦肾脏病变：尿蛋白＞0.5g/d 或出现红细胞管型；⑧神经病变：癫痫发作或精神病、多发性单神经炎、脊髓炎、外周或颅神经病变、脑炎；⑨溶血性贫血；⑩白细胞减少（至少 1 次细胞计数＜4.0×10^9/L）或淋巴细胞减少（至少 1 次细胞计数＜1.0×10^9/L）；血小板减少症（至少 1 次细胞计数＜100×10^9/L）。

免疫学标准：① ANA 滴度高于实验室参考标准；②抗 dsDNA 抗体滴度高于实验室参考标准（ELISA 法测需有 2 次高于该参考标准）；③抗 Sm 抗体阳性；④抗磷脂抗体：狼疮抗凝物阳性 / 梅毒血清学试验假阳性 / 抗心磷脂抗体是正常水平 2 倍以上或抗 β2GP1 中滴度以上升高；⑤补体减低：C3、C4、CH50；⑥无溶血性贫血但 Coomb's 试验阳性。

确诊条件：①肾脏病理证实为狼疮肾炎并伴 ANA 或抗 dsDNA 阳性；②以上临床及免疫指标中有 4 条以上符合（至少包含 1 项临床指标和 1 项免疫学指标）。

明确诊断后根据病情判断是否活动及严重程度，目前较新的是系统性红斑狼疮反应指数（SRI）评分系统，包括医生全面评估（PGA）、英岛狼疮评估组指数（BILAG-2004）、系统性红斑狼疮疾病活动性指数（SELENA-SLEDAI）三部分。其中临床上较为常用的是 SLEDAI 评分（表 18-4）。SLEDAI 评分对 SLE 病情的判断：0～4 分基本无活动；5～9 分轻度活动；10～14 分中度活动；≥15 分重度活动。

表 18-4　SLEDAI 2000 评分表

评分	临床表现
8	癫痫发作：近期发作，除外代谢、感染、药物因素
8	精神症状：严重的认知障碍，因而正常活动努力改变，包括幻觉，思维无连贯性、不合理，思维内容缺乏、无衔接，行为紧张、怪异、缺乏条理。除外尿毒症及药物引起
8	器质性脑病综合征：大脑功能异常，定向力、记忆力或其他智力，临床表现突出并有波动性，包括意识模糊、对周围环境注意力不集中，加上以下至少 2 项：认知障碍、语言不连贯、嗜睡患者睡眠倒错、精神运动性活动增加或减少。需除外代谢、感染、药物因素
8	视力受损：SLE 视网膜病变，包括絮状渗出、视网膜出血、严重的脉络膜渗出或出血及神经炎。需除外高血压、感染、药物因素
8	颅神经异常：新发的包括颅神经在内的感觉或运动神经病
8	狼疮性头痛：严重持续性的头痛，可以为偏头痛，但必须对镇痛药无效
8	脑血管意外：新出现的脑血管意外。应除外动脉硬化
8	血管炎：溃疡、坏疽、痛性指端结节、甲周梗死。片状出血或活检或血管造影证实存在血管炎
4	关节炎：2 个以上关节痛及炎性表现，如压痛、肿胀、积液
4	肌炎：近端肌疼痛或无力，合并 CPK 或醛缩酶升高，或肌电图改变或肌活检存在肌炎
4	管型尿：出现颗粒管型或 RBC 管型
4	血尿：＞5RBC/HP，除外结石、感染和其他因素
4	蛋白尿：＞0.5g/24h
4	脓尿：＞5WBC/HP，除外感染
2	皮疹：炎性皮疹
2	脱发：异常片状或弥散性脱发
2	黏膜溃疡：口、鼻溃疡
2	胸膜炎：胸膜炎性胸痛，有胸膜摩擦音或胸腔积液或胸膜肥厚
2	心包炎：心包疼痛加上以下至少 1 项：心包摩擦音、心包积液或心电图或超声心动图证实
2	低补体：CH50、C3、C4 低于正常低限
2	抗 ds-DNA 抗体增加：＞25%（Farr 法）或高于检测范围
1	发热：＞38℃，需除外感染因素
1	血小板降低：＜100×10^9/L
1	白细胞减少：＜3×10^9/L，需除外药物因素

注：上述评分为就诊前 10 天之内的症状和检查

【预防和治疗】

治疗原则：早期诊断、早期治疗、个体化治疗。疾病活动且病情严重时，积极给予药物诱导缓解，病情稳定后，则维持性治疗。抢救 SLE 危重症患者，处理或防治药物副作用。

1. **一般治疗**　心理治疗，使患者对疾病建立乐观情绪，急性活动期要卧床休息，避免诱发因素和刺激（如药物、紫外线照射），注意避孕，防治感染。

2. **抗疟药**　对皮疹、关节痛及轻型患者有效，主要用羟氯喹，成人口服 200～400mg/d，用药前及用药期间应每年进行眼科检查，注意眼部副作用。

3. **糖皮质激素**　根据病情以及对激素的反应行个体化使用。用量根据病情活动情况而定，一般用泼尼松 0.5～1mg/（kg•d），晨起顿服至 4～8 周后控制病情，逐渐减至 7.5mg/d 维持量。重型狼疮脑病、严重的狼疮肾炎、严重溶血性贫血、狼疮出血性肺泡炎等急危重 SLE，可用甲基泼尼松龙 500～1000mg/d 静脉滴注冲击治疗，连用 3 日，继以口服泼尼松 0.5～1mg/（kg•d）。

4. **免疫抑制剂**　多和激素联用，或用于狼疮性肾炎、狼疮脑病的患者，但要注意此类药物的副作用，如骨髓抑制、肝肾功能受损、胃肠道反应、感染等。应定期复查血、尿常规及肝肾功能。

常用的免疫抑制剂有环磷酰胺 500～1000mg/m²（体表面积），每月一次，静脉点滴，共 6～7 次，或 200mg 静脉点滴，隔日 1 次。

吗替麦考酚酯 1.5～2.0g/d，每日 3 次，3～6 个月改维持量口服，维持剂量为 1.0g/d，分 2 次口服。

硫唑嘌呤 1.5～2.5mg/（kg•d）口服，用药后需观察 6～12 个月，根据病情调整剂量。

环孢素 A，初始剂量为 1～2mg/（kg•d）并缓慢加量，最好不超过 3.5mg/（kg•d）。

甲氨蝶呤片初始剂量为 7.5mg/周，根据情况逐渐增加 15～20mg/周。狼疮脑病时可以用甲氨蝶呤注射剂进行鞘内注射。

来氟米特片 50mg/d，3 天之后维持剂量 20mg/d 至 3～6 个月。

5. **植物提取物药**　有一定免疫抑制和/或免疫调节作用，如雷公藤多苷，30～60mg/d，每日 3 次；白芍总苷胶囊 0.6g，每日 3 次；火把花根片或昆明山海棠片，2 片，每日 3 次。雷公藤多苷、火把花根片、昆明山海棠等该类药物对性腺有副作用，育龄期女性患者应慎用。

6. **生物制剂**　包括靶向 B 淋巴细胞类药物（利妥昔单抗、贝利单抗、阿塞西普、依贝珠单抗等）、靶向 T 淋巴细胞类药物（阿巴昔普等）、抗细胞因子药物（英夫利昔单抗、西法木单抗、托珠单抗等）、细胞表面受体抑制剂、治疗性疫苗等，部分药物（如利妥昔单抗、贝利单抗）已被美国食品药品管理局批准用于治疗 SLE，部分药物仍处于临床试验阶段。生物制剂因其价格昂贵和潜在的导致肿瘤和感染等风险，一般作为常规治疗效果不佳患者的二线治疗。

7. **其他治疗方法**　对于重症患者或常规治疗效果不佳的患者，可以使用静脉注射免疫球蛋白［0.4g/（kg•d）］、干细胞移植等治疗方法。

案例 18-1

患者，女，19 岁，学生。因"面、头部、V 型区手足红斑、水疱伴反复发热半年"收住院。半年前日晒后出现皮损，20 天前日晒后皮损加重，关节痛。系统检查未见异常。专科检查：面、头部、V 型区手足红斑、水疱、大疱、渗液、结痂，口周散在脓疱，口腔黏膜糜烂、渗液，手足、V 型区部分皮损靶型损害。颈部淋巴结肿大。实验室检查：ANA 1∶320（斑点型），ds-DNA（−），RNP/Sm ++，Sm ++，SS-A 60KDa +++，52KDa +++，核糖体 P 蛋白 +++，IgG：19.6g/L，C3：0.47，C4：0.04；尿常规：WBC +++；ESR：41mm/1h，C 反应蛋白：1.71mg/dl；RF（+），RF-IgA：89.97RU/Ml，RF-IgM：563.6RU/ML；血常规、出凝血功能、雌孕激素正常，肝肾功能正常。

【预后】

目前 SLE 生存率已明显提高。5 年、10 年、15 年、20 年生存率已分别达到 95%、90%～94%、85%、78%～84%。其死亡原因早期主要是未能有效控制狼疮的活动，后期主要是感染和大剂量激素的副作用。

四、新生儿红斑狼疮

新生儿红斑狼疮（neonatal lupus erythematosus, NLE）为红斑狼疮的一少见亚型，见于 SLE、干燥综合征和其他风湿病或无症状母亲的婴儿，多见于女性。抗 Ro/SSA 抗体基本阳性，患儿 HLA-DR3 的频率较高。

【临床表现】

1. **皮肤损害** 皮疹好发于头面部、躯干、四肢等曝光部位，为环形或椭圆形红斑，皮疹大小不等，类似 SCLE（图 18-7），常多发，少数患儿还有毛细血管扩张。多于出生后短期内出现，具有自限性，生后数周至数月内自行消退，一般不留瘢痕，少数遗留色素沉着或轻度萎缩。

2. **心脏损害** 据报道有心脏损害的 NLE 约 14%～20%。主要表现为不同程度的传导阻滞。其他表现还有心包炎、心肌炎、心肌病等。心脏结构异常如房间隔缺损、室间隔缺损和卵圆孔未闭等。先天性心脏传导阻滞的病死率 15%～22%，主要在新生儿期，最常见的死因是充血性心力衰竭。

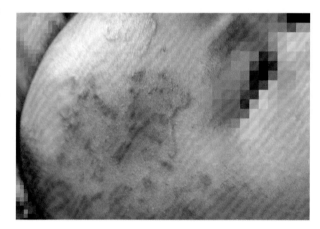

图 18-7　新生儿红斑狼疮

【预防和治疗】

皮损可不治疗或外用弱效糖皮激素软膏，心脏病变对症治疗。

五、药物诱发的狼疮

药物诱发的狼疮（Drug-induced lupus, DIL）是指由于服用某些药物后出现类似于红斑狼疮表现的一种综合征。目前多认为它是药物治疗的一种副作用。男女发病率相等。它的发病较缓、较轻，常发生在药物应用数月后，甚至有时在服药数年后。常见药物有肼屈嗪、异烟肼，抗惊厥药如苯妥英钠、普鲁卡因胺、甲基多巴、磺胺药、青霉胺和 TNF-α 拮抗剂等。

【临床表现】

DIL 也可表现为系统性、亚急性皮肤型及慢性皮肤型。DIL 临床症状相对较 SLE 轻。表现为发热、肌肉关节疼痛、皮疹、浆膜炎，肾脏和中枢神经系统受损少见。症状可在停药后数日或数周内消失。主要是抗组蛋白抗体阳性，抗 Sm 抗体和抗 dsDNA 抗体多为阴性，低补体血症少见；DIL 的皮肤组织学和 LBT 表现和 SLE 相似。

【预防和治疗】

一般在停药后数天或数周内症状可改善或持续缓解，但自身抗体消除需要一定时间。治疗原则是及早停用相关药物，终止药物对机体的损害，根据病情采取必要治疗措施。

第二节　皮肌炎

【定义】

多发性肌炎（Polymyositis，PM）和皮肌炎（dermatomyositis，DM）是横纹肌非化脓性炎性肌病。主要表现为肌无力，常累及多种脏器，可伴发肿瘤和其他结缔组织病。无皮损的为 PM，伴有皮肤损害为 DM，该病属于自身免疫性疾病，其发生与免疫异常、感染、遗传和肿瘤等因素有关。

发病率大约 0.5～8/10 万之间，女性多见，男女比为 1∶2。可发生在任何年龄，但好发于 5～14 岁儿童和 45～60 岁成人。1975 年 Bohan 和 Peter 根据临床特点将 PM/DM 分为：①原发性多肌炎（PM）；②原发性皮肌炎（DM）；③ PM/DM 合并肿瘤；④儿童 PM 或 DM；⑤ PM 或 DM 伴发其他结缔组织病（重叠综合征）。1982 年 Witaker 在此基础上增加包涵体肌炎和其他（结节性、局灶性及眶周性肌炎，嗜酸性肌炎，肉芽肿性肌炎和增殖性肌炎）。

【病因和发病机制】

本病病因不明。很多研究提示体液免疫和补体介导的血管病变是皮肌炎的主要机制，而细胞介导尤其 CD8 细胞浸润的细胞毒作用是引起多发性肌炎中肌肉病变的主要机制，此外肿瘤抗原也可引起免疫反应。病毒（粘病毒、副粘病毒、微小 RNA 病毒、柯萨奇病毒等）、弓形体感染和 PM/DM 发生有关。研究发现 DM 中 HLA-B8 多见，不同人种 PM 患者中 HLA 亚型不同。

【临床表现】

1. **全身症状**　成人发病隐匿多为缓慢起病，少数儿童急性发病；早期常为乏力、间断发热、不适、厌食、关节痛和体重下降等。

2. **皮肤表现**　皮肤损伤与肌肉累及程度常不平行，统计表明皮损与肌肉无力同时发生占 25%，皮损先发生占 50%，肌肉无力先发生占 15%。有 7% 的患者有典型皮损，始终无肌肉症状，肌酶学正常，称为"无肌病的皮肌炎"。皮损主要表现为：

（1）眶周皮疹（Heliotrope 疹）：眶周出现的水肿性暗紫红色斑，初起为一侧以后发展为双侧（图 18-8），见于 60%～80% DM，是 DM 的特异性体征。合并恶性肿瘤的患者可表现为头面呈醉酒后的外观，伴发深褐色、灰褐色针头大小色素斑及大量毛细血管扩张，称为恶性红斑。

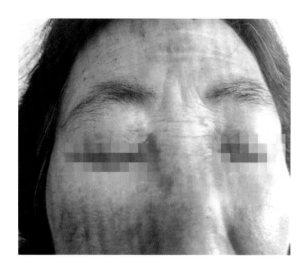

图 18-8　Heliotrope 疹

（2）Gottron 征：表现为四肢肘、膝、踝、掌指关节和指间关节伸面紫红色丘疹，以后融合成斑块伴萎缩、色素减退和细小鳞屑（图 18-9）。

（3）皮肤异色病样疹：上胸"V"区，甚至全身多处角化性小丘疹，伴有斑点状深褐色色素沉着、色素减退、毛细血管扩张和皮肤萎缩，有时排列成网状。

（4）技工手：部分患者双手外侧掌面皮肤角化、粗糙皲裂，同技术工人的手相似，故称"技工"手（图 18-10）。多见于抗 Jo-1 抗体阳性的 PM/DM 患者中。

（5）其他：甲根皱襞甲小皮增厚，毛细血管扩张和瘀点。还可有口腔黏膜红斑，溃疡，雷诺现象，皮肤钙质沉着等多种皮损。

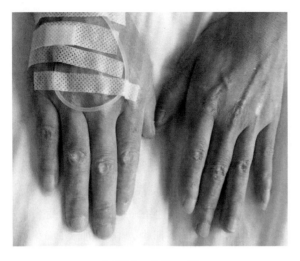
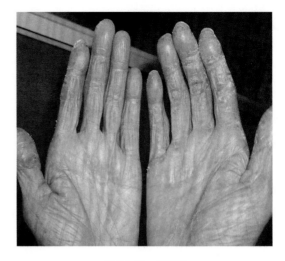

图 18-9　Gottron 征　　　　　　　　　　　　图 18-10　技工手

3. **肌肉**　主要累及横纹肌，平滑肌和心肌有时也可受累。肢带肌（肩胛带肌，骨盆带肌）四肢近端及颈部肌肉常先被累及。

（1）肌无力：几乎所有患者都有不同程度的肌无力。可突然发生也可逐步发展，表现为行走、起立、爬楼时步态蹒跚，梳头困难甚至发音困难，吞咽困难，呛咳等症状。呼吸肌受累可造成气促和呼吸困难。肌力分为6级：0级：完全瘫痪；1级：肌肉能轻微收缩不能产生动作；2级：肢体能做平面移动，但不能抬起；3级：肢体能抬离床面（抗地心吸引力）；4级：能抗阻力；5级：正常肌力。

（2）肌痛：早期可有肌肉肿胀，大约25%的患者表现为近端肌肉疼痛或压痛。

4. **其他表现**　消化道症状：进展期出现环咽肌受累时，可出现吞咽困难，但需排除是否合并硬皮病。肺部病变：X线检查发现5%~10%患者有肺间质的改变。心脏改变：Holter提示半数以上的患者有ECG改变，主要为ST-T段的改变，其他有房性、室性心律失常。肾脏改变：很少见，极少数暴发性起病者，因横纹肌溶解出现肌红蛋白尿、急性肾衰竭。20%的患者可伴发其他结缔组织病。有10%~30%的PM/DM患者好发恶性肿瘤，多见于50~60岁年龄组，以肺、卵巢、乳房、胃等部位肿瘤常见。

5. **抗合成酶抗体综合征**　在皮肌炎患者体内可检测到多种自身抗体，其中最常见的自身抗体是抗氨酰转移RNA合成酶抗体，简称"抗合成酶自身抗体"，包括皮肌炎最常见的抗Jo-1抗体。具有抗合成酶自身抗体的患者如伴有肌无力、发热、间质性肺炎、多关节炎、雷诺征和"技工手"，则称为抗合成酶抗体综合征（anti-synthetase syndrome，ASS）。因抗Jo-1抗体阳性率最高，研究也最深入，故ASS又被称为抗Jo-1抗体综合征。这类病人极少发生肿瘤，肺间质病变明显且进行性加重，易合并肺部感染并迅速进展至呼吸衰竭，是ASS的首要死因。

【实验室检查】

1. **血清肌酶**　主要表现为肌酸激酶（CK）、醛缩酶（ALD）、乳酸脱氢酶（LDH）、门冬氨酸氨基转移酶（AST）、碳酸酐酶Ⅲ等升高，其中以CK最敏感，特别是CK-MM（大部分来源于横纹肌、小部分来自心肌，占CK总活性的95%~98%）较有价值。肌酶的升高常发生于临床症状前数周或早期，当晚期肌萎缩肌酶不再释放时肌酶可正常。

2. **肌红蛋白**　多数肌炎患者的血清肌红蛋白增高，多和病情呈平行关系，可早于肌酶变化。

3. **自身抗体**　抗核抗体（ANA）：阳性率为20%~30%，对肌炎诊断不具特异性。抗Jo-1抗体：是抗组氨酰转移RNA合成酶抗体，是诊断PM/DM的标记性抗体，阳性率为25%~40%，有肺间质病变的患者中其阳性率可达60%。抗Mi-2抗体也是肌炎较特异性的抗体，阳性率15%，在有"披肩征（水肿性紫红斑和毛细血管扩张累及手背指背、手臂伸侧、三角肌区、肩后部和颈部）"的患者中阳性率高。

4. 肌电图 表现为肌源性损害，表现正锐波、插入激惹纤颤波及高频放电；低波幅，短程多相波。

5. 病理检查

（1）肌肉改变：因肌炎常呈灶性分布，必要时需多部位取材。表现为肌肉广泛或部分受侵犯，表现为肌纤维核增多，肌纤维分离、断裂，呈玻璃样，颗粒状，空泡变性，甚至坏死，或肌肉结构完全消失代以结缔组织。肌纤维间质、血管周围有炎性细胞浸润。

（2）皮肤病理改变类似SLE。

【诊断和鉴别诊断】

1. 目前DM/PM临床上主要根据Bohan和Peter 1975年提出的标准（简称B/P标准）进行诊断：

（1）对称性近端肌无力，伴或不伴吞咽困难和呼吸肌无力。

（2）血清肌酶升高，特别是CK升高。

（3）肌电图异常。

（4）肌活检异常。

（5）特征性的皮肤损害。

具备上述（1）、（2）、（3）、（4）者可确诊PM，具备上述（1）~（4）项中的三项可能为PM，只具备二项为疑诊PM。具备第（5）条，再加三项或四项可确诊为DM；第（5）条，加上二项可能为DM；第（5）条，加上一项为可疑DM。

B/P标准容易导致对PM的过度诊断，不能鉴别PM与包涵体肌炎（IBM）等其他炎性肌病，因此欧洲神经肌肉疾病中心和美国肌肉研究协作组（ENMC）在2004年提出了另一种特发性炎性肌病（idiopathic inflammatory myopathies，IIM）分类诊断标准（表18-5）。

表18-5 国际肌病协作组建议的IIM分类诊断标准

诊断要求	诊断标准
1. 临床标准	
包含标准：	
A. 常>18岁发作，非特异性肌炎及DM可在儿童期发作	
B. 亚急性或隐匿性发作	
C. 肌无力：对称性近端>远端，颈屈肌>颈伸肌	
D. DM典型的皮疹：眶周水肿性紫色皮疹；Gottron征，颈部V型征，披肩征	
排除标准：	
A. IBM的临床表现：非对称性肌无力，腕/手屈肌与三角肌同样无力或更差，伸膝和（或）踝背屈与屈髋同样无力或更差	
B. 眼肌无力，特发性发音困难，颈伸>颈屈无力	
C. 药物中毒性肌病，内分泌疾病（甲状腺功能亢进症，甲状旁腺功能亢进症，甲状腺功能低下），淀粉样变，家族性肌营养不良病或近端运动神经病	
2. 血清CK水平升高	
3. 其他实验室标准	
A. 肌电图检查	
包含标准：（I）纤颤电位的插入性和自发性活动增加，正相波或复合的重复放电；（II）形态测定分析显示存在短时限，小幅多相性运动单位动作电位（MUAPs）；	
排除标准：（I）肌强直性放电提示近端肌强直性营养不良或其他传导通道性病变；（II）形态分析显示为长时限，大幅多相性MUAPs；（III）用力收缩所募集的MUAP类型减少	
B. 磁共振成像（MRI）	
STIR显示肌组织内弥漫或片状信号增强（水肿）	
C. 肌炎特异性抗体	
4. 肌活检标准	
A. 炎性细胞（T细胞）包绕和浸润至非坏死肌内膜	

诊断要求	诊断标准

B. CD8⁺T 细胞包绕非坏死肌内膜,但是否浸润至非坏死肌内膜不确定,或明显的 MHC-1 分子表达

C. 束周萎缩

D. 小血管膜攻击复合物(MAC)沉积,或毛细血管密度降低,或光镜见内皮细胞中有管状包涵体,或束周纤维 MHC-I 表达

E. 血管周围,肌束膜有炎性细胞浸润

F. 肌内膜散在的 CD8⁺T 细胞浸润,但是否包绕或浸润至肌纤维不肯定

G. 大量的肌纤维坏死为突出表现,炎性细胞不明显或只有少量散布在血管周,肌束膜浸润不明显

H. MAC 沉积于小血管或 EM 见烟斗柄状毛细血管,但内皮细胞中是否有管状包涵体不确定

I. 可能是 IBM 表现:镶边空泡,碎片性红纤维,细胞色素过氧化物酶染色阴性

J. MAC 沉积于非坏死肌纤维内膜,及其他提示免疫病理有关的肌营养不良

多发性肌炎(PM)

确诊 PM:

1. 符合所有临床标准,除外皮疹

2. 血清 CK 升高

3. 肌活检包括 A,除外 C,D,H,I

拟诊 PM(probable PM):

1. 符合所有临床标准,除外皮疹

2. 血清 CK 升高

3. 其他实验室标准中的1/3条

4. 肌活检标准包括 B,除外 C,D,H,I

皮肌炎(DM)

确诊 DM:

1. 符合所有临床标准

2. 肌活检包括 C

拟诊 DM:

1. 符合所有临床标准

2. 肌活检标准包括 D 或 E,或 CK 升高,或其他实验室指标的1/3条

无肌病性皮肌炎:

1. DM 典型的皮疹眶周皮疹或水肿,Gottron 征,V 型征,披肩征

2. 皮肤活检证明毛细血管密度降低,沿真皮-表皮交界处 MAC 沉积,MAC 周伴大量角化细胞

3. 没有客观的肌无力

4. CK 正常

5. EMG 正常

6. 如果做肌活检,无典型的 DM 表现

可疑无皮炎性皮肌炎(possible DM sine dermatitis):

1. 符合所有临床标准,除外皮疹

2. 血清 CK 升高

3. 其他实验室指标的1/3条

4. 肌活检标准中符合 C 或 D

非特异性肌炎:

1. 符合所有临床标准,除外皮疹

2. 血清 CK 升高

3. 其他实验室指标的1/3条

4. 肌活检包括 E 或 F,并除外所有其他表现

免疫介导的坏死性肌病:

1. 符合所有临床标准,除外皮疹

2. 血清 CK 升高

3. 其他实验室指标的1/3条

4. 肌活检标准包括 G,除外所有其他表现

DM 应与 SLE、血管性水肿、多形红斑、淋巴瘤等进行鉴别；PM 应与运动神经元病、重症肌无力、进行性肌营养不良、风湿性多肌痛等疾病鉴别。

问题与思考

1. 皮肌炎患者为什么要进行系统检查？
2. 抗合成酶抗体综合征有哪些特点？

【治疗】

1. **一般治疗** 急性期应卧床休息，适当进行肢体被动活动，防止肌萎缩，病情稳定后适当锻炼。避免受寒、感染、妊娠，给予高蛋白、高热量饮食。

2. **药物治疗**

（1）糖皮质激素：目前仍是本病的首选药，剂量一般为泼尼松 1~2mg/（kg•d），待病情控制后逐渐减量（肌力明显恢复，肌酶趋于正常），减至维持量 5~10mg/d 后需要继续用药 2 年以上。常规治疗无效或病情发展迅速可用甲基泼尼松龙 0.5~1g/d 连续静脉冲击治疗 3 天，ASS 患者往往需要大剂量激素甚至冲击治疗。伴恶性肿瘤者激素治疗常常效果不好。约 20% 患者对激素治疗无效。一般肌力恢复较肌酶恢复延迟数周。

（2）免疫抑制剂：目前多在糖皮质激素治疗的同时或早期加用免疫抑制剂。以便改善症状，减少激素用量，减少并发症。常用有甲氨蝶呤、硫唑嘌呤、环孢素 A、环磷酰胺等。

3. **其他治疗** 大剂量静脉用免疫球蛋白静滴（IVIG）、抗疟药如羟氯喹、血浆置换、生物制剂、干细胞移植对皮肤或肌炎症状有一定作用。伴有恶性肿瘤者，在恶性肿瘤切除后，症状可自然改善。

【预后】

早期诊断，合理治疗，大部分病人可缓解。但呼吸及心血管系统受累者病情常常较严重，治疗效果差预后不佳。伴有恶性肿瘤的患者，预后一般多取决于恶性肿瘤的预后。

第三节　硬皮病

【定义】

硬皮病（scleroderma）以皮肤和多器官炎症和广泛纤维化并产生多种自身抗体为特征的局限性或弥漫性皮肤硬化，分为局限性和系统性。是一病谱性疾病，一端为局限性硬皮病，内脏不受累；另一端是系统性硬皮病累及多系统，在两极之间可见一些中间型。

【病因和发病机制】

尚不十分清楚，多认为与原发性血管异常、自身免疫机制异常、胶原代谢紊乱和感染有关。

【临床表现】

1. **局限性硬皮病**

（1）局限性硬斑病（plaque morphea）：占局限性硬皮病约 60%。①发生在任何部位，但以腹、背为常见，其次四肢和面颈部；②表现为一片或几片圆形、椭圆形、不规则形的水肿性淡红或紫红斑片，之后逐渐扩大硬化、颜色变为淡黄色或象牙色（图 18-11）；③经过缓慢，皮损变硬，表面蜡样光泽，最终为白色或淡褐色萎缩性瘢痕。

（2）带状硬皮病（linear scleroderma）：多见于儿童和青少年，常沿单侧肢体线状或带状分布，常为单条，有时可有多条。在额部和头皮，皮损通常呈刀劈状，称刀砍状（frontoparietal）硬皮病。有时皮肤、皮损下的肌肉，甚至骨骼亦可累及而萎缩，病损附近的关节可挛缩影响功能，严重者同侧面部偏侧萎缩甚至伴同侧舌萎缩等。

（3）点滴状硬皮病：多发生于颈、胸、肩、背等处。损害为绿豆至黄豆甚至五分硬币大，集簇性或线状排列，呈珍珠样或象牙白色的发硬小斑点，表面光滑发亮，圆形稍有凹陷，周围有色沉，时间长久可发生萎缩。此型约占13%。

（4）泛发性硬皮病：本型较为少见，皮疹类似硬斑病，但病变面积大，分布广泛而无明显系统损害。好发于胸、腹、四肢近端，亦可发于身体的各个部位。

2. 系统性硬皮病　又称系统性硬化症（systemic sclerosis，SSc），除皮肤外，还累及血管、肌肉和内脏。好发年龄30～50岁。分为局限性系统性硬皮病（limited systemic scleroderma）和弥漫性系统性硬皮病（diffuse systemic scleroderma）。

（1）肢端型与弥漫型硬皮病：两者属于一个病，不同点在于肢端型几乎都有雷诺现象，皮损开始于手、足、面等远端部位，呈向心性伸展至前臂、小腿、胸骨上区，躯干受累较少，受累范围相对局限，进展速度较慢，内脏受累较轻，预后较好。而弥漫性硬皮病常从胸部开始，向远端扩展，雷诺现象少，内脏受累较多、较重，病变进展快、预后差。

1）首发症状：约有70%病例的首发症状为雷诺现象，可先于皮肤损害1～2年或同时发生。

2）皮肤病变：分为水肿期、硬化期和萎缩期。水肿期：皮肤紧张变厚，皱纹消失，肤色苍白或淡黄，皮面温度偏低，呈非凹陷性水肿。硬化期：水肿期进一步发展，皮肤增厚发生纤维化，手指和手背发亮、绷紧，表面有蜡样光泽，手指皮肤横纹不清楚，毛发稀少，不出汗，皮肤不易捏起，口周出现放射状沟纹，面部似面具（图18-12）。逐渐手指变细，末节手指变尖变短，呈"腊肠样"指。萎缩期：皮肤损害萎缩变薄如羊皮纸样，甚至皮下组织及肌肉也发生萎缩或硬化，紧贴骨膜形成木板样硬片。其他皮肤改变有：弥漫性色素沉着或局限性的色素脱失、毛细血管扩张、皮肤钙质沉着等。

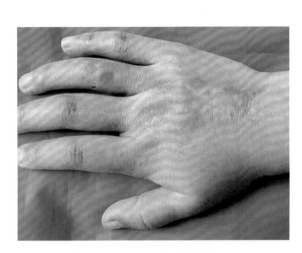

图18-11　局限性硬斑病

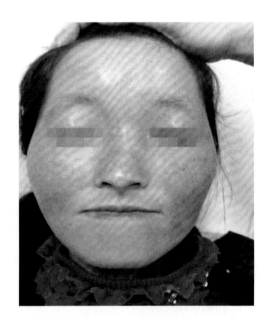

图18-12　系统性硬皮病

3）内脏损害：食道受累后45%～90%可出现吞咽困难、呕吐、食物返流。食欲缺乏、腹痛腹胀、便秘腹泻等。肺广泛肺间质纤维化，肺活量降低，5%～10%患者发生肺动脉高压和右心衰。心血管系统受累产生呼吸困难、心悸和其他充血性心力衰竭的体征，心肌硬化会产生传导改变，也可出现心包炎、心内膜炎等改变。肾脏受累引起蛋白尿、高血压、肾衰竭。中枢神经系统受累较少。肌肉可有肌炎的表现,失用性萎缩。骨骼受累表现为晨僵和多关节疼痛。心衰和肾衰是主要死亡原因。

（2）CREST综合征：是系统性硬皮病的一种亚型,即皮肤钙沉着(calcinosis)、雷诺现象(raynaud phenomenon)、食管受累(esophagus)、指趾硬化(sclerodactylia)和毛细血管扩张(telangiectasis)。缓慢起病,皮损可仅累及肘膝以下肢体和面颈等特定区域。累及内脏少,预后相对较好。

【实验室检查】

局限性硬皮病实验室检查一般无特异性改变。系统性硬皮病可有缺铁性贫血、嗜酸性粒细胞增多、血沉快,有时可有蛋白尿、管型尿等。25%～30%的SSc病人类风湿因子可升高,50%～80%的病人有高球蛋白血症。

1. **免疫学检测** ANA阳性率达70%～90%以上,以核仁型为主。抗SCL-70抗体是SSc的标志性抗体,阳性率约20～45%,多见于肺部受累者。抗着丝点抗体阳性,多见于局限性硬皮病、CREST综合征患者(阳性率50%～90%)。抗核糖核蛋白(Ribonuclear protein, RNP)抗体在SSc患者中的阳性率报道约为6.5%。抗PM/Scl抗体阳性提示SSc患者并发多发性肌炎。近年研究提示抗内皮细胞抗体(anti-endothelial cell antibodies, AECA),抗RNA聚合酶Ⅲ抗体(anti-RNA polymerase Ⅲ antibodies, ARA)和SSc患者疾病的严重程度和器官受累有关。

2. **组织病理** 局限性硬皮病和SSc的病理改变相似,主要为早期真皮中下层胶原纤维肿胀,真皮和皮下血管周围有淋巴细胞浸润。后期炎性浸润减少,胶原纤维均化血管壁增厚,管腔变窄甚至闭塞。皮肤附件明显减少或消失。内脏损害主要为间质及血管壁的纤维化和硬化。

3. **其他检查** 食道低张钡剂造影提示食管轻度扩张、蠕动减弱,钡剂通过缓慢,钡剂反流,晚期食管蠕动完全消失。食道动力学检查可观察食管的功能。高分辨率CT可观察SSc患者肺纤维化的程度。心脏超声可以检测SSc患者心脏是否受累,是否有肺动脉高压。甲褶电子毛细血管镜(nailfold video-capillaroscopy, NVC)可用于SSc患者的微血管病变、病情监测和疗效评估等。

【诊断和鉴别诊断】

局限性硬皮病主要根据皮损及组织病理进行诊断。系统性硬皮病根据ACR1980年硬皮病的分类标准诊断,具备下列1项主要标准或2项次要标准者,即可诊断系统性硬皮病。

主要标准：近端皮肤硬化即手指及掌指(跖趾)关节,近端皮肤增厚、紧绷、肿胀。次要标准：①指硬化：上述改变仅限于手；②手指的凹陷性瘢痕或指垫组织消失；③双侧肺基底纤维化。

但该标准的敏感性较低,早期很难作出诊断,欧洲硬皮病临床试验和研究协作组织(EULAR scleroderma trial and research group, EUSTAR)提出了"早期硬皮病"的概念和标准：①雷诺现象；②手指肿胀；③抗核抗体阳性,高度怀疑早期硬皮病；如果具备下列2项中的任何一项就可以确诊为早期硬皮病：①甲床毛细血管镜检查异常；②硬皮病特异性抗体阳性。但应注意与未分化结缔组织病、混合性结缔组织病鉴别。

SSc需和未分化结缔组织病、混合性结缔组织病、重叠综合征、雷诺病、黏液性水肿、硬肿病、慢性移植物抗宿主病、嗜酸性筋膜炎等鉴别。硬斑病与白癜风、硬化萎缩性苔藓和瘢痕等相鉴别。

案例 18-2

　　患者,女,58岁。发现右上肢屈侧带状红斑、色沉、萎缩15月余。患者于15月前无明显诱因发现右前臂屈侧大拇指指甲盖大小红斑、色沉、萎缩,并逐渐扩大,无瘙痒、疼痛、感觉异常等症状。近5月于右上臂、腕部分别出现相同形态的红斑、色素沉着、萎缩,行病检诊断为"炎症后色素沉着改变"。予以输液治疗,疗效欠佳。系统检查：未见异常。皮肤科检查：右上肢屈侧带状分布的、散在、不规则红斑、色沉、伴肿胀。实验室检查：血常规、肝功能、ANA、ds-DNA、ENAs均正常；IgA：5.05g/L，IgG：16.40g/L，IgM、补体 C3、C4 均正常。组织病理：基底层色素增加，真皮胶原增生、致密，真皮中上层血管周围少许单一核浸润，皮下组织大致正常。

问题：

1. 该患者的诊断是什么？

2. 还需要做什么检查？

【预防和治疗】

本病目前尚无特效疗法，部分病例治疗后病情可停止发展或缓解。应特别注意防寒保暖，避免冷刺激和抽烟，避免指趾外伤。目前治疗主要是以抗感染、免疫抑制、免疫调节、改善血循环和减少纤维化为基础。

1. **抗感染免疫抑制**　糖皮质激素对关节炎、肌炎、心包炎、心肌损害、肺间质病变的炎症期有一定疗效，常用泼尼松 30～40mg/d，连用数周后减量，以 10～15mg/d 维持量。免疫抑制剂常用有甲氨蝶呤、环磷酰胺、霉酚酸酯，方法见系统性红斑狼疮。

2. **抗纤维化治疗**　D- 青霉胺每天 2～5mg/kg 进行治疗；秋水仙碱片口服 1mg/ 次，每天 2～3 次；积雪苷片，18mg/ 次，每天 3 次。

3. **针对血管异常的药物**

（1）钙离子拮抗剂：抑制血管平滑肌细胞的收缩，如硝苯地平片 30～60mg/d，可以减轻雷诺现象；此外，低分子右旋糖酐、丹参等也可改善血循环。

（2）前列腺素衍生物：能改善雷诺现象，降低肺动脉高压（PAH）。如伊洛前列素 2ng/（kg•min），每天注射时间为 8 小时，连续静脉内注射 5 天，此后每 6 周治疗一次。

（3）内皮素（ET）受体拮抗剂：与内皮细胞和血管平滑肌上的内皮素受体结合，使血管扩张，降低肺动脉高压，如波生坦初始剂量 62.5mg，每日 2 次，4 周后改为 125mg，每日 2 次维持治疗。

（4）5 型磷酸二酯酶抑制剂：能选择性地阻断环磷酸鸟苷酸 cGMP 的降解过程，增高细胞内 cGMP 浓度，导致平滑肌松弛，降低 PAH。西地那非片口服，50mg/d。

4. **其他方法**　近年有生物制剂（利妥昔单抗、英夫利昔单抗）、静脉内注射免疫球蛋白、干细胞移植治疗 SSc 的报道。但这些方法的确切疗效和长期的不良反应有待于通过临床观察及长期随访进一步研究证实。

5. **局部治疗**　UVA-1 照射对改善 SSc 皮肤损害是有效的，安全的。此外，局部可外用积雪苷软膏、咪喹莫特乳膏。

【预后】

局限性硬皮病一般预后较好。

特别是发病年龄较大的患者，伴贫血和肾、肺动脉高压或心脏硬化者则预后差。

（邓丹琪）

（2）皮损好发于胸、腹、背部及四肢近端，为环形或多环形红斑，有针头至绿豆大小水疱，疱壁紧张，尼氏征阴性，偶有大疱及丘疹；黏膜损害偶见。

（3）皮损剧痒，类似不典型疱疹样皮炎。

5. IgA 天疱疮

（1）常见于中老年人，女性多见。

（2）皮损好发于皱褶部位，为红斑或正常皮肤上出现水疱、脓疱，伴瘙痒。

（3）水疱初小，疱液澄清，水疱逐渐变大，疱壁松弛，疱液渐变为脓性或血性，尼氏征一般阴性，也可为阳性。

（4）少数病人可有口腔水疱、糜烂、溃疡。

（5）一般无全身症状，也可有轻到中度发热。

6. 药物诱发的天疱疮

（1）应用含硫氢基团的药物 2～48 月后可以诱发天疱疮。

（2）多数患者病情较轻，一旦停止用药，15%～52.6% 的患者可自行缓解。

【实验室检查】

1. 血常规检查　多有轻度贫血；白细胞总数及中性粒细胞常中度增加，并多与继发感染有关；半数患者嗜酸性粒细胞升高，血清白蛋白偏低，免疫球蛋白的改变报告不一。

2. 组织病理　天疱疮的共同的基本病理变化是棘层松解，形成表皮内裂隙和大疱，疱液内有棘层松解细胞（Tzanck 细胞），这种细胞较正常棘细胞大，圆形，核大而深染，细胞质均匀呈嗜碱性，核周有浅蓝色晕；不同型的天疱疮棘层松解的部位不同：PV 的裂隙和水疱位于基底层上方，疱底有一层呈"墓碑"状的基底细胞，增殖型天疱疮有明显的棘层肥厚和乳头瘤样或疣状增生，PF 的裂隙或水疱位于棘层上部或颗粒层，颗粒层内可见角化不良细胞，PNP 还可见角化不良和界面皮炎（图 19-5）。

3. 免疫荧光　直接免疫荧光显示 IgG、IgA、IgM 或 C3 在角质形成细胞间隙内呈网状沉积，PV 主要沉积在棘层中下方，PF 主要沉积在棘层上方甚至颗粒层，PNP 可有表皮下基底膜带 IgG 和补体（C3）沉积。间接免疫荧光显示 80%～90% 患者的血清中存在天疱疮抗体（图 19-6）。

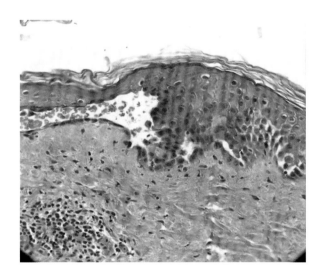

图 19-5　天疱疮组织病理图片

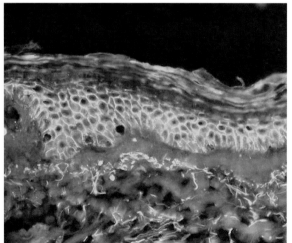

图 19-6　天疱疮免疫荧光图片

【诊断和鉴别诊断】

本病根据典型临床表现，结合组织病理和免疫病理可以诊断。

天疱疮需与大疱性类天疱疮、疱疹样皮炎、多形红斑和重症多形红斑、线状 IgA 大疱性皮病等鉴别。

1. **大疱性类天疱疮**　好发于老年人，皮疹表现为疱壁厚、紧张不易破的水疱或大疱，尼氏征阴性，组织病理为表皮下水疱，免疫荧光基底膜带 IgG、C3 沉积。而天疱疮好发于中老年人，皮疹为疱壁薄、松弛易破的水疱或大疱，尼氏征阳性，组织病理为棘层松解所致的表皮内水疱，免疫荧光表现为棘细胞间的荧光沉积。

2. **疱疹样皮炎**　表现为多形性皮疹，以水疱为主且排列成环形，好发于肩胛、臀部和四肢伸侧，对称分布，瘙痒剧烈，尼氏征阴性，有时伴有吸收不良表现，组织病理为表皮下水疱，真皮乳头有中性粒细胞性小脓疡，免疫荧光真皮乳头有 IgA 和 C3 呈颗粒状沉积，可与天疱疮鉴别。

3. **重症渗出性多形红斑**　多见于青壮年，皮损多形性，水肿性红斑上可出现水疱、大疱，尼氏征阳性，黏膜损害严重，发病急，常伴全身症状，通过皮肤病理及免疫荧光检查可与天疱疮鉴别。

【治疗和预防】

1. **基本治疗**　穿轻柔衣物，注意口腔清洁；高蛋白、高维生素饮食；注意水、电解质平衡；全身衰竭者可输注白蛋白、血浆或全血，同时防止并发症。

2. **局部治疗**

（1）损害广泛者应用暴露疗法。用 1∶8000 高锰酸钾溶液或 1∶1000 苯扎溴铵清洗创面，并发感染者用抗生素软膏。

（2）口腔黏膜糜烂者，含漱含有激素的漱口水，外涂他克莫司软膏、2.5% 金霉素甘油或碘甘油。

（3）病变局限者或病情很轻微者可外用糖皮质激素软膏或钙调磷酸酶抑制剂。

3. **系统治疗**

（1）糖皮质激素：首选用药。诊断一旦确立应及早应用，初始剂量应足够。用量与给药方法根据疾病类型、损害范围，结合患者年龄及全身状况而定（个体化治疗原则）。以泼尼松计算，初始量为 0.5～1.5mg/（kg·d），用药后密切观察病情变化，如 1～2 周仍有新疱出现应酌情增加原剂量的 1/3～1/2，直至无新发皮损出现，且原有皮损开始消退，维持 1～2 周左右可逐渐减量。维持阶段，可间隔 2～3 周减量 25%，当激素低于泼尼松 20mg/d，每间隔 3～4 周减量一次。泼尼松 5～15mg/d，长期维持，随后减量更慢。

（2）免疫抑制剂：常与糖皮质激素联合使用，可以减少激素用量和副作用。首选硫唑嘌呤，通常每日口服 100～150mg，分两次服用；或甲氨蝶呤，通常每周一次，每次口服 15～20mg；或环磷酰胺，通常每月一次，每次 0.8～1.0g。免疫抑制剂常在应用一个月后出现疗效，病情控制后，一般先减激素用量，以后再减免疫抑制剂至维持量，待长时间完全缓解后，方可完全停药。

（3）静脉大剂量免疫球蛋白（IVIG）：对于病情严重，中、大剂量糖皮质激素及与免疫抑制剂联合治疗效果不佳，或患者本身有免疫力低下，老年患者合并高血压、糖尿病等基础疾病不宜长期大剂量使用激素或同时又合并严重感染症状者，IVIG 安全、有效，益处／风险比高。通常使用冲击疗法，即 0.4g/（kg·d）体重，连续 3～5 天。

（4）单克隆抗体疗法：对于治疗抵抗者，可单独使用单克隆抗体或者联合免疫抑制剂、联合 IVIG 用于天疱疮的治疗。利妥昔单抗（Rituximab），375mg/m²，每周 1 次，连续 4 周。

（5）血浆置换疗法／免疫吸附疗法：病情顽固，常规疗法无效者可试用。

4. **PNP 的治疗**　关键是尽早彻底去除潜在肿瘤。

问题与思考

---

1. 天疱疮主要分为哪几个类型？

2. 除了系统应用糖皮质激素外，天疱疮还有哪些治疗方法？

第二节　大疱性类天疱疮

【定义】

大疱性类天疱疮(bullous pemphigoid, BP)是慢性自身免疫性表皮下大疱性疾病,较少累及黏膜,好发于中老年人。

【发病机理】

BP抗原(BPA)位于皮肤基底膜带(BMZ)的半桥粒中,分为BPA230和BPA180,前者的分子量为230kD,是半桥粒的细胞内成分;后者BP180的分子量为180kD,是跨膜蛋白,其在疾病发生中起显著作用,是BP发病的主要抗原。本病可能由于患者体内的循环抗体针对BMZ部位的自身抗原发生抗原抗体反应,激活补体,在补体的参与下趋化白细胞、嗜酸性粒细胞、活化肥大细胞脱颗粒,释放趋化因子,导致表皮下水疱形成。

【临床表现】

1. 好发于60~80岁中老年人,男女发病率相同,为最常见的自身免疫性水疱病。

2. 最常发生于腋下、大腿中央、腹股沟、腹部、前臂屈侧、小腿,亦可累及口腔黏膜(10%~25%)。

3. 首发皮疹可以为红斑、丘疹或荨麻疹样皮损持续几个月;之后出现典型的大疱性皮疹,大疱为紧张性、顶端坚实、不易破溃,疱液是浆性或血性液体,可在红斑基础上或正常皮肤上出现,皮损可局限也可泛发(图19-7)。水疱破溃后可形成大的、鲜红色的渗出和出血性的糜烂面,尼氏征阴性。口腔黏膜可出现水疱、糜烂,疼痛和严重程度不如天疱疮。

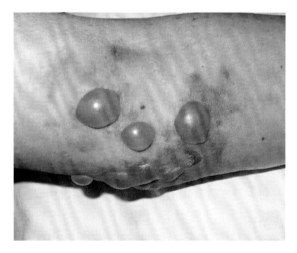

图19-7　正常皮肤基础上水疱、血疱

4. 患者多伴有中到重度瘙痒,后期由于形成糜烂面而有触痛感;除病情严重的患者外,一般无全身症状。

5. BP有临床变异型,如结节型类天疱疮,小疱型类天疱疮,出汗不良型类天疱疮,红皮病型类天疱疮,胫前类天疱疮,增殖型类天疱疮等。

6. BP常伴发神经系统疾病,如阿尔茨海默病、脑血管病、癫痫、多发性硬化、帕金森病、周围神经病变等;约有1%的BP患者可合并肿瘤,如消化道肿瘤、绒癌、肺癌、宫颈癌、淋巴瘤等;另外BP可伴发其他自身免疫病如桥本甲状腺炎、自身免疫性血小板减少症、红斑狼疮等,也可和其他皮肤病如扁平苔藓、银屑病和其他大疱性疾病等同时发生。

【实验室检查】

1. **免疫病理**　70%的患者血清间接免疫荧光可发现循环中抗基底膜带的IgG型抗体;直接免疫荧光可

见 IgG 和（或）补体 C3 沿基底膜带呈线状分布（图 19-8），盐裂后的皮肤，荧光沉积在表皮侧，此为 BP 诊断的"金标准"。

2. **组织病理学**　特征为表皮下水疱。疱液内有嗜酸性粒细胞，表皮内海绵形成，真皮乳头血管周围有嗜酸性粒细胞、淋巴细胞、嗜中性粒细胞浸润（图 19-9）。电镜显示透明板处表-真皮分离。

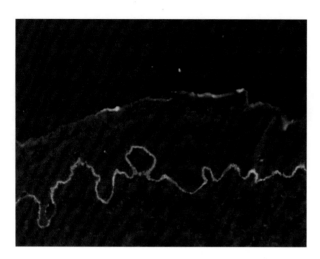

图 19-8　DIF 示基底膜带线状沉积

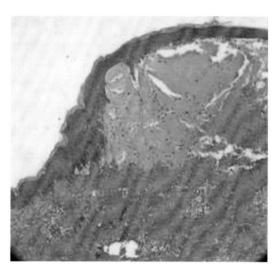

图 19-9　表皮下水疱

3. **血液学检查**　外周血嗜酸性粒细胞可呈不同程度的升高，个别患者可出现总 IgE 升高。

4. **影像学检查**　约有 1% 的 BP 患者可合并肿瘤。

【诊断和鉴别诊断】

1. **主要诊断依据**　①老年患者皮肤出现张力性水疱、大疱或泛发红斑、丘疹、荨麻疹样皮损；②免疫荧光检查显示表皮 BMZ 有 IgG 和（或）C3 呈线状沉积。

2. **鉴别诊断**

（1）疱疹样皮炎：皮疹为多形性、群集、疱壁厚不易破裂的张力性水疱，尼氏征阴性，伴明显瘙痒；组织病理示表皮下水疱，真皮乳头顶端嗜中性粒细胞聚集形成微脓肿；DIF 示真皮乳头部 IgA 和 C3 呈颗粒状沉积。

（2）线状 IgA 大疱性皮病：可为特发或药物诱发，见于儿童和中老年人。临床表现类似疱疹样皮炎和BP；水疱呈环状或弧形排列，尼氏征阴性，组织病理示表皮下水疱，特点是 BMZ 处线状 IgA 沉积。

（3）湿疹：为多数粟粒大小红色丘疹、丘疱疹或水疱，可伴有片状糜烂，渗液，结痂，损害境界不清；BP早期皮疹临床表现多样，可呈现湿疹样改变，需与之鉴别。

【治疗和预防】

1. **一般治疗**　高热量高蛋白饮食，加强护理，避免继发感染，注意水、电解质平衡，必要时输白蛋白、鲜血或血浆。

2. **局部治疗**

（1）皮损局限的轻中度 BP 患者首选全身局部外用强效糖皮质激素：丙酸氯倍他索 40g/d。

（2）可抽弃大疱疱液，但尽量保持疱壁的完整性；可外用抗生素乳膏（夫西地酸、1% 三氯生等）预防感染。

3. **系统治疗**

（1）糖皮质激素：对于病情较重，单纯外用激素无效或坚持全身涂抹用药有困难的患者，可以联合系统使用激素治疗，初始用量泼尼松 0.5mg/（kg·d），病情控制后（一般 3 周）逐渐减量（维持 6～9 月），每天早晨一次口服。

（2）四环素：0.5g，4次/日。8岁以下儿童禁用，8岁以上25～50mg/（kg·d），每日四次口服，单用或与烟酰胺（2g/d）联用。

（3）细胞毒药物：必要时和系统激素同时使用，常用的有硫唑嘌呤、氨苯砜、甲氨蝶呤、吗替麦考酚酯、环磷酰胺等。

（4）静脉注射用人免疫球蛋白：0.4g/（kg·d），3～5天为一疗程，单独或与泼尼松联用。

（5）对于治疗抵抗者，试用单克隆抗体疗法：抗CD20（利妥昔单抗）或抗IgE单抗（omalizumab，Xolair），或血浆置换联合免疫吸附疗法。

案例 19-1

患者，男性，67岁。口腔水疱糜烂3月，头皮躯干红斑水疱1月。现病史：3月前自诉劳累后口腔出现糜烂伴疼痛，能够忍受。初未重视，近1月头皮出现红斑水疱糜烂，易破，有渗出；后渐蔓延至面部、躯干。故前来我科门诊就诊。患者有高血压病史20年，口服降压药，血压控制平稳；血糖偏高5年，饮食控制。述无其他基础性疾病；无家族性疾病及遗传性疾病史；无药物过敏史；无传染病史。查体：T 36.6℃；R 20次/分；P 83次/分；BP 140/85mmHg。神志清楚，痛苦面容，步入病房，查体合作。心、肺、腹部体检未见显著异常。颈软，神经系统体征均为阴性。专科检查：头皮、额面部、前胸后背可见大片状红斑、糜烂面，散在黄豆大小浅表薄壁水疱，尼氏症（+）；上腭、齿龈可见浅表糜烂。

问题：

1. 为了明确诊断，可以做哪些实验室及辅助检查？

2. 该患者应如何治疗？

【预后】

常自发缓解和恶化。如不治疗，疾病可持续数月至数年，多数患者需要长达6～60个月的治疗，此后可达到长时间缓解。

问题与思考

大疱性类天疱疮患者为何强调首选局部外用药物的治疗？

第三节 疱疹样皮炎

【定义】

疱疹样皮炎（dermatitis herpetiformis）是一种自身免疫性慢性复发性水疱性皮肤病，皮疹泛发多形，剧烈瘙痒，常伴有谷蛋白敏感性肠病。

【发病机理】

与 HLA-DQ2 基因型高度相关。可能和循环的 IgA 抗肌内膜抗体与表皮内的转谷氨酰胺酶结合有关。

【临床表现】

多见于青年和中年人，好发于腋后、肩胛、臀部及四肢伸侧，口腔少受累。皮损呈多形性：红斑、丘疹及丘疱疹，部分水疱排列呈环形或分布不规则，尼氏征阴性。剧烈瘙痒。多伴有谷蛋白敏感性肠病，临床表现为脂肪泻。

【实验室检查】

1. **外周血嗜酸性粒细胞** 常增高；血清中可存在循环免疫复合物、抗甲状腺抗体、抗胃壁细胞抗体、抗核抗体等。

2. **组织病理** 表皮下水疱或裂隙，真皮乳头顶嗜中性粒细胞聚集形成微脓肿。疱液中有大量嗜中性粒细胞、少量嗜酸性粒细胞和纤维网状结构。真皮上、中部血管周围有炎症细胞浸润，亦可见核尘。

3. **免疫病理** 皮损周围和正常皮肤的真皮乳头 IgA 和 C3 呈颗粒状沉积。

【诊断和鉴别诊断】

1. **主要诊断依据** 瘙痒的多形性皮疹，多伴谷蛋白过敏；真皮乳头顶端有嗜中性粒细胞微脓肿；真皮乳头顶端 IgA 呈颗粒状沉积。

2. **鉴别诊断** 主要与伴有真皮乳头中性粒细胞微脓肿病理改变的疾病鉴别，如线状 IgA 大疱性皮病、大疱性类天疱疮、大疱性系统性红斑狼疮、炎症性大疱性表皮松解症，鉴别依据为临床表现和免疫病理结果。

【治疗和预防】

坚持无谷蛋白饮食。

1. **氨苯砜（dapsone，DDS）** 首选，成人初始剂量 25～50mg，口服，每天一次。应定期检查血常规和肝功能。

2. **糖皮质激素** 皮损较泛发或氨苯砜效果不佳者，可试用激素治疗，泼尼松 20～40mg/d。

3. **局部治疗** 可选用 1% 樟脑炉甘石洗剂、糖皮质激素软膏外涂。

4. **其他** 当有继发感染时及时给予抗生素。抗组胺类药物可协助控制瘙痒症状。

问题与思考

疱疹样皮炎和线状 IgA 大疱性皮病的鉴别诊断。

第四节　获得性大疱性表皮松解症

【定义】

获得性大疱性表皮松解症（epidermolysis bullosa acquisita，EBA）是一种少见的非遗传性获得性表皮下大疱性皮肤病。临床表现与遗传性营养不良性大疱表皮松解症或 BP 相似。病程慢性，治疗困难。

【发病机理】

确切病因不明，与血循环中针对真表皮连接处的锚丝成分Ⅶ型胶原的 IgG 型自身抗体有关。

【临床表现】

皮肤脆性增加，轻微外伤引起水疱及糜烂，疱壁紧张、尼氏征阴性，无皮肤炎症。常好发于肢端易受摩擦和受压部位，愈后常留有瘢痕、萎缩、粟丘疹、色素沉着或色素减退。严重者可致甲萎缩、甲脱失、手足纤维化、连指畸形和瘢痕性脱发。

部分临床表现为类似大疱性类天疱疮、瘢痕性类天疱疮。

EBA 可与一些系统性疾病相伴发，如克罗恩病、骨髓瘤、系统性红斑狼疮、类风湿关节炎、甲状腺炎和糖尿病等。

【实验室检查】

1. **组织病理** 表现为表皮下裂隙或水疱。真皮内有不同程度的炎症细胞浸润。

2. **免疫病理** 直接免疫荧光显示在水疱周围皮肤基底膜带有 IgG 呈连续、略宽的线状沉积。间接免疫荧光检查可在 20%～60% 患者血清中检测到抗基底膜带的 IgG 型抗体。用氯化钠分离真表皮行间接免疫荧光，荧光沉积于裂隙的真皮侧。免疫电子显微镜是诊断 EBA 的金标准，可证实免疫沉积物位于表真皮连接处的致密板下方，特异性的与锚丝相结合。

【诊断和鉴别诊断】

根据成年人易受伤部位出现非炎症性的水疱、瘢痕、粟丘疹，无家族史，结合组织病理、免疫荧光、免疫电镜等可诊断。本病需与以下疾病相鉴别：天疱疮、大疱性类天疱疮、瘢痕性类天疱疮、遗传性大疱性表皮松解症、迟发性皮肤卟啉症、假卟啉症、大疱性系统性红斑狼疮等。

【预防和治疗】

EBA 的预后不一，儿童患者预后相对较好。本病病程慢性，对多种治疗抵抗。患者应避免皮肤暴晒、外伤和摩擦、防治皮肤感染。可系统使用糖皮质激素，通常泼尼松 0.5～1mg/（kg•d）。也有联合或单独应用免疫抑制剂如甲氨蝶呤、硫唑嘌呤、环磷酰胺或环孢素、氨苯砜。有报道秋水仙碱有效。严重的患者可选用静脉 IVIG。也有报道体外光化学疗法、生物制剂如利妥昔单抗（ Rituximab ）和英利昔单抗（ Infliximab ）治疗可能有帮助。

问题与思考

获得性大疱性表皮松解症与营养不良性大疱性表皮松解症的鉴别诊断？

（潘　萌）

学习小结

本章重点介绍了天疱疮的分型及各型的临床特点、大疱性类天疱疮的临床表现，以及天疱疮、大疱性类天疱疮的组织病理学及免疫荧光特征和治疗原则；同时介绍了疱疹样皮炎、获得性大疱性表皮松解症的临床、病理、免疫荧光特点。

复习参考题

一、名词解释

1. Tzanck 细胞

2. 尼氏征

3. 皮肤基底膜带

二、问答题

1. 简述寻常型天疱疮的临床表现。

2. 试述天疱疮的组织病理学特点。

3. 简述大疱性类天疱疮的临床表现及诊断标准。

第二十章　血管性皮肤病

20

血管性皮肤病是发生于皮肤的动脉、静脉和毛细血管的一组疾病，包括血管炎、功能紊乱、栓塞和血液成分异常等不同情况。血管炎（vasculitis）是指在组织病理学上表现为血管壁及血管周围出现炎症细胞浸润并伴有血管壁损伤甚至坏死的一大类炎症性疾病。血管炎分类复杂，可按受累血管的大小、浸润细胞类型或是否发生坏死进行分类。2012 年 Chapel Hill 会议制定了根据受累血管大小对血管炎进行分类和命名的方法，现已被广泛接受。

　　皮下脂肪组织也称为脂膜。发生于皮下脂肪组织的炎症称为脂膜炎（panniculitis）。在组织病理学上，当炎症细胞浸润主要侵及脂肪小叶时，称为小叶性脂膜炎；当炎症细胞浸润以脂肪间隔区为主时，称为间隔性脂膜炎。本章主要介绍了临床上常见的结节性红斑，其在组织病理学上属于间隔性脂膜炎。

　　本章涉及的疾病包括：皮肤科临床上常见且具有代表性的小血管炎，如变应性皮肤血管炎、过敏性紫癜和贝赫切特病；中性粒细胞血管反应性疾病，如急性发热性嗜中性皮病、坏疽性脓皮病和结节性红斑（该病从病理生理学角度属于中性粒细胞血管反应性疾病，从组织病理学角度上属于间隔性脂膜炎的范畴）以及淋巴细胞围血管性毛细血管炎（如色素性紫癜性皮病）。

第一节　变应性皮肤血管炎

【定义】

　　变应性皮肤血管炎（allergic cutaneous vasculitis）是以可触及性紫癜伴其他多形性皮损（红色斑丘疹、丘疹、风团样损害、水疱或血疱、结节或溃疡）为临床特征，以白细胞碎裂性血管炎为组织病理学特征，主要累及皮肤小血管的坏死性血管炎。

　　本病又称为皮肤小血管性血管炎（cutaneous small vessel vasculitis）、皮肤白细胞碎裂性血管炎（cutaneous leukocytoclastic vasculitis）、皮肤过敏性血管炎及皮肤坏死性血管炎等。

【病因和发病机制】

　　病因尚不明确。感染（病毒、细菌、真菌或寄生虫）、药物、化学品（石油制品、除草剂及杀虫剂）、某些结缔组织疾病（如干燥综合征、系统性红斑狼疮、类风湿关节炎、溃疡性结肠炎）和肿瘤（如多发性骨髓瘤、白血病、蕈样肉芽肿和某些实体肿瘤等）可能与本病发生有关。目前认为本病属于循环免疫复合物型超敏反应即Ⅲ型超敏反应相关的累及真皮上部小血管的白细胞碎裂性血管炎，补体激活、血小板凝聚、纤维蛋白溶解异常、多种炎症相关细胞因子和黏附分子参与了其病理生理过程。

【临床表现】

　　本病在儿童及成人均可发生，但以中青年女性为多见。患者可有发热、食欲缺乏、乏力、关节及肌肉酸痛等全身症状。病程常持续数周或数月。部分病例因反复发作，病情可迁延数年。

　　1. **皮肤损害**　好发于小腿及踝部，有时虽可泛发于全身皮肤，但也多见于躯干下部，可对称性分布。特征性皮损表现为可触及性紫癜（紫癜性斑丘疹）伴多形性皮损如红斑、丘疹、斑块、结节、风团、水疱、血疱、网状青斑、坏死及溃疡等（图 20-1）。有时在紫癜性损害基础上发生水疱、血疱、坏死及溃疡，有时可见环状损害或多形红斑样损害。患者自觉皮损局部有灼热、痒痛感或疼痛感。本病表现为

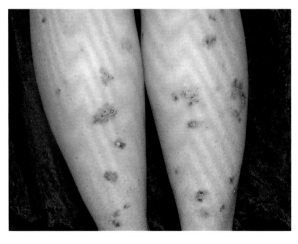

图 20-1　变应性皮肤血管炎

皮肤受累者,被称为变应性皮肤血管炎的皮肤型。

2. 系统受累 除皮肤表现外,部分患者因累及肾、肺及胸膜、心脏、消化道和周围神经而出现受累系统的相应症状,被称为变应性皮肤血管炎的系统型。

【组织病理】

典型病理变化为真皮上部小血管为中心的白细胞碎裂性血管炎,可见血管内皮细胞肿胀,血管壁及周围有纤维蛋白样物质沉积和以中性粒细胞为主的炎症细胞浸润,常见红细胞外溢和中性粒细胞破碎后形成的核尘。新发皮损的直接免疫荧光检查可见血管壁及血管周围有 IgG、IgM 和 C3 的沉积。

【诊断和鉴别诊断】

根据好发于小腿的可触及性紫癜(紫癜性斑丘疹)伴多形性皮损反复发作,结合真皮上部小血管的白细胞碎裂性血管炎的组织病理改变,可诊断本病。本病的皮肤型应注意与过敏性紫癜进行鉴别,后者好发于儿童,紫癜性皮损的形态相对单一,组织病理虽然也表现为白细胞碎裂性血管炎,但直接免疫荧光显示血管壁有 IgA 沉积。本病的系统型应注意与其他系统性疾病进行鉴别。此外,还应注意确定本病有无其他伴发疾病。

【预防和治疗】

防治上呼吸道感染,去除感染病灶(如龋齿、慢性扁桃体炎等),避免药物过敏,积极寻找潜在的发病原因。

治疗原则为控制炎症、缓解症状。主要的治疗措施为抗感染治疗。糖皮质激素和免疫抑制剂是最常选用的治疗药物,免疫抑制剂的使用不但有助于控制病情,还有利于减少激素用量,可酌情选择使用下列某种药物,如环磷酰胺 2mg/(kg•d)、甲氨蝶呤每周 5～20mg、硫唑嘌呤 2mg/(kg•d)、环孢素 3～5mg/(kg•d)、吗替麦考酚酯 1.5～3g/d、雷公藤多苷片等。此外,也可酌情选用下列具有抗感染作用的药物,如沙利度胺、秋水仙碱、氨苯砜和非甾体抗感染药。在使用激素及免疫抑制剂时应注意防治这些药物的副作用。具有活血化瘀作用的中药也有一定疗效。

案例 20-1

患者,女性,18 岁,因双小腿散发红斑、紫癜性丘疹、水疱、脓疱和血疱伴疼痛 6 天就诊。病程中患者有低热、双踝关节轻度肿痛和乏力,无其他特殊不适。门诊医生以"血管炎?"之初步诊断将患者收住院。体格检查:生命体征无异常。肺、心脏及腹部检查未发现异常。关节无红肿及畸形。皮肤科情况:双小腿散在多数绿豆大小紫红色斑、斑丘疹及丘疹,压之不褪色;另有散在的红斑、斑丘疹、水疱、脓疱,间杂有少量风团样暗红斑、黄豆至花生米大小血疱和血痂覆盖的浅溃疡。实验室检查:血常规除白细胞轻度升高外,无其他异常;尿常规及大便常规无异常;抗中性粒细胞抗体、抗内皮细胞抗体、ANA 及抗 ds-DNA、ENA 谱阴性。皮损组织病理:白细胞碎裂性血管炎。

问题:

1. 对于此病例,诊断变应性皮肤血管炎或过敏性紫癜,哪种诊断可能更为合适?

2. 组织病理检查是否能鉴别变应性皮肤血管炎或过敏性紫癜?

3. 如果鉴别变应性皮肤血管炎或过敏性紫癜,哪种实验室检查可能会获得更有价值的发现?

4. 抗组胺药物能否作为该患者治疗的主要药物?

第二节　过敏性紫癜

【定义】

过敏性紫癜（anaphylactoid purpura）也称 Henoch-Schonlein 紫癜，属于由循环 IgA 免疫复合物引发的白细胞碎裂性血管炎的范畴，临床上以下肢（主要是小腿）皮肤出现非血小板减少性、可触及性紫癜为特征，可伴有关节痛或关节炎、腹痛和肾炎。

【病因和发病机制】

病因尚不明确。临床上曾有人报告约 50% 的儿童和 40% 的成人在本病发病前有上呼吸道感染史。细菌或病毒感染、食物或药物过敏均可能与本病发生有关。临床上尚可见有实体肿瘤和恶性血液病患者发生本病。本病的发病机制属于循环 IgA 免疫复合物型超敏反应即Ⅲ型超敏反应引发的白细胞碎裂性血管炎，不但累及真皮浅层小血管和胃肠黏膜小血管，IgA 免疫复合物还可沉积于肾脏的系膜引起肾功损害。

【临床表现】

本病主要见于儿童及青年，但成人亦有发生。两性均可发生，男性比例略多。发病初期可有发热、食欲缺乏、乏力等不适。本病典型表现为下肢皮肤的可触及性紫癜、关节痛和腹痛三联征。病程约 4~6 周，经治疗虽可临床缓解，但病情常有复发，病程有时可迁延数月或数年。

1. **皮肤损害**　好发于双下肢，尤以小腿伸侧及足背为常见，严重者可波及上肢及躯干下部，但面部、口腔黏膜和掌跖常不受累。皮损常表现为针尖至黄豆大小瘀点及瘀斑，可有融合，初发时鲜红色，以后转为紫红色，消退前呈铁锈色或棕色。其中特征性的皮损为可触及性紫癜。除皮肤紫癜外，有时可见水疱或血疱、风团样紫癜性丘疹、靶形紫癜性损害，甚至点状坏死及溃疡（图 20-2）。皮损常分批出现，消退后常有复发。

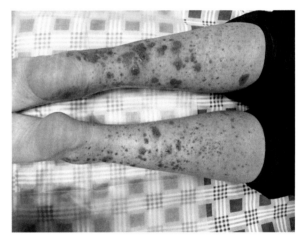

图 20-2　过敏性紫癜

2. **关节表现**　可累及多数关节，但多见于踝关节和膝关节，表现为关节疼痛或关节肿胀，关节肿胀可持续数天至数周而消退，不发生关节畸形。

3. **胃肠道症状**　可有恶心、呕吐、腹部隐痛或绞痛、便血，严重者可发生肠套叠、肠穿孔。

4. **肾脏损害**　本病累及肾脏时称为紫癜性肾炎，表现为镜下血尿或肉眼血尿、蛋白尿或管型尿，病情迁延及预后不良者甚至可出现肾功不全及高血压。

本病仅累及皮肤者，称为单纯型；皮肤紫癜伴关节受累者称为关节型；伴发消化道症状者称为腹型；伴发肾脏损害者称为肾型，关节、消化道或肾脏损害合并存在者称为混合型。患者的皮肤紫癜并不伴有血小板数量减少和功能异常，出凝血功能检测也正常，血常规白细胞正常或轻度升高，还可有血沉增快及 C 反应蛋白升高。

【组织病理】

与变应性血管炎的组织病理学改变相似。直接免疫荧光显示受累的血管壁有 IgA 和 C3 沉积。

【诊断和鉴别诊断】

根据典型临床表现可确定诊断。本病的单纯型紫癜应与特发性血小板减少性紫癜进行鉴别，本病腹型患者应与普通外科急腹症进行鉴别，本病肾型或混合型患者应与系统性血管炎和系统性红斑狼疮进行鉴别。

【预防和治疗】

防治上呼吸道感染，去除感染病灶（如龋齿、慢性扁桃体炎等），避免药物及其他可疑诱发因素，积极寻找潜在的发病原因。

单纯型紫癜通常选用降低毛细血管通透性的药物（复方芦丁片、钙剂、维生素 C 等）和抗组胺药物，但疗效并不确切，而激素的使用并不能有效防止皮肤紫癜的复发。关节型者可酌情使用下列某种或某些药物，如非甾体抗感染药、羟氯喹、雷公藤多苷片或糖皮质激素。激素能较快缓解关节型和腹型的临床症状。关于肾型的治疗，激素有助于改善肾脏病情，还可考虑选用以下免疫抑制剂中的一种，如环磷酰胺、硫唑嘌呤、吗替麦考酚酯或环孢素等。对于病情严重者，可考虑静脉用免疫球蛋白（IVIG）乃至血浆置换疗法。由于非甾体抗感染药有诱发胃肠道和肾脏并发症的风险，通常不推荐将其用于腹型和肾型患者的治疗。

问题与思考

1. 如何理解皮肤变应性血管炎与过敏性紫癜的异同？
2. 组织病理检查在血管炎诊断中有何价值和意义？
3. 血管炎治疗中的主要治疗药物有哪些？它们的不良反应和注意事项有哪些？

第三节　贝赫切特病

【定义】

贝赫切特病（Behcet disease），也称贝赫切特综合征（Behcet syndrome）和眼 - 口 - 生殖器综合征，曾称为白塞病或白塞综合征，是以反复发作的口腔黏膜及外生殖器溃疡、眼炎、皮肤结节性红斑样皮损或毛囊炎样皮损为临床特征的血管炎性疾病。

【病因和发病机制】

病因和发病机制尚不明确。病毒或细菌感染、免疫因素（抗口腔黏膜抗体及抗动脉壁抗体、Th1 细胞及细胞因子、循环免疫复合物及补体 C3）、遗传因素（某些 HLA 抗原，如 HLA-B5、B12、B27 或 BW51 等）、内皮细胞及血管功能异常可能参与了本病的发生。

【临床表现】

本病多见于青壮年，两性均可发生，男性多于女性。一些患者可有乏力、关节肌肉酸痛、食欲缺乏、消瘦、周身不适等一般症状，实验室检查可有轻度贫血和白细胞增高，活动期血沉加快及 C 反应蛋白增高。口腔黏膜溃疡（发生率在 95% 以上）、生殖器溃疡（发生率 57%～97%）、眼部病变（发生率约 50%）、皮肤损害（发生率 59%～97%）是本病的四大主要临床症状。

1. **口腔溃疡**　是诊断本病的必备条件，常为首发症状，好发于舌、唇、颊黏膜及齿龈，少数情况下可累及腭、扁桃体、咽喉部甚至食道黏膜，表现为境界清楚、圆形或椭圆形、单发性或多发性、疼痛性溃疡（图 20-3A），直径 2～10mm 甚至更大，溃疡表面附有淡黄白色苔，其周围有红晕。溃疡常反复发作，顽固难治。本病的口腔溃疡在临床上可分为三型：①滤泡性口炎型（小溃疡型）：病情较轻，1～5 个疼痛性小溃疡，持续数天至 2 周，愈后不留瘢痕；②溃疡性口炎型（大溃疡型）：病情较重，1～10 个疼痛性大溃疡，直径 10～30mm，持续约 6 周甚至更长，愈后可有瘢痕；③疱疹性口炎型（疱疹样型）：病情最为严重，多达数十个甚至数百个密集的疼痛性溃疡。

2. **生殖器溃疡**　常发生于口腔溃疡或皮肤损害发生后，男性主要发生于阴囊、阴茎、龟头；女性主要发生于大小阴唇(图 20-3B),偶可见于阴道及宫颈;在两性中均可见于腹股沟区、会阴、肛门甚至直肠内。溃疡性质与口腔溃疡类似,但溃疡更深在,疼痛更明显,愈后留有瘢痕。

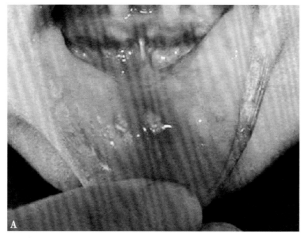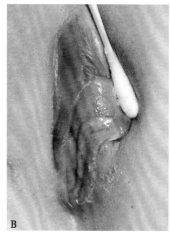

图 20-3　贝赫切特病
A. 口腔溃疡;B. 女阴溃疡

3. **眼部病变**　通常较晚发生,可反复发作,不同患者眼部受累的严重程度不一。男性患者眼部病变的发生率高且症状重。眼部病变可分为眼球前段病变(结膜炎、角膜炎、巩膜炎、虹膜睫状体炎、前房积脓和前葡萄膜炎)与眼球后段病变(脉络膜炎、视盘炎、视神经萎缩、玻璃体积血、视网膜静脉闭塞等)。前房积脓被认为是本病的标志性表现,但较少见;虹膜睫状体炎在本病很常见;脉络膜炎是本病最具有诊断意义的眼球后段病变。临床上患者可有眼部疼痛、畏光、流泪等不适,严重者可发展为青光眼、白内障、甚至失明。

4. **皮肤损害**　可表现为多种类型的皮肤损害,如丘疹、脓疱、脓肿、毛囊炎样或痤疮样损害、多形红斑样或结节性红斑样损害、溃疡等,有时多种皮损并发,最常见为四肢及臀部的结节性红斑样损害、躯干的痤疮样损害、躯干及下肢的毛囊炎样损害。约 40%~70% 的患者可出现具有特征性的针刺反应阳性:将生理盐水用 20~22 号无菌针头斜刺注入皮内,或用无菌针头皮试或行静脉穿刺,在 48 小时后注射部位出现红色丘疹或脓疱。

5. **其他症状**　包括多发性关节炎、胃肠道炎症或溃疡、心血管病变(血栓性静脉炎、动脉炎、动脉瘤、动脉闭塞和心脏瓣膜病变等)、神经系统病变(脑膜脑炎、周围神经炎、运动神经病变等)等,其他还可受累的器官有肺、肾、胰腺、扁桃体、睾丸及附睾,由此出现受累器官相应的临床症状。

【组织病理】

本病无特征性的组织病理改变。血管炎为本病的基本组织病理学改变,可累及各种管径的血管。典型病变可有白细胞碎裂性血管炎或淋巴细胞性血管炎。但不同病期、不同部位或不同类型皮损的组织病理改变差异可较大。

【诊断和鉴别诊断】

目前有多种诊断标准存在,一般根据典型的四大临床表现和针刺反应阳性等确诊。国际贝赫切特病协作组所提的诊断标准包括 1 项必备条件:复发性口腔溃疡(每年至少发生 3 次),同时满足以下 4 项中的任意 2 项即可诊断:①复发性生殖器溃疡;②眼部损害(葡萄膜炎或视网膜血管炎);③皮肤损害(结节性红斑样损害、假性毛囊炎样或丘疹脓疱性损害、青春期后痤疮样皮损);④针刺反应阳性。应注意分别与发生眼部损害、口腔或外阴溃疡、关节病变和相关皮肤损害的多种疾病进行鉴别。本病的口腔溃疡与普通阿弗他溃疡不易区别。

　　患者,女性,35岁,因口腔反复发生溃疡3年来皮肤科门诊就诊。患者在其他医院已进行的化验结果显示血常规、尿常规无异常,ANA及抗ds-DNA、ENA谱阴性。

　　问题:

　　1. 对于此病例,病史询问时应注意询问哪些相关病史?

　　2. 如果病史询问时获得该患者近年曾有外阴溃疡和小腿暗红色结节的病史,该病例的诊断应初步考虑哪种疾病的可能性? 为确定诊断,还应进行哪些辅助检查?

【预防和治疗】

　　治疗原则为控制炎症、缓解症状。糖皮质激素和免疫抑制剂是最常选用的治疗药物,免疫抑制剂的使用不但有助于控制病情,也有利于减少激素用量,可酌情选择使用下列某种药物,如环磷酰胺、甲氨蝶呤、雷公藤多苷片、环孢素、他克莫司等。此外,也可酌情选用下列具有抗感染作用的药物,如沙利度胺、氨苯砜和非甾体抗感染药。近些年来,应用肿瘤坏死因子 α(TNF-α)拮抗剂用于本病的治疗也获得了疗效,如英夫利昔单抗(infliximab)和 TNF-α 受体拮抗剂依那西普(etanercept)。皮肤黏膜损害可按控制炎症、止痛、预防感染和促进愈合的原则进行局部处理。

第四节　急性发热性嗜中性皮病

【定义】

　　急性发热性嗜中性皮病(acute febrile neutrophilic dermatosis)也称斯威特病(Sweet's disease)或 Sweet 综合征,是以发热、面颈及四肢伸侧疼痛性红色丘疹、结节和斑块和外周血中性粒细胞增多为临床特征的炎症性皮肤病。本病与坏疽性脓皮病均属于嗜中性皮病的范畴。

【病因和发病机制】

　　病因尚不明确。感染、药物过敏、肿瘤或某些系统疾病(风湿性疾病、肉样瘤病、炎性肠病、血液系统疾病等)与部分患者的发病有关。本病的发病机制也不明确,可能是免疫复合物型超敏反应引起的血管及周围炎症,属于一种局部 Arthus 反应,T 细胞的活化及中性粒细胞功能活化也参与了本病的发生。

【临床表现】

　　本病可见于各年龄组,两性均可发生,但多见于中年以上女性。急性起病,部分患者有发热、头痛、乏力、全身不适、关节痛、外周血白细胞及中性粒细胞升高、血沉加快等表现。皮损好发于面、颈、躯干上部和四肢伸侧,可局限或泛发,可不对称分布,数目可单发或多发,典型皮损为直径数厘米、境界清楚的红色或紫红色疼痛性斑块或结节(图20-4),表面可呈粗颗粒或乳头状的假水疱外观,有时可见明显的水疱或脓疱,局部皮温升高且常有触痛。部分皮损中央消退,而周围外扩呈环状。有时可见靶形损害。本病自然病程可持续数周,缓慢自行消退后留有色素沉着,而无溃疡、萎缩或瘢痕形成。本

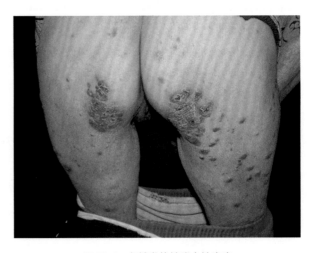

图20-4　急性发热性嗜中性皮病

病部分患者也可出现针刺反应阳性。也有部分患者可出现肺、肾脏、眼部、关节、胃肠道和神经系统受累的相关症状。

本病部分患者可间断发作，呈慢性迁延性病程。有潜在恶性病者更易复发。

【组织病理】

组织病理改变主要位于真皮。真皮浅层显著水肿，真皮上中部毛细血管扩张，内皮细胞肿胀。真皮上中部有弥漫性、密集的中性粒细胞浸润，可见核固缩和核碎裂（核尘）。晚期皮损的浸润细胞中则掺杂有淋巴细胞和组织细胞。本病无白细胞碎裂性血管炎的组织学改变。

【诊断和鉴别诊断】

通常根据典型临床表现、外周血白细胞总数升高及中性粒细胞比例增高、组织病理检查结果进行诊断。然而，一些患者可不出现发热、外周血白细胞总数升高或中性粒细胞比例增高，此时组织病理学检查对本病诊断的确定具有决定性作用。目前诊断本病必须满足以下 2 条主要标准和以下 4 条次要标准中的 2 条。主要标准：①典型皮损：急性发作的疼痛性红色斑块或结节，偶有水疱、脓疱或大疱；②组织病理改变：真皮上中部以中性粒细胞为主的弥漫性浸润，而无白细胞碎裂性血管炎。次要标准：①有先于皮损发生的上呼吸道和胃肠道感染或预防接种史，或伴有潜在的炎症性疾病、血液系统疾病、内脏肿瘤、妊娠；②持续一定时间的发热，超过 38℃；③发病时有血沉增快、C 反应蛋白升高、外周血白细胞总数高于 8×10^9 或中性粒细胞比例高于 70%；④对系统使用糖皮质激素及 10% 碘化钾液的治疗反应好。

本病应与持久性隆起性红斑、荨麻疹性血管炎、多形红斑、变应性皮肤血管炎、结节性红斑、脓疱性血管炎等进行鉴别诊断，并应明确有无其他伴发疾病。

【预防和治疗】

寻找并去除潜在的诱因（感染、药物及肿瘤），积极治疗伴发的系统疾病。治疗原则为控制炎症、缓解症状。系统使用糖皮质激素为一线治疗。另可酌情加用一种或几种抗感染药物，如雷公藤多苷片、秋水仙碱、沙利度胺和 10% 碘化钾溶液。非甾体抗感染药、氨苯砜、环孢素和多西环素也有一定效果。

案例 20-3

患者，女性，36 岁，因发热 3 天，面颊部及手背出现红色斑块伴疼痛 2 天住院。体格检查：体温 39.1℃，脉搏 110 次 / 分，呼吸 22 次 / 分，血压 116/74mmHg。肺、心脏及腹部检查未发现异常。关节无红肿及畸形。皮肤科情况：双侧面颊部散在数片钱币大小鲜红色斑块，其中一处斑块表面中央区域呈颗粒状外观，红斑斑块表面紧绷，局部浸润明显并有触痛；左手背和右手中指伸侧有红色斑块，其中右手中指伸侧红色斑块表面有少量小脓疱，手部红色斑块局部均有触痛。门诊已初步进行的实验室检查：血常规：白细胞总数 19×10^9/L，中性粒细胞比例 87%，余无异常。尿常规无异常。血 C 反应蛋白 110mg/L。

问题：

1. 初步诊断应考虑哪种皮肤病？诊断标准包括哪些内容？

2. 询问病史时应注意询问哪些病史？

3. 哪项检查对确定诊断具有决定性作用？

4. 由于皮损的急性炎症表现明显、血常规白细胞总数和中性粒细胞比例显著升高，是否应将广谱抗生素作为主要治疗药物？

第五节 坏疽性脓皮病

【定义】

坏疽性脓皮病(pyoderma gangrenosum)是以复发性、疼痛性、坏死性溃疡为临床特征的一种慢性炎症性皮肤病。本病与急性发热性嗜中性皮病均属于嗜中性皮病的范畴。

【病因和发病机制】

病因及发病机制均不明确。皮肤外伤或虫咬有时为本病诱因。约半数患者伴发系统疾病如风湿性疾病、血液系统疾病或炎性肠病等。有学者研究提示本病可能为Schwartzman反应,与Ⅲ型超敏反应有关;本病患者还存在一定的细胞免疫功能缺陷。目前一般认为本病发病机制涉及炎症反应,并推测可能存在一定的免疫异常。

【临床表现】

本病可见于各年龄组,尤以30~60岁个体为常见,两性均可发生,但女性略多。皮损好发于下肢、臀部或躯干,也可发生于身体其他部位,可局限性单发或呈多数皮损而泛发。皮损初发时表现为脓疱、炎性丘疹或小结节,局部坏死形成疼痛性溃疡(图20-5)。溃疡潜行性扩大且向深层发展,溃疡表面可见坏死组织和黄色脓苔。溃疡境界清楚,边缘皮肤呈暗紫红色且有肿胀,周围可有卫星状紫红色丘疹,后者可再形成性质类似的溃疡。溃疡区可发生多灶性愈合,而呈现筛状萎缩性瘢痕。也有溃疡进行性、远心性向外扩展,而形成崩蚀性巨大溃疡。病程中可在注射或外伤部位出现新的溃疡,提示本病有同型反应发生。多数患者具有明显的疼痛和皮损区触痛。一些患者尚有发热、乏力、关节肌肉酸痛等全身症状。约半数患者伴有炎性肠病、血液系统疾病或自身免疫性疾病。

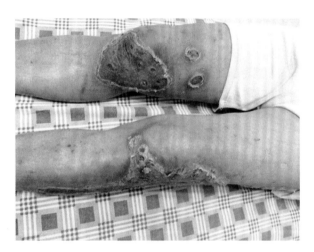

图20-5 坏疽性脓皮病

近年来本病被分为若干亚型:①经典溃疡型;②脓疱型:表现为四肢伸侧散在发生疼痛性脓疱,可渐发展为典型的皮肤溃疡;③增殖型:又称为浅表肉芽肿型,表现为溃疡表面清洁,以肉芽组织增生隆起为特征,常无经典型溃疡的潜掘性边缘;④水疱-大疱型:表现为迅速发生的、远心性扩展的浅表性水疱和大疱,或在炎性斑块表面出现浅表性糜烂,渐形成溃疡,此型疼痛较轻。

【组织病理】

本病的组织病理改变缺乏特异性,但具有帮助排除其他皮肤病的价值。典型溃疡区可见大量中性粒细胞浸润,或呈混合性炎症细胞浸润。少数有中性粒细胞性血管反应或淋巴细胞性血管炎。

【诊断和鉴别诊断】

根据炎性丘疹、脓疱、水疱或大疱、疼痛性潜掘性溃疡形成或增殖性肉芽肿性外观的临床表现,应考虑本病的可能性。但本病的诊断为排除性诊断,应在排除多种感染、血管性疾病和肿瘤引发的溃疡后,方可确定本病的诊断。诊断过程中还应明确有无风湿性疾病、血液系统疾病或炎性肠病等其他伴发疾病。

【预防和治疗】

积极治疗伴发的系统疾病,避免外伤引发同型反应加重病情。

治疗原则为控制炎症、促进愈合、防治继发感染和缓解症状。系统使用糖皮质激素为一线治疗。免疫抑制剂的使用不但有助于控制病情,也有利于减少激素用量,可酌情选择使用下列某种药物,如环磷酰胺、甲氨蝶呤、雷公藤多苷片、环孢素、他克莫司、苯丁酸氮芥等。此外,也可酌情选用下列具有抗感染作用的药物,如氨苯砜、柳氮磺吡啶、沙利度胺和米诺环素。近些年来,TNF-α拮抗剂治疗本病也获得了疗效。病程中针对溃疡区继发感染可系统使用敏感性抗生素。溃疡局部可给予湿敷引流、清除坏死组织和外用促进愈合的药物。溃疡及其边缘注射糖皮质激素混悬液有时有一定疗效。对于难愈性溃疡,在系统使用激素及抗感染药物有效控制炎症的基础上,有时可采取组织工程皮肤覆盖创面或行外科手术封闭溃疡创面。

第六节　色素性紫癜性皮病

【定义】

色素性紫癜性皮病(pigmentary purpuric dermatoses)是以紫红色或棕褐色点状损害为临床特征,以真皮浅层红细胞外渗伴含铁血黄素沉积为组织学特征的一组慢性疾病,属于淋巴细胞围血管性毛细血管炎。

【病因和发病机制】

尚不明确。静脉内压升高、长久站立的重力作用、小腿毛细血管脆性增加可能是重要诱因。药物诱发因素近些年来也引起注意。因皮损局部真皮浅层毛细血管周围有 T 淋巴细胞和朗格汉斯细胞浸润,推测本病发病涉及一定免疫和炎症机制。

【临床表现】

本病呈慢性经过,可反复迁延数年。通常分为以下临床类型。

1. **进行性色素性紫癜性皮病**(progressive pigmentary purpuric dermatosis)　也称 Schamberg 病,此型最为常见(图 20-6),多见于中年或老年男性的胫前区,皮损初期表现为群集的针尖至粟粒大红色瘀点,可密集成片,逐渐变为棕红色至棕褐色斑点(含铁血黄素沉着所致),触之不退色。新发点状皮损散在于皮损边缘或皮损间,呈辣椒粉样斑点。皮损可缓缓向下肢近端延伸。患者有时觉轻度瘙痒。

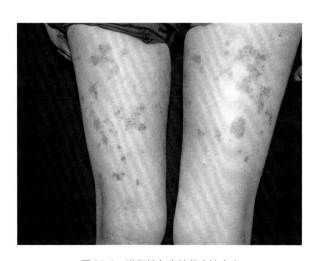

图 20-6　进行性色素性紫癜性皮病

2. **毛细血管扩张性环状紫癜**(purpura annularis telangiectosis) 又称 Majocchi 病,好发于青年和成年人,女性较多见。皮损常发生于下肢,以小腿为著,常从下肢远端向上蔓延。早期皮损为直径 1～3cm 的环状紫红斑,斑疹处有暗红色点状或丝状毛细血管扩张及辣椒粉样斑点(含铁血黄素沉着所致),以后环状紫红斑逐渐转变呈棕红色或棕褐色。环状损害中心部的皮肤有时可有轻度萎缩。病程中可有新发类似皮损,而呈多环状,或环状皮损向外扩张伴中央有新发环状皮损而呈同心圆状。一般无自觉症状。

3. **色素性紫癜性苔藓样皮病或皮炎**(pigmented purpuric lichenoid dermatosis/dermatitis) 也称 Gougerot-Blum 病,多见于中年或老年男性小腿伸侧,也可累及股部、臀部及躯干下部,常对称发生。皮损表现为紫红色或铁锈色细小苔藓样丘疹,可融合成片。患者有一定程度的瘙痒。

4. **肉芽肿性色素性紫癜性皮病**(granulomatous pigmented purpuric lichenoid dermatosis) 临床上可表现为上述 3 型中的某一型,但组织病理学检查除有本病的共有表现外,还有肉芽肿改变。

5. **线状和象限形分布的色素性紫癜性皮病**(linear and quadrantic pigmented purpuric lichenoid dermatoses) 色素性紫癜性皮损可呈线状或沿某一神经节段分布,或弥散性分布于身体一侧。

6. **金黄色苔藓**(lichen aureus) 也称紫癜性苔藓(lichen purpuricus),儿童和成人均可发生,常位于小腿,但也可见于身体其他部位。皮损常表现为由一片紫红色、铁锈色或金黄色苔藓样小丘疹融合成的直径数厘米甚至更大的斑块,有时也可呈表面略粗糙的铁锈色或金黄色斑片。一般无自觉症状。

7. **瘙痒性紫癜**(itching purpura) 也称湿疹样紫癜(eczematide-like purpura),多见于成年男性,皮损初发于足背及足踝,表现为触之不退色的紫红色、红褐色或棕黄色斑点,可融合成片,瘙痒剧烈。皮损常向上发展,在数周内波及股、臀、躯干下部甚至全身,但面部及手掌不受累,除可见紫红色、红褐色或棕黄色斑点或斑片外,有时还可见一些紫癜性苔藓样丘疹或斑块。

【组织病理】

上述各型的组织病理学改变相似,表现为真皮浅层小血管内皮细胞轻度肿胀,血管周围有单一核细胞浸润,可见红细胞外溢,陈旧性损害可见含铁血黄素沉积。除了上述共性的组织病理学改变外,肉芽肿性色素性紫癜性皮病在组织学上可见真皮肉芽肿改变,瘙痒性紫癜在组织学上可见表皮海绵形成。

【诊断和鉴别诊断】

根据典型临床表现并结合组织病理检查可确定诊断,应与淤积性皮炎和过敏性紫癜进行鉴别。

【预防和治疗】

降低下肢静脉压可能有一定预防作用。内服药物疗法可选用维生素 C、芦丁、抗组胺药物、雷公藤多苷片、已酮可可碱(400mg,3 次 / 日)和活血化瘀类中药。系统应用糖皮质激素可在短期内见效,但停药后常有复发。皮损局部使用糖皮质激素外用制剂和钙调磷酸酶抑制剂也有一定疗效。有报告使用 PUVA 或 NB-UVB 照射有效。还有报告对难治性的病例使用环孢素或甲氨蝶呤有效。

第七节　结节性红斑

【定义】

结节性红斑(erythema nodosum)是以双小腿伸侧红色结节和斑块为临床特征的主要累及皮下脂肪组织间隔的炎症性疾病。结节性红斑从病理生理学角度属于中性粒细胞血管反应性疾病,从组织病理学角度属于脂膜炎的范畴。

【病因和发病机制】

感染、药物过敏、某些系统疾病(风湿性疾病、肉样瘤病、炎性肠病和肿瘤等)与部分患者的发病有关。特别是在儿童和年轻人中,A 组乙型溶血性链球菌的上呼吸道感染与结节性红斑的关系已广为人知。然而，结节性红斑大多数病例的病因仍不能确定，并且其发病机制也不明确，推测与迟发型超敏反应有关。目前本病被视为由不同刺激因素诱发的、发生于真皮深层和皮下脂肪组织的反应性炎症。

【临床表现】

通常分为以下临床类型：

1. **急性型** 临床上常见，两性均可发生，但多见于中青年女性。急性起病，常伴有发热、头痛、乏力、全身不适、下肢水肿、踝、膝或腕的关节炎或关节痛。皮损通常位于下肢伸侧，尤其常见于胫部、踝部和膝部，有时皮损也可见于大腿、上肢伸侧、颈部或躯干，罕见于面部。典型皮损为双侧对称或不完全对称的多个直径数厘米的红色轻度隆起性、疼痛性结节或斑块，局部皮温升高且常有触痛（图20-7）。急性结节性红斑的自然病程持续数周，然后缓慢自行消退，最终痊愈而无溃疡、萎缩或瘢痕形成。

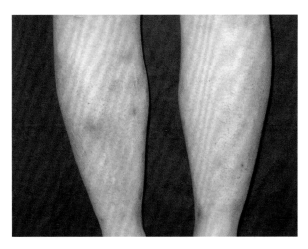

图 20-7　结节性红斑

2. **慢性型** 慢性结节性红斑也称迁延性结节性红斑或亚急性结节性游走性脂膜炎，临床上相对少见。一般发生在老年女性的小腿伸侧，常单侧发生，即使两侧均有皮损但并不对称。其皮损常表现为无痛性或有轻微疼痛的淡红色结节或斑块。起病时的单个皮损倾向于缓解，但离心性地向外扩展，形成中央消退的环状皮下结节或斑块。慢性结节性红斑病程常持续数月至数年。

【组织病理】

在组织病理学上，本病属于间隔性脂膜炎，炎性浸润主要累及脂肪小叶之间的结缔组织间隔。炎性浸润在早期由中性粒细胞组成，在晚期则由淋巴细胞、组织细胞或多核巨细胞等混合而成。

【诊断和鉴别诊断】

根据典型临床表现和组织病理检查结果可确定诊断。本病应与 Bazin 硬红斑或结节性血管炎、浅表血栓性静脉炎、皮肤结节性多动脉炎、皮下肉样瘤病和皮下脂膜炎样淋巴瘤等进行鉴别诊断，组织病理学检查对结节性红斑的鉴别诊断很有帮助。

【预防和治疗】

寻找并去除潜在的诱因，积极治疗伴发的系统疾病。

治疗原则为控制炎症、缓解症状。雷公藤多苷片、沙利度胺等可用于抗感染治疗。非甾体抗感染药如吲哚美辛有助于镇痛和缓解炎症。有时口服 10% 碘化钾溶液也有一定疗效。对于病情严重者（皮损数目多、全身症状严重）可系统使用糖皮质激素，将有助于皮损较快消退。在诊断明确后，对皮损数目较少者，可将糖皮质激素混悬液如曲安奈德针或复方倍他米松针局部注射于结节中央，可使皮损较快消退。

（何　威）

学习小结

学习小结

  血管炎（vasculitis）是指在组织病理学上表现为血管壁及血管周围出现炎症细胞浸润并伴有血管壁损伤甚至坏死的一大类炎症性疾病。皮下脂肪组织也称为脂膜。发生于皮下脂肪组织的炎症称为脂膜炎（panniculitis）。本章涉及的疾病包括：皮肤科临床上常见且具有代表性的小血管炎，如变应性皮肤血管炎、过敏性紫癜和贝赫切特病；中性粒细胞血管反应性疾病，如急性发热性嗜中性

皮病、坏疽性脓皮病和结节性红斑，还有淋巴细胞围血管性毛细血管炎（如色素性紫癜性皮病）。这些疾病本质上属于累及血管和（或）脂膜的炎症或免疫相关的炎症。所涉及疾病大多具有特征性临床表现。组织病理检查在确定诊断方面具有重要价值。治疗原则为控制炎症、缓解症状。激素、免疫抑制剂和其他一些抗感染药物（沙利度胺、秋水仙碱、氨苯砜等）常用于此类疾病的治疗。

复习参考题

一、名词解释

1. 可触及性紫癜

2. 针刺反应阳性

二、问答题

1. 皮肤变应性血管炎的诊断依据是什么？

2. 如何鉴别过敏性紫癜与色素性紫癜性皮病？

3. 贝赫切特病的四大临床表现是什么？

第二十一章　皮肤附属器病

21

学习目标	
掌握	痤疮、脂溢性皮炎的临床表现及治疗方法。
熟悉	斑秃与雄激素性脱发的临床表现及治疗方法。
了解	各种皮肤附属器疾病的发病原因。

第一节 痤疮

【定义】

痤疮(acne),俗称"青春痘",是一种好发于额、面、胸、背等处,由多种因素引起的毛囊皮脂腺的慢性炎症性疾病,青春期常见。皮疹多表现为粉刺、丘疹,严重时形成结节、囊肿、脓疱,可导致瘢痕形成。

【发病机理】

痤疮的发病因素很多,主要与四个因素有关:①毛囊上皮增生和毛囊栓形成;②皮脂腺分泌增多;③痤疮丙酸杆菌的存在和活动;④炎症。

雄激素是痤疮发病的始动因子。雄激素可以使皮脂腺增大,皮脂分泌增多,同时可以导致毛囊皮脂腺导管角化异常,导管口径变小,毛囊壁脱落的上皮细胞和皮脂混合栓塞毛囊,形成粉刺。痤疮丙酸杆菌在痤疮感染性炎症中起主要作用,吞噬痤疮丙酸杆菌的白细胞产生可产生皮脂分解酶,分解皮脂产生的非酯化脂肪酸,进而刺激毛囊而引起炎症反应。粉刺破裂或非酯化脂肪酸进入真皮,在细菌的作用下,触发炎症反应,产生了丘疹、脓疱、结节、囊肿。同时机体的免疫反应,包括针对痤疮丙酸杆菌体液和细胞免疫反应,扩大了痤疮炎症的反应过程。抗菌药物治疗后,伴随毛囊内寄生的痤疮丙酸杆菌数量减少,痤疮的临床症状也得到改善,从另一方面证实了痤疮丙酸杆菌在痤疮发病中起重要作用。也有人提出,马拉色菌和白色葡萄球菌在痤疮发生中可能存在致病作用,但尚不肯定。

此外,精神因素、内分泌紊乱,遗传、饮食、药物等在痤疮的发生发展过程中也可起一定的作用。日常生活中,化妆品使用不当堵塞毛囊口,也是痤疮发生的重要导火索。

【临床表现】

1. **寻常痤疮(acne vulgaris)** 多于青春期发病,通常女性发病年龄常早于男性,可在月经初潮前半年至一年。损害主要发生于前额、双颊、颏部和鼻颊沟,其次为前胸与背肩部,多对称分布,常伴有皮脂过度溢出。初发损害为粉刺(comedone),是与毛囊一致的圆形丘疹,分为白头粉刺和黑头粉刺。白头粉刺亦称封闭性粉刺,为针头大小的白色丘疹,毛囊开口不明显,不易挤出脂栓。黑头粉刺则为开放性粉刺,丘疹中央为扩大的毛孔,由于皮脂氧化及黑色素沉积使表面呈黑色,较易挤出头部黑色而体部黄白色的脂栓(图21-1)。

粉刺可因脂栓的去除而消退,亦可因炎症或人为抠剥而继发感染,发展为炎性丘疹、脓丘疹或脓疱、结节及囊肿等。炎性丘疹一般为米粒至绿豆大小,中心有脓头成为脓丘疹或脓疱。进一步进展深在性损害形成结节,小的结节虽常较长期存在,但多能渐被吸收,也可化脓破溃形成瘢痕。而囊肿性损害则经久不愈合,可继发感染化脓成脓肿,当附近数个脓肿汇聚融合时则发展为聚合性痤疮。因此痤疮的损害是多形性的,但临床上患者常以某一两种皮损为主。

寻常痤疮病程慢性,时轻时重,多无明显自觉症状,女性可周期性在经前加重。绝大多数患者青春期后逐渐缓解而自愈。

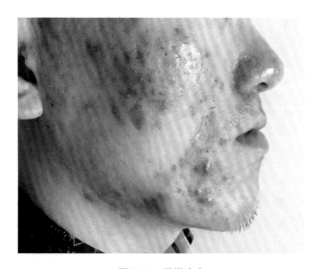

图21-1 寻常痤疮

2. **聚合性痤疮(acne conglobata)** 是痤疮中最严重的一型,多见于青年男性,因愈后留下显著的瘢痕,影响外貌而引起注意。好发于背、臀、颊部,包括多种类型的损害,初起有丘疹、粉刺、脓疱、囊肿等,逐渐融合以囊肿为主,脓肿呈长梭形或不规则形,触之有波动感,破溃后可成为窦道或瘘管,形成瘢痕,若发生于面颊,则影响容貌。本病病程迁延,常经数年不退,偶在急性发作时伴发热、不适等全身症状。

此外,尚可见其他类型痤疮:如痤疮突然显著加重,并出现发热等全身症状的暴发性痤疮(acne fulminant);因使用雄激素、糖皮质激素、卤素等所致的药物性痤疮(drug-induced acne);长期接触石油、焦油等所致的职业性痤疮(occupational acne);婴儿期由于母体遗传的雄激素引起的婴儿痤疮(infantile acne);与月经密切相关的月经前痤疮(premenstrual acne)等。

【诊断和鉴别诊断】

青年男女发生在颜面及胸背部的粉刺、丘疹、脓疱及结节,对称分布,易于诊断。应与下列疾病鉴别:

1. **酒渣鼻** 中年发病,皮损分布于鼻尖、颊、额、颏部,患部有皮肤潮红、毛细血管扩张、丘疹和脓疱,晚期形成鼻赘。

2. **马拉色菌毛囊炎** 见于上胸、肩背部的毛囊性炎性丘疹、丘脓疱疹,皮损取材后镜检可见多数马拉色菌,组织病理切片在毛囊皮脂腺内可见马拉色菌。

3. **颜面播散性粟粒性狼疮** 好发于成年人,损害为粟粒至绿豆大小的暗红色或褐色半球状或略扁平的丘疹或结节,触之柔软,分布于眼睑、鼻唇沟及颊部,在下睑部往往融合成堤状是本病特征(图21-2)。

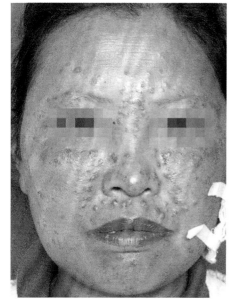

图21-2 颜面播散性粟粒性狼疮

【预防和治疗】

原则是减少皮脂分泌、纠正毛囊皮脂腺管口异常角化、杀菌消炎、减少囊肿与瘢痕的形成。

1. **日常护理** 少食高糖、高脂和辛辣刺激性食物,多食蔬菜及水果。常用温水洗涤患处,忌用受挤压。避免使用油脂较多的化妆品,禁用碘、溴类药物。

2. **外用药物疗法** 以粉刺、炎性丘疹为主的患者,首选去脂溶解角质、杀菌消炎作用的外用药。常用的有含硫黄、间苯二酚的复方硫黄洗剂;0.025%～0.05%的维A酸霜有角质溶解及剥脱作用,有利于脂栓排出,因有光敏性,宜晚上避光使用;5%～10%过氧化苯甲酰凝胶或霜剂通过释放活性氧而抑制痤疮丙酸杆菌的异常增殖,减轻炎症反应,它同时有抑制皮脂分泌和粉刺形成的作用。维A酸霜和过氧化苯甲酰制剂均有一定的刺激性,出现刺激反应后应暂停使用。炎症明显时可外用抗生素制剂如2%～4%红霉素酒精、克林霉素洗剂、1%林克霉素醋克林霉素霜等。若单纯外用效果不理想,可考虑配合使用内服药治疗。

3. **内用药物疗法** 以结节、囊肿性损害为主,或皮损数量多、炎症明显的重症患者,除局部治疗外,常需考虑使用若干内用药物:

(1)抗生素:常用四环素类,如米诺环素,开始为100～200mg/d,四环素2g/d,或多西环素100～200mg/d,疗程6～12周。四环素类药物有禁忌证或不能耐受时,可使用红霉素。使用抗生素时应注意其光敏性、菌群失调等副作用。

(2)异维A酸:作用于痤疮发病的多个环节,减少皮脂分泌,抑制痤疮丙酸杆菌繁殖,对重型痤疮有较好疗效。口服0.5mg/(kg·d),连续服用3～6个月。本药有皮肤黏膜干燥、肝损等诸多副作用,需加强监测,尤其值得注意的是其致畸作用,育龄期男女服药期间应避孕,停药半年后方可妊娠。

(3)螺内酯:有抗雄激素作用,在靶器官水平上竞争性阻滞二氢睾酮的受体,用于伴有激素水平异常的女性难治性痤疮患者,常用剂量为20～40mg,每日2～3次。

(4)性激素疗法:拮抗雄激素药物可以通过减少皮脂分泌,对痤疮产生治疗作用,但也可引起内分泌紊乱,一般不主张常规应用。目前多用于中重度痤疮、经前期加剧且其他方法疗效较差或不耐受常规长期抗生素的女性。如己烯雌酚1mg/d,于月经开始后第14天开始服用,连服2周一疗程,亦可月经前一周肌注黄体酮 10mg。

（5）糖皮质激素：严重的结节性、囊肿性和聚合性痤疮，短程内服泼尼松 30～40mg/d 有一定疗效，且有助于减少瘢痕。皮损内注射糖皮质激素，用于结节性、囊肿性和聚合性痤疮。囊肿不宜切开引流时，而应抽吸其内容物后注入糖皮激素。常用的局部注射的糖皮质激素有曲安西龙混悬液、泼尼松龙混悬液或长效糖皮激素质制剂（复方倍他米松等），应用时加少量 2% 普鲁卡因，前两者每周 1 次，连续 3～4 次，长效者每月注射 1 次。

4. 光疗法 蓝光（415nm）、红光（660nm）、蓝光红光混合光（415～660nm）兼有抗菌抗感染作用，治疗轻至中度痤疮特别是丘疹脓疱较多的患者疗效较好。

5. 其他治疗 以粉刺、丘疹为主的寻常痤疮可用特定的粉刺挤压器挤出粉刺脂栓后，作必要的面部护理以清洁皮肤，促进炎症吸收。并可采用药物面膜及石膏面膜。瘢痕以其不同情况可分别采用手术切除、糖皮质激素皮损内注射、皮肤磨削、激光和强光治疗。

第二节　脂溢性皮炎

【定义】

脂溢性皮炎（seborrheica dermatitis）是发生在头皮、眉、耳和躯干等皮脂溢出部位的一种慢性炎症性皮肤疾病，伴有不同程度的瘙痒，皮损为暗红色或黄红色斑片基础上覆有油腻性鳞屑或痂。

【发病机理】

具体发病机理尚未完全明了。大量研究表明脂溢性皮炎患者头皮屑中马拉色菌的数量高于正常人，提示马拉色菌感染与脂溢性皮炎发病密切相关。HIV 感染者脂溢性皮炎的发病高达 30%～55%，WHO 已经推荐脂溢性皮炎是 HIV 感染进入第二阶段的标志之一，提示脂溢性皮炎的发病与机体免疫功能缺陷有关。也有人认为蠕形螨感染是发病的很重要因素。研究发现婴儿的脂溢性皮炎可能与必须脂肪酸代谢所需的一种酶的功能暂时受损有关。也有较大样本研究发现本病有家族发病倾向。此外，精神、饮食等促使皮脂腺溢出的因素可加重本病。

【临床表现】

皮损好发于头皮、眉、睑、鼻唇沟、唇、耳、胸骨部、腋、乳房下皱褶、脐部、腹股沟、臀皱褶等皮脂腺分布丰富的脂溢区。初发皮疹为毛囊周围红色小丘疹，渐渐融合成暗红色或淡黄色斑片，上覆油腻性鳞屑或痂皮。发生在头部可见较多头皮屑，发生于面部常与痤疮伴发，发生在躯干、腋窝、腹股沟皱褶处因渗出较多，常糜烂而似湿疹。皮损可扩展至全身，由头部向下蔓延，甚至发展为红皮病。病程慢性，缓解与恶化交替，或伴有轻度瘙痒。

头皮屑（dandruff）是头皮上最轻、最常见的临床表现，表现为干性、易剥脱的麸糠状脱屑。初为小片，很快累计整个头皮，伴大量细小的粉状皮屑。油腻型又称为脂样糠疹（pityriasis steatoides），伴有红斑和厚痂聚集。头皮上其他的类型有油腻性鳞屑组成的斑片或银屑病样斑块，伴渗出及厚痂，常播散到前额、耳、耳后区和颈部。在这些区域，边缘清楚，微红黄色或微黄色。严重者整个头皮都覆盖上一层油腻而脏的痂，可有臭味。在婴儿，头皮上黄色或棕色鳞屑附着聚积的上皮碎片，又称为乳痂。

帕金森病可伴严重的脂溢性皮炎，常累及头皮和面部，有大量的蜡样鳞屑。HIV 感染者也可伴发严重的脂溢性皮炎。

【诊断和鉴别诊断】

依据好发于皮脂腺丰富部位，皮疹为典型的红斑基础上带油腻性的黄红色斑片，不同程度的瘙痒，慢性病程等，诊断本病不难。应注意与头部银屑病、玫瑰糠疹、湿疹和体癣鉴别诊断。

【治疗和预防】

生活规律、睡眠充足、低脂饮食、适当补充 B 族维生素。基于马拉色菌的异常增殖以及机体免疫功能异常的研究，外用抗真菌药配合免疫调节剂有望缓解症状、减少复发。

1. **外用药物疗法** 以溶解脂肪、角质剥脱、消炎止痒、抗真菌为主。常用药物有硫黄、间苯二酚、煤焦油、水杨酸、硫化硒、吡硫锌、咪唑类抗真菌药等。如 2% 酮康唑洗剂、含硫化硒或吡硫锌的香波等洗头，2～3 次／周。糖皮质激素溶液、糖皮质激素加粗制煤焦油或氯碘喹林均有效。对严重的、可能有细菌感染的病例，可与抗微生物制剂并用。外用琥珀酸锂软膏治疗严重的面部皮损效果较好。联苯苄唑香波治疗婴儿和幼儿脂溢性皮炎有效。

2. **内用药物疗法** 口服维生素 B_2、B_6 和复合维生素 B，瘙痒时可用抗组胺药物，炎症明显或范围大时可短期用糖皮质激素，如泼尼松 10mg，每日 3 次。

3. **免疫抑制或免疫调节** 他克莫司、匹美克莫司局部应用可以抑制迟发型变态反应，体外实验具有很强的较强的抗感染活性和抗马拉色菌活性，且没有糖皮质激素样的副作用，应用于临床治疗脂溢性皮炎具有较好效果。

4. **光疗** 窄谱 UVB 具有免疫抑制及抗感染作用，可有效治疗脂溢性皮炎。

第三节　酒渣鼻

【定义】

酒渣鼻（rosacea）是一种发生于鼻、面中央，以皮肤潮红、丘疹、脓疱和毛细血管扩张为特征的疾病，多见于中年人。

【发病机理】

具体发病机理尚未完全明了。可能由于精神因素、胃肠功能紊乱、辛辣食物刺激、毛囊虫感染、长期应用糖皮质激素等因素致颜面血管运动神经失调，毛细血管长期扩张所致。研究发现患部皮脂腺可扩张，但并不伴有相应的皮脂腺增加，提示皮脂溢出在其发病中并不重要。毛囊虫感染是酒渣鼻发病的重要因素，但不是唯一因素。近年来有研究证据提示幽门螺旋杆菌感染可能在酒渣鼻的发病中起一定作用。

【临床表现】

可分为三期，即红斑期、丘疹脓疱期、鼻赘期，但各期之间并无明显的界限，经过缓慢。

1. **红斑期** 先是鼻部潮红，以后累及双颊、眉间和颏部，常对称发生，红斑初为暂时性，在进食辛辣食物或热饮、外界温度升高、紫外线照射或情绪激动时加重，反复发作后，变为持久性、特征性红斑和浅表的毛细血管扩张，尤以鼻尖、鼻翼、两颊的浅表毛细血管扩张为著，常伴皮脂溢出（图 21-3）。持续数月至数年后向第二期发展。可自觉面部灼热。

2. **丘疹脓疱期** 在红斑基础上成批出现针头至绿豆大小的红色丘疹、脓疱甚至小结节，鼻尖、面颊和颏部的毛囊口明显扩大，皮疹通常时轻时重，此起彼伏，饮酒、日晒常使皮损加重。少数病例可并发结膜炎、睑缘炎。中年女性患者皮疹常在经前加重。

3. **鼻赘期** 仅见于少数患者，绝大多数为 40 岁以

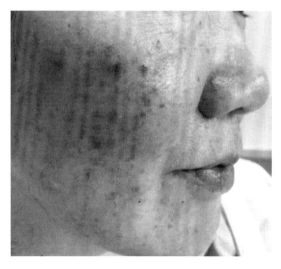

图 21-3　酒渣鼻红斑期

上的男性，我国相对较为少见。患者鼻部皮脂腺和结缔组织增生，皮肤不规则粗糙增厚，鼻部逐渐肥大，更严重者成结节或肿瘤状突起。表面凹凸不平，毛细血管扩张显著，毛囊口更显扩大，皮脂分泌旺盛，致使鼻尖、鼻翼肥大，形成鼻赘。

【诊断和鉴别诊断】

依据鼻部和面中央部发生的充血性红斑、毛血管扩张、复发性丘疹和脓疱，中年发病，慢性经过，辛辣食物、日晒等可加重等特点可诊断本病。主要应与面部激素依赖性皮炎鉴别。后者系长期外用含皮质激素制剂所致，有皮肤变薄、丘疹、丘疱疹、毛细血管扩张、脱屑等，有时尚有口周皮炎（分布于口罩区的小丘疹、丘疱疹，丘疹平伏后留有红斑脱屑，口唇周围有一狭窄正常皮肤带）改变。根据有长期用药史、突然起病、皮损稳定而无阵发性加重等特点鉴别诊断。

【治疗和预防】

1. **一般治疗** 禁酒和辛辣刺激性食物，避免日晒等，纠正胃肠功能障碍和内分泌失调，避免局部过热过冷的刺激，避免剧烈的情绪波动等可能引起面部潮红的因素。生活规律，劳逸结合。

2. **红斑期治疗** 患者可口服氯喹，0.25g/d，疗程不超过3个月，炎症明显时可考虑服四环素0.25g，每日4次，炎症消退后逐渐减量维持，连服3~6个月，对于镜检有多数毛囊虫的患者，可内服甲硝唑0.2g，每日2~3次，持续数周。

3. **硫酸锌** 100mg，3次/日，连用4个月可取得较好疗效。

4. **局部治疗** 可外用复方硫黄洗剂，1%~5%的甲硝唑霜，脓疱多时可外用2%~4%红霉素醑、1%林可霉素醑等；也可外用0.1%他克莫司软膏。

5. **其他** 鼻赘期患者可用酒渣鼻切割术治疗。其他治疗方法有磨削术、超脉冲CO_2激光汽化等。扩张的毛细血管也可用强光或电灼治疗。

第四节 斑秃

【定义】

斑秃（alopecia areata）是突然发生的非炎症性、非瘢痕性片状脱发，多无自觉症状，可发生于全身任何毛发生长部位。皮损为圆形或椭圆形的片状毛发部位，皮损为圆形或椭圆形的片状毛发脱落，而脱发区皮肤基本正常。

【发病机理】

具体发病机理未明。流行病学研究表明该病是一种多基因病，是环境、遗传易感因素等多方因素相互作用的结果。神经精神因素常是发病的诱因，部分患者可能与精神创伤、焦虑紧张有关。鉴于斑秃处的毛囊下部有T细胞浸润，部分患者血中有抗甲状腺、抗胃壁细胞抗体，故许多学者认为本病与自身免疫有关。

【临床表现】

按病期可分为进展期、静止期及恢复期。

首先在头部突然发生大小不等的圆形或椭圆形脱发斑。常在无意中发现，皮损单发或多发，脱发斑境界清楚，脱发区头皮正常（图21-4），平滑光亮，无炎性红斑、无鳞屑、无瘢痕，一般无自觉症状。病情进展时脱发区边缘头发易于拔下（拔发试验阳性），在放大镜下观察，可见其上粗下细，呈惊叹号样。在进展

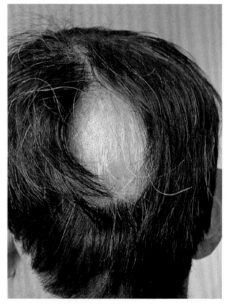

图21-4 斑秃

期,脱发斑数目可增多,范围可扩大,多数发展至钱币大或稍大些就不再扩大。静止期病情停止发展,脱发区停止扩大,脱发斑边缘头发亦不易拔下,大多数患者在脱发静止3～4月后进入恢复期。恢复期有新毛发长出,为细软、色浅的绒毛,逐渐变成粗黑的终毛,多数患者疾病自然痊愈。

大多数患者仅有一片或数片脱发区,可在一年内自愈,少数患者或反复发作,或边长边脱,重者脱发斑数目渐增多、互相融合而成大片状脱发,病程可持续数年。严重者全头头发脱落称全秃(alopecia areata)。全身毛发均脱落者称普秃(alopecia universalis)。发生全秃、普秃患者的年龄越小,恢复的可能性亦随之减少。病程长、病情严重的患者,可伴有甲损害。

【诊断和鉴别诊断】

根据典型的突然发生的头部斑状脱发、头皮正常,无自觉症状,易于诊断。应与假性斑秃鉴别,假性斑秃是一种炎症性、瘢痕性脱发,脱发区头皮萎缩变薄、毛囊口消失,常继发于头皮红斑狼疮、扁平苔藓等炎症性皮肤病。

【预防与治疗】

1. **去除可能的诱发因素**　解除思想负担,生活规律,注意劳逸结合。脱发严重者必要时可戴假发以减轻心理负担。

2. **外用药物疗法**

（1）皮损部位注射:皮损范围较小者,可用泼尼松龙5mg/ml或曲安奈德10mg/ml加少量2%普鲁卡因局部注射,脱发区内分点作皮内注射,每点注入0.1ml,每周一次,连用3～4次。

（2）糖皮质激素:外涂中、强效糖皮质激素药物,如糠松莫米松乳膏、卤米松乳膏等。

（3）米诺地尔溶液:外用促进皮肤充血、改善局部血液循环、促进毛发生长,常用2%～5%米诺地尔溶液。

（4）他克莫司软膏:他克莫司具有较强而特异的免疫抑制和良好的抗感染作用,可促进毛发生长,常用0.1%他克莫司软膏。

3. **内用药物疗法**　对精神紧张、焦虑、失眠的患者给予地西泮、谷维素等。对多发性斑秃可试用泼尼松30～40mg/d,1～2月后减量维持。对于全秃、普秃患者,可考虑系统使用免疫抑制剂,如环孢素A 3～6mg/(kg•d),分2次口服,疗程12周。

4. **308nm准分子激光**　是一种中波紫外线光源,治疗机制与诱导T细胞凋亡有关。但对局限性斑秃有效,安全性高,耐受性好,但该方法对全秃和普秃无效。

5. **局部物理疗法**　如梅花针弹刺、0.1%甲氧沙林外搽的PUVA疗法也可酌情选用。

第五节　雄激素性脱发

【定义】

雄激素性脱发(androgenetic alopecia),又称为男性型秃发(male-pattern alopecia)或早秃(alopecia premature),是一种发生在青壮年额部及头顶的渐进性脱发。

【发病机理】

具体机理尚不完全清楚。目前认为其发生与遗传、雄激素、5α还原酶、雄激素受体、生长因子和细胞因子等有关。本病为常染色体显性遗传,患者多有家族发病史,白色人种较黄色人种发病率高。患者头部脱发区毛囊5α还原酶活性及其二氢睾酮活性较正常人高,说明本病的发生与雄激素关系密切。研究发现男性患者仅额部、顶部有雄激素受体,而两颞部、枕部没有,雄激素与雄激素受体结合后导致额部、顶部头发脱落,因此雄激素受体是雄激素性脱发形成的基本条件。此外生长因子和细胞因子在毛发生长调控中的作用也逐渐引起人们的高度关注。

【临床表现】

本病男性多于女性,一般在20~30岁发病。先从前额两侧的鬓角开始,逐渐向顶部延伸,头发逐渐细软、稀疏、脱落、额部发际线后退,或头顶头发开始脱落,出现秃顶。脱发继续进行,前额变高,形成"高额",呈V字形秃顶,进而与顶部秃发融合成片。脱发区皮肤光滑、毛孔缩小或遗留少量毳毛。而枕部及两侧颞部仍保留正常的头发。也有从头顶开始脱发者。患者多无自觉症状,但常伴皮脂溢出(图21-5)。

女性患者症状较轻,多表现为头顶头发稀疏,呈"杉树"状脱发,很少累及额颞部,发际线亦不后移。脱发进程一般很慢,其程度因人而异。

男性雄激素性脱发顶部头发可以很少,甚至顶部全部脱落,而50%女性到50岁,头发可明显稀疏,但不会完全脱落,眉毛、胡须、腋毛以及身体其他短毛和毳毛生长通常不受影响。

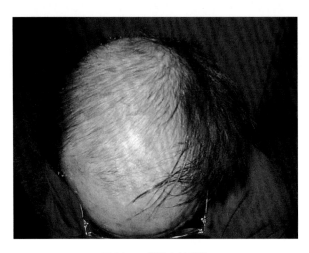

图21-5 雄激素性脱发

【诊断和鉴别诊断】

根据家族史,缓慢发展的脱发,多从前额两次或顶部开始,头皮无异常,常伴皮脂溢出等可诊断。

【预防和治疗】

到目前为止,被美国FDA批准治疗雄激素性脱发的药物有米诺地尔(minoxidil)和非那雄胺(finasteride)。

1. **米诺地尔** 为周围血管扩张药,可改善毛囊周围的微循环,增加皮肤的血流量,还可减少毛囊周围淋巴细胞浸润、促进细胞分裂和延长毛囊生长期。常用浓度为2%~5%。

2. **非那雄胺** 为5α还原酶抑制剂,美国FDA批准用非那雄胺治疗41岁以下的青壮年男性雄激素性脱发,特别轻到中度、前额和头顶部脱发的患者。每日口服1mg,连续服用12个月,部分患者可使用24个月。一般在服药3个月后毛发不再脱落,并开始生长。本药不适用于女性、儿童和严重肝病患者。少数情况下可影响男性性功能。

3. **其他药物** 抗雄激素药物用于治疗女性雄激素性脱发,应选择以雌激素和黄体酮为主要成分的避孕药,如环丙氯地黄体酮与炔雌醇的混合制剂。此外可外用5%环孢素A乳膏。

4. **手术疗法** 如毛发移植术,将自身枕、颞部的头发移至额顶部脱发区,但移植后的头发还会脱落,需要药物维持。亦可切除脱发区、松解有发区而后缝合,或者进行有发去头皮扩张术后再切除脱发区,均可视具体情况选择使用。

问题与思考

1. 痤疮、脂溢性皮炎及酒渣鼻的好发部位?

2. 斑秃与雄激素性脱发的临床表现是什么?

3. 雄激素性脱发的治疗方法有哪些?

案例 21-1

　　患者女,22 岁,学生。三个月前进食辛辣火锅后前额及面颊出现丘疹及脓疱,偶伴痛感,后丘疹逐渐增多。曾外用莫匹多星软膏,效果不佳。患者诉自幼喜辛辣甜食。

　　皮肤科检查:额部密集粟粒状丘疹,面部可见多发红色丘疹,间有黑头粉刺及脓丘疹、压之疼痛。

　　问题:

　　1. 痤疮分几类,本患者属于痤疮的哪一种类型?

　　2. 如何防治痤疮?

（骆　丹）

学习小结

　　本章围绕皮肤附属器介绍了一组疾病,包括痤疮、脂溢性皮炎、酒渣鼻、斑秃及雄激素性脱发。本组疾病大多病因复杂,部分疾病具体发病机制尚不明确,疾病的临床表现也较为纷繁,多有损容性表现,时常会给患者带来较明显的心理负担。依据典型的表现,诊断本组疾病不难;治疗该类疾病通常需要统筹患者的具体情况,制定以局部外用、系统给药结合部分物理治疗等参与的个体化方案。

复习参考题

一、名词解释

1. 聚合性痤疮

2. 脂样糠疹

3. 普秃

二、问答题

1. 简述雄激素性脱发的发病机制。

2. 试述酒渣鼻的临床表现。

第二十二章　遗传性皮肤病

22

22章

学习目标

掌握　鱼鳞病的定义、分类、各型临床特点及治疗原则；毛周角化病的定义、临床特点；各型遗传性掌跖角化病的特异性皮损；遗传性大疱性表皮松解症的主要临床特征；家族性慢性良性天疱疮的临床表现和治疗方法。

了解　遗传性掌跖角化病的病理特征。

第一节　鱼鳞病

【定义】

鱼鳞病(ichthyosis)是一组常见的以皮肤干燥,伴有鱼鳞状鳞屑为特征的角化异常性遗传性皮肤病。

【分类】

1. 寻常型鱼鳞病(ichthyosis vulgaris)

2. X性联鱼鳞病(sex linked ichthyosis)

3. 板层状鱼鳞病(lamellar ichthyosis)

4. 大疱性先天性鱼鳞病样红皮病(bullous congenital ichthyosiform erythroderma)

【发病机理】

1. **寻常型鱼鳞病**　常染色体显性遗传,发病机制未明,推测可能与透明角质颗粒的主要前体蛋白基因表达缺陷有关。

2. **X性联鱼鳞病**　性连锁隐性遗传,位于X染色体的类固醇硫酸酯酶基因缺陷,使硫酸胆固醇积聚于角质层,导致角质形成细胞的黏合性增加,不能正常脱落。

3. **大疱性先天性鱼鳞病样红皮病**　常染色体显性遗传,角蛋白K1或K10的编码基因突变从而引起表皮分化紊乱、表皮内水疱形成,从而导致角化异常和表皮松解。

4. **板层状鱼鳞病**　常染色隐性遗传,发病机制尚不清楚,可能与谷氨酰胺转移酶缺陷有关。

【临床表现】

1. **寻常型鱼鳞病**

(1)好发于3~12个月婴幼儿,男女比例相同,为最常见的鱼鳞病。

(2)皮损弥漫全身,躯干下部和四肢伸侧为重,腋窝、肘窝、面部较少受累。

(3)患者通常无自觉症状,冬季干燥和瘙痒加重,夏季缓解,常伴有毛周角化病,50%以上的患者有特应性皮炎。

(4)轻者仅皮肤干燥伴有细小、粉末状鳞屑,典型皮损为淡褐色至深褐色菱形或多角形鳞屑,鳞屑中央牢固粘着,边缘游离,如鱼鳞(图22-1)。

2. **X性联鱼鳞病**　刚出生或婴儿期发病,仅见于男性,女性为携带者,较少见。

(1)好发于颈后、手臂伸侧、肘窝、腘窝和躯干,掌跖和面部不受累。

(2)皮损类似寻常型鱼鳞病,污浊或棕色的大片黏着性鳞屑。

(3)患者通常无自觉症状,50%男性成人有逗号状间质性角膜混浊(但不影响视力),20%的患者发生隐睾。

3. **大疱性先天性鱼鳞病样红皮病**　发生于出生时或出生后很短时间内,男女比例相当,罕见。

(1)皮损泛发全身,以屈侧为重,过度角化可波及掌跖,可引起甲营养不良,不累及黏膜。

(2)出生时或出生后不久可见大疱,易破溃形成糜烂面,随后红斑水疱逐渐减轻,代之以鳞屑遍及全身。

(3)新生儿及婴儿时期常因继发感染而发出臭味,甚至引起败血症和电解质紊乱而导致死亡,此病为慢性病毁损容貌,对家庭和社会有巨大影响。

4. **板层状鱼鳞病**

(1)出生时发病,持续终身,男女发病比例大致相同。

(2)好发于下肢,累及褶皱部位、头发、指甲、眼睛,不累及黏膜。

(3)儿童和成人:全身灰棕色鳞屑(板层状),呈显著四边形,如马赛克样,掌跖常有角化过度;婴幼儿:出生时表现为火棉胶纸样膜所包裹的婴儿,皮肤呈广泛弥漫的潮红(图22-2)。

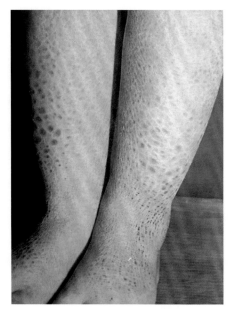

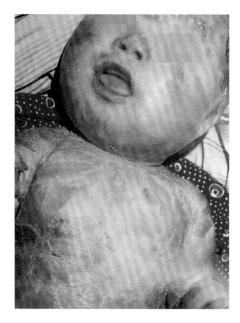

图 22-1　双小腿寻常型鱼鳞病　　　　　　图 22-2　火棉胶样婴儿

（4）1/3 的患者可有眼睑和口唇外翻。

问题与思考

各种类型鱼鳞病的共同特点是什么？

【实验室检查】

1. **皮肤病理**　寻常型鱼鳞病表现为角化过度，颗粒层正常或增厚，棘层轻度肥厚；性联鱼鳞病在正常或轻度增厚的颗粒层上方见到角化过度和角化不全，毛囊可角化过度；板层状鱼鳞病不具诊断特征，除上述改变尚有银屑病样表皮增生及表皮突增宽；大疱性先天性鱼鳞病样红皮病表现为角化过度，颗粒层增厚，透明角质颗粒大而不规则，表皮细胞皱缩，核周空泡化，细胞边界不清，有腔隙甚至有表皮松解形成的水疱。

2. **生化检查**　性联鱼鳞病硫酸胆固醇水平升高，类固醇硫酸酯酶减少或缺乏。

【诊断和鉴别诊断】

1. **诊断依据**　根据发病年龄、临床表现和组织学特征可以明确诊断。

2. **鉴别诊断**　各类先天性鱼鳞病应与获得性鱼鳞病鉴别，后者在恶性肿瘤，特别是淋巴瘤、麻风或其他慢性消耗性疾病和严重营养不良患者中发生，发病晚，无家族发病史。

【治疗和预防】

1. **外用药物疗法**　以温和、保湿、轻度剥脱为原则。

（1）增加皮肤水合作用及保持皮肤柔润：10%～20% 尿素霜或 40%～60% 丙二醇溶液包封过夜，每周 2～3 次，有良好作用。

（2）外用维 A 酸制剂可改善角化过度，减少鳞屑。

（3）卡泊三醇软膏（50μg/g）每日 2 次外用，共 12 周，每周最大量为 120g，疗效较好。

2. **内用药物疗法**　症状严重者可口服异维 A 酸 0.5～1mg/（kg·d），或阿维 A 酸 0.5mg/（kg·d），虽不能根治，但能缓解症状。

患者,男,21岁,全身皮肤干燥鳞屑21年。现病史:患者于出生后3个月左右,皮肤粗糙,泛发鳞屑,四肢伸侧出现细小皮疹,不痛不痒,逐渐增多并加重。冬季症状较重,皮肤干燥、瘙痒不适,夏季好转。妈妈有"鸡皮"史。系统检查:未见异常。专科检查:四肢伸侧出现针尖大小与毛囊一致的坚硬丘疹,不融合。四肢腹部臀部泛发,躯体较多,呈干燥性淡褐色至深褐色菱形或多角形鳞屑附着皮肤,偶有瘙痒。

问题:

1. 该患者的初步诊断是什么?

2. 如何治疗此患者?

第二节　毛周角化病

【定义】

毛周角化病(keratosis pilaris)又称毛发苔藓(lichen pilaris),是一种常染色体显性遗传性皮肤病,发病机制未明。

【临床表现】

1. 初发年龄为2～3岁儿童,青春期发病率最高,随年龄增长而逐渐改善,皮损冬重夏轻。

2. 好发于上臂后侧,大腿外侧,严重时累及面部、前臂、小腿和臀部,部分患者可累及腹部。

3. 皮损为针尖到粟粒大小与毛孔一致的坚硬丘疹,不融合,顶端有淡褐色角质栓,丘疹炎症程度不一,可无红斑或有明显红斑(图22-3)。

4. 一般无自觉症状或有轻度瘙痒。

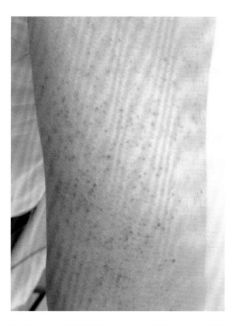

图22-3　上臂伸侧针尖大小红色坚硬丘疹,顶端有角栓,有中度炎症

毛周角化病的临床特点是什么？

【诊断和鉴别诊断】

1. 诊断　根据与毛孔一致的角化性丘疹和毛囊口角栓、好发年龄与好发部位，易于诊断。

2. 鉴别诊断

（1）维生素 A 缺乏症：因体内缺乏维生素 A 而引起的以眼和皮肤病变为主的全身性疾病，多见于 1~4 岁小儿；最早的症状是暗适应差，眼结合膜及角膜干燥，以后发展为角膜软化并有皮肤干燥和毛囊角化、增生、脱屑。

（2）小棘苔藓：皮损主要见于颈、臂外侧，针尖大小的毛囊性丘疹，密集成片，每个丘疹顶端有一根丝状角质小棘，约经一年左右可自行消退。

（3）瘰疬性苔藓：又称苔藓性皮肤结核，原发损害为淡红、红褐或黄褐色与毛囊一致的粟粒大小丘疹，上覆细小鳞屑，簇集成片，散在分布；多发于胸、背、腹、腰及四肢，以胸侧为多见；患者常伴有其他活动性结核，如骨、淋巴结、皮肤或内脏结核，尤多见于儿童；慢性经过可以自愈，易复发，自觉症状轻微；结核菌素的高倍稀释液（1:1 000 000）试验可呈阳性。

【治疗和预防】

局部外用 0.05%~0.1% 的维 A 酸软膏、3%~5% 水杨酸软膏、10%~20% 尿素霜、12% 的乳酸液最为有效，较重患者可内服维生素 A、维生素 E 和阿维 A 酸。

第三节　遗传性掌跖角化病

【定义】

遗传性掌跖角化病（hereditary palmoplantar keratoderma，HPPK）是一组以掌跖弥漫性或局限性过度角化为特征的遗传性皮肤病，可为常染色体显性或隐性遗传，也可为获得性，主要原因是角蛋白的基因突变。

【分类】

1. 弥漫性掌跖角化病（diffuse palmoplantar keratoderma，DPPK）

（1）表皮松解 DPPK（EPPK）

（2）非表皮松解 DPPK（NEPPK）

2. 局灶型掌跖角化病（local PPK）

3. 斑点状掌跖角化病（punctate palmoplantar keratoderma，PPPK）

【临床表现】

1. 弥漫性掌跖角化病

（1）出生后数月出现，3~4 岁表现典型。

（2）掌跖可单独或同时受累，损害一般不累及手足背。

（3）初起掌跖弥漫发红，逐渐发展为厚黄的、表面蜡样光泽的疣状不规则角化斑块，有明显红色边缘（图 22-4）。

（4）NEPPK 是掌跖角化病中最常见的类型，患者比 EPPK 更易患多汗症和皮肤癣菌感染。

2. 局灶型掌跖角化病　局限于受压部位，临床上表现为两型，一种为主要发生在足跖的钱币状角化性皮损，另一种是主要发生于手掌的线状角化。

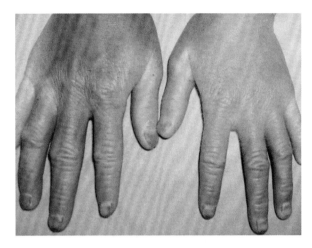
图 22-4 双侧掌跖弥漫疣状不规则角化斑块

3. 斑点状掌跖角化病

（1）青春期后发病，多发于 20 岁以后。

（2）掌跖部多见，少数患者可累及手足背及肘膝部。

（3）散在 1mm～1cm 大小的角化性丘疹，角质丘疹脱落后，可呈现火山口样小凹陷。

（4）患者不伴手足多汗。

问题与思考

遗传性掌跖角化病分为哪几种类型？

【组织病理】

表皮松解掌跖角化病：因张力细丝聚集所导致的核周空泡化，棘层和颗粒层变性，可见大的透明角质颗粒，偶尔有水疱形成。

非表皮松解掌跖角化病：无特异表现，角层和棘层增厚，颗粒层可增厚或变薄，真皮浅层轻度炎症细胞浸润，汗腺和汗管可萎缩。

斑点状掌跖角化病：角质明显增厚，角化不全，角质栓向下延伸，颗粒层增厚，棘层轻度增厚，表皮突延长，真皮无明显炎症改变。

【诊断和鉴别诊断】

根据发病年龄、家族史及临床特点，不难诊断。

1. **寻常疣** 许多 DPPK 被误诊为寻常疣，但 DPPK 削割皮损时不产生多个出血点。

2. **胼胝** 只发生于足底，局限性片状角化，后天发病，与长期摩擦及受压有关，去除致病因素后可自行减轻或消失。

3. **点状及掌跖汗孔角化症** 依据病理进行鉴别，本病有角化不全柱及圆锥形层板。

4. **获得性掌跖角化症** 为后天性角化病，多在成年期发病，无明显的家族易感性；除少数为特发性之外，多数为系统性疾病或药物反应，如恶性肿瘤、免疫性疾病、内分泌疾病、黑棘皮病等。

5. **症状性掌跖角化病** 如角化型手足癣、掌跖部慢性湿疹等。

【治疗和预防】

1. **基本治疗** 无法根治，应避免近亲结婚以减少发生遗传的概率。本病应避免创伤。

2. 局部治疗

（1）20% 尿素霜。

（2）0.1% ~ 0.5% 维 A 酸霜。

（3）15% 水杨酸软膏封包软化去角质，继之以糖皮质激素软膏或霜剂外用。

（4）卡泊三醇软膏亦有一定疗效。

3. 系统治疗

（1）严重者可口服异维 A 酸 0.5mg/（kg•d）或阿维 A 酯 0.75 ~ 1mg/（kg•d），合并使用外科刮除术。

（2）继发真菌或细菌感染可给予口服抗真菌或细菌药物。

第四节　遗传性大疱性表皮松解症

【定义】

遗传性大疱性表皮松解症（epidermolysis bullosa, EB）是包含许多临床特征性损害的一组少见的大疱性疾病。具有三个主要特征：①遗传性；②皮肤脆性增加；③轻微外力形成大疱。根据水疱的发生部位主要可分为三大类：①单纯性大疱性表皮松解症（simplex EB, EBS），水疱在表皮内；②交界性大疱性表皮松解症（junctional EB, JEB），水疱发生于透明板；③营养不良性大疱性表皮松解症（dystrophic EB, DEB），水疱发生在致密板下方。

【发病机理】

所有类型的遗传性 EB 的发病皆与基因突变有关，突变基因编码蛋白的位置决定了水疱的部位。

【临床表现】

共同特点是皮肤脆性增强，在受到轻微摩擦或碰撞后就出现张力性大疱、糜烂和结痂，瘢痕形成。手部关节、肘膝部、足部及其他易反复损伤的部位易发生。夏季易发，冬季症状有所改善。

1. 单纯性大疱性表皮松解症

（1）儿童常在出生时或出生后不久发病。

（2）皮损仅见于肢端及四肢关节伸侧，一般不侵及黏膜和甲。

（3）损害最为表浅，出现瘢痕的机会较少。

2. 交界性大疱性表皮松解症　罕见，出生时即见有严重而广泛的大疱和表皮剥脱，常在出生后数月内死亡。

3. 营养不良性大疱性表皮松解症

（1）皮损多较重，常在出生后即出现皮损。

（2）皮损可发生于体表的任何部位，黏膜常受累，且水疱位置较深，易形成瘢痕。

（3）常染色体显性遗传的 DEB 皮损愈合后可形成瘢痕、粟丘疹，肢端反复发生皮损可产生指趾甲营养不良或甲脱落。

（4）严重的常染色体显性遗传的 DEB 还可出现全身泛发性皮肤黏膜水疱、指趾瘢痕融合或萎缩等。

（5）口咽部黏膜的反复溃破瘢痕形成可致患者张口困难、吞咽困难等，预后较差。

【实验室检查】

组织病理和免疫原理：透射电镜和免疫荧光抗原定位是两种可靠的病理诊断方法。透射电镜显示 EBS 的水疱位于表皮内，DEB 的水疱位于致密板下方，JEB 的水疱位于透明板内。免疫荧光抗原定位证实 EBS 裂隙平面位于表皮最下部，在 JEB 见 Ⅳ 型胶原及板层素位于水疱底部，在 DEB 见 Ⅳ 型胶原及板层素抗原均位于水疱顶部。

遗传性大疱性表皮松解症根据水疱的发生部位主要可分为哪三大类？

【诊断和鉴别诊断】

根据家族史、各型的临床特征、免疫组化及透射电镜检查可以确诊。应与获得性大疱性表皮松解症、大疱性类天疱疮和天疱疮进行鉴别。

【治疗和预防】

目前无特效疗法，日常护理尽量防止机械性创伤和感染。使用填充绷带、穿宽松合适的衣服。加强支持治疗。

第五节　家族性慢性良性天疱疮

【定义】

家族性慢性良性天疱疮（familial chronic benign pemphigus）又称 Hailey-Hailey 病，系一罕见的常染色体显性遗传病，由 Hailey 兄弟于 1939 年首次报道。

【发病机理】

本病是由于 *ATP2C1* 基因染色体 3q21-q24 位点突变导致高尔基体相关的钙离子泵 ATP 酶功能缺陷，从而干扰细胞内钙离子信号转导引起。

【临床表现】

1. **初发年龄**　通常在 20～30 岁，也有迟至 40～50 岁发病者。

2. **皮损**　好发于间擦部位，如腋窝、腹股沟、颈侧和肛周区（图 22-5）。头皮、肘前窝、腿弯和躯干较少受累。

3. **原发性损害**　为红斑基础上发生松弛性水疱，常在一个部位有多发性水疱，壁薄、易破、形成糜烂和结痂。进一步发展可形成潮湿恶臭的增生和皲裂；愈后无瘢痕，有色素沉着。尼氏征阳性。伴有瘙痒、灼热或疼痛感。

4. **病程**　慢性经过，反复发作。

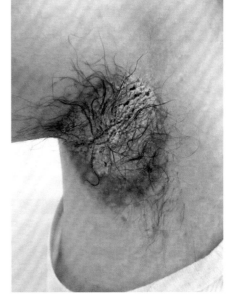

图 22-5　家族性慢性良性天疱疮

家族性慢性良性天疱疮的皮疹好发部位有哪些？

【实验室检查】

组织病理学具有特征性，表皮内大疱、水疱，基底层上裂隙，棘层松解细胞"掉入裂隙"或棘层细胞松解分离呈倒塌的砖墙。电镜检查示张力细丝与桥粒复合体分离使细胞间粘连被破坏。直接免疫荧光阴性。

【诊断和鉴别诊断】

依据家族发病倾向、临床、组织病理与免疫荧光特征，诊断不难。应与寻常型天疱疮、增殖型天疱疮及毛囊角化症相鉴别。

【治疗和预防】

1. **一般治疗** 轻柔透气衣物,保持局部干燥透气,预防继发感染,加强支持。

2. **局部治疗** 糖皮质激素软膏。可联合抗菌剂和清洁剂一起使用,也可采用皮损内激素局封治疗。

3. **系统治疗**

(1)抗生素:多数患者使用抗生素治疗有效,可选用四环素、红霉素和米诺环素,皮损改善后要小剂量长期服药一段时间,如四环素 $250 \sim 500mg/d$。

(2)有报道糖皮质激素、环孢素、氨苯砜或甲氨蝶呤等用于个别严重病例。

4. **其他**

(1)外科手术:皮损局限的病例可以手术切除后植皮。

(2)常规治疗无效者,可试用皮肤磨削术:CO_2 激光、铒:YAG 激光或光动力治疗。

(潘　萌)

学习小结

　　本章重点介绍了鱼鳞病的分型及各型的临床表现、皮肤病理特征以及治疗原则;毛周角化病的临床表现及治疗原则;遗传性掌跖角化病的分型、各型的临床表现、组织病理特征以及治疗原则;各型遗传性大疱性表皮松解症的临床表现、组织病理学特征以及治疗原则;家族性慢性良性天疱疮的临床表现、实验室检查、组织病理学特征以及治疗原则。

复习参考题

一、名词解释

1. 火棉胶样婴儿

2. 毛周角化病

3. 掌跖角化病

4. 遗传性大疱性表皮松解症

二、问答题

1. 鱼鳞病分哪几型?哪一型的鱼鳞病死亡率较高,如何防治?

2. 试述毛周角化病与维生素 A 缺乏病的鉴别要点。

3. 试述三种以上发生于掌跖部的角化皮疹并与遗传性掌跖角化病进行鉴别诊断。

4. 各型大疱性表皮松解症的共同临床特点是什么?

5. 简述家族性慢性良性天疱疮的临床表现。

第二十三章　营养及代谢障碍性皮肤病

23

第一节　烟酸缺乏症

【定义】

烟酸缺乏症(aniacinosis)又称糙皮病,也叫陪拉格(Pellagra)。因体内烟酸类维生素缺乏引起,临床表现以皮肤黏膜、胃肠道及神经系统症状为主的慢性全身性疾病。其典型临床表现为皮炎、腹泻、痴呆三联征。

【发病机理】

维生素 PP 是水溶性维生素,包括烟酸和烟酰胺。烟酸在体内可转变为具有生物活性的烟酰胺。人体所需的烟酸主要从食物中摄取,人体亦能将动物蛋白质中的色氨酸合成烟酸。动物肝脏、瘦肉、豆类等食物中烟酸含量丰富,乳类和蛋类中烟酸含量低但色氨酸含量高。烟酸缺乏症的常见原因有:①摄入不足:如长期以色氨酸含量较低的玉米为主食而又不添加其他动物性辅食,玉米内烟酸呈结合形式不能被利用;②吸收障碍:主要见于严重嗜酒导致慢性乙醇中毒、慢性胃肠道疾病及胃肠道术后;③色氨酸代谢障碍导致的烟酸合成减少:如维生素 B_6 缺乏及类癌综合征时色氨酸不能合成烟酸等;④药物导致的烟酸缺乏:如长期服用异烟肼、6- 巯嘌呤、氟尿嘧啶等。

烟酸在体内可转变为具生物活性的烟酰胺(NAA),NAA 是辅酶 I 和辅酶 II 的重要结构,参与体内糖类、脂肪及蛋白代谢等重要生理过程,因此,烟酸缺乏可引起机体的代谢紊乱,导致皮肤、神经系统和胃肠道出现相应的临床症状。重体力劳动、日晒等因素可促发本病。

【临床表现】

1. **皮炎**(图 23-1)　皮炎有诊断价值,可见于各年龄组,好发于春夏季,冬季减轻或消退,有复发倾向。皮损多对称分布于曝光部位和摩擦受压部位,如手、足背、前臂、面、颈部、四肢伸侧等处。皮损初起为日晒后出现对称性水肿性红斑,境界清楚,部分患者在红斑上可出现水疱、糜烂,自觉灼热或瘙痒。随着病程延长肿胀逐渐缓解消退,皮损呈暗红或红褐色,有脱屑、皲裂等改变,有的皮损边缘可见 1~2mm 宽的较红的镶边样改变。反复发作者表现为皮肤肥厚、脱屑、皲裂、缺乏弹性等。黏膜受累时则表现为口角炎、舌炎、舌乳头肥大、舌苔脱落等。口腔黏膜红肿、溃疡,严重者可致吞咽困难,并继发炎症感染。

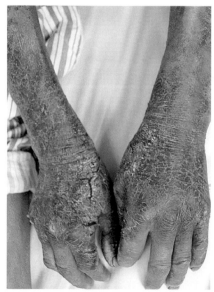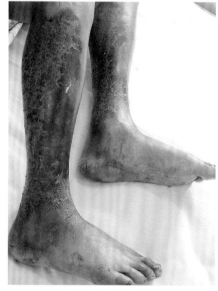

图 23-1　烟酸缺乏症

2. **消化道症状**　近半数患者可出现腹痛、食欲减退、恶心呕吐、腹胀腹泻、大便呈水样或混有消化不良食物，少数患者可伴有里急后重和血便。

3. **精神神经症状**　个体差异很大。轻症患者多为神经衰弱症状，表现为头晕乏力、烦躁失眠、精神不振、健忘、幻觉等，病情严重者可出现精神症状，表现为抑郁、焦虑、谵妄等，严重者可发展为痴呆症。亦可出现肢体麻木、肌力减退、腱反射减退或消失、末梢感觉迟钝等周围神经症状。

4. **其他**　本病常合并维生素 B_2、B_6 及其他营养物缺乏。

问题与思考

哪些因素会导致机体烟酸的缺乏？

【实验室检查】

1. **血清**　烟酸水平降低。

2. **尿**　烟酸代谢产物尿 N-甲基烟酰胺、2-吡啶酮排出减少，后者临床意义更大。

3. **其他**　有贫血、胃酸缺乏、血清蛋白降低等。

【诊断和鉴别诊断】

根据其临床表现，结合血清烟酸水平降低和尿烟酸代谢产物排泄量减少可确诊。应与多形性日光疹、光敏性药物皮炎、红斑狼疮、迟发性皮肤卟啉症、慢性光化性皮炎、光线性类网织细胞增生症及接触性皮炎等进行鉴别。

【治疗和预防】

1. **基本治疗**　去除和治疗导致烟酸缺乏的病因，补充富含烟酸和色氨酸的食物，尽量避免日晒。

2. **局部治疗**　对皮炎、口炎、舌炎等可对症处理。

3. **系统治疗**　可给予烟酰胺 500mg/d 口服，对严重腹泻或口服困难的病人，可肌注或静脉滴注烟酰胺，同时补充白蛋白、B 族维生素（B_1、B_2 和 B_{12}）和铁剂等。

案例 23-1

患者，男，45 岁。因"项、背部斑疹，其上覆鳞屑伴瘙痒 2 年，日晒后加重 1 周"来诊。患者于 2 年前无明显诱因项部出现斑疹，上覆鳞屑伴瘙痒，数月后背部出现一鹅掌大斑疹，上覆灰黑色鳞屑，自行外用"皮炎平"后瘙痒减轻，近 1 周来皮疹逐渐增多，日晒加重。皮疹逐渐延及双手背、前臂、肘窝及双腹股沟，皮疹颜色渐由红变黑。患者无畏寒、发热。体格检查：口腔多发性溃疡，舌乳头萎缩，舌质淡红。颈项部可见厚层鳞屑性斑片，同时躯干、双上肢、双手可见暗红色融合性斑片，上覆黑褐色片状鳞屑，呈焦痂状，粗糙发硬，后背部分痂皮树皮样剥脱露出新生粉红色皮肤，双手背、肘窝、背部局部皮损处出现皲裂，并可见少量渗出。实验室检查：血常规未见异常；大便常规正常；尿常规正常；余未见异常，结缔组织全套检查（-）。皮损组织病理示：表皮角化过度，棘层肥厚，表皮色素增加，真皮浅层毛细血管扩张，少量炎细胞浸润。

问题：

1. 该患者诊断为什么病？

2. 治疗和预防措施有哪些？

第二节　肠病性肢端皮炎

【定义】

肠病性肢端皮炎（acrodermatitis Enteropathica）是一种主要发生于幼儿的与锌缺乏有关的遗传性代谢性皮肤病，临床表现为皮炎、脱发、腹泻三大特征。

【发病机理】

本病为与常染色体隐性遗传有关的胃肠道锌吸收障碍所导致的锌缺乏病。患者可能存在肠道黏膜转运蛋白或锌结合配体的缺乏或异常，以及肠黏膜细胞合成的锌 - 硫因子过多，从而妨碍锌的吸收。食物中锌供应不足也是导致锌缺乏的原因。锌是机体必需的微量元素，体内缺锌可导致一些有重要生理功能的酶活性降低，并出现一系列临床症状。

【临床表现】

本病无明显种族、性别和地区差异，发病年龄为出生后数天至 2 岁，平均 9 个月，特别是断奶前后的婴幼儿发病率高。主要临床表现为：

1. **皮炎**（图 23-2）　早期即可发生。好发于口、眼、鼻、肛门、女阴等腔口周围、骨突起部位及四肢末端，常对称分布。早期皮损为红斑基础上出现群集性水疱，逐渐发展为大疱，疱周围有红晕，Nikolsky 征阴性，疱破后糜烂结痂，继而形成鳞屑性暗红斑，四肢末端可出现银屑病样皮损，愈后不留瘢痕和萎缩。肛周、口周皮炎易继发白色念珠菌感染。

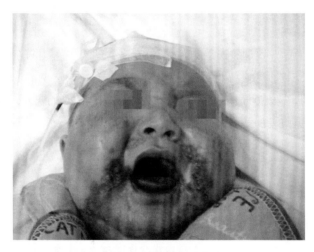

图 23-2　肠病性肢端皮炎

2. **腹泻**　大便呈水样或泡沫状，色淡、量多具有酸臭味，含脂肪和黏液，每日数次，可见于大多数患儿。尚可有腹胀、厌食、呕吐等胃肠道症状。病程长或症状严重者可引起进行性营养不良、发育迟缓，并易继发细菌、真菌或两者混合感染，主要侵犯上呼吸道。

3. **脱发**　在皮损出现同时或稍后出现弥漫性或片状脱发，重症者可致全秃，亦可发生眉毛和睫毛脱落。

4. **其他**　还可出现甲损害、精神症状及继发感染等。

问题与思考

肠病性肢端皮炎的好发于哪些人群？与哪种微量元素缺乏有关？

【实验室检查】

血清锌水平降低(≤9μmol/L),碱性磷酸酶活性降低但肝功能正常。

【诊断和鉴别诊断】

依据皮炎、腹泻、脱发等临床特点,结合血清锌水平降低可以确诊,补充锌后病情迅速缓解,可进一步印证诊断。本病应与尿布皮炎、皮肤念珠菌病、连续性肢端皮炎和大疱性表皮松解症等疾病进行鉴别。

【预防及治疗】

1. **基本治疗** 母乳中含锌结合配体,可增加锌的吸收,故应提倡母乳喂养。同时应注意加强支持疗法,纠正腹泻引起的水电解质紊乱,防止和控制继发感染。

2. **局部治疗** 皮损可对症处理。

3. **系统治疗** 口服硫酸锌、葡萄糖酸锌等锌制剂,每日补充锌 50mg,一般用药 24 小时后可迅速缓解病情,2 周内皮损消退。症状改善后逐步减量,一般需较长时间维持治疗。二碘羟基喹啉能增加锌的吸收,可配合使用。

案例23-2

患儿,女,4 个月 12 天,因臀部及肛周皮肤发红、糜烂 7 天就诊。1 周前患儿不明诱因出现肛周红斑、糜烂,无发热,在当地医院予外用药治疗(用药不详),效果不明显。1 周前患儿臀部及肛周皮肤出现发红,继而出现脱皮、糜烂,1 天前双手指皮肤出现红斑。查体:体温、脉搏、呼吸未见异常,神清。臀部及肛周大片皮肤发红并伴有少许脱皮、糜烂。辅助检查:肛周皮屑真菌镜检(-),血清锌 37μg/dl(正常为 68~110μg/dl)。

问题:

1. 该患者诊断为什么病?
2. 治疗和预防措施有哪些?

第三节　原发性皮肤淀粉样变

【定义】

原发性皮肤淀粉样变(primary cutaneous amyloidosis)是指淀粉样蛋白沉积于局部皮肤引起的代谢障碍性皮肤病。

【发病机理】

对皮肤的慢性刺激,如摩擦和搔抓可能是本病的原因,故又名摩擦性苔藓样变。表皮的慢性损伤导致角质形成细胞凋亡,并在真皮内形成淀粉样蛋白沉积。但淀粉样蛋白是凋亡的角质形成细胞或者是其分泌的产物,目前仍不清楚。

【临床表现】

原发性皮肤淀粉样变根据临床特点不同可分为多种类型,以下两型最为常见。

1. **苔藓状淀粉样变**(lichen amyloidosis)(图 23-3) 本型以中年多见,两性均受累。好发于双侧胫前、臂外侧和腰背部。皮损多为豆粒大半球形丘疹,也可见圆锥形或多角形丘疹,淡红色或红褐色,密集而不融合。质地较硬,表面光滑。皮损常形成与皮纹走向一致的念珠状排列。自觉剧烈瘙痒。长期搔抓可使皮肤粗糙、皮纹加深或融合成片而呈疣状。

2. 斑状淀粉样变（Macular Amyloidosis）（图 23-4） 本型以中年以上妇女多见。好发于肩胛间区，也可累及躯干、四肢，对称分布。皮损由点状褐色或蓝灰色色素沉着斑融合而成，表现为网状或波纹状。瘙痒不明显。部分患者发病与尼龙擦澡巾摩擦刺激有关。

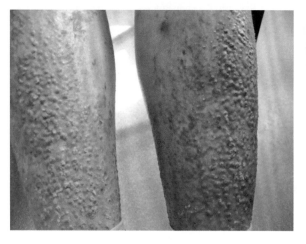

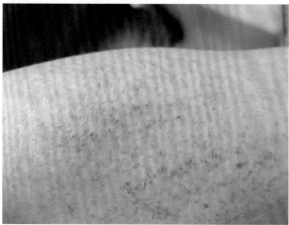

图 23-3　苔藓状淀粉样变　　　　　　　　　　图 23-4　斑片状淀粉样变

有时上述两型可同时存在，称为混合型或双相型皮肤淀粉样变。亦可见两型互相转化。

问题与思考

原发性淀粉样变还可以累及全身哪些器官？

【实验室检查】

1. Nomland 试验　用 1.5% 刚果红溶液于可疑皮损处行局部皮内注射，24～48 小时后局部呈红色则为阳性。

2. 组织病理　苔藓状淀粉样变和斑状淀粉样变两型均可见真皮乳头处及真皮上部局灶性无结构团块状淀粉样蛋白沉积（图 23-5、图 23-6）。苔藓状淀粉样变还可见表皮存在角化过度和棘层肥厚。电镜下发现淀粉样蛋白细丝为重要诊断依据。

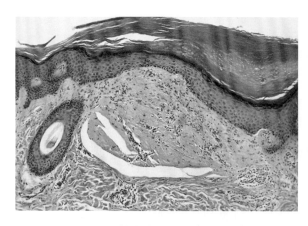

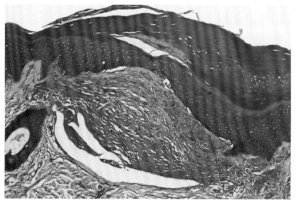

图 23-5　淀粉样变组织病理（HE 染色）　　　图 23-6　淀粉样变组织病理（特殊染色）

【诊断和鉴别诊断】

依据典型临床表现和组织病理改变即可确诊。应与慢性单纯性苔藓、结节性痒疹、肥厚性扁平苔藓和炎症后色素沉着等疾病进行鉴别。

【预防及治疗】

1. 基本治疗 主要是对症治疗，缓解症状。

2. 局部治疗 可采用复方倍他米松皮损内注射或强效糖皮激素制剂局部封包，亦可外用 0.1% 维 A 酸霜。

3. 系统治疗 可口服抗组胺药物以缓解瘙痒。部分患者口服阿维 A 有良好效果。对皮损广泛、瘙痒严重者可静脉滴注低分子右旋糖酐、复方丹参注射液或采用普鲁卡因静脉封闭等治疗。

第四节　黄瘤病

【定义】

黄瘤病（xanthomatosis）是由脂质局限性沉积于真皮或肌腱而形成的，以黄色丘疹、结节或斑块为主要表现的一组与脂质代谢紊乱有关的皮肤病。常合并血脂增高、动脉粥样硬化和心血管疾病。

【发病机理】

黄瘤的病因和发病机制较为复杂，尚未完全清楚。可能是由于血浆脂蛋白含量增高、代谢障碍、结构异常或其他原因，导致脂蛋白在组织中沉积。如果脂蛋白沉积于皮肤组织或肌腱中，则可形成黄瘤损害。

黄瘤病可分为两种类型：①高脂蛋白血症性黄瘤：患者血浆中脂质含量过高。其中原发性多与遗传有关，可能由于脂蛋白脂酶的遗传缺陷或活力降低影响脂蛋白分解，或脂蛋白代谢的其他缺陷所致。继发性多由甲状腺功能减退、慢性肝肾疾病、糖尿病、血液病等疾病引起。②正常脂蛋白血症性黄瘤：患者血清中脂蛋白及胆固醇水平正常。但由于血中存在异常蛋白或血脂质异常，导致脂质沉积于局部，形成黄瘤。

【临床表现】

依据黄瘤的形态、部位、数目可分为以下几型：

1. 扁平黄瘤（plane xanthoma） 好发于颈、躯干、腋下、股内侧、手掌等处，亦可泛发全身。皮损为扁平柔软的淡黄色、褐色或橘黄色斑片或稍隆起的斑块，境界清楚。常伴高脂蛋白血症。

2. 睑黄瘤（xanthelasma） 又称睑黄疣，为好发于上眼睑内眦处的扁平黄瘤（图 23-7），多见于中年女性，对称分布。本型患者可合并高胆固醇血症及肝胆疾病。

3. 结节性黄瘤（xanthoma tuberosum）（图 23-8） 可发生于任何年龄，常有家族史。皮损早期为黄色小丘疹，以后融合增大，形成黄色或橙黄色扁平或半球形隆起结节，质地坚硬，稍有弹性，数目不定。好发于四肢伸侧如肘、膝及臀部等易摩擦部位。本型患者多合并高脂蛋白血症，常伴发动脉粥样硬化和心血管疾病。

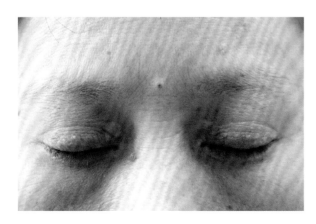

图 23-7　睑黄瘤

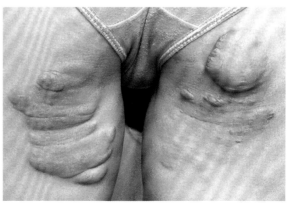

图 23-8　结节性黄瘤

4. **腱黄瘤**（tendon xanthoma） 是位于肌腱、韧带和筋膜上的结节性黄瘤。皮损为深在的坚实结节,大小不一,与表面皮肤无粘连。本型患者多伴有脂质代谢障碍,可有家族史。

5. **发疹性黄瘤**（eruptive xanthoma） 皮损可发生于全身任何部位,但以臀部和四肢伸侧多见。特点为突然成批出现的黄红色柔软的小丘疹,基底有红晕,伴有瘙痒或压痛。数周后皮损可自行消退。本型患者多伴有高乳糜微粒血症。

6. **播散性黄瘤**（disseminated xanthoma） 罕见,多见于 25 岁前的男性患者。好发于颈、腋、肘窝、腘窝、腹股沟等皱褶部位,也可累及黏膜。皮损为多发性小丘疹和结节,对称分布,颜色呈橘黄、棕红色,皮损常群集而不融合,侵犯中枢神经系统时可致尿崩症,病程慢性,可自行缓解。

问题与思考

1. 黄瘤病的患者是否都伴有高脂蛋白血症?
2. 对于黄瘤病的患者还应做哪些相关检查?

【实验室检查】
1. **部分患者** 可有胆固醇、脂蛋白、甘油三酯增高。
2. **组织病理** 各型黄瘤的组织病理改变主要为真皮内有吞噬脂质的组织细胞(泡沫细胞)聚集,有时可见到 Touton 多核巨细胞,有的巨细胞核呈花环状。成熟期损害为泡沫细胞,晚期损害为纤维组织增生。

【诊断和鉴别诊断】
根据临床特点及组织病理检查诊断,同时进行血脂的检查,注意可能存在的脂质代谢紊乱。应与幼年黄色肉芽肿、各种组织细胞增生症鉴别。

【预防及治疗】
1. **基本治疗** 注意治疗和预防基础疾病,控制饮食,对高脂血症者应给予低脂饮食,低胆固醇、低糖饮食。
2. **局部治疗** 对于影响美容或功能的皮损可用电灼、激光切割、冷冻或外科手术等方法去除。
3. **系统治疗** 酌情服用降脂药物。

第五节 皮肤卟啉病

【定义】
皮肤卟啉病（cutaneous porphyria）是血红素生物合成过程的中间产物增多、积聚并沉积于组织引起相应临床表现的一组疾病。多数卟啉病系遗传性,且部分异常基因的染色体定位已完成,部分为获得性卟啉代谢障碍。

【分类】
临床可根据卟啉或其前体产生的主要部位将本组疾病分为肝型、红细胞生成型和肝性红细胞生成型。我国常用分类是将其分为红细胞生成性原卟啉病（erythropoietic protoporphyria，EPP）、迟发性皮肤卟啉病（porphyria cutanea tarda，PCT）、先天性红细胞生成性卟啉病（congenital erythropoietic porphyria，CEP）和变异性卟啉病等,本节主要介绍迟发性皮肤卟啉病。

【定义】
迟发性皮肤卟啉病（porphyria cutaneous tarda，PCT）是由于卟啉或卟啉前体在体内的过量产生、蓄积而造成机体的各种病变,通常损害皮肤、腹腔脏器和神经系统。

【发病机理】

卟啉是合成血红素的主要物质,不同细胞的血红素合成途径相同,不同组织对血红素的需求量差异很大,骨髓及肝细胞合成血红素的速度较快且多。血红素合成起始于骨髓及肝细胞线粒体,其过程需多种酶的参与。

卟啉病多是在血红素生物合成过程中,因遗传性酶缺陷致卟啉产生增多,在体内聚集并沉积于组织。卟啉是一种内源性光敏物,在特定波长(405nm 左右)光的作用下被激发,并在氧存在条件下形成过氧化物、单线态氧等,引起溶酶体酶和其他炎症介质释放,造成组织损伤或红细胞受损,后者可引起溶血,见于先天性红细胞生成性卟啉病中。卟啉病引起神经或内脏病变的机制尚不清。

【临床表现】

1. **光敏性皮肤损害** 多见于 20～60 岁患者,夏季加重。特征性皮损为日光暴露部位皮肤的水疱,可见面部、耳、手背和前臂部位的表皮下水疱形成、水疱破溃形成糜烂或溃疡,常继发感染,预后遗留瘢痕、粟丘疹和色素异常等。

2. **Dean 征** 患者手、腕等处的皮肤脆性增加,即使轻微的外伤也可导致多发性红色的糜烂,疼痛不明显,人为用手指轻轻刮划即可刮去患处皮肤。

3. **其他皮肤损害** ①硬皮病样损害:损伤后延迟愈合的皮肤增厚、瘢痕形成和局限性钙化,可发生硬皮病样改变,多见于面颊、颈、胸等部位,不限于曝光部位;②面部多毛症:患者的两侧面颊部、眶周和额部多见;③瘢痕性秃发。

4. **自觉症状** 发生皮肤损害的部位可有瘙痒或灼热感。

问题与思考

1. 卟啉的生成来源于哪里?传统上将该病分为哪几种类型?
2. 针对该病有哪些重要的实验室检查?

【诊断和鉴别诊断】

根据本病的临床表现,如光敏性皮疹、面部多毛、尿中尿卟啉增多以及尿卟啉与粪尿卟啉的比值可诊断。

该病应与烟酸缺乏症、光感性药疹、多形性日光疹等疾病相鉴别,后者尿中尿卟啉均排泄正常。

【治疗和预防】

1. **基本治疗** 去除各种可能的诱发和加重的因素,戒酒,停用雌激素,避免外伤,避免日晒,避免摄入含铁食物等。

2. **局部治疗** 局部皮损可对症处理。

3. **系统治疗** ①放血疗法:每 2 周放血 500ml,可使尿液中的尿卟啉显著下降。②抗疟药物:口服氯喹 50～125mg/ 次,每周 2 次,连服 10 个月以上。氯喹和卟啉在肝脏内形成可溶性复合物,加速从尿液排出。同时氯喹可以使卟啉在肝脏和组织中的浓度降低。③其他:碳酸氢钠 1～2g/ 次,碱化尿液,促进粪卟啉排出。去铁胺 1.5g/d,皮下缓慢注射,每周 5 天。

(于春水)

本章主要介绍因机体本身原因导致的吸收障碍、利用障碍以及合成减少或机体需要量增加所致的营养供给不足所致的皮肤疾病。重点介绍了烟酸缺乏症的临床表现，具有诊断意义的实验室检查，以及本病的治疗原则。肠病性肢端皮炎发生的病因，对皮肤、黏膜的损害等临床表现，具有诊断意义的实验室检查及其治疗原则。原发性皮肤淀粉样变的分型及各型临床表现，本病的实验室诊断及组织病理学诊断、鉴别诊断及治疗原则。黄瘤病的临床分型及各型临床表现，具有诊断意义的组织病理检查、鉴别诊断及治疗原则。迟发性皮肤卟啉病的临床表现，具有诊断意义的实验室检查，以及本病的治疗原则。

复习参考题

一、名词解释

陪拉格

二、问答题

1. 简述烟酸缺乏症临床表现的三联征。

2. 肠病性肢端皮炎临床表现的三大特征是?

3. 黄瘤病的临床表现类型有哪些?

第二十四章　色素障碍性皮肤病

24

24章

学习目标	
掌握	白癜风的临床分型及各型的临床表现；黄褐斑的临床分型和各型的临床表现。
熟悉	白癜风的鉴别诊断及治疗原则；黄褐斑的治疗原则；雀斑的临床表现；Riehl 黑变病的临床表现、组织病理及该病的预防和治疗。
了解	白癜风的病因及发病机制；黄褐斑的发病机制；雀斑的病因、预防及治疗。

第一节　白癜风

皮肤的色素可分为两大类,一类由自身产生,如黑素、脂色素、胆色素、含铁血黄素;另一类系外来的,称之为外来色素,来自于食物中的胡萝卜素、文身及意外粉末沉着的异物色素等。正常人类的皮肤颜色主要由四种色素组成,即黑素,氧合血红素、还原血红素及胡萝卜素,其中影响最大的是黑素细胞数目或功能异常所引起的色素异常性疾病。

【定义】

白癜风(vitiligo)是一种获得性进行性色素脱失性皮肤病,毛囊间表皮(偶尔毛囊)部分或全部的黑素细胞选择性被破坏,导致部分或全部黑素脱失。

【发病机理】

本病病因不清。有报道认为属常染色体显性遗传伴多种表达和不完全外显率。疾病本身不是遗传性疾病,但易患白癜风的素质是遗传的。其发病机制有几种假说:①自身免疫假说:免疫监视功能紊乱导致黑素细胞功能或结构失调;②黑素细胞自毁假说:在酪氨酸生成黑素的过程中产生的中间产物或代谢产物破坏了黑素细胞;③神经假说:神经化学介质破坏黑素细胞或抑制黑素产生;④遗传假说:黑素细胞具有遗传异常,阻碍了黑素细胞的生长和分化。有人认为单一假说难以成立,可能是综合因素起作用。

【临床表现】

本病可发生于各年龄段,但以 10～30 岁(平均 20 岁)最多,婴儿和老年人罕见。损害可发生于身体的任何部位,但多见于暴露部位,如面颈、头皮,以及骨突处、前臂伸侧、腕屈侧、手背和指趾等易受反复外伤的部位和腔口周围等。皮损是大小不一的乳白色色素脱失斑,边缘境界清晰,白斑周边常绕以色素带,白斑无脱屑和皮肤萎缩,该处毛发可变白。一般无自觉症状。病程慢性,可迅速发展、缓慢发展或间歇性发展,亦可长期稳定不变。一般将病程分为进展期、稳定期与好转期。早期白癜风的白斑不明显,可能有痒感。进展期白斑范围扩大,数目增多,有同形反应。稳定期皮损停止发展,白斑边缘色素加深。好转期白斑内缩或白斑中出现色素性斑点。

1. 临床变异型　①三色型(trichrome vitiligo):在中央无色素区与边缘正常皮肤间有一色素减退的中间带;②边缘炎症型(marginal inflammatory vitiligo):白斑有一红色微隆起边缘,可持续数月至数年;③蓝色白癜风(blue vitiligo):见于炎症后色素沉着处发生的白癜风,可能为光线的作用所致。

2. 临床分类　根据皮损分布分为两大类型:

(1)局限型(localized):又分为:①局灶型(focal):一个区域内,不在一个节段,也不呈带状排列的白斑,数目可一至多个(图 24-1);②节段型(segmental):半侧皮节(quasidermatomal)状分布的一至多个白斑,此型在儿童中多见。

(2)泛发型(generalized):较常见,又分为:①肢端面型(acrofacial):白斑见于肢端和面部;②寻常型(vulgaris):全身散在分布;③混合型(mixed):肢端面型 + 寻常型、节段型 + 寻常型、节段型 + 肢端面型 + 寻常型;④普遍型(universal):全身完全或几乎完全色素脱失。

从病情进展、预后和治疗的角度出发,白癜风可分为节段型和非节段型。前者发病年龄小、进展快、可持续终生。

问题与思考

白癜风应与哪些皮肤病相鉴别?

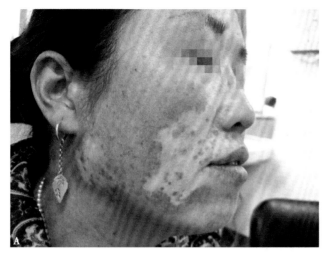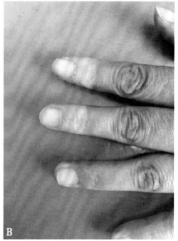

图 24-1 白癜风

A. 面部；B. 肢端

【诊断和鉴别诊断】

根据后天发生的乳白色色素脱失斑、边缘色素加深、无炎症改变、无自觉症状，白癜风不难诊断，应与下述疾病鉴别：

1. **单纯糠疹**　常见于面部的局限性浅色斑，有时表面有细碎脱屑，多见于儿童。本病为色素减退而非色素脱失，可自愈。

2. **无色素痣**　出生时或生后不久出现，常为一片不规则色素减退斑，边缘不整，周围无色素加深，本病系神经痣的一型，持续终生。

3. **贫血痣**　出生时或生后不久出现的色素减退斑，如摩擦局部，浅色斑处不发红，而周围正常皮肤发红，是由于皮损处毛细血管减少所致。

【预防和治疗】

由于病因不明，治疗较为困难，目前常用的治疗方法有：

1. **光疗法**

（1）PUVA 疗法：多采用甲氧沙林（8-MOP），也有用中药补骨脂的粗提取物制成片剂或注射剂者。用于泛发型且皮肤为Ⅳ～Ⅵ型的病人，每周 2～3 次，连续数月。有效指征为自毛囊口周围开始的再生色素斑点逐渐融合成片。最有效的部位是面部和肢端。PUVA 局部照射疗法对某些局限型病人有效，在 UVA 照射（通常剂量是 $0.1～0.3J/cm^2$）前 30 分钟外用 0.1%～0.3% 8-MOP 溶液或霜剂（也可单独外用），每周 1～2 次。

（2）窄谱 UVB 光疗法：是近年来广泛使用并取得较好疗效的方法。其借助窄谱荧光管发射 310～315nm（峰值 311nm）的 UVB，每周 2 次，绝不能连续多天照射。该法可安全用于儿童、孕妇及哺乳期妇女。

（3）UVB 窄谱微小面积光疗法：用于特殊小皮损，311nm 的 UVB 通过纤维光纤系统直接照射皮损局部。

（4）308nm 准分子激光：用于治疗局限性稳定期白斑。白斑面积小于体表面积的 30% 时，这些新方法安全有效，耐受性也好。

2. **糖皮质激素**　可分为口服及局部外用。

（1）对泛发型、疑与免疫有关者及应激状态下皮损迅速发展者，可口服糖皮质激素，泼尼松 15～30mg/d，1～2 个月见效后逐渐减量，至隔日 5mg 后维持治疗 3～6 个月。

（2）卤米松霜、曲安西龙霜等外用对早期局限性损害和（或）有炎症时（即使炎症是亚临床的）效果较好。

3. **其他外用药物疗法**　0.03%～0.1% 他克莫司软膏，尤其用于头颈部白斑，0.1% 他克莫司软膏加上 308nm

准分子激光比单用激光治疗对 UV 抵抗的病人疗效要好。此外有新鲜配制的 0.05% 氮芥酒精、硫汞白癜风涂剂等。可配合口服 B 族维生素等。

4. 脱色素治疗 如果白斑面积过大，治疗失败，可选用正常皮肤脱色素治疗，使白斑变得不明显。可外用 20% 氢醌的单苄基乙醚，每日 2 次，共 3 ~ 12 个月。

5. 外科疗法 自体表皮移植和自体表皮黑素细胞移植可用于顽固的片状稳定期皮损。

第二节 黄褐斑

【定义】

黄褐斑（chloasma）又名黑斑病（melasma）、肝斑、妊娠斑，俗称蝴蝶斑，是一种常见于面部日光暴露部位的色素沉着斑。

【病因和发病机制】

与遗传（家族性）和激素因素有关。本病日晒后加重，化妆品、药物和光毒剂可诱发和加重本病，均与遗传易感性有关。激素因素有妊娠（多因素影响）、雌激素 / 黄体酮改变、口服避孕药和甲状腺功能失调（自身免疫性或非自身免疫性）等，其中最重要的因素是遗传易感性和日光照射。在分娩或停止口服避孕药后色素斑并不一定消退。部分学者认为与摩擦有关。

【临床表现】

虽也见于男性（约 10%），但以中青年女性最常见。皮损主要见于面部，表现为对称分布的褐色、黄褐色、灰褐色或浅蓝色斑（图 24-2）。临床可分为：①表皮型：表皮层黑素增加，褐色或黄褐色斑，伍德（Wood）光照射下色泽增强，色斑更清楚；②真皮型：真皮层嗜色素细胞内黑素增加，呈灰褐色或蓝色斑，伍德光照射下色泽减退，色斑模糊；③混合型：表皮型与真皮型并存。根据部位可分为：①面中部型；②颧颊型（cheeks）；③下颌型。偶见于颈和前臂。日照后颜色加深，夏重冬轻。

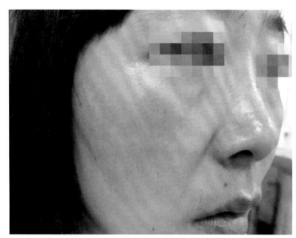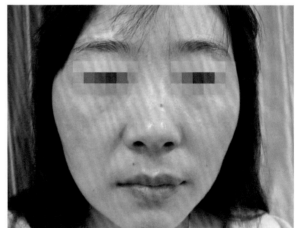

图 24-2 黄褐斑

问题与思考

黄褐斑是否仅限于女性？

【诊断和鉴别诊断】

依据临床表现易于诊断，需与单纯性雀斑样痣鉴别。后者皮损见于身体任何部位，色素较深，与日光照射影响不大，病理示基底层黑素细胞密度增加，表皮突延长呈棒状。

【预防和治疗】

目前还没有安全有效地减少色素沉着的药物。一般方法有：

1. **基本治疗** 减少刺激黑素产生的因素，如减少日晒及避免各种可能的发病因素，夏日外出面部宜外搽遮光剂。

2. **局部治疗** 通过促进表皮细胞转换去除存在于表皮内的黑素，外用各种脱色剂如 3% 氢醌霜、3% 过氧化氢溶液、含 0.05% 维 A 酸、3%～5% 氢醌、0.1% 地塞米松的复方乳剂、20% 壬二酸霜及 1%～3% 曲酸霜等。激光治疗、Q 开关激光、强脉冲光对本病的疗效不太令人满意。近年来新出现的部分光热解（fractional photothermolysis, fraxel）技术是一种新的激光技术，其原理是造成部分皮肤的显微破坏，再生过程中由周围正常皮肤助其愈合，使色素沉着减退。

3. **系统治疗** 通过抑制酪氨酸酶或其他机制减少新的黑素生成，口服维生素 C、维生素 E 或静注大剂量维生素 C。

第三节　雀斑

【定义】

雀斑（freckle）是一种棕色、褐色或黑色小斑点，主要分布于面部，有遗传倾向。

【发病机理】

可能与遗传有关，常染色体显性遗传。日晒后加重。

【临床表现】

本病多见于女性，5 岁左右开始发病，损害逐渐增多，至青年时最明显，老年后逐渐减轻。皮损为深浅不一的圆形或卵圆形色素沉着斑点，针头至绿豆大，具多发性和对称性。损害多见于鼻背、颧、颊，也可见于颈肩、手背等曝光区。无自觉症状。夏季日晒后加重（图 24-3）。

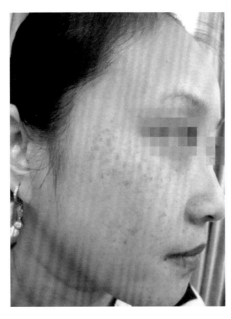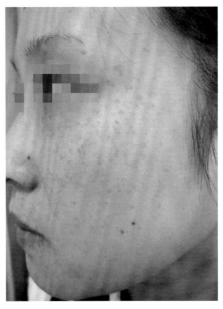

图 24-3　雀斑

雀斑组织病理中表皮基底层的黑素细胞是增多还是减少？

【组织病理】

表皮基底层黑素细胞黑素数量正常，黑素小体增多。

【诊断和鉴别诊断】

依据临床表现易于诊断，需与单纯性雀斑样痣鉴别。后者皮损见于身体任何部位，色素较深，与日光照射影响不大，病理示基底层黑素细胞密度增加，表皮突延长呈棒状。

【治疗和预防】

夏日外搽遮光剂以减轻日光对本病的影响。常用治疗方法有：

1. 外涂各种脱色剂（同黄褐斑）。

2. 液氮冷冻治疗和用有腐蚀作用的药物，如酚或 30%～50% 三氯醋酸等点涂患处进行化学剥脱，但大面积使用时应注意其副作用。

3. 激光治疗见第六章。

第四节　Riehl 黑变病

【定义】

Riehl 黑变病（Riehl melanosis）又名色素性化妆品皮炎（pigmented cosmetic dermatitis）、色素性接触性皮炎（pigmented contact dermatitis），是发生在中年女性的以面颈部为主的非瘙痒性炎症性色素沉着性皮肤病。

【发病机理】

多认为与长期接触焦油及其衍生色素（如胭脂红）或某些化妆品，特别是劣质化妆品有关，如含苏丹 1（Sudan 1）、增白剂 Tinopal CH3566、甲醛和苯胺染料橙黄 Ⅱ 的化妆品。上述物质中的一些成分具有光敏性，长期接触后可致光敏性皮炎。明确由焦油类化合物所致者称焦油黑变病。由于这些致敏原是以低浓度方式接触，一般不诱发表皮中层棘细胞海绵形成，而是积蓄在表皮基底层引起 Ⅳ 型变态反应损伤基底层细胞，从破损细胞逸出的黑素滴落进真皮乳头层，最终被吞噬细胞吞噬。亚洲人发病后皮损有持续性苔藓化色素沉着倾向，但主要累及妇女面颈部。

【临床表现】

多见于中年女性，主要累及面颈部，常起始于颧颞部。皮损开始时微红、稍痒，逐渐在额颞、颈侧等处出现红褐色斑，边缘不清，渐变为灰褐色、灰紫色或紫褐色斑片，毛孔及毛孔周围呈点状色素加深，使皮损呈网状，有时伴轻度网状毛细血管扩张，有时色素沉着处弥漫地覆盖薄层粉状鳞屑而呈"粉尘"外观（图 24-4）。色素沉着可扩展到耳周、前臂、上臂等处。皮损日晒后加重。

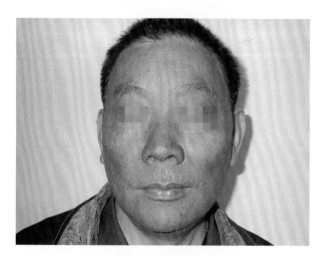

图 24-4　Riehl 黑变病

引起 Riehl 黑变病的原因有哪些？

【组织病理】

表现为苔藓样型界面皮炎而不是中毒反应。表皮可有萎缩，但无海绵形成，基底细胞液化变性，真皮浅层血管周围中度淋巴样细胞浸润，可见噬黑素细胞及游离的黑素颗粒。

【诊断和鉴别诊断】

依据临床表现易于诊断，需与单纯性雀斑样痣鉴别。后者皮损见于身体任何部位，色素较深，与日光照射影响不大，组织病理示基底层黑素细胞密度增加，表皮突延长呈棒状。

【预防和治疗】

本病顽固难治，缺乏有效治疗药物。

病人应尽可能减少日光暴晒，寻找可能诱因并脱离接触，如焦油、沥青、石油及其衍生物和化妆品，必要时用可疑致敏物做斑贴试验和光斑贴试验。其治疗方法可参考黄褐斑。

案例 24-1

患者，男，10 岁，学生，因面部起白斑 2 个月就诊。患者无明显诱因于 2 个月前面部出现黄豆大小白斑，不伴瘙痒疼痛症状，未予重视，后白斑逐渐扩大。既往体健，无家族类似遗传病史，无药物过敏史。查体：右侧面部见一约指甲盖大小白斑，边界清楚，上无鳞屑，周围可见色素沉着。

问题：

1. 该患者的诊断是什么？

2. 需要与哪些疾病相鉴别？

案例 24-2

患者，女，44 岁，农民。因近 4 年来面部逐渐出现弥漫性褐黑色斑而来我院就诊。患者自诉近 6 年来一直从事理发店染发工作，4 年前面部皮肤开始出现浅褐色小斑块，斑块逐渐增多，颜色逐渐变深，渐渐成褐黑色。就诊时患者面部弥漫性布满褐黑色斑块，以额部、鼻梁处、眉间、两颊、双唇皮肤为甚。患者无煤焦油、石油分馏产品及橡胶接触史。无高血压、糖尿病病史。体格检查：生命体征正常。各系统检查无明显异常。皮肤科检查：面部可见弥漫性褐黑色斑块，额部、鼻梁处、眉间、两颊、双唇皮肤颜色尤为明显。实验室检查：肝肾功能、心电图、血糖、血脂均正常。组织病理学检查：皮肤表层轻度过度角化，基底层黑色素细胞增多，真皮层内有较多色素颗粒沉着并可见散在的少许淋巴细胞浸润。

问题：

1. 该患者应诊断为什么病？

2. 治疗和预防措施有哪些？

（于春水）

本章重点介绍了白癜风的临床分型及各型的临床表现、与某些色素脱失性皮肤病的鉴别诊断、病因及发病机制以及治疗原则；黄褐斑的临床分型及各型的临床表现、预防及治疗原则、病因及发病机制；雀斑的临床表现、组织病理、病因及发病机制、诊断和鉴别诊断、预防和治疗；Riehl 黑变病的病因及发病机制、临床表现、组织病理及预防和治疗。

复习参考题

一、名词解释

Riehl 黑变病

二、问答题

白癜风应该和哪些皮肤病鉴别？

第二十五章　皮　肤　肿　瘤

25

学习目标	
掌握	常见皮肤良恶性肿瘤的临床表现；恶性黑素瘤的ABCD法则。
熟悉	常见皮肤良恶性肿瘤的组织学改变、诊断与治疗。
了解	常见皮肤良恶性肿瘤的病因。

第一节　良性皮肤肿瘤

一、痣细胞痣

【定义】

痣细胞痣（nevocellular nevus）又称色素痣（mole），是最常见的良性皮肤肿瘤，出生后即可存在，随年龄增长而增多，在20～29岁达到最多，随后随年龄增加逐渐减少。

【临床表现】

可发生于身体任何部位，大小不一、分布规则而对称。常常表现为边界清楚、圆形或卵圆形，直径2～6mm，表面光滑，扁平或隆起，也可呈结节状、乳头瘤状或带蒂状。痣细胞痣可分为交界痣、复合痣和皮内痣三种，三种皮损呈有序的临床和组织学改变，这在某种程度上可通过其临床表现来预测其组织学改变。黑素细胞最初在表皮的底部呈局灶性增生，即形成交界痣，随黑素细胞增多，从表皮进入真皮，当表皮和真皮内均有黑素细胞是复合痣。但黑素细胞完全处于真皮内，即形成皮内痣。

皮内痣通常没有颜色，可呈圆顶状结节，乳头瘤样病变或带蒂的皮赘，好发于成人。复合痣与皮内痣表现类似，表现为丘疹或息肉样皮损（图25-1），直径通常较小，颜色均一，对称性良好，有时可有粗毛从痣表面生出，多见于青少年。交界痣多见于小儿，通常呈斑状或轻微隆起，直径可达0.5cm，颜色从浅棕色到深棕色不等（图25-2）。皮损界限清晰，边缘规则，色素均匀，但有时中央区域颜色较深。

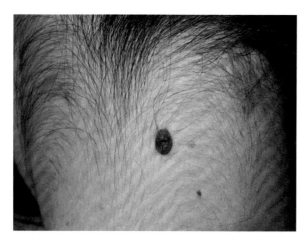

图25-1　复合痣

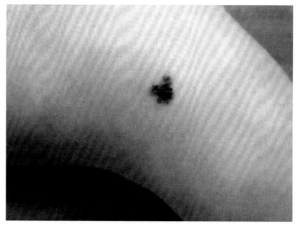

图25-2　交界痣

【实验室检查】

组织病理：①交界痣：表皮基底层黑素细胞增生形成细胞巢，细胞巢多位于表皮突部位，大小较为均一，病变边缘均为黑素细胞巢，无明显的单个黑素细胞增生现象。黑素细胞大小均一，无异形性，胞质含有色素颗粒，细胞核染色质均一，无明显核分裂象。色素明显时真皮有嗜黑素细胞浸润。②皮内痣：表皮内黑素细胞可以增生，但不明显成巢，真皮浅层形成无浸润带。黑素细胞位于真皮内。增生的黑素细胞边界清晰，底部通常水平或V字形，细胞无异形性，显示成熟现象，即病变从上到下，由大变小，上部的痣细胞大呈立方形，多含色素，下部的痣细胞较小，色素不明显，底部黑素细胞常可发展成梭形细胞和施万细胞样。③复合痣：表皮内和真皮内均出现明显的黑素细胞增生，其表皮内成分和真皮内成分分别类似交界痣和皮内痣。

【诊断和鉴别诊断】

本病需要和其他色素性病变，主要是恶性黑素瘤相鉴别，本病临床皮损较小、境界清楚、对称、颜色均匀；病理上痣细胞多成巢、边界清晰，对称性良好，痣细胞无明显异形性和核分裂象，病变区域无淋巴细胞浸润，可与恶性黑素瘤鉴别，免疫组化的表达模式也有助于两者鉴别。本病还需与一些小的、黑褐色或肤色的病变相鉴别，例如脂溢性角化症、神经纤维瘤等，结合组织学改变不难鉴别。

【治疗和预防】

一般不需要治疗，出现以下情况应该手术切除皮损：临床表现非典型性，即颜色不均匀、皮损不对称、边界不清楚、近期生长较快，直径大于6mm；反复刺激的皮损；美容需要。切除标本均需要做组织学检查。

问题与思考

痣细胞痣和恶性黑素瘤的临床表现有哪些不同点？

二、皮脂腺痣

【定义】

皮脂腺痣（sebaceous nevus）又称器官样痣，是一种复杂的错构瘤，组织学上同时包括表皮、毛囊、皮脂腺和汗腺的异常。

【临床表现】

常出生时即有或儿童早期发病，偶在成人期发病，好发于头皮和面部。皮损通常单发，为略高出皮面的黄色或蜡样斑块，直径1~6cm，表面光滑、疣状或颗粒状，通常表面无毛发（图25-3）。儿童期皮损隆起不明显，至青春期，在性激素作用下，皮损明显增大、隆起。成人期后，皮损变成疣状或乳头瘤状，质地坚实，损害内可出现向不同方向分化的良恶性肿瘤。

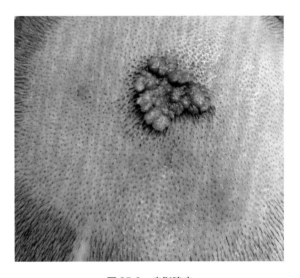

图25-3 皮脂腺痣

【组织病理】

其组织学改变随年龄增长而异。在婴儿期和儿童期，损害内见表皮改变轻微，显示轻度的棘层增厚和乳头瘤样增生，可见不成熟的、形态异常的毛囊皮脂腺单位，其数目可减少。在青春期，表皮增厚，呈明显乳头瘤样增生，有时表皮呈脂溢性角化病样、表皮痣或黑棘皮病样改变，真皮内皮脂腺增大，数目增多，其结构成熟或近于成熟,位于真皮浅层。50% 病例见异位大汗腺结构。真皮内见少量淋巴细胞和浆细胞浸润。

成人期后,损害内可出现多种良恶性肿瘤,如乳头状汗腺囊腺瘤、毛母细胞瘤、汗腺腺瘤、毛鞘瘤、皮脂腺肿瘤、螺旋腺瘤等,其中乳头状汗腺囊腺瘤和毛母细胞瘤最常见,其次是毛鞘瘤和皮脂腺瘤。偶也可合并恶性肿瘤,如基底细胞癌、鳞状细胞癌、皮脂腺癌和汗孔癌等。

【诊断和鉴别诊断】

有时需要与疣状痣、幼年黄色肉芽肿、单发性肥大细胞增生症、乳头状汗管囊腺瘤等鉴别,但其组织学改变不同而易于鉴别。

【预防和治疗】

本病继发的良性或恶性肿瘤一般都发生于成人,很少见于儿童,因此对于儿童皮脂腺痣是否需要预防性切除值得商榷,皮损较小者可行冷冻或激光治疗,较大者应手术切除。

三、线状表皮痣

【定义】

表皮痣(epidermal nevus),又称线状表皮痣、疣状痣,以角化性丘疹、疣状增生为特点。

【临床表现】

一般出生时或幼年发病,男性多见,临床上大多呈线状或条带状分布的乳头状隆起性损害,近皮色及淡褐色丘疹、斑块,境界清楚,表面粗糙坚硬,呈疣状。皮损随年龄逐渐增大,至成年后基本停止发展。根据临床表现可分为以下 3 型:

1. **局限型** 皮损单发,一般位于躯体的一侧。

2. **炎症性** 女性多见,易累及躯干或四肢,特别是下肢。皮疹单侧分布,常表现为境界较清楚的线状红斑、鳞屑和结痂,常有明显瘙痒(图 25-4)。

3. **系统型** 皮疹广泛、大面积分布,常常伴有其他先天畸形,如牙齿、骨骼、中枢神经系统发育异常,称为表皮痣综合征(图 25-5)。

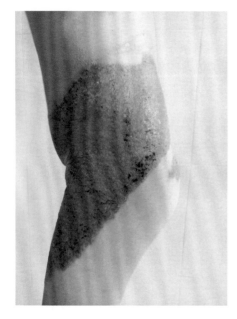

图 25-4 炎症性线状表皮痣

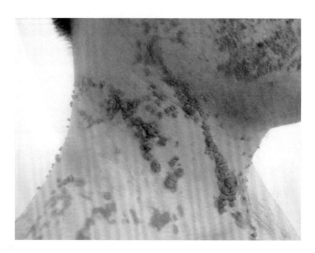

图 25-5 系统型线状表皮痣

【组织病理】

常表现为表皮呈乳头瘤状增生,角化亢进,棘层肥厚,表皮突下延,基底层色素增多;炎症型表现为角化不全、角化亢进间断出现,颗粒层变薄、增厚间断出现;棘层肥厚,表皮突较规则延伸;系统型常可出现灶性表皮松解性角化过度表现。

【诊断和鉴别诊断】

本病需要与线状分布的角化过度性疾病相鉴别,如线状扁平苔藓、线状银屑病和线状汗孔角化症、线状苔藓等,临床结合组织学改变可鉴别。本病皮损位于头面部时与皮脂腺痣鉴别有时困难,但后者真皮内有明显皮脂腺小叶增生。

【预防和治疗】

进展期皮损可使用维 A 酸软膏、水杨酸软膏,较小的皮损可以用激光或冷冻治疗,手术治疗是根治方法。

四、皮肤血管瘤

血管病变临床较为多见,基于临床形态和病理学特点,被分为血管畸形和肿瘤两大类。前者最常见的疾病是鲜红斑痣,后者按照生物学过程及预后分为良性、中间性和恶性肿瘤,最常见的肿瘤是毛细血管瘤及海绵状血管瘤。

（一）鲜红斑痣（nevus flammeus）

【定义】

又称为毛细血管扩张症、葡萄酒样痣,本病系先天性毛细血管畸形。

【临床表现】

常在出生时或出生后不久出现,好发于面、颈和头皮,表现为鲜红或暗红色斑片,大小不等、边界清楚,压之褪色,去除压力又迅速恢复颜色。皮损大多数为单侧性,偶可见双侧皮损,有时累及黏膜,可随人体增长而增大。

【组织病理】

真皮上、中部可见群集扩张的毛细血管。随年龄增长,毛细血管扩张可延及真皮深层和皮下组织,但不伴有内皮细胞增生。周围有排列疏松的胶原纤维,管腔内充满红细胞。

【诊断和治疗】

根据临床病史及皮疹改变即可确诊,脉冲染料激光对本病治疗有较好效果。

（二）毛细血管瘤（capillary hemangioma）

【临床表现】

本病又称为草莓状血管瘤,多见于儿童,出生后或生后不久出现,一般在 2 岁内渐增大,但 3～4 岁后则开始消退,至 9～10 岁时 90% 以上的毛细血管瘤可自然消退。本病好发于面颈部,也可发生于其他部位,包括口腔、外阴部黏膜。皮损为一个或数个鲜红色或紫色的柔软肿物,高出皮肤,表面呈草莓状,约 1～3cm 大小。

【组织病理】

不同时期组织学表现不一,进展期可见毛细血管增生,内皮细胞增生明显,胞体较大,呈不规则圆形或椭圆形,内皮细胞在毛细血管周围排列成数层,在增生明显区域,可见内皮细胞呈实性索状或团块状,管腔很小而不清楚。肿瘤成熟期时,毛细血管扩张明显,内皮细胞变平。消退期毛细血管管壁透明变性,管腔渐变窄、甚至闭塞,最终纤维化。

【诊断】

临床表现结合组织学改变可明确诊断。海绵状血管瘤和本病不同的是缺乏明确的结节样结构。丛状血管瘤组织学和本病有一定重叠，但临床表现和本病有所不同。

【治疗和预防】

本病有自然消退的可能，但出现以下情况的时候有治疗指征：①肿瘤累及重要器官，严重影响美容、视力、听力和呼吸等；②血管瘤伴有血小板减少、心力衰竭或活动性出血；③随访5年皮损无消退迹象。

皮损内注射硬化剂、放疗、激光治疗等均可试用，也可以口服或局部注射糖皮质激素治疗，对于较大的肿瘤也可手术切除。

（三）海绵状血管瘤（cavernous angioma）

【临床表现】

本病发病年龄、性别及部位与毛细血管瘤相似，但本病有不断增大及扩散的趋势，无消退倾向。皮损表现为浅紫色或蓝紫色的结节状肿块，柔软而有弹性，边界不清，质软，受压后可缩小。皮损好发于头颈部，也可发生在身体其他部位。

【组织病理】

瘤体位于真皮网状层下部及皮下组织，边界不清；可见多数大的、不规则的血管腔，内衬单层内皮细胞，外周包绕结缔组织；管壁肌层不厚，内皮细胞一般不增生，也可见增生的内皮细胞形成乳头状结构突入管腔，管腔内常可见血栓形成和机化。血管周围常可见慢性炎症。

【治疗和预防】

治疗原则同毛细血管瘤。

五、瘢痕疙瘩

【定义】

瘢痕疙瘩（keloid）是由于皮肤损伤后纤维结缔组织过度增生而形成的良性皮肤肿瘤，常常超出原有的损害范围。患者具有特异性素质，可以呈常染色显性或隐性遗传。

【临床表现】

表现为形状不一、色红、质硬有一定弹性的肿块，呈蟹足状，境界清楚，表面可见扩张的毛细血管。皮损与原损伤的轻重程度无明显关系，轻微外伤即可形成瘢痕疙瘩。易受激惹，过度敏感，损害范围常常超过原创伤区域（图25-6）。皮损好发于胸前、头皮、颈部和耳部。有不同程度的瘙痒和疼痛感。

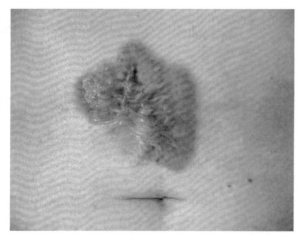

图25-6　瘢痕疙瘩

【诊断和鉴别诊断】

根据好发部位及临床特点,不难诊断,应与肥大性瘢痕相鉴别,两者组织学上常难以鉴别,但后者一般不超过原来的损伤范围,无蟹足状改变。

【组织病理】

肥大性瘢痕及瘢痕疙瘩在早期不能区别,血管周围有细小的胶原纤维增生形成结节状,成纤维细胞增生,胶原纤维杂乱排列;后期胶原纤维增多且透明样变,血管减少,病变处弹性纤维缺如,有丰富的黏液基质。

【预防和治疗】

本病易激惹,容易复发,治疗较困难。一般来说,皮损内注射糖皮质激素是一线治疗,早期皮损可以放疗,手术切除应该严格掌握适应证,术后及时配合放射治疗。

六、脂溢性角化症

【定义】

脂溢性角化症(seborrheic keratosis)又称老年疣、基底细胞乳头瘤,是一种老年人好发的良性表皮性肿瘤。

【临床表现】

男性多于女性,好发于面部曝光部位,典型损害为淡褐至深褐色,境界清楚,隆起皮面的肿物(图 25-7),表面粗糙或光滑,皮损常有明显的毛囊角栓,且覆有一层油腻性鳞屑。皮损无自觉症状,随年龄增长而逐渐增多,难以自行消退,很少恶变。皮损突然发生并迅速增多,需要警惕是否存在内脏恶性肿瘤(Leser-trélat 征)。

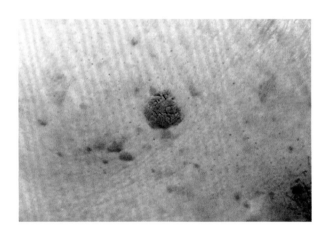

图 25-7 脂溢性角化

【组织病理】

脂溢性角化症共同的组织学特点是基底样细胞构成瘤体,瘤体向外生长,棘层肥厚及乳头瘤样增生,瘤体下缘与正常表皮平齐,伴角化亢进,可见假性角囊肿。本病有三个常见的组织学类型:棘层肥厚型、角化过度型和腺样型。

【诊断和鉴别诊断】

脂溢性角化症主要需要和发生于头面部的增生性皮损相鉴别,例如寻常疣、表皮痣及日光性角化症,结合组织学可以明确诊断。

【预防和治疗】

大多数损害不需要治疗,可以用冷冻、激光等方法治疗,必要时可以切除后病理检查明确诊断。

七、汗管瘤

【定义】

汗管瘤（syringoma）是一种常见的良性肿瘤，来源于末端汗管或真皮内外泌汗腺导管，部分患者有家族史。

【临床表现】

主要见于女性，青春期或成人早期发病，皮损通常为多发的、皮色或淡黄色的小丘疹（图 25-8），直径 1~2mm，无自觉症状；多数病例皮损局限于下眼睑，其他好发部位包括面颊部、大腿、腋窝、腹部和外阴。少见的临床类型有单发型、巨大型、斑块型、粟丘疹样、发疹型和播散型。也有家族性发病的报道。其中透明细胞型汗管瘤可能与糖尿病有关，Down 综合征患者易患此病。

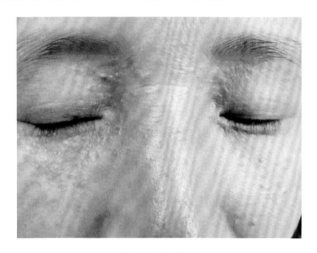

图 25-8　汗管瘤

【组织病理】

肿瘤位于真皮上部，由嗜碱性上皮细胞团块和导管样结构构成，它们嵌于纤维性或透明样变的基质内，管壁由两层上皮细胞构成，多数细胞扁平，偶尔内层细胞呈空泡样变，腔内含有无定形的嗜伊红性物质，细胞团块呈圆形、卵圆形、蝌蚪状或逗号状。有时单个的导管细胞中富含糖原，或几乎所有的细胞均富含糖原，即透明细胞型汗管瘤，好发于糖尿病患者。

酶组织化学和电镜检查证实汗管瘤是向表皮内外泌汗腺导管分化的良性肿瘤。

【诊断和鉴别诊断】

本病需要与扁平疣和毛发上皮瘤相鉴别

【预防和治疗】

一般不需要治疗，必要时可以采用电解、冷冻或激光等治疗。

八、粟丘疹

【定义】

粟丘疹（milium）又称为白色痤疮，是起源于表皮或附属器上皮的潴留性囊肿，本病有两种类型，一种是原发性，病因不明，自行发生，可自然消退。另一种是继发性，常见于外伤后或一些水疱性皮肤病。

【临床表现】

粟丘疹常见于女性，为黄白色的实性小丘疹（图 25-9），约 1~2mm 大小，顶部尖，表面光滑，不融合，用针易挑出角质性的内容物，少数也可表现为局限性斑块。原发性粟丘疹常见于眼睑周围、面部、外阴等，继发性粟丘疹出现在外伤部位或一些皮肤病如迟发性皮肤卟啉症、大疱性类天疱疮的愈后区域。

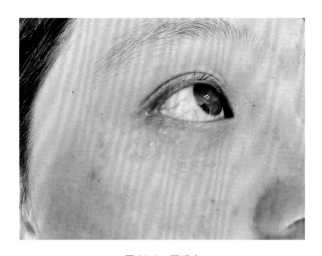

图25-9 粟丘疹

【组织病理】

组织学与表皮样囊肿结构相同,但体积很小,位于真皮浅中层。

【预防和治疗】

消毒后用针挑破丘疹表面的皮肤,在剔除黄白色小颗粒就可。

问题与思考

汗管瘤和粟丘疹的临床和组织学如何区分?

九、多发性脂囊瘤

【定义】

多发性脂囊瘤(steatocystomamultiplex)是一种常见的皮肤良性囊肿,多呈常染色体显性遗传。

【临床表现】

好发于青少年,常在青春期前后出现,皮损好发于前胸上部、上臂近腋窝处和前臂屈侧,也可泛发全身,皮疹多发,自数十个至数百个,典型损害为0.3~0.5cm,皮色或淡黄色、淡灰色囊性结节(图25-10),无自觉症状,受挤压或感染后可有疼痛感,愈后可形成瘢痕。

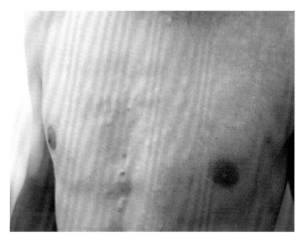

图25-10 多发性脂囊瘤

【组织病理】

脂囊瘤是真正皮脂腺的囊肿，其囊壁上的上皮类似于皮脂腺导管在毛囊开口处的结构。囊肿位于真皮中部，由于囊壁薄，常成多层反折状。囊内可见皮脂腺碎屑，很少见到毛发断面。囊壁由复层鳞状上皮组成，无颗粒层，内壁为均质的、波浪状的、嗜伊红染色的角质层，并向腔内呈城墙垛样突起；囊壁上或其周围常有变小的皮脂腺小叶和毛囊，这是本病的重要特征。

【预防和治疗】

一般不需要治疗，单发或皮疹较少时可手术切除。

十、皮肤纤维瘤

【定义】

皮肤纤维瘤（dermatofibroma）又称组织细胞瘤、结节性表皮下纤维化或硬化性血管瘤，是成纤维细胞或组织细胞灶性增生引致的一种最常见的真皮内良性肿瘤，本病原因不明，可自然发生，约 20% 患者有外伤或昆虫叮咬病史。

【临床表现】

本病可发生于任何年龄，但中青年多见。女性多于男性，多见于四肢伸侧，常为单个，偶为多个，圆形或卵圆形丘疹或结节，直径约 1cm，通常不超过 2cm，结节表面平滑或粗糙呈疣状（图 25-11）。质地坚实，其上方与表皮粘连，下方可自由移动。病损生长缓慢，长期存在，极少自行消退。

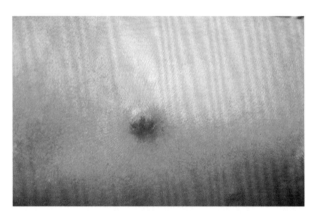

图 25-11　皮肤纤维瘤

【组织病理】

损害与周围组织无明显分界，与其上表皮常有一狭窄的正常胶原纤维带相隔，表皮明显增生，表皮突规则延长，伴基底层色素增加。病变主要位于真皮，在疏松的胶原样基质内可见成束的细长梭形细胞，呈交织状或涡纹状排列，梭形细胞间散布有泡沫状组织细胞、多核巨细胞和薄壁血管。常见慢性炎细胞如淋巴细胞和浆细胞的灶状浸润，以及含铁血黄素沉积。根据肿瘤成分可分纤维型和细胞型两种，前者由散在的幼稚胶原纤维组成，淡蓝色，不规则排列成交织吻合的条索，呈漩涡状或车轮状，纤维间可见胞核狭长的成纤维细胞。后者由大量成纤维细胞和少量胶原纤维构成，很多细胞有大而圆形或卵圆形核，富含染色质，胞质丰富，细胞内可含脂质呈泡沫状或含有含铁血黄素。肿瘤周围常常可见正常胶原被增生的肿瘤分割的现象。

【诊断和鉴别诊断】

本病根据临床及组织学特点可以明确诊断。

【预防和治疗】

一般不需要治疗，单发皮疹可手术切除。

十一、表皮囊肿

【定义】

表皮囊肿(epidermal cyst)又名毛囊漏斗部囊肿，为临床上最常见的皮肤囊肿。

【临床表现】

皮损常见于成年男性，头颈、上胸部为好发部位，多认为是由于毛皮脂腺单元受到损害所致。皮损大多单发。为半球形隆起皮面的囊性肿物(图25-12)，正常皮色或褐青色，部分中心有黑孔，可有豆腐渣样内容物排出。部分囊肿破裂，可发生炎症反应。多个皮损的存在常提示Gardner综合征的可能，该病除皮肤囊肿外，患者还有结肠息肉病、颌骨骨瘤和小肠纤维瘤病等表现。

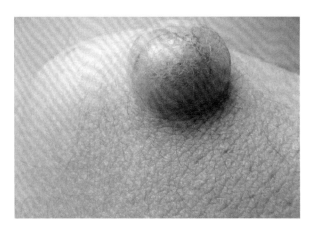

图 25-12　表皮囊肿

【组织病理】

囊肿位于真皮内，囊壁为复层鳞状上皮，与毛囊漏斗部上皮，即与正常表皮相似，由基底细胞、棘细胞及颗粒细胞层组成；囊内容物为网栏状角质物；如作连续切片，可以看到囊壁与表皮相连。囊肿破裂时可见囊壁不完整，周围明显异物巨细胞肉芽肿反应。

【诊断和鉴别诊断】

本病主要根据组织病理来诊断，与毛鞘囊肿不同的是后者囊壁无颗粒层，内容物为融合性角质，即毛发角化。

【预防和治疗】

单发皮疹可手术切除。

第二节　癌前期皮肤病

【定义】

日光性角化病(solar keratosis)又称光线性角化病、老年性角化病，是因长期紫外线照射而诱发的一种癌前期病变。临床不少见，少数患者可发展成侵袭性鳞状细胞癌，但破坏性小，多数预后较好。

【临床表现】

多见于中老年人,尤其是长期户外暴晒者,好发于曝光部位,如头面部、手背等,典型损害为境界清楚的、淡红色或淡褐色斑丘疹,直径约1cm左右,表面粗糙、角化,表面有少许鳞屑不易被刮去,周围有红晕(图25-13)。有时皮损角化明显,形成皮角。皮损单发或多发,无症状或轻痒,发生皮损的皮疹部位常常有皮肤干燥、皱褶、萎缩和毛细血管扩张等日光损伤的改变。如皮损近期显著增大,出现破溃,则有发展为鳞状细胞癌可能。

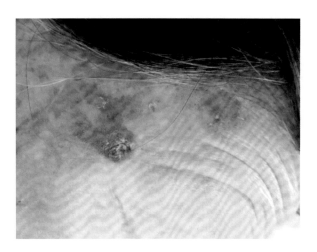

图25-13 日光性角化

【组织病理】

本病可以有多种组织学改变,但基本特点包括:角质层可见蓝色的角化不全柱与粉色的角化过度柱相互交替,基底层细胞异常增生,细胞排列紊乱,有非典型性,核大,深染,有时可见病理分裂象,并见角化不良细胞;肿瘤组织可成芽蕾状向真皮乳头层增生。一旦达到真皮网状层,就发展成为鳞状细胞癌。真皮浅层明显的日光弹力变性,伴有程度不等以淋巴细胞、浆细胞为主的浸润,有时可呈苔藓样浸润。

【诊断和鉴别诊断】

本病根据临床表现结合组织病理容易诊断。

【预防和治疗】

避免过度日光暴晒是最好的预防方法。皮损单一可以外用1%维A酸软膏、1%～5% 5-氟尿嘧啶软膏,也可行冷冻和激光治疗;多发皮损可以用光动力疗法,也可手术切除,较大或近期增长较快的皮损应尽早手术切除。

第三节　恶性皮肤肿瘤

一、鲍恩病

鲍恩病(Bowen disease)由Bowen于1912年首先报道。本病系皮肤原位鳞状细胞癌。

病因不明,可能的相关因素包括:①长期紫外线照射;②摄入砷剂;③HPV感染,尤其是16亚型;④免疫缺陷,如艾滋病等;⑤慢性皮肤创伤或病灶;⑥其他,如遗传易感性等。

【临床表现】

多见于肤色浅的老年人。

1. 病程慢性，皮损呈离心性扩展，8% 的未治疗者发展为侵袭性鳞状细胞癌。
2. 皮损好发于日光暴露处，尤其是面部和小腿，也可见于躯干。
3. 典型皮损为圆形暗红色扁平斑块，多为单个，界清（图 25-14）。也可呈疣状、结节状、色素性损害。
4. 一般无自觉症状。
5. 可累及黏膜（如口腔和外阴）和甲。

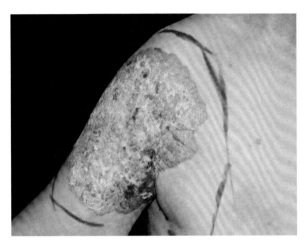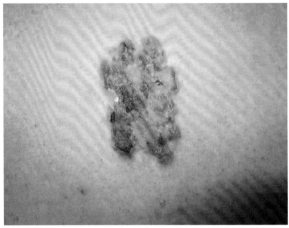

图 25-14　鲍恩病

【组织病理】

肿瘤位于表皮内，常累及全层表皮，表现为角质形成细胞排列紊乱，细胞大小不一，核大深染，可出现瘤巨细胞、核分裂象和角化不良细胞。

【诊断和鉴别诊断】

主要依据皮损特征和组织病理确诊。注意与日光性角化病、侵袭性鳞状细胞癌、基底细胞上皮瘤、银屑病和神经性皮炎等疾病相鉴别。

【治疗】

首选手术切除。其他方法包括冷冻、二氧化碳激光、光动力疗法、咪喹莫特乳膏外用和阿维 A 口服等。

案例 25-1

患者，女，70 岁。右上臂起暗红色斑 12 年余，加重 3 年。皮肤科情况：右上臂屈侧见一 17cm × 15cm 大椭圆形红褐色略隆起斑片，境界清楚，边缘呈轻微线状隆起，皮损周边上覆银白色不易剥离鳞屑，中央结污黄色厚痂或血痂。组织病理：肿瘤位于表皮内，累及全层表皮，表现为角质形成细胞排列紊乱，细胞大小不一，核大深染，可出现瘤巨细胞、核分裂象和角化不良细胞。

问题：

1. 本病例的诊断是什么？其依据是什么？
2. 本病例的特点是什么？本病例带给你的启示是什么？

二、佩吉特病

佩吉特病（Paget disease）由 Paget 于 1874 年首先描述。本病又称湿疹样癌（eczematous carcinoma）。佩吉特

病包括乳房佩吉特病和乳房外佩吉特病两种,前者常系乳腺导管癌波及皮肤,后者的组织起源尚有争议,可能源自皮肤附属器(主要是顶泌汗腺),也可能来自内脏器官(如直肠、前列腺和膀胱等)。

【临床表现】

1. 乳房佩吉特病(mammary Paget disease)

(1)多为中老年女性,少数为男性。

(2)病程慢性,缓慢发展,晚期常有淋巴转移。

(3)好发于单侧乳头、乳晕及其周围。

(4)典型皮损为浸润性暗红色斑片,境界清楚,表面有糜烂、渗出、结痂、脱屑,呈湿疹样改变(图25-15),乳头可见血性溢液,晚期因向深部浸润而使乳头内陷、破坏,甚至脱落。

(5)一般无明显瘙痒。

2. 乳房外佩吉特病(extramammary Paget disease)

(1)多为50岁以上男性,女性少见。

(2)病程慢性,缓慢发展,可长达十余年。

(3)好发于顶泌汗腺分布区,如阴茎、阴囊、阴唇、阴道、会阴、肛周、腋窝等。

(4)皮损类似乳房佩吉特病(图25-16)。

(5)自觉程度不一的瘙痒,少数有疼痛。

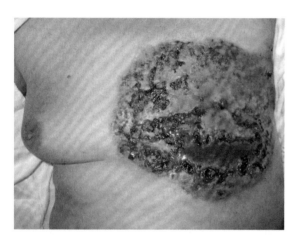

图25-15 乳房佩吉特病

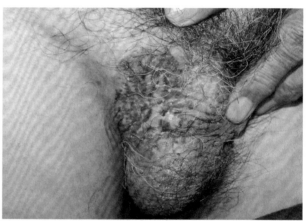

图25-16 乳房外佩吉特病

问题与思考

为什么乳房外佩吉特病的皮损位于顶泌汗腺的分布区?

【组织病理】

表皮内出现佩吉特细胞(Paget cell),散在或呈巢状分布,无棘突和细胞间桥,体积较角质形成细胞大1~2倍,胞质丰富、淡染,呈空泡状,核大深染,呈圆形或卵圆形,核膜清晰,可见多核和分裂象。佩吉特细胞对PAS和阿新蓝染色可呈阳性,免疫组化染色肿瘤表达癌胚抗原、上皮细胞膜抗原、雌激素受体和孕激素受体。

【诊断和鉴别诊断】

主要依据皮损特征、组织病理和免疫组化确诊。需和湿疹、乳头糜烂性腺瘤病和佩吉特样网状细胞增生症等疾病相鉴别。

【治疗】

乳房佩吉特病宜采用乳房单纯切除术，如伴发乳腺癌，应行根治术。乳房外佩吉特病应首选手术切除，可采用Mohs外科手术。

三、基底细胞上皮瘤

基底细胞上皮瘤（basal cell epithelioma，BCC）又称基底细胞癌（basal cell carcinoma）、基底细胞瘤（basalioma）、侵袭性溃疡（rodent ulcer），是一种常见的低度恶性皮肤肿瘤。

病因不明，可能的相关因素有：①长期日光或紫外线照射，或其他射线照射，如X线等；②基因突变，如Patched基因；③长期摄入砷剂；④免疫缺陷，如艾滋病、器官移植等；⑤某些疾病，如着色干皮病、疣状表皮发育不良、痣样基底细胞综合征、烧伤、瘢痕等。

【临床表现】

1. 多见于50岁以上的老年人，尤其是长期日光暴晒者。

2. 病程慢性，缓慢扩展，极少发生转移。

3. 皮疹好发于日光暴露处，尤其是面部。

4. 根据皮损形态，主要分为结节溃疡型、浅表型、硬皮病样型或硬化型、色素型和纤维上皮瘤型。

（1）结节溃疡型：最常见的一型，好发于面部，尤其是颊部、鼻旁沟、前额等处。初发皮损为质硬的、具有蜡样光泽的小结节，典型损害为溃疡，溃疡边缘向内卷曲，且有珍珠样光泽（图25-17）。溃疡具有破坏性，可破坏眼、鼻、颅骨等。

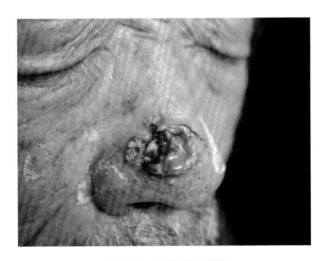

图25-17 基底细胞上皮瘤

（2）浅表型：本型皮损好发于躯干，为浸润性红色鳞屑性斑片，界清，绕以线性珍珠状边缘，愈后可留萎缩性瘢痕。

（3）硬皮病样型或硬化型：罕见，好发于头面部，皮损为单个的、扁平或略凹陷的、黄白色蜡状硬化性斑块。

（4）色素型：皮损形态类似结节溃疡型，不同的是本型皮损呈褐色或黑色，临床上易被误诊为恶性黑素瘤。

（5）纤维上皮瘤型：好发于背部，皮疹为一个或多个、隆起性的、表面光滑的、质硬的结节，类似纤维上皮瘤。

【组织病理】

肿瘤细胞起源于多潜能基底样细胞，可向表皮和皮肤附属器多个方向分化。肿瘤呈岛状、团块状或巢状，与表皮相连。瘤团周围结缔组织增生，绕瘤团呈束状平行排列，部分瘤团周围可见人工收缩间隙。瘤团周边细胞呈栅栏状排列，而中央的细胞则排列杂乱。瘤细胞类似表皮基底细胞，不同的是瘤细胞无细胞间桥，细胞境界不清，胞质较少，核大，但核的大小、形态和染色常均匀，无明显异形。

【诊断和鉴别诊断】

主要依据皮损特征和组织病理确诊。需和鳞状细胞癌、日光性角化病、鲍恩病、佩吉特病、硬斑病、恶性黑素瘤和纤维上皮瘤等疾病相鉴别。

【治疗】

首选手术切除，建议采用 Mohs 切除技术。不能手术者可采用光动力疗法、放疗、二氧化碳激光、冷冻等。也可以维 A 酸霜、咪喹莫特乳膏、5- 氟尿嘧啶软膏等外用治疗。

四、鳞状细胞癌

鳞状细胞癌（squamous cell carcinoma，SCC）简称鳞癌，又称棘细胞癌（prickle cell carcinoma）和表皮样癌（epidermoid carcinoma）。本病是一种常见的起源于表皮或附属器角质形成细胞的恶性皮肤肿瘤。

病因不明，可能的相关因素有：①长期日光或紫外线照射，或其他射线照射，如 X 线等；②长期接触化学致癌物，如砷剂、多环碳氢类化合物（如焦油）等；③癌前皮肤病变，如日光性角化病、黏膜白斑病、砷角化病等；④免疫缺陷：如艾滋病、器官移植等；⑤瘢痕、外伤和某些慢性皮肤病，如寻常狼疮、红斑狼疮和扁平苔藓等。

【临床表现】

1. 多见于老年人。

2. 病程慢性，进行性发展，可发生转移。继发于瘢痕、放射性皮炎和焦油黑变病者易发生转移。此外，位于口唇、阴茎、女阴和肛周的皮损也易发生转移。

3. 皮疹好发于日光暴露处，如头皮、面部、颈部和手背等处。

4. 初期皮损为小而硬的隆起性结节，表面呈疣状或乳头状，中央破溃即形成典型的皮损 - 溃疡，溃疡的边缘宽，高起，呈菜花状，质地坚实，溃疡面为颗粒状，易坏死、出血，伴恶臭（图 25-18）。

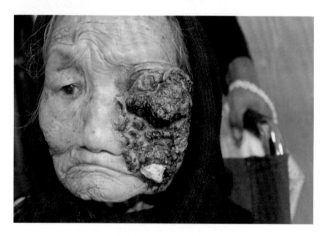

图 25-18　鳞状细胞癌

【组织病理】

鳞癌为侵袭性癌，癌组织向下生长，突破基底膜，侵入真皮，甚至更深。瘤团由不同比例的正常鳞状细胞和间变的鳞状细胞组成。间变的鳞状细胞即非典型性鳞状细胞,其细胞间桥消失,大小和形状不一,核深染,可见多核、巨核和有丝分裂象。可见角珠(有特征性)和角化不良细胞。肿瘤恶性度高低由间变的鳞状细胞的比例、瘤细胞侵袭的深度、角珠的多寡、瘤细胞间变的程度、周围炎症反应是否明显等因素决定。

问题与思考

鲍恩病和鳞状细胞癌的区别和联系?

【诊断和鉴别诊断】

主要依据皮损特征和组织病理确诊。需和角化棘皮瘤、基底细胞上皮瘤、日光性角化病、坏疽性脓皮病等疾病相鉴别。

【治疗】

首选手术切除,建议采用 Mohs 手术。不能手术者可采用光动力疗法、干扰素、维 A 酸等。放疗(主要是 X 线和镭治疗)仅对部分患者有效。已转移者可采用顺铂、阿霉素、博来霉素等化疗。

五、恶性黑素瘤

恶性黑素瘤(malignant melanoma, MM)简称恶黑,是一种病因未明、迄今尚无理想治疗方法的高度恶性肿瘤,多发生于皮肤,居皮肤恶性肿瘤第三位。

病因不明,可能相关因素:①遗传:其方式为常染色体显性遗传;②种族:白色人种发病率显著高于黑色人种;③免疫因素:包括体液免疫和细胞免疫均存在异常;④紫外线照射:非常重要的发病因素;⑤创伤与刺激。

【临床表现】

1. 好发于 30 岁以上的成人。

2. 起病隐匿,常呈进行性发展,易发生转移,死亡率高,预后差。

3. Weedon 将恶性黑素瘤分为 6 型,具体特点如下:

(1)恶性雀斑样黑素瘤:由恶性雀斑样痣侵袭生长而来。多见于老年人,生长缓慢,转移晚,皮疹多见于面部和上肢的曝光处,皮疹为一个或数个隆起的蓝黑色结节。

(2)浅表播散性黑素瘤:最常见的恶性黑素瘤。多见于中年人,进展快,男性多见于背部,而女性则以腿部好发,早期为色素性斑片或斑块,易被误认为痣细胞痣,后发展为蓝色或蓝黑色结节,略隆起,外形不规则,边缘常呈扇形,色泽多样、混杂,可为灰白色、黄褐色、褐色和黑色。

(3)结节性黑素瘤:多见于 50～60 岁的老年人,生长迅速,进展快,转移早,预后差,好发于躯干和四肢,皮损初为青黑色或黑色斑块或结节,后迅速生长,可发生溃疡,或隆起呈蕈状或菜花状。

(4)肢端雀斑样黑素瘤:非洲加勒比族人和亚洲人(包括我国)最常见的类型,易发生转移,好发于掌、跖和甲下,初始皮损为色素性斑片,色泽多样且混杂,后其上出现丘疹、结节和溃疡(图 25-19)。

(5)结缔组织增生性黑素瘤:此型组织病理上具有胶原明显增生、纤维化而得名。多见于老年人,此型易发生转移,常转移至肺,皮疹好发于头颈部和上背部,多在雀斑样痣之上发生,皮损为红色或肤色的结节或斑块,常被误诊为瘢痕和纤维瘤等。

(6)其他杂类:包括最小偏离性黑素瘤、黏液性黑素瘤、小细胞黑素瘤、印戒细胞黑素瘤、气球细胞黑素瘤、痣样黑素瘤等。

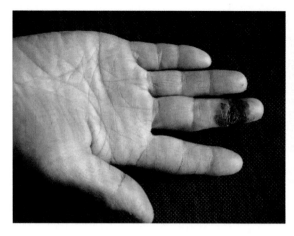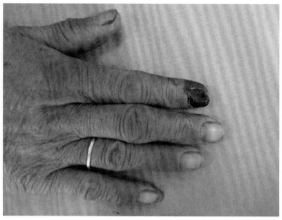

图 25-19 恶性黑素瘤

【组织病理】

表皮和真皮内可见巢状或散在的黑素瘤细胞,瘤细胞沿水平和垂直方向扩展;瘤细胞形态多样,但以梭形和上皮样细胞为主;瘤细胞有异形性,表现为大小不一,形态不一,胞核大,可有核分裂象及明显核仁;瘤细胞胞质内可有色素颗粒,对多巴染色和酪氨酸酶呈阳性反应。免疫组化显示肿瘤细胞表达 S-100 和 HMB45,这有助于诊断。

【诊断和鉴别诊断】

主要依据皮损特征、组织病理和免疫组化确诊。常用的皮损 ABCD 法则不仅为临床医生考虑恶性黑素瘤提供依据,而且可作为普通民众早期发现本病的线索。ABCD 法则为:A(asymmetry)代表不对称;B(border irregularity)代表边缘不规则,通常为扇形,C(color variegation)代表色素沉着不均一,D(diameter greater than 6mm)代表直径大于 6mm。本病需和痣细胞痣、蓝痣、幼年性黑素瘤和瘢痕等疾病相鉴别。

【治疗】

早期完整手术切除迄今仍是恶性黑素瘤的首选治疗方法,手术方式需根据病变分期选择。病程中晚期或具有高危因素的早期病变应予以全身辅助化学治疗,达卡巴嗪(dacarbazine,DTIC)仍是至今最有效的化疗药物。放射治疗对缓解内脏、中枢神经系统和骨骼的转移灶症状有一定疗效。免疫治疗(如干扰素、白细胞介素 2 等)和基因治疗近年来也获得一些进展。

六、原发性皮肤 T 细胞淋巴瘤(蕈样肉芽肿)

淋巴瘤(lymphoma)是一组起源于淋巴结或其他淋巴组织的恶性肿瘤。其原发部位可在淋巴结,也可在结外的淋巴组织,例如扁桃体、鼻咽部、胃肠道、脾、骨骼或皮肤等。原发性皮肤淋巴瘤(cutaneous lymphoma)包括皮肤 T/NK 细胞淋巴瘤和皮肤 B 细胞淋巴瘤两大类。蕈样肉芽肿(granuloma fungoid)或蕈样霉菌病(mycosis fungoides),是一种常见的亲表皮性皮肤 T 细胞淋巴瘤。本病病因不明,可能与遗传、免疫和环境因素相关。

【临床表现】

1. 好发于老年人,男多于女。

2. 病程惰性,进展缓慢,可长达数年至几十年。依据皮损可分三期,分别为红斑期、斑块期和肿瘤期,各期可有重叠。

3. 皮损好发于躯干下部、大腿和女性的乳房。皮损形态特点在不同时期有不同表现,分述如下。

(1)红斑期:皮损为鳞屑性斑片,呈银屑病样,或者为萎缩性斑片。此期皮疹缺少特异性。常有剧烈的瘙痒。

（2）斑块期：由红斑期发展而来或直接发生。皮损为浸润性形态不规则的斑块（图25-20）。

（3）肿瘤期：由红斑期或斑块期发展而来或直接发生。皮损为褐红色隆起的结节，形状不规则。

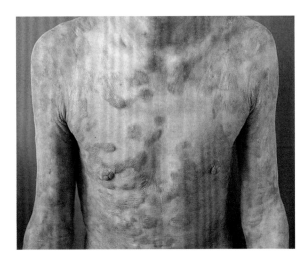

图25-20　原发性皮肤T细胞淋巴瘤

除皮肤外，本病尚可累及其他组织和脏器，最常见为淋巴结，其次为脾、肺、肝、骨髓、肾脏等。

【组织病理】

1. **红斑期**　早期无特异性，组织改变可为真皮上部的非特异性炎细胞浸润，可有亲表皮现象，即表皮内散在单一核细胞，周围有空晕，偶见Pautrier微脓肿，即多个单一核细胞聚集在表皮，周围有空晕。

2. **斑块期**　多有特征性，表现为亲表皮现象和Pautrier微脓肿，真皮上部可见带状多形性细胞浸润，浸润细胞包括淋巴细胞、组织细胞、嗜酸粒细胞和呈现异型的淋巴细胞。

3. **肿瘤期**　表现为异型的淋巴细胞显著增生，浸润可深达皮下组织。表皮可为亲表皮现象或不受累，后者可出现表皮和真皮上层间的无浸润带。

【诊断和鉴别诊断】

主要依据皮损特征、组织病理和免疫组化确诊。本病需和银屑病、慢性单纯性苔藓、其他类型的淋巴瘤等疾病相鉴别。

【治疗】

治疗目的为清除皮损，控制症状，延长无病生存率和总体生存率。早期的治疗为对症处理和调节免疫。具体方法包括糖皮质激素外用、氮芥外用、维A酸外用和系统应用、干扰素、光化学疗法和电子束照射等。晚期采用化疗，化疗药物包括环磷酰胺、苯丁酸氮芥和甲氨蝶呤等。

（陈　浩　张江安）

重点介绍常见皮肤良、恶性肿瘤的临床表现、组织病理和治疗。常见皮肤良性肿瘤包括痣细胞痣、皮脂腺痣、线状表皮痣、皮肤血管瘤、瘢痕疙瘩、脂溢性角化病、汗管瘤、粟丘疹、多发性脂囊瘤、皮肤纤维瘤和表皮囊肿等，常见的皮肤恶性肿瘤包括鲍温病、Paget 病、基底细胞上皮瘤、鳞状细胞癌、恶性黑素瘤和原发性皮肤 T 细胞淋巴瘤等，还有癌前皮肤病，如日光角化病和黏膜白斑病。通过学习，应重点掌握恶性黑素瘤的 ABCD 法则，熟悉和了解常见皮肤良、恶性肿瘤的病因、发病机制、临床表现、组织病理、诊断和鉴别诊断、预防和治疗。

复习参考题

一、名词解释

皮肤鳞状细胞癌

二、问答题

恶性黑素瘤的 ABCD 法则是什么？

第二十六章　性传播疾病

26

学习目标

掌握	性传播疾病的概念和分类；性传播疾病的传播方式；梅毒的分期；梅毒各期的临床表现；生殖器疱疹的诊断。
熟悉	性传播疾病的治疗和预防；原卫生部《性传播疾病临床诊疗指南》；梅毒的诊断方法和治疗原则；尖锐湿疣的诊治原则。
了解	淋病的临床特点；衣原体性生殖道感染的诊断；艾滋病的基本理论知识；复杂尿路感染。

第一节　概论

性传播疾病（sexually transmitted diseases，STD 或者 sexually transmitted infections，STI），是指由性行为或类似性行为而传播的一组疾病，简称性病。历史上把通过性活动传染的疾病称为性病，主要指梅毒、淋病、性病性淋巴肉芽肿及软下疳四种。随着认识的提高，发现许多病原体也可以通过性生活传播，因此性病的概念也随之进展为现代概念，即世界卫生组织 1975 年提出的性传播疾病：包括我国传染病防治法规定的梅毒、淋病、非淋菌性尿道炎、尖锐湿疣、生殖器疱疹、软下疳、性病性淋巴肉芽肿和艾滋病共 8 种疾病（狭义 STD）外，还包括生殖器念珠菌病、滴虫病、细菌性阴道病、阴虱病、传软性软疣、乙型肝炎等约 20 余种（广义 STD）。STD 的病原体涵盖了细菌、真菌、病毒、衣原体、寄生虫等几乎所有的微生物种类。

STD 流行于全球，每年新发生病例数超过 2.5 亿。1981 年美国发现了全球首例艾滋病；随后我国于 1985 年出现首例输入性艾滋病患者，迄今为止艾滋病已经造成全球上千万人死亡，成为 STD 中的头号杀手。新中国成立后在我国政府的干预下于 1964 年宣布基本消灭 STD。但 1977 年开始 STD 再次传入我国并流行，且发病率逐年升高。

所谓"性传播"，不一定单指生殖器性交，还可以有其他性接触形式，比如口交，肛交等。性传播只是性病传播的最主要方式，性病同样可以通过间接方式传染，如接触污染的衣被、卫生用品等，介入诊疗设备等的医源性传播，母婴垂直传播和血液传播等也可能是不容忽视的性病传染方式。

STD 的防治原则包括：避免不洁性行为；进行医学介入检查治疗时严格遵守医疗常规；规范孕前、孕中、孕晚期的检查；杜绝静脉注射毒品；遵守献血输血规范；早诊断早治疗；规范治疗；性伴同治；治疗后严格随访。我国的性病诊疗方案最早开始于 1991 年，卫生部颁布了《性病诊断标准与治疗方案（暂行）》；除 1996 年发布实施的梅毒、淋病和艾滋病为国家标准外；其余性病诊疗均为卫生部标准；2000 年进行了修订，形成了《性病诊断标准与处理原则》；2006 年更新为《性传播疾病临床诊疗指南》并于 2007 年发行，这是目前我国 STD 诊疗的金标准。

STD 的预防和治疗需要全社会的参与，受多重因素影响。这个链条包括：卫生行政管理部门制定相应的政策法规；疾病预防部门制订的传染病防治原则；卫生宣教；疫情监测；公民道德素养的提升及对 STD 的认识提高；医务人员诊疗水平的提高；患者的积极治疗；配偶的主动参与；社会对患者或携带者的包容等。这些方面做得越好，我国控制 STD 疫情蔓延的能力越强。

问题与思考

1. 常见性病有哪些种类？
2. 如何有效预防性病，特别是艾滋病？

第二节　梅毒

【定义】

梅毒（syphilis）是由苍白螺旋体（treponema pallidum，TP）感染人体而发生的具有全身性表现的常见性传播疾病，性接触传播是主要的感染方式。TP 可侵犯全身各个器官，引起相应临床症状，尤其是心血管和神经系统的损害常常危及生命，TP 也可以通过胎盘感染胎儿引起流产、死胎或分娩出先天性梅毒婴儿。

【病因和发病机制】

梅毒的病原体为苍白螺旋体,它是一种非常复杂的微生物,含有多种抗原物质。电镜下梅毒螺旋体的最外层为外膜,外膜内是胞质膜,两者之间是鞭毛。TP在体外极易死亡,干燥环境和一般的消毒剂短时间即可将其杀灭。梅毒螺旋体从完整的黏膜和擦伤的皮肤进入人体后,经数小时侵入附近淋巴结,2~3日经血液循环播散全身。TP在入侵处的繁殖即形成局部硬下疳;若经过积极治疗硬下疳很快痊愈。否则存在于局部的TP可再次通过血行播散全身各器官导致相应脏器的病变,形成临床可见的二期梅毒疹。如果仍然未做治疗或者治疗不彻底,进入其他器官的TP在相应的器官繁殖并破坏器官的结构造成功能障碍和可见的临床症状,此即为三期(晚期)梅毒。

【传播途径】

1. **性接触传播** 占95%以上,除传统性行为方式外,肛交、口交不容忽视。

2. **母婴垂直传播** 指梅毒孕妇通过胎盘感染胎儿。

3. **血源性感染** 输血、吸毒及共用注射器等。

4. **医源性传播** 血液透析、介入诊疗及职业暴露等。

5. **其他** 接触患者衣物、生活用品等间接传染。

【梅毒分期】

根据传播途径将梅毒分为后天(获得性)梅毒和先天(胎传)梅毒。根据病程分为早期梅毒(病期2年以内)和晚期梅毒(病期2年以上)(表26-1)。

表26-1 梅毒临床分期

	后天(获得性)梅毒		先天(胎传)梅毒
早期梅毒	一期梅毒(病期≤2年)	早期先天梅毒	早期良性梅毒(皮肤、黏膜、骨、感官器官等)
	二期梅毒	(年龄≤2岁)	
	二期早发梅毒		
	二期复发梅毒		
	早期潜伏梅毒		
晚期梅毒	晚期良性梅毒(皮肤、黏膜、骨、眼等)(病期>2年)	晚期先天梅毒	晚期良性梅毒(皮肤、黏膜、骨、眼等)
	心血管梅毒	(年龄>2岁)	心血管梅毒
	神经梅毒		神经梅毒
	晚期潜伏梅毒		先天潜伏梅毒

【临床表现】

(一)后天(获得性)梅毒

1. 一期梅毒

(1)TP入侵人体到出现症状的时间称为第一潜伏期,通常为9~90天,平均3周。

(2)主要表现为性接触部位的硬下疳(chancre)(图26-1,图26-2),初起为局部暗红色斑疹或丘疹,渐增生为硬结,很快破溃形成溃疡,多为圆形或类圆形,边界清楚,触之有软骨样硬度,无痛。

(3)硬下疳内含大量TP,传染性强。

(4)常见于男性的包皮、冠状沟、龟头、会阴部及女性的阴唇、尿道口、宫颈等生殖器部位;其他性接触部位如口交,肛交者的黏膜处也可出现类似皮损。

(5)硬下疳通常1个,约0.5~1cm;也可数个,若未治疗,一般3~6周愈合;愈后留浅瘢痕。

(6)TP可入侵附近淋巴结并在其内繁殖,约1~2周后淋巴结即开始肿大;以腹股沟部位最常见。

(7)腹股沟淋巴结肿大,也称梅毒性横痃,其特点为:多单侧;无痛;无化脓破溃;表面无红肿;自然消退缓慢。

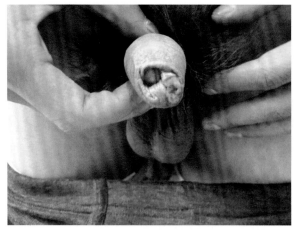

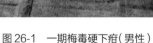

图 26-1 一期梅毒硬下疳（男性）

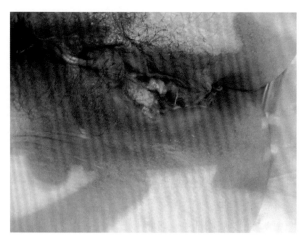

图 26-2 一期梅毒硬下疳（女性）

（8）螺旋体抗体可阳性，心磷脂抗体常阴性。

2. 二期梅毒

（1）二期早发梅毒：一期梅毒未治疗或治疗不彻底，TP 由淋巴系统入侵血液系统引起血行播散即引起二期早发梅毒。

1）自硬下疳消失至二期梅毒疹出现前的时期，称为第二潜伏期；通常为 6～8 周。

2）常有前驱症状，主要为流感综合征及全身浅表淋巴结肿大。

3）临床表现为皮肤黏膜疹，而骨、内脏、眼及神经系统损害较少见。

4）二期早发梅毒的皮肤损害特征为：形态多样，常见为斑疹、斑丘疹和丘疹，少见脓疱等；其临床表现与很多皮肤病类似，应仔细鉴别。皮疹的共同特征为：①皮疹泛发，分布对称；②皮疹为铜红色或褐红色外观，掌跖部皮损具特征性；③皮损和分泌物中有大量 TP，传染性强；④主观症状轻微，而客观症状明显；⑤梅毒螺旋体抗体和抗心磷脂抗体均呈阳性。

a. 斑疹：二期梅毒最早出现的皮肤损害；皮疹主要分布于躯干、肩背及四肢屈侧；呈圆形或卵圆形；直径 0.5～1cm；玫瑰色外观（图 26-3，26-4）。

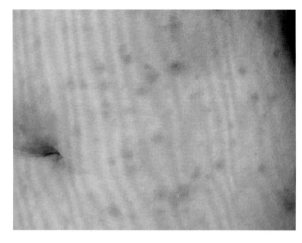

图 26-3 二期梅毒斑疹

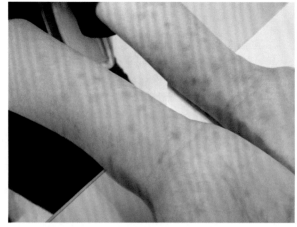

图 26-4 二期梅毒斑疹（银屑病样）

b. 斑丘疹：二期梅毒最常见的皮损；皮损分布同斑疹；唯掌跖部的损害更具特征性；呈现牛肉红色或铜红色脱屑斑（图 26-5，图 26-6）。

c. 丘疹：较斑疹晚，呈半球形浸润性隆起，色暗褐或呈铜红色；好发于躯干两侧、四肢屈面、腹股沟及会阴区域。可以有大丘疹和小丘疹两种表现（图 26-7）。其特殊类型为扁平湿疣（图 26-8）：为发生于会阴、腹股沟、肛周等潮湿区域的丘疹性损害，可以伴有明显增殖，形成斑块性隆起；表面潮湿，内含大量 TP，传染性很强。

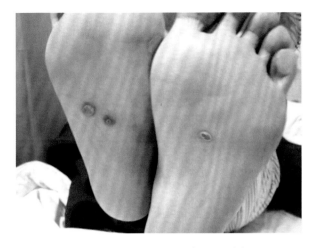

图 26-5　二期梅毒斑丘疹（跖部损害）

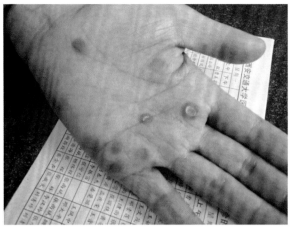

图 26-6　二期梅毒斑丘疹（掌部损害）

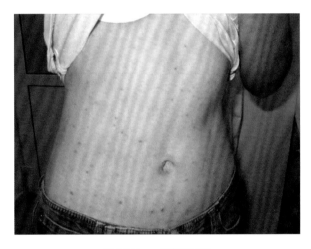

图 26-7　二期梅毒丘疹

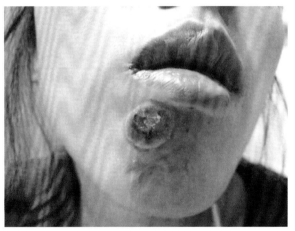

图 26-8　二期梅毒扁平湿疣

d. 脓疱：少见，发生于营养不良或罹患艾滋病的人群，初为浸润性红斑，渐形成小的浅溃疡，甚至形成蛎壳状增殖，可出现于全身，但前额、掌跖及甲周更具特征性（图 26-9）。

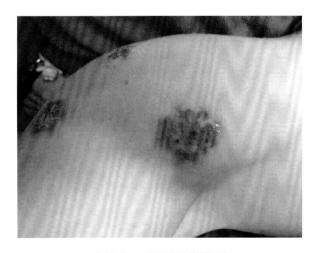

图 26-9　二期梅毒脓疱样损害

5）二期梅毒的黏膜损害特征：二期梅毒中约 30% 患者可能出现黏膜损害，表现为圆形或卵圆形灰色斑片，剥除表面坏死组织，可见表浅溃疡，无痛，易见于口腔、舌、咽及生殖器部位。

6）二期梅毒皮肤附属器损害特征：梅毒性脱发可见于约 10% 患者，呈鼠咬状参差不齐外观（图 26-10），头发、眉毛、胡须等均可发生，头发损害常于 2~6 周恢复。甲损害少见，可为甲沟炎，甲床炎等。

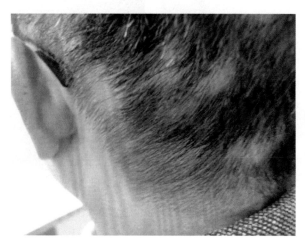

图 26-10　二期梅毒脱发

（2）二期复发梅毒：二期梅毒皮疹消退后，可在感染后 1~2 年内因患者未治疗、治疗不彻底或免疫力下降，二期损害重新出现，称为二期复发梅毒。二期复发梅毒以血清学复发为常见，但也可出现皮肤、黏膜、骨及内脏器官复发。其表现与二期早发梅毒相似，但皮肤损害体积大，数目反而少。

3. 三期梅毒（晚期梅毒）　早期梅毒未治疗或未痊愈，约 40% 患者可发生晚期梅毒，晚期梅毒同样可以出现皮肤损害，但内脏损害更突出且具致命性。

（1）晚期梅毒的皮肤损害特征

1）皮疹数目少，不对称。

2）皮疹炎症和主观症状轻微。

3）溃疡性损害常中心愈合，外围扩展。

4）皮损破坏性大，愈后常形成瘢痕。

5）梅毒螺旋体抗体阳性。

（2）常见的皮肤损害

1）结节性梅毒疹：结节性梅毒疹多发生于感染后 3~4 年内，损害好发于头部、肩背部及四肢伸侧，为一群直径约 0.3~1.0cm 大小的浸润性结节，呈铜红色，表面光滑或附有薄鳞屑，质硬，患者多无自觉症状。结节愈后留下浅瘢痕，但在边缘可出现新皮疹，是本症的特征。

2）梅毒性树胶肿：初发为皮下硬结，渐增大与皮肤粘连，形成浸润性斑块，直径可达 4~5cm 以上。类似结核肉芽肿，中央为干酪样坏死，周围可见少量类上皮细胞和郎罕斯巨细胞，肉眼呈灰白色，质韧有弹性，质地如树胶，故名树胶肿。愈后留瘢痕。多见于前额，下肢和臀部。

3）近关节结节：近关节结节是发生在髋、肘、膝及等大关节附近的皮下结节。对称发生，质地坚硬，其上皮肤无炎症，可逐渐增大至 1~2cm。压迫稍有痛感，无自觉症状。发展缓慢，但不破溃。经抗梅毒治疗后可逐渐消退，病程长达数年。

（3）心血管梅毒：发生率约 10%，常见梅毒性主动脉瓣闭锁不全和单纯性主动脉炎，其次是主动脉瘤和冠状动脉口狭窄，极少数可发生心肌树胶肿。

（4）神经梅毒：生率约 10%，其中部分为无症状神经梅毒。如为脑膜血管梅毒，可出现偏瘫、失语；如为脑实质梅毒，则表现为脊髓痨、麻痹性痴呆等。

（二）先天(胎传)梅毒

1. 早期先天梅毒

（1）年龄在 2 岁以内,常早产,多伴有消瘦,营养不良,贫血等。

（2）约 70% 以上未治疗梅毒孕妇可传染胎儿,常发生于妊娠早期,可出现流产、死胎或分娩出先天梅毒患儿。

（3）因为是通过胎盘血液传播,所以先天梅毒无硬下疳,皮肤损害可呈丘疹、斑疹、脓疱疹等(类似于获得性二期梅毒)。

（4）患儿可发生鼻炎、骨炎、视网膜炎、虹膜睫状体炎、脑膜炎等,心血管系统受累少。

2. 晚期先天梅毒

（1）年龄大于 2 岁,主要侵犯骨、角膜和神经系统。

（2）可形成标记性损害,如哈钦森三联征:哈钦森牙、神经性耳聋及间质性角膜炎。无活动性。

（3）活动性损害常表现为鼻、腭树胶肿;肝脾肿大;骨膜炎及皮肤损害等。

（三）**潜伏梅毒**

1. 潜伏梅毒 是指已被确诊为梅毒患者,在某一时期,皮肤、黏膜以及任何器官系统和脑脊液检查均无异常发现,而仅梅毒血清反应阳性者,或有明确的梅毒感染史,从未出现任何临床表现者。

2. 感染时间 2 年以内为早期潜伏梅毒(后天),2 年以上为晚期潜伏梅毒(后天)。

3. 先天潜伏梅毒 分类方法与后天潜伏梅毒相似,但以年龄为界,即年龄在 2 岁以内者为早期先天潜伏梅毒,年龄在 2 岁以上者为晚期先天潜伏梅毒。

4. 病期不明 潜伏梅毒感染时间不明确,仅梅毒血清学阳性。

【实验室检查】

1. 组织及体液中梅毒检测 对早期梅毒诊断具重要意义,尤其是血清学反应仍为阴性时。

（1）暗视野显微镜检查:收集损害组织液,立即暗视野显微镜下检查可发现活动的 TP。

（2）免疫荧光检测:采用直接或间接免疫荧光技术,可发现镜下亮绿色的 TP。

（3）TP 染色:采用镀银、墨汁或姬姆萨染色,可以发现死的 TP。

2. 梅毒血清学检测 TP 进入人体后机体反应性产生两种抗体:抗心磷脂抗体(非特异性抗体)和抗螺旋体抗体(特异性抗体)。对应的检测手段也相应分为非螺旋体抗原血清学检测和螺旋体抗原血清学检测。一般将前者作为筛选试验;后者作为证实试验。由于梅毒非特异抗体产生快,经治疗后滴度较快下降消失,也作为梅毒疗效的观察指标;而螺旋体抗体检测主要测定血清中的 IgG,在体内存留时间长,甚至终生存在,所以不作为疗效观察指标,但可以提供感染过的证据。

（1）非螺旋体抗原血清学试验包括:①性病研究实验室试验(venereal disease research laboratory test,VDRL);②快速血浆反应素试验(rapid plasma reagin test,RPR);③不加热血清反应素玻片试验(unheated serum reagin,USR);④甲苯胺红不加热血清反应素试验(toluidine red unheated-serum test,TRUST)等。

（2）螺旋体抗原血清学试验包括:①荧光梅毒螺旋抗体吸收试验(fluorescent treponemal antibody-absorption test,FTA-ABS Test);②梅毒螺旋体血凝试验(treponema pallidum hemagglutination assay,TPHA);③梅毒螺旋体制动试验(treponema pallidum immobilization,TPI);④梅毒螺旋体被动颗粒凝集试验(treponema pallidum particle assay,TPPA);⑤梅毒螺旋体酶联免疫吸附试验(treponema pallidum-enzyme linked immunologic absorb assay,TP-ELISA)等。

（3）梅毒血清反应假阳性:可分为急性生物学假阳性(常见于各种急性感染)和慢性生物学假阳性,对于非螺旋体抗原试验,常见于各种自身免疫相关性疾病、麻醉成瘾、少数孕妇及老年人。一般人群中假阳性率为 1～2%。梅毒螺旋体抗原试验假阳性较低,常见于结缔组织病、肝硬化和淋巴肉瘤等。

3. 脑脊液检查 用于神经梅毒排查,包括脑脊液 VDRL、蛋白测定、细胞计数等。

【诊断和鉴别诊断】

根据非婚性行为史,相应的各期临床表现及确切的实验室检查即可做出诊断。但一期梅毒硬下疳需与软下疳、固定性药疹、生殖器疱疹和白塞病鉴别;二期梅毒主要与玫瑰糠疹、银屑病、病毒疹、多形红斑及毛囊炎鉴别;晚期梅毒需与皮肤麻风、结核及肿瘤等鉴别。

【治疗和预防】

1. **治疗原则** 及时、足量、规则及严格随访制度。

2. **药物选择** 青霉素仍然是目前梅毒治疗的首选,除非患者过敏,才可以选择替代药物如四环素、多西环素、红霉素等。

3. **治疗方案**

(1)早期梅毒:包括一期、二期、2年内潜伏梅毒。①普鲁卡因青霉素80万U/d,肌肉注射,连续15天;②苄星青霉素240万U/次,分双侧臀部注射,每周1次,连续2~3次;③青霉素过敏者药物选择同上,只是疗程延长到30天。

(2)晚期梅毒:包括晚期良性梅毒、病期大于2年或病期不明的潜伏梅毒、二期复发梅毒。①普鲁卡因青霉素80万U/d,肌肉注射,连续20天,也可间隔2周后重复1疗程;②苄星青霉素240万U/d,分双侧臀部注射,每周1次,连续3次;③青霉素过敏者选择药物同上,唯疗程延长到30天。

(3)心血管梅毒:①需住院治疗。②若有心衰,需先纠正。③治疗首选普通青霉素:第一日青霉素10万U,1次肌注;第二日青霉素20万U,分2次肌注;第三日青霉素40万U,分2次肌注;第4~15日采用普鲁卡因青霉素80万U/d,肌肉注射,以上全部为1个疗程,间隔2周后重复1个疗程或更多。④青霉素过敏选用上述如四环素等药物,疗程与晚期梅毒相同。⑤青霉素开始治疗前1日服用泼尼松,每日20mg,分2次,连服3天。⑥首次使用青霉素治疗的梅毒患者,由于TP被迅速杀死,释放出大量的异种蛋白,引起急性变态反应,在治疗后数小时出现寒战、高热、头痛、肌肉骨骼疼痛、皮肤潮红、恶心、心悸、多汗等全身症状,或者各种原有梅毒损害的症状加重,甚至出现主动脉破裂。这就是吉海反应。开始治疗前服用泼尼松和小剂量青霉素逐渐加量都是为了减少吉海反应的风险。

(4)神经梅毒:①治疗前服用泼尼松,方法同上。②治疗选普通青霉素,1800万~2400万U/d,分4次静滴,连续10~14天;接着采用苄星青霉素240万U/d,分双侧臀部注射,每周1次,共3次;也可采用普鲁卡因青霉素240万U/d,肌肉注射10~14天。③青霉素过敏选用上述药物,疗程与晚期梅毒相同。

(5)妊娠梅毒:①普鲁卡因青霉素80万U/d,肌肉注射,连续10天为1个疗程,妊娠初(3月以内)和妊娠末(产前3月内)各注射1个疗程;②或苄星青霉素240万U/d,分双侧臀部注射,每周1次,连续3次为1个疗程,使用时机同上;③青霉素过敏者选择口服红霉素替代,每次500mg,每日四次,连续15天。禁用多西环素和四环素。

(6)先天梅毒:①早期普鲁卡因青霉素5万U/(kg·d),肌肉注射,连续10~14天;②或苄星青霉素5万U/(kg·d),治疗1次;③青霉素过敏者选择红霉素替代;④晚期先天梅毒治疗可选普通青霉素或普鲁卡因青霉素。

4. **随访** ①治愈标准有临床治愈和血清治愈。②随访期限一般2~3年。③第1年每隔3月随访1次,第2~3年每隔6月随访1次。主要观察临床症状恢复情况和梅毒螺旋体非特异性抗体(如RPR)滴度下降情况。如果第二次检测滴度较前一次上升4倍以上多考虑血清学复发,需要重新治疗,必要时检测脑脊液排除神经系统感染,一般认为RPR滴度1年内转阴属于正常情况。④孕妇梅毒需每月随访。⑤血清固定(即经过充分驱梅治疗后RPR仍然不下降且维持在较低水平如RPR滴度1:4)需审慎作出,必须除外神经梅毒、心血管梅毒等。⑥梅毒孕妇所生婴儿严格随访并除外来自母亲抗体的影响,若滴度持续升高,必须排除神经梅毒。

1. 梅毒治疗失败的可能原因是什么?
2. 头孢曲松钠治疗梅毒可取吗?

案例26-1

　　患者,男,21岁,以肛周赘生物2月之主诉门诊就诊。查体:心、肺、腹未见异常,肛周可见约鸡蛋大小柔软粉红色赘生物,围绕肛门口存在,其余皮肤无皮损,否认既往其他病史及性乱史,职业为大学生。

　　问题:

　　1. 该患者应该做哪些检查?
　　2. 该患者需要考虑哪些疾病?
　　3. 该患者最可能的诊断是什么?

第三节　淋病

【定义】

　　淋病(gonorrhea)是由淋病奈瑟菌(neisseria gonorrhoeae)所致的泌尿生殖系统化脓性炎性疾病。主要通过性接触传染,感染尿道、子宫颈内膜,也可侵犯直肠、眼结膜和咽部。女性可发生前庭大腺炎、子宫内膜炎、输卵管炎、盆腔炎;男性可伴发附睾炎和前列腺炎,造成不孕或不育;少数可经血行播散,引起菌血症、关节炎、心内膜炎、脑膜炎、肝炎等。

【病因和发病机制】

　　1. **病原菌**　为淋病双球菌,抵抗力差,干燥环境1~2小时死亡,56℃立即死亡,对各种化学消毒剂敏感。

　　2. **发病机制**　淋球菌对人移行上皮细胞敏感,通过表面的Ⅳ型菌毛与上皮细胞表面的CD46受体结合,通过信号传导使淋球菌黏附在上皮细胞,进而发生感染。

【传播途径】

　　1. 主要为性接触传播,包括口交、肛交等。

　　2. 产妇通过产道感染新生儿。

　　3. 偶尔通过污染衣被及洁具等传播。

【临床表现】

潜伏期2~10天,多数为3~5天。其中5%~20%男性和大约60%女性可无症状。

（一）**男性淋病**

　　1. **男性无并发症淋病**

（1）急性前尿道炎:尿道口红肿,发痒,轻微刺痛,有稀薄黏液流出。约2天后分泌物变黏稠呈脓性(图26-11),并有尿道刺激症状,如尿频、尿急及尿痛等,腹股沟淋巴结可肿大。

（2）急性后尿道炎:急性前尿道炎2周后约60%的患者淋球菌侵犯后尿道,出现尿意窘迫、尿频、急性尿潴留,排尿终末时疼痛,呈针刺样,会阴坠痛,偶有终末血尿。急性淋菌性尿道炎可伴发热、头痛及全身不适等非特异症状。

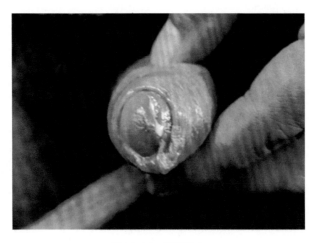

图 26-11　男性淋病

（3）慢性淋菌性尿道炎：①因治疗不彻底或未治，淋球菌可隐伏于尿道体、尿道隐窝、尿道旁腺等处；②前、后尿道炎常同时发生；③症状轻微，尿道常有痒感，排尿时有灼热感或轻度刺痛，尿流细，排尿无力；④大部分患者于清晨尿道口有少量浆液痂，称"糊口现象"。

2. 男性有并发症淋病

（1）前列腺炎：是因淋球菌侵入前列腺的排泄管、腺体引起。急性可有会阴疼痛及尿路刺激症状；慢性时会阴部不适，阴茎痛或"糊口现象"。

（2）精囊炎：本病常与前列腺炎或附睾炎并发，可分急性和慢性两类。急性精囊炎可伴精液潴留，导致病人腹痛；慢性精囊炎可有血精。

（3）附睾炎：多为单侧，有发热，附睾肿大，附睾触痛，患侧腹股沟和下腹部有反射性抽痛。

（4）其他：尿道球腺炎、尿道狭窄、阴茎背部淋巴管炎、输精管狭窄等。

（二）女性淋病

1. 女性无并发症淋病

（1）女性急性淋病

1）淋球菌性宫颈炎：①女性原发性淋球菌感染主要部位在子宫颈；②无症状者可达 40%～60%，阴道分泌物异常或增多，可为唯一症状；③患者可有外阴刺痒及烧灼感；④检查时可见宫颈炎性改变，子宫颈红肿、触痛、质脆、糜烂伴黄绿色脓性分泌物。

2）淋球菌性尿道炎：常于性接触 2～5 天发生，有尿频、尿急、尿痛。检查有尿道口红肿、溢脓或按压尿道口有脓性分泌物。

3）淋球菌性前庭大腺炎（巴氏腺脓肿）：急性感染时常为单侧，腺体开口处红肿、剧痛、腺管闭塞可形成脓肿。

（2）女性慢性淋病：急性淋病未治疗或治疗不彻底可转为慢性，自觉症状较轻，可有下腹坠胀、腰痛、白带增多等。

2. 女性有合并症淋病

（1）主要是盆腔炎：包括输卵管炎、子宫内膜炎、继发性输卵管、卵巢脓肿及破裂所致的盆腔脓肿、腹膜炎等。

（2）子宫内膜炎：约 5% 的患者发生，进一步可经子宫内膜侵入输卵管，发生输卵管炎，导致不育。

（三）儿童淋病

1. 幼女　可受性侵犯致病，主要表现为外阴阴道炎，局部红肿、疼痛伴脓性分泌物。

2. 新生儿眼炎　为经产道感染，表现为眼睑、结膜充血红肿、脓性分泌物等。

（四）生殖器外淋病

咽炎、直肠炎等可因口交和肛交引起。

（五）播散性淋病

1. 偶发，可因淋球菌入血引起。

2. 与淋球菌菌型有关。

3. 与免疫缺陷有关。

4. 可伴发热等全身症状。

5. 可引起皮肤损害、关节炎、肝炎、脑膜炎等，甚至发生败血症。

问题与思考

1. 女性淋病最严重的后果是什么？

2. 淋病患者同时检测其他病原体有何重要意义？

【实验室检查】

取尿道、宫颈分泌物或前列腺液做镜检或细菌培养即可确诊。

【诊断和鉴别诊断】

根据不洁性接触史、典型临床症状和体征及实验室检查容易诊断。需要与衣原体性尿道炎、非特异尿道炎鉴别；女性还需与念珠菌、滴虫感染鉴别。

【治疗和预防】

（一）治疗原则

1. 及时、足量、合理、规则应用抗生素。

2. 忌食辛辣刺激食物饮料。

3. 保持局部清洁。

4. 禁止性交。

5. 性伴同治。

（二）治疗方法

1. 淋菌性尿道炎、宫颈炎、直肠炎

（1）头孢曲松钠：250mg，一次肌注。

（2）大观霉素：2g（宫颈炎4g），一次肌注。

（3）环丙沙星：500mg，一次口服。

2. 淋菌性咽炎 同上，不用大观霉素。

3. 淋菌性眼炎

（1）新生儿：头孢曲松钠25～50mg/（kg·d）（单剂不超过125mg），静脉或肌注，1次/日，连续7天；或大观霉素40mg/（kg·d）肌注，1次/日，连续7天。

（2）成人：头孢曲松钠每次1g肌注，1次/日，连续7天；或大观霉素2g肌注，1次/日，连续7天。

（3）生理盐水冲洗眼部，每小时1次。

4. 妊娠淋病

（1）头孢曲松钠：250mg，一次肌注。

（2）大观霉素：4g，一次肌注。

5. 儿童淋病

（1）头孢曲松钠：125mg，一次肌注。

（2）大观霉素：40mg/（kg•d），一次肌注。

体重大于45kg者按成人方案治疗。

6. 淋菌性附睾炎

（1）头孢曲松钠：250～500mg，1次/日，肌注，连续10天。

（2）大观霉素：2g，1次/日，肌注，连续10天。

7. 淋菌性盆腔炎

（1）头孢曲松钠：每次500mg，1次/日，肌注，连续10天。

（2）大观霉素：每次2g，1次/日，肌注，连续10天。

同时加用甲硝唑每次400mg（或多西环素100mg），2次/日，口服，连续10天。

8. 播散性淋病　头孢曲松钠1g肌注或静脉注射，连续10天以上；或大观霉素2g肌注，2次/日，连续10天以上。淋菌性脑膜炎疗程约2周，心内膜炎疗程4周以上。

若考虑同时有衣原体或支原体感染时，应在上述药物治疗中加用多四环素100mg，2次/日，口服，连服7天以上；或阿奇霉素1g，一次口服，并作随访。

（三）随访

治疗结束后2周内，在无性接触情况下符合如下标准方为治愈：①症状和体征全部消失；②在治疗结束后4～7天作淋球菌复查阴性。

第四节　生殖道沙眼衣原体感染

【定义】

生殖道沙眼衣原体感染（genital chlamydial trachomatis infection）是由沙眼衣原体（chlamydia trachomatis）所致的泌尿生殖系统慢性炎性疾病。主要通过性接触传染。男性以尿道刺激症状和清亮黏液分泌物为主；女性可见白带增多，下腹不适。

【病因和发病机制】

1. 病原菌为沙眼衣原体，对热、化学物质敏感，对冷较耐受。

2. 衣原体吸附和穿透宿主细胞并在其内繁殖，再释放感染其他细胞。

【临床表现】

潜伏期1～3周，多数3～5天。

（一）男性感染

1. 尿道炎　出现尿道黏液性或黏液脓性分泌物，并有尿痛、尿道不适、尿道内瘙痒等症状（图26-12）。

2. 附睾炎　如未治疗或治疗不当，少数病人可引起附睾炎。表现为附睾部位疼痛，触诊附睾肿大，触痛阳性。

3. 关节炎（Reiter综合征）　为少见的合并症。常在尿道炎出现1～4周后发生。为发生于下肢大关节及骶关节等处的非对称性关节炎。还可有眼（结膜炎、葡萄膜炎）、皮肤（掌跖角皮症）、黏膜（龟头炎、上腭、舌及口腔黏膜溃疡）等损害。

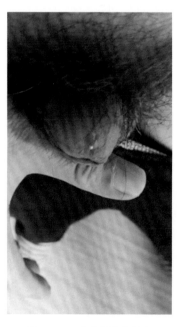

图26-12　衣原体性尿道炎

（二）女性感染

1. **宫颈炎**　可有阴道分泌物异常，非月经期或性交后出血。体检可发现宫颈接触性出血；宫颈管黏液脓性分泌物；宫颈红肿、充血。

2. **尿道炎**　出现排尿困难、尿频、尿急。可同时合并宫颈炎。

3. **盆腔炎**　如未治疗或治疗不当，部分病人可上行感染而发生盆腔炎。表现为下腹痛、性交痛、阴道异常出血、异常分泌物等。远期后果如输卵管性不孕、异位妊娠和慢性盆腔痛。

（三）其他特殊感染

1. **直肠炎**　男性多见于同性性行为者。轻者无症状，重者直肠疼痛、便血、腹泻及黏液性分泌物。

2. **眼结膜炎**　眼睑肿胀、睑结膜充血及滤泡，可有黏液脓性分泌物。

3. **无症状感染**　男性尿道、女性宫颈沙眼衣原体感染多数表现为无明显临床症状，成为重要的传染源。

（四）婴儿及儿童感染

1. **新生儿结膜炎**　由患病的孕妇经产道感染所致。在生后 5～12 天发生。表现为轻重不等的化脓性结膜炎，出现黏液性甚至脓性分泌物、眼睑水肿及微血管翳等。

2. **新生儿肺炎**　常在 3～16 周龄时发生。表现为间隔时间短、断续性咳嗽，常不发热，伴有鼻塞、流涕、呼吸急促、可闻及湿罗音。

【实验室检查】

1. **显微镜检查**　涂片姬姆萨染色、碘染色直接镜检可发现沙眼衣原体包涵体。

2. **培养**　选择 Hela229（人宫颈癌细胞）或 McCoy（小鼠成纤维细胞）作为沙眼衣原体的宿主细胞进行培养，结果可以在显微镜下观察到典型包涵体，即为沙眼衣原体细胞培养阳性。

3. **抗原检测**　酶联免疫吸附试验、直接免疫荧光法或免疫扩散试验检测沙眼衣原体抗原阳性。

4. **抗体检测**　血清抗体水平升高（≥1∶64），见于沙眼衣原体性附睾炎、输卵管炎。

【诊断和鉴别诊断】

1. **确诊病例**　具典型临床表现和实验室检查中任一项者，有或无流行病学史。

2. **无症状感染**　符合实验室检查中任一项，但无症状者。主要与淋病、其他病原体所引起的泌尿生殖道感染鉴别。

【治疗和预防】

（一）治疗原则

1. 早期诊断、早期治疗。

2. 及时、足量、规则治疗。

3. 性伴同时接受治疗。

4. 治疗后随访。

（二）治疗方法

1. **成人**　推荐阿奇霉素 1g 单次口服或多西环素 100mg/ 次，每日 2 次，共 7～10 天。

2. **替代药物**　可选择米诺环素、四环素及罗红霉素等。

3. **儿童**　推荐选用红霉素颗粒剂 50mg/（kg•d）分四次口服，共 14 天。

（三）随访

1. 以阿奇霉素或多西环素治疗的患者，在完成治疗后一般无需进行微生物学随访。有下列情况时考虑作微生物学随访：①症状持续存在；②怀疑再感染；③怀疑未依从治疗；④无症状感染；⑤红霉素治疗后。

2. 抗原检测试验为疗程结束后 2 周；核酸扩增试验为疗程结束后 3～4 周。

3. 对于女性患者，建议在治疗后 3～4 个月再次进行沙眼衣原体检测，以发现可能的再感染，防止盆腔炎和其他并发症的发生。

第五节　生殖器疱疹

【定义】

生殖器疱疹（genital herpes，GH）是由单纯疱疹病毒（HSV，主要为 2 型）感染泌尿生殖器及肛门部位皮肤黏膜而引起的性传播疾病。主要表现为生殖器部位复发性簇集性水疱，轻度疼痛或针刺感。

【病因和发病机制】

1. 病原主要为 2 型疱疹病毒，也可为 1 型疱疹病毒感染（约占 10%）。

2. HSV 经过皮肤黏膜轻微的擦伤或裂口侵入上皮细胞，并在其中复制、繁殖，引起细胞的气球变性及坏死，炎性细胞浸润等。

3. 侵入机体的病毒沿外周感觉神经向上进入脊髓后根的感觉（偶尔为运动）神经节，形成潜伏感染，潜伏感染是生殖器疱疹复发的根源。

【临床表现】

（一）原发感染

1. 患者首次感染 HSV。

2. 潜伏期 1～3 周。

3. 男性好发于龟头、冠状沟、包皮、阴茎（图 26-13）；女性好发于外阴、宫颈、肛周及股内侧。

4. 表现为粟粒大丘疹、迅速形成水疱，2～4 天后破溃糜烂或形成浅溃疡。

5. 自觉灼痒、疼痛。

6. 常伴腹股沟淋巴结肿大、压痛。

7. 部分患者出现发热、头痛及疲乏等系统症状。

（二）复发性感染

1. 初发感染愈合后经过一段时间在原部位或其附近重新出现上述临床过程。

2. 皮损局限，症状较轻，恢复亦较快（图 26-14）。

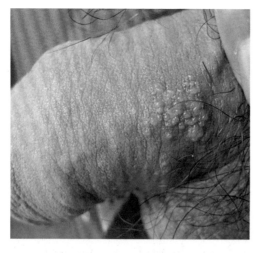

图 26-13　生殖器疱疹

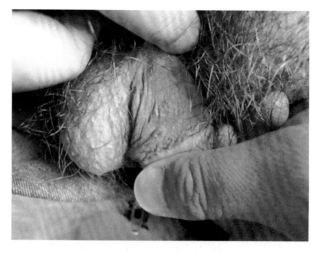

图 26-14　生殖器疱疹

3. 约 50% 患者复发前可有前驱症状，如局部瘙痒、烧灼及刺痛或乏力、不适等。

4. 每年复发≥6 次称为频繁复发。

（三）亚临床感染

1. 约 70%～80% 的 HSV-2 和 50% 的 HSV-1 感染后临床无症状。

2. 也可表现为微小裂隙、褶烂而被忽略。

3. 本型为主要传染源。

【实验室检查】

1. Tzanck 涂片细胞学检查　水疱底部取材用巴氏染色，可见特征性核内包涵体及多核巨细胞。

2. 电镜　采用电镜检查病毒颗粒。

3. 抗原检测　采用 ELISA 等方法检测病变处病毒抗原。

4. HSV 分型　可采用血清学试验方法检测疱疹病毒抗体。

【组织病理】

受侵组织示细胞内水肿，表皮内水疱形成，气球状及网状变性，核内有嗜酸性包涵体，周围可见多核巨细胞。形成溃疡时可见角质形成细胞坏死及明显溶解。水疱形成时主要为单核细胞浸润，水疱破溃时有多核细胞浸润。

【诊断和鉴别诊断】

凡有不洁性接触史或配偶感染史，典型临床症状和体征及实验室检查或组织病理学特征即可明确诊断。主要与硬下疳、软下疳、固定性药疹、带状疱疹及白塞病鉴别。

【治疗和预防】

1. 原发感染

（1）阿昔洛韦每次 200mg，口服，每日 5 次，共 7～10 天。

（2）阿昔洛韦每次 400mg，口服，每日 3 次，共 7～10 天。

（3）伐昔洛韦每次 1g，口服，每日 2 次，共 7～10 天。

（4）泛昔洛韦每次 250mg，口服，每天 3 次，共 7～10 天。

2. 复发性感染

（1）阿昔洛韦每次 200mg，口服，每日 5 次，共 5 天。

（2）阿昔洛韦每次 400mg，口服，每日 3 次，共 5 天。

（3）伐昔洛韦每次 1g，口服，每日 2 次，共 5 天。

（4）泛昔洛韦每次 250mg，口服，每天 3 次，共 5d。

3. 频繁复发　需长期持续给药，疗程一般为 4 个月～1 年。

（1）阿昔洛韦每次 400mg，口服，每日 2 次。

（2）伐昔洛韦每次 500mg，口服，每日 1 次。

（3）泛昔洛韦每次 250mg，口服，每日 2 次。

第六节　尖锐湿疣

【定义】

尖锐湿疣（condyloma acuminatum）是由人乳头瘤病毒（HPV）感染所致，以皮肤黏膜赘生物为主要表现的一种性传播疾病，是目前国内外最主要的性传播疾病之一。主要通过性行为传染，偶尔也可通过间接途径感染。患病率及复发率较高，且仍有不断增加趋势，并有一定的癌变倾向。

【病因和发病机制】

尖锐湿疣的病原体是人乳头瘤病毒（HPV），属 DNA 病毒，人是其唯一宿主。目前采用分子生物学技术将 HPV 分为 100 多个亚型，型别与特殊的临床表现和好发部位有关。引起尖锐湿疣的病毒主要是 6、11、16、18、30、31 等型别。

【临床表现】

（一）潜伏期

潜伏期长短不一，一般为 2 周~6 个月不等，平均为 3 个月。

（二）流行病学

男性 HPV 感染率与女性相近，但 25 岁以下女性 HPV 感染率明显高于男性。可发生于任何年龄，但以性活跃期的青中年多见。

（三）好发部位

男性好发于龟头、冠状沟、包皮内侧、包皮系带、尿道口、阴茎体部及肛周（图 26-15），女性多发生在大小阴唇、阴蒂、阴道口、尿道口、肛门和子宫颈以及会阴、阴阜、腹股沟、腋窝、乳沟等生殖器外部位（图 26-16）。同性恋者多发生于肛周及直肠内，口交者则可发生在口腔及喉部。

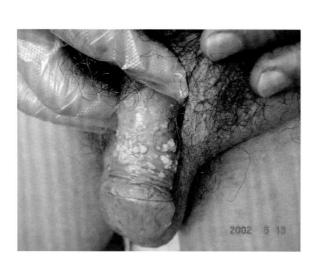

图 26-15　男性尖锐湿疣

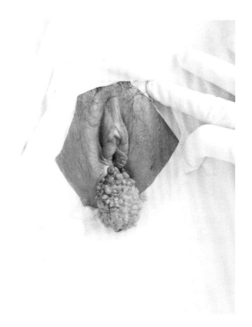

图 26-16　女性尖锐湿疣

（四）皮损特点

1. 原发损害多为皮色或淡红色丘疹，质地柔软，顶端尖锐，后逐渐增大，表面凹凸不平，可呈乳头样、颗粒状、菜花状、鸡冠状，根部常有蒂。皮损可单发或多发，也可彼此融合。表面常有少许分泌物，伴有臭味，易出血。

2. 少数患者疣体过度增生形成巨大型尖锐湿疣，常与 HPV-6 型感染有关。虽然组织学上为良性病变，但部分可呈侵袭性生长。

（五）其他表现

1. 绝大多数 HPV 感染是亚临床感染或潜伏感染，是尖锐湿疣复发的主要原因。前者是指上皮细胞已感染 HPV，组织学检查可见上皮细胞增生，醋酸白试验阳性但尚未出现肉眼可辨认的病变。后者是指肉眼外观检查正常，醋酸白试验阴性，但通过分子生物学方法可检测到 HPV 存在。

2. 患者多无明显症状，少数可有异物感、瘙痒、灼痛及不适紧缩感。

【组织病理】

典型表现为表皮角化过度、角化不全和乳头瘤样增生，棘层增厚，颗粒层和棘层上部可见空泡化细胞（凹空细胞），为特征性改变。空泡化细胞大，胞浆着色淡，核浓染或固缩，核周围有透明的晕。真皮浅层毛细血管扩张，周围多有炎性细胞浸润。

【诊断和鉴别诊断】

依据病史（性接触史、配偶感染史或间接接触史等）、典型临床表现、醋酸白试验阳性和典型组织病理表现可以诊断本病，必要时可进行分子生物学检测辅助诊断。本病需与扁平湿疣、假性湿疣、阴茎珍珠状丘疹病、皮脂腺异位症、鳞状细胞癌、鲍温样丘疹病等鉴别。

【治疗和预防】

（一）治疗目的

去除疣体、改善症状和减少复发。

（二）外用药物疗法

0.5% 足叶草毒素酊，每天 2 次外用，连用 3 天停药 4 天为 1 个疗程，必要时可连用 1～3 个疗程，有致畸性，孕妇禁用；20% 足叶草脂酊外涂疣体，每周 1～2 次，给药 4 小时后洗去，有致畸性，孕妇禁用；5% 咪喹莫特乳膏每周 3 次外用，6～12 小时后清水或肥皂水清洗；也可选择 5% 5-氟尿嘧啶软膏或溶液、3% 肽丁胺霜、50% 三氯醋酸溶液、2%～8% 秋水仙碱溶液外涂。

（三）物理疗法

可酌情选用液氮冷冻、激光、电灼、微波等。对巨大型尖锐湿疣可手术切除。近年来，5-氨基酮戊酸光动力疗法治疗尖锐湿疣取得一定效果，但远期疗效仍值得进一步评价。

（四）局部注射

可酌情局部注射干扰素、IL-2、聚肌胞及自身疫苗等。

（五）内用药物疗法

对顽固性复发性尖锐湿疣，可全身应用提高免疫力和抗病毒药物。

（六）预防

本病的预防重点是杜绝传播途径，控制传染源。

第七节　软下疳

【定义】

软下疳（chancroid）是由杜克雷嗜血杆菌引起，以生殖器部位急性、多发性、疼痛性溃疡，伴腹股沟淋巴结肿大、化脓及破溃为特征的性传播疾病。多见于热带和亚热带地区，我国偶有散在病例报道。

【病因和发病机制】

杜克雷嗜血杆菌是一种革兰氏染色阴性的兼性厌氧菌，长约 2.0μm，宽约 0.5μm，短棒状，两端钝圆，成对或链状排列。多数存在细胞外，无运动能力，也不产生细胞外酶和毒素。本病主要通过直接性接触传播，但具体发病机制尚不明确，创伤或擦伤是细菌进入表皮的必要条件。

【临床表现】

（一）潜伏期

潜伏期 3～14 天，以 4～7 天常见。

（二）好发年龄与部位

男性多见，男女患病率之比约为 9∶1。男性好发于包皮、系带、龟头、冠状沟，女性多发生在大小阴唇、阴蒂、阴道口、尿道内、肛门、会阴和子宫颈等处，偶可发生于手、乳房、口唇及口腔等部位。

（三）皮损特点

1. 初发损害　为外生殖器部位炎性小丘疹，周围绕以红晕，迅速变成黄豆大脓疱，破溃后形成溃疡。

2. 溃疡　呈圆形或卵圆形，直径约 2～20mm，边缘潜行状不整齐，底部覆盖浅黄色脂样苔或脓性分泌物，触之柔软，有触痛（图26-17）。多伴有恶臭，易出血。

3. 溃疡数目　一般不多，常只有1～2个，但可因自身接种在原发皮损周围形成多个卫星病灶。

（四）其他表现

50%～60%患者可在原发损害出现后1～2周发生急性疼痛性腹股沟淋巴结炎，多为单侧性，常见于男性患者。淋巴结表面红肿，可形成脓肿，破溃后流出黏稠脓液，愈后遗留瘢痕。

【诊断和鉴别诊断】

根据流行病学背景、不洁性接触史、典型临床表现和实验室检查结果可诊断本病。需与其他溃疡性疾病，如硬下疳、生殖器疱疹、腹股沟淋巴肉芽肿、白塞病等疾病进行鉴别。

【治疗和预防】

（一）内用药物疗法

根据药敏试验结果选择敏感抗生素治疗。可酌情选用阿奇霉素1g，一次口服，或头孢曲松钠250mg，一次肌注，或红霉素500mg，口服，每天4次，连服7天，或环丙沙星500mg，口服，每天3次，连服3天，或阿莫西林500mg/克拉维酸125mg，口服，每天3次，连服7天。

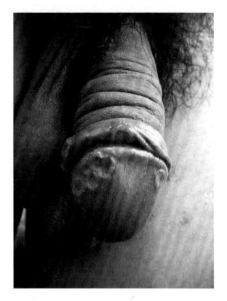

图26-17　软下疳

（二）局部治疗

可选用1∶5000高锰酸钾或3%过氧化氢溶液清洗，每天2次，并外用红霉素软膏。对于淋巴结脓肿可从邻近正常皮肤处进针穿刺抽取脓液，也可注入抗生素，但不主张切开引流。

（三）预防

预防的重点是加强个人卫生和性卫生教育，避免不洁性交。

第八节　性病性淋巴肉芽肿

【定义】

性病性淋巴肉芽肿（lymphogranuloma venereum，LGV）又称腹股沟淋巴肉芽肿或第四性病，是由沙眼衣原体L1、L2、L3血清型感染所致一种性传播疾病。大多通过性接触传染，偶可通过污染或实验室意外传播。世界各地均有发病，多见于热带和亚热带地区，我国偶有报道。

【病因和发病机制】

病原体为沙眼衣原体L1、L2、L3血清型。与引起沙眼等衣原体相比，L型沙眼衣原体具有更强的侵袭能力和毒力，主要侵犯淋巴组织，可激活细胞免疫和体液免疫系统，引起局部和全身症状。

【临床表现】

（一）潜伏期

潜伏期为3天～3周，平均为10天。

（二）好发年龄与部位

发病年龄以青壮年为主，男女比例约为5∶1。男性多见于龟头、冠状沟、包皮、阴茎、尿道，女性多见于阴唇、阴唇系带、阴道壁、阴道口及尿道口等处。

（三）皮损特点

1. 早期（生殖器初疮期）　初发损害多为生殖器部位的局限性针头大小的丘疹或脓疱，很快破溃形成直径 1～4mm 边缘清楚的溃疡。多为单发，也可多发，一般无自觉症状。若不治疗，数日后可自愈且不留瘢痕。

2. 中期（腹股沟综合征）　初疮发生后 1～4 周后，男性患者出现腹股沟淋巴结肿大。开始多侵犯 1～2 个淋巴结，后侵犯多个，相互融合并与周围组织粘连形成紫红色的斑块，质硬，疼痛并有压痛。部分患者的股淋巴结也可肿大，由于腹股沟韧带将肿大的淋巴结上下分开而形成"沟槽症"，是 LGV 的特征性改变。若不处理，1～2 周后淋巴结先后软化破溃，形成多数瘘管，排出黄色脓液，似"喷水壶状"，愈后多遗留瘢痕。女性患者因淋巴回流引流向直肠周围及髂骨窝部淋巴结，可引起直肠及直肠周围炎。此期常伴畏寒、发热、厌食、肌痛、关节痛等症状。

3. 晚期（生殖器 - 直肠 - 肛门综合征）　主要病变为生殖器象皮肿及直肠狭窄，女性多见。前者多发于女性阴唇和男性的阴茎、阴囊，临床表现为坚实肥厚性肿块，表面可出现疣状增殖或息肉，并可造成直肠阴道瘘。后者多发生在女性的会阴、肛门和直肠下段，主要表现为肛周溃疡、肛瘘和直肠狭窄，可继发癌变。

【诊断和鉴别诊断】

根据病史、典型临床表现，LGV 补体结合试验 1∶64 或以上，微量免疫荧光血清学试验阳性及酶联免疫吸附试验结果阳性可诊断，必要时可进行衣原体分离培养。本病需与软下疳、硬下疳、丝虫病、直肠癌等进行鉴别。

【治疗和预防】

（一）内用药物疗法

多西环素 100mg 口服，每天 2 次，共 14～21 天；或盐酸四环素首剂 1g，以后每次 500mg 口服，每天 4 次，共 14～21 天；或米诺环素首剂 300mg，以后每次 100mg，每天 2 次，共 14～21 天；或红霉素 500mg，每天 4 次，共 14～21 天；或复方新诺明 2 片口服，每天 2 次，共 14～21 天。

（二）局部治疗

淋巴结未化脓者可冷湿敷或超短波治疗，已化脓时可用注射器抽取脓液，但严禁切开引流。已形成大溃疡或晚期直肠狭窄及象皮肿可手术治疗。

（三）预防

预防的重点是防止不正当的性行为。

第九节　艾滋病

【定义】

艾滋病的全称为获得性免疫缺陷综合征（acquired immunodeficiency syndrome，AIDS），是由人免疫缺陷病毒（human immunodeficiency virus，HIV）感染所致的以严重免疫缺陷为主要特征的传染病。临床上以淋巴结肿大、慢性腹泻、体重减轻、发热、乏力等起病，逐渐发展到各种机会性感染、继发肿瘤等而死亡。该病传播迅速，缺乏治愈方法，病死率高，是严重威胁人类健康的致死性传染病之一。

【病因和发病机制】

（一）病原体

艾滋病的病原体是 HIV，属逆转录病毒科的慢病毒亚科，是一种典型的 C 型 RNA 病毒。病毒颗粒为球形或卵圆形，直径约 100～140nm。目前可分为 HIV-1 型和 HIV-2 型，均可感染人。其中 HIV-1 是艾滋病的主要流行型，HIV-2 则主要在少数非洲国家呈局限性流行。HIV 可在人体环境中长期生存，但对外界抵抗力很弱。对热很敏感，56℃经 30 分钟可灭活。此外，各种消毒剂如乙醚、丙酮、0.2% 次氯酸钠、2% 戊二醛及 4% 甲醛液等都可迅速灭活 HIV，但最近发现 70% 乙醇溶液和碳酸容易对 HIV 作用不稳定。

（二）发病机制

HIV进入人体后的主要靶细胞是T淋巴细胞，特别是表面具有CD4$^+$表位的辅助T淋巴细胞及其前体细胞，也可感染其他淋巴细胞、巨噬细胞、朗格汉斯细胞。进入细胞后，逆转录酶将病毒RNA转录为DNA，再以DNA为模板，在DNA多聚酶的作用下复制DNA，合成双链DNA后整合到宿主细胞的DNA。此后，一部分以病毒的DNA为模板进行转录、翻译、生成病毒RNA和蛋白质，装配成新的病毒颗粒，以芽生的方式释出时引起细胞损伤。释放出的HIV，再次侵入上述细胞，导致宿主细胞大量死亡。一部分病毒DNA被感染的细胞及其子代细胞终身携带，进入潜伏期，在某些条件下（如其他微生物或化学制剂的刺激）被激活，大量复制，导致细胞死亡。HIV繁殖过程中，不断杀伤宿主细胞，造成机体的免疫功能缺陷，引起一系列机会性感染和恶性肿瘤的发生。此外，若侵犯神经细胞，可造成神经系统受到损害而出现相应症状和体征。

【传播途径】

传染源是艾滋病患者及HIV携带者。感染者的血液、精液、宫颈分泌物、唾液、眼泪、脑脊液、肺泡液、乳汁、羊水和尿液中都可分离出HIV，但已证实的只有血液、精液、宫颈分泌物可传播，此外，乳汁可使婴儿受感染。可能的传播途径主要有：

1. **性接触传播**　包括同性恋及异性性接触。

2. **血液传播**　输入被HIV污染的血液、血液成分或血制品，接受器官移植，静脉药瘾者共用污染HIV的针头，医务工作者被污染HIV的针头刺伤或黏膜被血液溅伤等都可感染HIV。

3. **母婴传播**　也称为围生期传播，感染HIV的母亲通过胎盘、产道、产后母乳喂养等途径传染给新生儿。

4. 目前尚未证实HIV可通过空气、食物、饮水、食具、吸血节肢动物或日常生活接触等途径传播。

【临床表现】

（一）潜伏期和"窗口期"

1. **潜伏期**　是指从感染HIV起到出现艾滋病症状和体征的时间，通常为6个月～5年，也可长达10年以上。此期患者具有传染性，是重要的传染源。

2. **"窗口期"**　是指从患者感染HIV到形成抗体所需的时间。"窗口期"的长短与感染的方式及病毒量有关。通常为2周到3个月不等，平均45天。"窗口期"内患者具有传染性，危害性大。

（二）临床特点

1. **急性HIV感染**　通常在接触HIV后2～6周出现，持续1～2周，1～2月内逐渐消失。症状比较轻，且多为非特异性的，包括畏寒、发热、乏力、肌痛、恶心、腹泻、咽痛等类似上呼吸道感染症状，部分患者可出现皮疹、头痛、脑膜炎或急性多发性神经炎。检查可见颈、枕、腋部淋巴结肿大和肝脾肿大。感染数周后外周血CD4$^+$T淋巴细胞明显减少，CD4$^+$/CD8$^+$比值倒置。随血清HIV抗体的出现，CD4$^+$T淋巴细胞和CD4$^+$/CD8$^+$比值可逐渐恢复到正常范围。周围淋巴细胞中可培养出HIV，血清中可测出P24抗原，但血清HIV抗体持续阴性达2～3个月。

2. **无症状HIV感染**　由原发HIV感染或急性感染症状消失后延伸而来，持续数月到20年不等，平均8～10年。患者常无任何症状和体征，仅少数有淋巴结肿大。CD4$^+$/CD8$^+$比值正常，血清HIV抗体阳性。

3. **AIDS血清抗HIV抗体阳性**　CD4$^+$T淋巴细胞明显下降，常低于0.2×10^9/L，伴有各种机会感染和恶性肿瘤。典型的AIDS具有3个基本特点：①严重的细胞免疫缺陷，特别是CD4$^+$T淋巴细胞减少；②发生各种致命的机会性感染，如卡氏肺囊虫肺炎、肺结核、淋巴结核、隐孢子虫病、巨细胞病毒感染、单纯疱疹病毒感染等；③恶性肿瘤，如卡波西肉瘤和淋巴瘤等。未经治疗患者进入此期后平均生存期为12～18个月。

4. **HIV感染的皮肤表现**　90%以上的HIV感染者患病过程中的某一时期可发生皮肤黏膜病变，可变现为感染性皮损、非感染性皮损和皮肤肿瘤等。有些特殊皮损可以作为HIV感染在某一特殊阶段的标记。

（1）急性 HIV 皮疹：30% ～ 50% 的 HIV 原发性感染者伴有皮疹和黏膜疹。多发生于躯干、面部和上肢。皮损多形，可为斑疹和丘疹，数目不等。特征性的损害是躯干上部稀疏的轻度脱屑的卵圆形丘疹。此外，口咽部、生殖器和食管等部位可出现黏膜疹，并发展为基底平坦的溃疡。

（2）感染性皮肤损害：可以发生各种病原微生物感染，但病情较重。包括病毒感染（单纯疱疹、带状疱疹、传染性软疣、疣、毛状黏膜白斑）、细菌感染（金黄色葡萄球菌感染、分枝杆菌感染、杆菌性血管瘤病）、真菌感染（念珠菌病、浅表真菌感染、新型隐球菌感染）及节肢动物感染等。其中毛状黏膜白斑一直被认为是 HIV 感染的特征。

（3）非感染性皮肤损害：皮损多形性，可类似于脂溢性皮炎、银屑病、鱼鳞病，也可表现为毛发异常、毛细血管扩张、黄甲综合征等。此外，药物反应的发生率远高于正常人群，且表现较重。

（4）肿瘤：30% ～ 40% 的 AIDS 患者并发各种肿瘤，以 Kaposi 肉瘤最为常见。早期皮损多呈青肿样表现，以后变成结节状，可有溃疡形成。典型病变呈椭圆形紫红色结节病变，长轴与皮纹一致（图 26-18）。此外，HIV 感染相关肿瘤还有淋巴瘤、鳞状细胞癌、基底细胞瘤、恶性黑素瘤以及发育不良痣等。

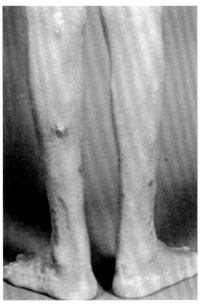

图 26-18　Kaposi 肉瘤

【实验室检查】

（一）HIV 病原学检测

1. 病毒分离培养　外周血淋巴细胞病毒分离培养 HIV 是确证 HIV 感染的最可靠的证据。

2. 核酸检测　包括 PCR 检测法、HIV RNA 的 RT-PCR 检测法、定量 PCR 检测法和动态实况酶促链式反应定量检测法等。

3. 抗原检测　一般采用 ELISA 间接法检测 P24 抗原。

（二）HIV 抗体检测

最常用的检测方法，分为初筛试验和确证试验。前者包括酶联免疫吸附试验、免疫荧光检测法、免疫酶法、乳胶凝集试验和明胶颗粒凝集试验等；后者包括免疫印迹法和免疫沉淀法等。

（三）中度以上免疫功能缺陷检测

1. CD4$^+$ 淋巴细胞特征性减少　外周血淋巴细胞总数显著减少，常低于 1×10^9/L，CD4$^+$ < 0.2×10^9/L，CD4$^+$/CD8$^+$ 比值 < 1.0，迟发性变态反应阴性，有丝分裂原刺激反应低下。

2. B 淋巴细胞功能失调　多克隆性高球蛋白血症、循环免疫复合物和自身抗体形成。

3. NK 细胞活性下降。

（四）各种机会性感染病原体的检测或组织学检查证实的肿瘤。

【诊断】

（一）HIV 感染者

受检血清初筛试验，如酶联免疫吸附试验、免疫酶法或间接免疫荧光试验等方面检查阳性，再经确证试验，如蛋白印迹法等方法复核确诊者。

（二）艾滋病确诊患者

1. 艾滋病病毒抗体阳性，又具有下述任何一项者，可确诊为艾滋病患者：

（1）近期内（3 ～ 6 个月）体重减轻 10% 以上，且持续发热达 38℃一个月以上。

（2）近期内（3 ～ 6 个月）体重减轻 10% 以上，且持续腹泻（每日达 3 ～ 5 次）一个月以上。

（3）卡氏肺囊虫肺炎（PCP）。

（4）卡波西肉瘤（KS）。

（5）明显的真菌或其他条件致病菌感染。

2. 若 HIV 抗体阳性者体重减轻、发热、腹泻症状接近上述第一项标准，且具有以下任何一项时，可为实验室确诊艾滋病患者：

（1）CD4$^+$/CD8$^+$ 淋巴细胞计数比值 <1，CD4$^+$ 细胞计数下降。

（2）全身淋巴结肿大。

（3）明显的中枢神经系统占位性病变的症状和体征，出现痴呆、辨别能力丧失或运动神经功能障碍。

【治疗与预防】

（一）治疗原则

目前尚无特效疗法。无症状的 HIV 感染者应注意休息，加强营养，避免传染他人。对有症状患者，应根据所处的病期进行抗 HIV 治疗，并针对各种机会性感染和恶性肿瘤等合并症进行治疗。

（二）抗 HIV 治疗

目的是阻止 HIV 在体内的复制和繁殖。常用的药物有核苷类反转录酶抑制剂、非核苷类反转录酶抑制剂和蛋白酶抑制剂等 3 类，倾向联合用药。其中核苷类反转录酶抑制剂包括齐多夫定、去羟肌苷、扎西他滨等；非核苷类反转录酶抑制剂有奈韦拉平、地拉韦定等；蛋白酶抑制剂有沙奎那韦、英地那韦、瑞托那韦等。

（三）免疫调节剂

可酌情选用 IL-2、干扰素、粒细胞集落刺激因子、免疫球蛋白等。

（四）针对各种机会性感染和恶性肿瘤的治疗。

（五）支持疗法及对症处理，尽可能改善患者的进行性消耗。

（六）中医中药多种中药有抑制 HIV 复制或调节机体免疫功能作用。

（七）预防

艾滋病尚无法治愈，预防的关键是改变高危行为。

1. 开展健康教育，普及艾滋病的基本知识，了解其传播途径以及主要防护措施。

2. 提倡安全性行为，规范使用安全套和避免肛交。禁止性乱，尤其避免与 HIV 感染者和 AIDS 患者发生性接触。

3. 积极治疗其他性病，对性病患者及 HIV 感染的高危人群进行咨询并开展抗 HIV 抗体的检测。

4. 禁止静脉药瘾者共用注射器和针头。

5. 使用血液、血液成分及血液制品时，须经严格 HIV 检测。

6. 防止医源性感染，应严格消毒注射器、针头和手术器械，建议使用一次性的注射器和针头。

7. HIV 感染者避免妊娠，所生婴儿应避免直接母乳喂养。

8. 医疗人员接触 HIV/AIDS 者的血液、体液时，应严格注意防护。

（牟宽厚　孙乐栋）

本章重点介绍了性传播疾病的概念、分类、传播方式、临床表现和防治方法。通过学习，了解各种性传播疾病的病因和发病机制、传播途径、临床表现、实验室检查、诊断和治疗及预防等方面的内容，并建立性传播疾病的诊治思路。

复习参考题

1. 简述男性淋病的临床表现。

2. 简述艾滋病的确诊标准。

3. 性病会危及性命吗？

4. 如何有效预防性病，特别是艾滋病呢？

5. "性传播疾病是个医学问题，也是个社会问题"的说法对吗？

附　录

附录一　中英文名词对照

5-氟胞嘧啶　5-fluorocytosine

A

阿昔洛韦　acyclovir

艾滋病　acquired immunodeficiency syndrome，AIDS

氨苯砜　diaminodiphenysulfone

B

白癜风　vitiligo

白色糠疹　pityriasis alba

白癣　tinea alba

斑块　plaque

斑片　patch

斑贴试验　patch test

斑秃　alopecia areata

斑疹　macule

瘢痕　scar

瘢痕疙瘩　keloid

半桥粒　hemidesmosome

伴发嗜酸性粒细胞增多及系统症状的药疹　drug reaction with eosinophilia and systemic symptoms，DRESS

孢子丝菌病　sporotrichosis

鲍恩病　bowen disease

贝赫切特病　behcet disease

扁平苔藓　lichen planus

扁平疣　verruca plana

变应性接触性皮炎　allergic contact dermatitis

变应性皮肤血管炎　allergic cutaneous vasculitis

表皮剥脱　excoriation

表皮更替时间　epidermal turn over time

表皮黑素单元　epidermal melanin unit

表皮囊肿　epidermal cyst

表皮通过时间　epidermal transit time

表皮痣　epidermal nevus

剥脱性皮炎　exfoliative dermatitis

剥脱性皮炎型药疹　drug-induce exfoliative dermatitis

播散性带状疱疹　disseminated herpes zoster

C

苍白螺旋体　treponema pallidum，TP

肠病性肢端皮炎　acrodermatitis enteropathica

迟发压力性荨麻疹　delayed pressure urticaria

传染性软疣　molluscum contagiosum

刺激性接触性皮炎　irritant contact dermatitis

毳毛　vellus hair

痤疮　acne

痤疮丙酸杆菌　propionibacterium acnes

D

达那唑　danazol

大疱　bulla

大疱性表皮坏死松解型药疹　drug-induced bullosa epidermolysis

大疱性类天疱疮　bullous pemphigoid

带状疱疹　herpes zoster

甲床　nail bed

甲根　nail root

甲廓　nail fold

甲母质　nail matrix

甲下皮　hyponychium

甲下疣　subungual wart

甲硝唑　metronidazole

甲真菌病　onychomycosis

甲周疣　periungual wart

假上皮瘤样增生　pseudoepitheliomatous hyperplasia

尖锐湿疣　condyloma acuminatum

间接免疫荧光法　indirect immunofluorescence

渐进性坏死　necrobiosis

胶原纤维　collagen fibril

角化不良　dyskeratosis

角化不全　parakeratosis

角化过度　hyperkeratosis

角质层　stratum corneum

角质形成细胞　keratinocyte

酵母菌　yeast

疖　furuncle

接触性皮炎　contact dermatitis

结节　nodule

结节性红斑　erythema nodosum

结节性痒疹　prurigo nodularis

疥疮　scabies

疥螨　sarcoptid mite

近端甲廓　proximal nail fold

进行性色素性紫癜性皮病　progressive pigmentary purpuric dermatosis

浸渍　maceration

精神性排汗　emotional sweating

静脉注射免疫球蛋白　intravenous immunoglobulin

酒渣鼻　rosacea

聚合酶链反应　polymerase chain reaction

聚合性痤疮　acne conglobata

皲裂　fissure

K

抗核抗体　antinuclear antibodies

颗粒层　stratum granulosum

颗粒层减少　hypogranulosis

颗粒层增厚　hypergranulosis

克霉唑　clotrimazole

快速血浆反应素环状卡片试验　rapid plasma reagin test

溃疡　ulcer

L

朗格汉斯细胞　langerhans cell

类丹毒　erysipeloid

离心性环状红斑　erythema annulare centrifugum

利巴韦林　ribavirin

两性霉素B　amphotericin B

淋巴瘤　lymphoma

淋病　gonorrhea

鳞屑　scale

鳞状细胞癌　squamous cell carcinoma, SCC

硫代硫酸钠　sodium thiosulfate

硫酸角蛋白　keratin sulfate

硫酸皮肤素　dermatan sulfate

硫酸锌　zinc sulfate

硫唑嘌呤　azathioprine

M

麻风　leprosy

麻风反应　lepra reaction

麻风分枝杆菌　mycobacterium leprae

麻疹样或猩红热样药疹　morbilliform or scarlatiniform drug eruptions

马拉色菌毛囊炎　Malassezia folliculitis

马内菲蓝状菌病　Talaromycosis marneffei

慢性单纯性苔藓　lichen simplex chronicus

毛虫皮炎　caterpillar dermatitis

毛发　hair

毛干　hair shaft

毛根　hair root

毛母质　matrix

毛囊　hair follicle

毛囊角栓　follicular plug

毛囊漏斗　infundibulum

毛囊炎　folliculitis

毛球　hair bulb

毛乳头　papilla

毛细血管瘤　capillary hemangioma

毛小皮　hair cuticle

毛周角化病　keratosis pilaris

玫瑰糠疹　pityriasis rosea

梅毒　syphilis

梅毒螺旋体抗体明胶颗粒凝集试验　treponema
    pallidum particle agglutination test

霉酚酸酯　Mycophenolate mofetil

霉菌　mould

糜烂　erosion

免疫组织化学技术　immunohistochemistry

摩擦性苔藓样疹　frictional lichenoid eruption

N

内毛根鞘　inner root sheath

囊肿　cyst

尼氏征　nikolsky sign

黏液变性　mucinous degeneration

念珠菌病　candidiasis

凝胶剂　gel

脓疱　pustule

脓疱病　impetigo

脓疱疮　impetigo

脓癣　kerion

P

皮肤　skin

皮肤卟啉病　cutaneous porphyria

皮肤附属器　cutaneous appendages

皮肤划痕试验　dermatographic test

皮肤划痕症　dermatographism

皮肤结核病　tuberculosis cutis

皮肤免疫系统　skin immune system

皮肤癣菌　dermatophytes

皮肤针刺试验　skin puncture test

皮沟　skin grooves

皮肌炎　dermatomyositis

皮嵴　skin ridges

皮内试验　intracutaneous test

皮下脂肪组织　subcutaneous tissue

皮野　skin field

皮脂腺　sebaceous gland

皮脂腺痣　sebaceous nevus

皮质　cortex

胼胝　callus

葡萄球菌性烫伤样皮肤综合征　staphylococcal
    scalded skin syndrome, SSSS

Q

气雾剂　aerosol

前带现象　prozone phenomenon

羟基脲　hydroxycarbamide

羟氯喹　hydroxychloroquine

桥粒　desmosome

鞘小皮　cuticle of root sheath

丘疹　papule

丘疹性荨麻疹　papular urticaria

全分泌腺　holocrine gland

全秃　alopecia capitis totalis

雀斑　freckle

R

人类乳头瘤病毒　human papilloma virus

日光性角化病　solar keratosis

溶液　solution

肉芽肿　granuloma

蠕形螨　demodicid mite

乳房佩吉特病　mammary Paget disease

乳房外佩吉特病　extramammary Paget disease

乳剂　emulsion

乳头层　papillae layer

软膏　ointment

软下疳　chancroid

S

色素减退　hypopigmentation

色素失禁　incontinence of pigment

色素性紫癜性皮病　pigmentary purpuric dermatoses

色素增多　hyperpigmentation

色素痣　mole

沙利度胺　thalidomide

沙眼衣原体　chlamydia trachomatis

晒斑细胞　sunburn cell

神经性皮炎　neurodermatitis

生长期　anagen

生殖道沙眼衣原体感染　genital chlamydial
    trachomatis infection

虱病　pediculosis

湿疹　eczema

嗜碱性变性　basophilic degeneration

嗜碱性透明角质颗粒　keratohyalin granule

手癣　tinea manus

手足皲裂　rhagades manus et pedes

手足口病　hand-foot-mouth disease

双相真菌　dimorphic fungi

水痘　varicella

水疱　vesicle

水生生物所致皮炎　aquatic biology dermatitis

丝状疣　verruca filiformis

粟丘疹　milium

髓质　medulla

T

他克莫司　tacrolimus

苔藓样变　lichenification

弹力纤维　elastic fiber

弹力纤维变性　degeneration of elastic fibers

特比萘芬　terbinafine

特应性皮炎　atopic dermatitis

体癣　tinea corporis

天疱疮　pemphigus

同形反应　isomorphism

酮康唑　ketoconazole

头癣　tinea capitis

透明板　lamina lucida

透明层　stratum lucidum

透明质酸　hyaluronic acid

涂膜剂　film

退行期　catagen

W

外毛根鞘　outer root sheath

网状纤维　reticular fiber

维 A 酸类药物　retinoic acid

萎缩　atrophy

萎缩性瘢痕　atrophic scar

味觉性排汗　gustatory sweating

温度性排汗　thermal sweating

X

洗剂　lotion

系统性红斑狼疮　systemic lupus erythematosus

细胞间水肿　intercellular edema

细胞内水肿　intracellular edema

夏季皮炎　dermatitis aestivale

纤维蛋白样变性　fibrinoid degeneration

纤维化　fibrosis

鲜红斑痣　nevus flammeus

线状苔藓　lichen striatus

象皮肿　elephantiasis

小汗腺　eccrine gland

新生儿单纯疱疹　neonatal herpes simplex

性病性淋巴肉芽肿　lymphogranuloma venereum

性传播疾病　sexually transmitted diseases, STD

雄激素性脱发　androgenetic alopecia

休止期　telogen

须疮　sycosis

癣菌疹　dermatophytid

血管性水肿　angioedema

血管炎　vasculitis

寻常狼疮　lupus vulgaris

寻常型银屑病　psoriasis vulgaris

寻常性脓疱疮　impetigo vulgaris

寻常疣　verruca vulgaris

荨麻疹　urticaria

荨麻疹性药疹　urticarial drug eruptions

蕈样肉芽肿　granuloma fungoid

Y

亚急性皮肤型红斑狼疮　subacute cutaneous lupus erythematosus

烟酸缺乏症　aniacinosis

眼带状疱疹　herpes zoster ophthalmicus

痒疹　prurigo

药物超敏反应综合征　drug-induced hypersensitivity syndrome, DIHS

药物性皮炎　dermatitis medicamentosa

药物诱发的狼疮　drug-induced lupus

药疹　drug eruptions

伊曲康唑　itraconazole

遗传性大疱性表皮松解症　epidermolysis bullosa

遗传性掌跖角化病　hereditary palmoplantar keratoderma

阴虱　phthirus

隐翅虫皮炎　paederus dermatitis

隐性感染　incubative infection

硬膏　plaster

硬红斑　erythema induratum

硬化　sclerosis

硬皮病　scleroderma

硬下疳　chancre

痈　carbuncle

油剂　oil

疣　verruca

疣状增生　verrucous hyperplasia

淤积性皮炎　stasis dermatitis

鱼鳞病　ichthyosis

原发损害　primary lesion

原发性皮肤淀粉样变　primary cutaneous
　　amyloidosis

原发性皮肤淋巴瘤　cutaneous lymphoma

Z

增生性瘢痕　hypertrophic scar

褶烂　intertrigo

真菌　fungus

真菌病　mycosis

真皮萎缩　dermal atrophy

正角化过度　Ortho hyperkeratosis

脂膜炎　panniculitis

脂溢性角化症　seborrheic keratosis

脂溢性皮炎　seborrheica dermatitis

直接免疫荧光法　direct immunofluorescence

职业性皮肤病　occupational skin disease

跖疣　verruca plantaris

指状疣　digitate wart

制霉菌素　nystatin

致密板　lamina densa

痣细胞痣　nevocellular nevus

中毒性表皮坏死松解症　toxic epidermal necrolysis

中央层　cental stratum

转移因子　transfer factor

着色真菌病　chromoblastomycosis

紫癜型药疹　purpuric drug eruption

自身敏感性皮炎　auto-sensitization dermatitis

足癣　tinea pedis

左旋咪唑　levamisole

附录二　常用皮肤性病学资讯网站

1. 中华医学会皮肤性病学分会　　　　　　　　csd.cma.org.cn
2. 美国皮肤科学会　　　　　　　　　　　　　www.aad.org
3. 欧洲皮肤性病学学会　　　　　　　　　　　www.eadv.org
4. 国际皮肤科学会　　　　　　　　　　　　　www.intsocdermatol.org
5. 皮肤科图片　　　　　　　　　　　　　　　www.dermis.net
6. 皮肤解剖　　　　　　　　　　　　　　　　www.telemedicine.org
7. 红斑狼疮　　　　　　　　　　　　　　　　www.lupus.org
8. 银屑病　　　　　　　　　　　　　　　　　www.psoriasis.org
9. 斑秃　　　　　　　　　　　　　　　　　　www.naaf.org
10. 湿疹　　　　　　　　　　　　　　　　　www.nationaleczema.org
11. 鱼鳞病　　　　　　　　　　　　　　　　www.scalyskin.org
12. 天疱疮　　　　　　　　　　　　　　　　www.pemphigus.org
13. 硬皮病　　　　　　　　　　　　　　　　www.srfcure.org
14. 痣细胞痣　　　　　　　　　　　　　　　www.nevus.org
15. MEDLINE/PubMed 文献检索网站（英文）　www.ncbi.nlm.nih.gov
16. 中国知网数据库文献检索网站（中文）　　www.cnki.net

参考文献

<<<<<< 1   赵辨. 中国临床皮肤病学. 南京: 江苏科学技术出版社, 2009.

<<<<<< 2   Mckee PH, Calonje E, Granter SR. 皮肤病理学——与临床的联系. 朱学骏, 孙建方, 译. 北京: 北京大学医学出版社, 2007.

<<<<<< 3   James WD, Berger TG, Elstion DM. 安德鲁斯临床皮肤病学. 徐世正, 译. 北京: 科学出版社, 2015.

<<<<<< 4   Michéle Verschoore, 刘玮, 甄雅贤. 现代美容皮肤科学基础. 北京: 人民卫生出版社, 2011.

<<<<<< 5   高天文, 廖文俊. 皮肤组织病理学入门. 北京: 人民卫生出版社, 2007.

<<<<<< 6   王鹤, 乔友林. 人乳头瘤病毒型别及其相关疾病. 中国医学科学院学报, 2007, 29: 678-684.

<<<<<< 7   冉玉平. 常见皮肤病学诊断与治疗. 第 2 版. 北京: 人民卫生出版社, 2010.

<<<<<< 8   张瑞峰, 冉玉平, 代亚玲. 断发毛癣菌致黑点癣及其胞外酶活性分析. 中华皮肤科杂志, 2010, 43(8): 546-548.

<<<<<< 9   Zhang R, Ran Y, Dai Y, et al. A case of kerion celsi caused by Microsporum gypseum in a boy after dermatoplasty for a scalp wound from a road accident. Medical Mycology, 2011, 49: 90-93.

<<<<<< 10   赵国庆, 冉玉平, 向耘. 中国大陆马尔尼菲青霉病的临床表现及流行病学特征的系统评价. 中国真菌学杂志, 2007, 2(2): 68-72.

<<<<<< 11   Hua X, Zhang R, Yang H, et al. Primary oral Penicillium marneffei infection diagnosed by PCR-based molecular identification and transmission electron microscopic observation from formalin-fixed paraffin-embedded tissues. Medical Mycology Case Reports, 2013, 2: 15-18.

<<<<<< 12 王侠生，廖康煌，杨国亮. 皮肤病学. 上海：上海科学技术文献出版社，2007.

<<<<<< 13 孙乐栋. 皮肤性病护理与美容学. 北京：人民军医出版社，2011.

<<<<<< 14 李邻峰. 湿疹皮炎与皮肤过敏反应的诊断和治疗. 北京：北京大学出版社，2010.

<<<<<< 15 中华医学会皮肤性病学分会免疫学组. 湿疹诊疗指南（2011）. 中华皮肤科杂志，2011，44（1）：5-6.

<<<<<< 16 中华人民共和国卫部.《中华人民共和国国家职业卫生标准 GBZ20-2002》职业性接触性皮炎诊断标准. 2002-04-08.

<<<<<< 17 李林峰. 接触性皮炎与皮肤变态反应. 北京：北京大学医学出版社，2003.

<<<<<< 18 Hazin R, Ibrahimi OA, Hazin MI, et al. Stevens-Johnson syndrome：pathogenesis, diagnosis, and management. Ann Med, 2008, 40（2）：129-138.

<<<<<< 19 何志新，甘戈，王宝玺. 539 例药疹临床分析. 中华皮肤科杂志，2006，39：703-705.

<<<<<< 20 刘荣荣，朱红，何春涤. 糖皮质激素联合丙种球蛋白治疗重症药疹临床分析. 中华实用诊断与治疗杂志，2012，26：698-699.

<<<<<< 21 丁媛，普雄明. 瘙痒的发生机制、相关疾病和治疗. 中国麻风皮肤病杂志，2006，22（6）：492-495.

<<<<<< 22 骆丹，周炳荣. 紫外线皮肤光损伤及其防治的研究进展. 皮肤病与性病，2009，31（4）：18-20.

<<<<<< 23 周炳荣，骆丹. 皮肤光老化发生机制的研究进展. 国际皮肤性病学杂志，2008，34（5）：394-396.

<<<<<< 24 Bergboer JG, Zeeuwen PL, Schalkwijk J. Genetics of Psoriasis：Evidence for Epistatic Interaction between Skin Barrier Abnormalities and Immune Deviation. J Invest Dermatol, 2012, 132（10）：2320-2321.

<<<<<< 25 Bolognia JL, Jorizzo JL, Schaffer JV. Dermatology. 3rd ed. UK：Elsevier Limited, 2012.

<<<<<< 26 李明，孙建方. 结缔组织病皮肤表现图鉴与诊疗精要. 北京：北京大学医学出版社，2009.

<<<<<< 27 邓丹琪，陆前进，张建中，等. 皮肤型红斑狼疮诊疗指南（2012）. 临床皮肤科杂志，2012，41（6）：390-392.

<<<<<< 28 何伟，邓丹琪，张佩莲，等. 云南省系统性红斑狼疮患者生存率情况分析. 昆明医学院学报，2010，10：61-63.

<<<<<< 29 中华医学会风湿病学分会. 多发性肌炎和皮肌炎诊断和治疗指南. 中华风湿病学杂志，2010，14（12）：828-831.

<<<<<< 30 中华医学会风湿病学分会. 系统性硬化病诊断及治疗指南. 中华风湿病学杂志, 2011, 15(4): 256-259.

<<<<<< 31 Kneisel A, Hertl M. Autoimmune bullous skin diseases. Part 1: Clinical manifestations. J Dtsch Dermatol Ges, 2011, 9(10): 844-856.

<<<<<< 32 Kneisel A, Hertl M. Autoimmune bullous skin diseases. Part 2: diagnosis and therapy. J Dtsch Dermatol Ges, 2011, 9(11): 927-947.

<<<<<< 33 高天文. 现代皮肤组织病理学. 北京: 人民卫生出版社, 2001.

<<<<<< 34 Crowson AN, Mihm MC, Magro CM. Cutaneous vasculitis: a review. J Cutan Pathol, 2003, 30(3): 161-173.

<<<<<< 35 Lee LW, Yan AC. Skin manifestations of nutritional deficiency disease in children: modern day contexts. Int J Dermatol, 2012, 51(12): 1407-1418.

<<<<<< 36 Cazanave C, Manhart LE, Bebear C. Mycoplasma Genitalium, an emerging sexually transmitted pathogen. Med mal infect, 2012, 42(9): 381-392.

<<<<<< 37 王千秋. 我国及其他国家性传播疾病治疗指南的比较. 岭南皮肤性病科杂志, 2009, 16: 4-8.

<<<<<< 38 Kimberly A, Workowski, Stuart Berman. CDC: Sexually Transmitted Diseases Treatment Guidelines. Atlanta, Recommendations and Reports, 2010, 59: 1-110.

<<<<<< 39 金哲虎, 孙乐栋. 皮肤性病学. 北京: 人民军医出版社, 2013.

52检